口腔固定修复中的美学重建
Esthetic Rehabilitation in Fixed Prosthodontics
修复治疗——美学、生物学和功能整合的系统治疗方法
Prosthetic Treatment—A Systematic Approach to Esthetic, Biologic and Functional Integration

第2卷

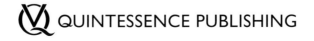

QUINTESSENCE PUBLISHING

Berlin | Chicago | Tokyo
Barcelona | London | Milan | Mexico City | Moscow | Paris | Prague | Seoul | Warsaw
Beijing | Istanbul | Sao Paulo | Zagreb

口腔固定修复中的美学重建

Esthetic Rehabilitation in Fixed Prosthodontics

修复治疗——美学、生物学和功能整合的系统治疗方法

Prosthetic Treatment—A Systematic Approach to Esthetic, Biologic and Functional Integration

第2卷

（意）莫罗·弗拉德尼
（Mauro Fradeani）　主　编
（意）詹卡罗·巴杜奇
（Giancarlo Barducci）

王新知　主　译
谭　京　副主译

葛春玲　李　阳　刘中宁　陈志宇
　　　　　　　　　　　　　　　　译　者
王　琳　王晓静　杨　茜

北方联合出版传媒（集团）股份有限公司
辽宁科学技术出版社
沈　阳

图书在版编目（CIP）数据

口腔固定修复中的美学重建. 第2卷 /（意）莫罗·弗拉德尼（Mauro Fradeani），（意）詹卡罗·巴杜奇（Giancarlo Barducci）主编；王新知主译. —沈阳：辽宁科学技术出版社，2021.1（2022.1重印）

ISBN 978-7-5591-1691-8

Ⅰ.①口… Ⅱ.①莫… ②詹… ③王… Ⅲ.①口腔矫形学—医学美学 Ⅳ.①R783-05

中国版本图书馆CIP数据核字（2020）第140157号

出版发行：辽宁科学技术出版社
　　　　　（地址：沈阳市和平区十一纬路25号　邮编：110003）
印　刷　者：凸版艺彩（东莞）印刷有限公司
经　销　者：各地新华书店
幅面尺寸：210mm×285mm
印　　张：35
插　　页：4
字　　数：700千字
出版时间：2021年1月第1版
印刷时间：2022年1月第2次印刷
策划编辑：陈　刚
责任编辑：苏　阳
封面设计：袁　舒
版式设计：袁　舒
责任校对：李　霞

书　　号：ISBN 978-7-5591-1691-8
定　　价：499.00元

投稿热线：024-23280336
邮购热线：024-23280336
E-mail:cyclonechen@126.com
http://www.lnkj.com.cn

内容提要
DESCRIPTION

　　本书是畅销全球的口腔美学专著《口腔固定修复中的美学重建》的第2卷，由国际知名口腔美学专家Fradeani教授主编。全书主要内容包括：与技工室进行诊断蜡型的交流、制作暂时修复体并达到完美的整体一致性、暂时修复体与最终预备体的生物学完整性、从暂时修复体到最终修复体、修复重建的制作和修整完成等，详细地介绍了进行美学修复治疗的系统步骤。全书结构合理、图文并茂，便于读者的理解和临床实践。本书适合口腔修复科医生、口腔全科医生以及在校医学生的学习和参考之用。

献给Alessandra和Giorgia。

献给Dalila和Stefano。

作者简介
AUTHOR

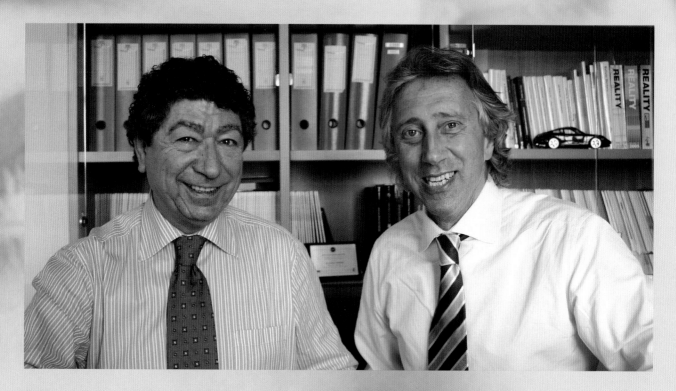

莫罗·弗拉德尼（Mauro Fradeani）

Fradeani医生于1979年获得医学和外科学学位，1983年在意大利安科纳大学完成了牙科专业的学习。他是美国新奥尔良路易斯安那州立大学口腔修复学专业的客座副教授、访问学者，还是欧洲口腔美学学会前任主席（2003—2004）和意大利口腔修复学会前任主席（1999—2000）。他是《欧洲口腔美学》杂志的副主编，《临床牙周病学》《口腔美学》《美学和牙科修复学》等杂志的编委，同时也是其他许多国际性口腔专业学会的会员，并且他还在多种国际杂志上发表过多篇文章。Fradeani医生是这套丛书——《口腔固定修复中的美学重建（第1卷）》的主编，该书已经被翻译成9种语言。他在意大利和国际的学术讲座活动频繁，讲课内容涉及天然牙和种植体修复领域，特别是美学领域。他还在意大利佩萨罗和米兰开设了私人口腔诊所，开展口腔修复学方面的临床工作。

詹卡罗·巴杜奇（Giancarlo Barducci）

Barducci先生于1974年建立了自己的牙科技工室，开始口腔技师职业生涯。他是ANTLO的成员和发言人，也是意大利口腔修复学会的活跃成员和牙科技工工艺分会的前任主席（1999—2000），同时他还经常在国内和国际会议上担任发言人。Barducci先生和Mauro Fradeani医生合编了这套丛书的第1卷中的第5章"牙齿分析"。在这本书中他向读者展示了美丽的修复体。他在利用天然牙和种植体进行修复方面有着丰富的经验，同时还掌握丰富的全瓷系统知识。他在意大利的安科纳开业。

序言
FOREWORD

口腔美学修复已经成为国际性治疗模式，并由此发展成更高水平的"美学重建"。为了满足日益增多的需要多种形式美学修复治疗患者的需求，牙科美学修复必须与殆学、牙种植学，以及全口殆重建原则等相结合。因此，众多临床医生都急切地寻找一本能够深度涵盖各相关方面的综合参考书就不足为奇了。

在《口腔固定修复中的美学重建（第1卷）》中，Fradeani医生和Barducci先生将科学和美学结合以期达到口腔美学修复效果。他们将毕生的精力贡献于口腔美学重建事业，使临床医生与技师更有信心制作出良好的贴面、全冠和种植体修复体一样，也有能力完成殆重建修复。

本书的最大贡献是，不受限于患者修复前的条件，而整合出最精确的生理功能和美学标准。虽然作者拥有丰富的临床经验和实践资料，但他们并没有把此书写成说教式的概念型书，这本身就是一种贡献。他们向临床医生和技师提供了一本编写清晰，并极具指导意义的著作。在书中，作者通过图片一步一步地讲解每一项技术。作者非常热切地希望将他们渊博的知识和创新技术与他人分享。这一点在最后章节中关于大范围美学重建病例中得以明确体现，其操作方法为现代综合性口腔医学设立了标准，把美学、种植学和殆学整合在了一起。

在每个病例中，作者都时刻提醒我们牢记最终的治疗目标，使我们高度重视技工室技术，并通过与技术室的大量交流，从而完成牙体预备设计和（或）暂时修复。结果是在完善的科学背景下，作者通过例如美学预测、重建工具、暂时修复体、生物学处理、印模等多个方面，一步一步地向读者揭示并最大限度达到预期的修复效果。

过去几年，在路易斯安那州立大学，我们从Fradeani医生和Barducci先生那里获益匪浅，我们很高兴看到他们为美学修复领域贡献了一本里程碑式的著作。这本著作将会在世界范围内流传。

Gerard J. Chiche，DDS

Helmer教授及主任

口腔修复学系

口腔医学院

路易斯安那州立大学

美国新奥尔良路易斯安那

9

前言
PREFACE

　　本书的目的是，为前牙区或全牙弓中天然牙和种植体上的美学修复重建提出系统方法。从整合美学、生物学和功能学的观点来看，只有运用经过了25年实践的系统方法，才能获得最好的修复效果。填写美学分析表后（第1卷有详细介绍），需应用技工加工单与技师进行交流。技工加工单是临床医生与技师交流最详细、最有效的方法。通过认真填写加工单，临床医生能详细地描述对修复体的任何要求和修改，从而获得理想的诊断蜡型。为了获得最佳的美学重建修复效果，技工加工单需要包括描述所有调改情况，从而确保暂时修复体在口内与在殆架上一样的适合性。幸运的是，目前有多种技术和修复材料可被选择或联合应用，上述提到的系统美学重建方法可以使最终修复体达到准确复制暂时修复体的效果。系统美学重建方法包括临床和技工制作的一系列不同阶段，通过详尽的图片和简图的帮助，尽可能地来举例说明和简明总结书中的观点。最后，我们选取了3个病例，通过贯穿所有章节的逐步图解进行讲述。为了帮助读者获得整体的概念，本书最典型的临床病例在书的最后章节再次展现，这一部分被称为"临床病例图集"。

致谢
ACKNOWLEDGMENTS

得力于很多人直接或间接的帮助和合作，才使这本书能够顺利完成和出版。我们真诚地感谢每一个人，感谢他们付出的宝贵时间和劳动，是他们对本专业的热爱将我们联系在一起。

最先要感谢我的家人，当我创作此书时，他们总是展现出足够的耐心并给予我支持和鼓励。

衷心地感谢我的朋友们，他们不但是我的同事也是本书的评论者：Augusto Aquilano，Riccardo Becciani，Tiziano Bombardelli，Mauro Busi，Marco Corrado，Michele D'Amelio，Stefano Gori和Marco Redemagni。他们积极地参与了本书的编写，书中采纳了他们的诸多建议，可以说他们对本书做出了宝贵的贡献。

恭敬地感谢所有工作人员，他们日常的勤奋工作和奉献使我们的工作卓有成效。

尤其要感谢Franca Baioni，因为她在本书的准备和编写阶段担任了主要角色，在校正原稿时她也做出了很大贡献。同时，也要感谢Stan Bailey，他提供了精确的英语翻译；感谢Paola Facchin帮我校订本书；感谢Luca Meloni担任本书图片的编辑。

再次感谢他们每一个人，因为如果没有他们的帮助，就没有这本书的出版。

Mauro Fradeani
Giancarlo Barducci

11

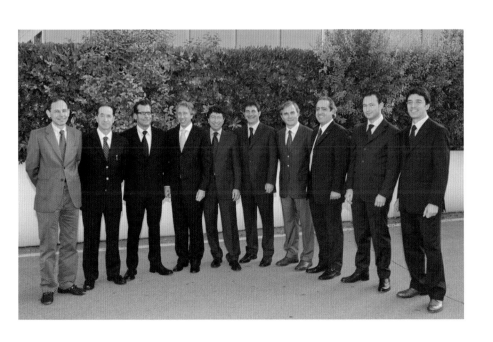

高级继教项目（ACE）
评论者
从左至右：
Dr Tiziano Bombardelli
Dr Riccardo Becciani
Dr Stefano Gori
Dr Mauro Fradeani
Tech Giancarlo Barducci
Dr Marco Corrado
Tech Mauro Busi
Dr Michele D'Amelio
Dr Marco Redemagni
Dr Augusto Aquilano

目录
CONTENTS

第2卷：修复治疗——美学、生物学和功能整合的系统治疗方法

第3章 暂时修复体与最终预备体的生物学完整性 237

Mauro Fradeani

绪　论

理想的治疗计划应该参照美学、功能和结构分析，以及结合面弓转移上殆架和放射检查结果而制订。通过认真填写技工设计单，将修复体的调改信息完整地传递给技师，从而使技师制作出符合医生调改要求的诊断蜡型（第1章）。采用改良间接制作法（MIT）制作暂时修复体，在确保就位准确的同时可以进一步判断修复后的临床适合性，从而在进行最终预备前，达到良好的美学–功能整合效果（第2章）和牙龈组织的健康状态（第3章）。终印模、暂时修复体印模、殆记录、面弓转移记录帮助技师实现良好的修复重建效果（第4章）。无论选择何种修复材料，只有通过交互上殆架，建立硅橡胶模板和最终修复体的预防性瓷层模拟体（PS），才能完整地复制功能性暂时修复体的全部特征（第5章）。

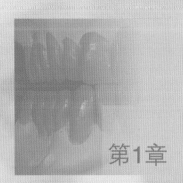

Mauro Fradeani, Giancarlo Barducci

第1章

与技工室进行诊断蜡型的交流

进行正确诊断并制订最终治疗计划是实现口腔美学重建的必要前提，与此同时，与技工室的有效交流也是关键因素之一。在完成美学设计后，临床医生可以制定技工设计单，注明制作诊断蜡型时需要实现的美学和功能的调整改变。同时还要进行功能性颌位转移，其中也包括精确的面弓转移记录，这些能使口腔技师全面了解临床医生对治疗计划的设想。

目的：通过技工设计单，把在美学功能分析中所获得的所有信息完整地传达给技师，这样才能制作出适合的诊断蜡型。

与技工室进行诊断蜡型的交流

在治疗过程中，如果口腔临床医生和口腔技师能够发挥各自专长并充分协作，将对于实现口腔固定修复美学重建至关重要。面型、唇形、发音、牙齿和牙龈的分析和必要的功能检查（静态和动态），都要记录在美学设计单上，从而为制订精确的治疗计划提供所有的基本元素，因完成上述美学治疗计划通常需要涉及多个学科的知识。认真收集、整理得到的美学功能信息，可以通过技工设计单清晰完整地传达给口腔技师，设计单可以指导口腔技师制作出正确的诊断蜡型和后续的暂时修复体。该方法必须是医生经过认真的美学和功能分析后做出的设计决定，而不是把它留给口腔技师去做。

口腔固定修复的美学重建包括采用固位在天然牙或骨整合种植体上的人工修复体来代替或修复天然牙缺损。修复体必须符合生物学要求，具有正常的功能，并能达到预期的美学效果。美学修复的治疗范围涵盖单颗牙到整个牙弓（图1-1a~图1-1c），治疗成功取决于能否做出正确的诊断，而诊断的基础则来自一丝不苟地收集数据。在开始进行临床检查前，要先采集系统病史和牙科治疗史。

系统病史

制订任何治疗计划之前都必须先收集患者全身健康状况的信息[1-2]。通过让患者填写标准化健康问卷，了解其大致的全身状况，从而在就诊时进行进一步讨论。患者会被问及是否对某种药物或物质过敏，近期是否接受过牙科麻醉，有无过敏反应，有无心血管疾病，甚至是有无单纯性短暂晕厥；同时也会被问及患有的慢性疾病和目前接受治疗的情况。要检查是否需要预防性使用抗生素以降低菌血症的风险；要确认患者没有出血性疾病；要了解患者是否正在服用某些会改变出血情况的药物（如阿司匹林、肾上腺素等）；要认真询问患者以排除所有的传染性疾病（如乙型肝炎 HBV、丙型肝炎HCV、获得性免疫缺陷性疾病HIV等），因为这些疾病会在治疗过程中传染给口腔医护人员。

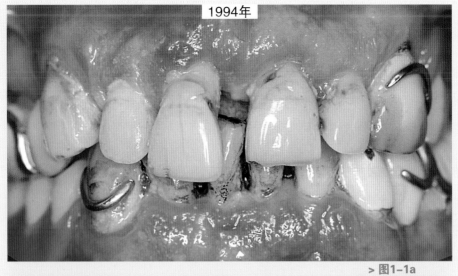

> 图1-1a

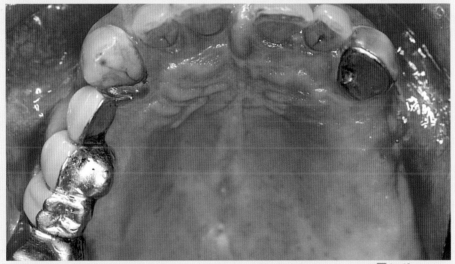

> 图1-1b

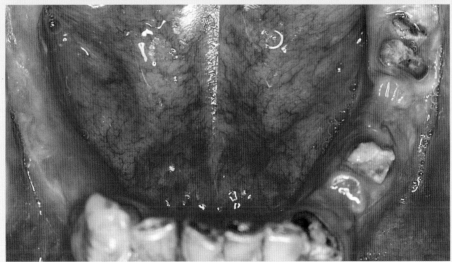

> 图1-1c

图1-1 （a）该患者在右上象限有一个固定局部义齿，在上下颌各有一个可摘局部义齿，患者因为上颌中切牙之间存在较大间隙并且对现有修复体的美学效果不满意前来就诊。初步检查显示患者的口腔卫生状况不良。
（b）在摘下活动义齿后，可以看到上颌牙弓右侧的固定义齿与左侧大范围的缺牙区存在明显的不协调。
（c）在下颌牙弓可以看到左侧有数个残根而对侧是大范围的缺牙区。

牙科治疗史

修复治疗史 患者口腔内现有修复体的数量和它们的更换频率可以提示患者的心理接受程度和家庭口腔卫生维护情况。修复体存留时间的长短有助于评价和预测即将制订的修复重建计划。

牙体治疗史 将目前的X线片和以前根管治疗时拍摄的X线片相比较，可以评价牙体牙髓病的发展和稳定情况。患牙敏感、疼痛、瘘管和脓肿症状的消失或存在与否，可以为确定其能否作为修复体的基牙提供决定性信息。

正畸治疗史 必须对患者进行X线片的检查，以明确之前的正畸治疗是否导致了牙根吸收和冠根比的改变，这也可以为修复体基牙的选择提供帮助。

牙周治疗史 如果患者描述有自发性或刷牙时的牙龈出血，或因牙齿松动移位而出现逐渐增大的牙间隙时，可以提示医生该患者存在牙周炎和牙周支持组织的丧失。同时，也要询问患者进行专业口腔卫生保健的频率和以往所有牙周手术的病史。

颌面外科治疗史 必须询问患者是否有咀嚼肌或颞下颌关节的疼痛史。如果有疼痛史，对所出现症状、发生频率和持续时间进行分析可以帮助鉴别诊断肌肉性和关节性疼痛。还要询问患者下颌运动时颞下颌关节的变化，是否有声音、弹响或关节绞索。

X线检查

全口牙齿根尖片是包括了牙根的形态、牙槽嵴水平等细节的照片，它将单颗牙齿的检查结果结合成一个整体，尤其在牙周治疗中具有非常重要的作用（图1-1d和图1-1e）[3-4]。曲面断层片可以有效评价整个口腔状况，虽然不能准确反映牙周状况，但能够提供第三磨牙位置的信息，这为种植前的设计阶段提供了帮助（图1-1f）。计算机断层扫描（CT）可以用来评估种植体的位点，特别是在后牙区段。通过三维的影像资料，CT能够清晰明确地显示在植入种植体时需避免损伤的解剖结构（如鼻底、上颌窦、前牙槽神经）（图1-1g）。经咽侧位片[5]可以显示颞下颌关节的所有结构和位置变化，也可结合系列断层片、关节造影术[6]和磁共振检查（MRI）的结果等信息进行分析[7-9]。

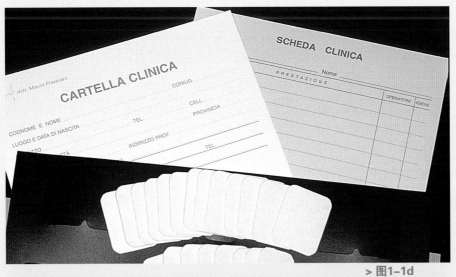

> 图1-1d

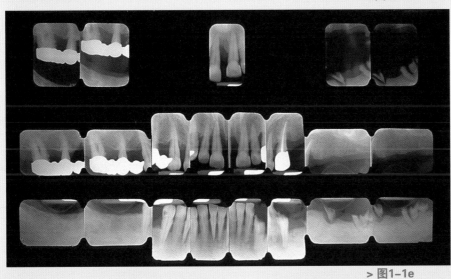

> 图1-1e

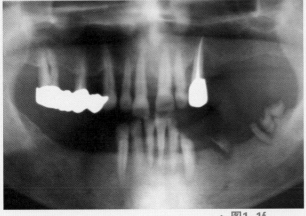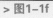

> 图1-1f

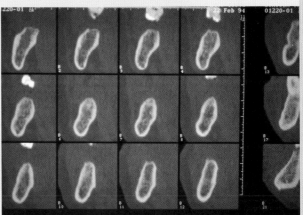

> 图1-1g

图1-1（续） （d）将患者的个人病史记录在病史记录表中，同时安排患者拍摄全口牙齿根尖片。（e）全口牙齿根尖片采用长锥形束平行投照技术进行拍摄，共有21张根尖片，将其置于持片架上，以便在临床检查时能清晰地了解复杂病情。（f和g）曲面断层片对于全牙列分析和制订种植计划非常有用。CT扫描也是必不可少的，通过三维图像可以在植入种植体时明确口腔软硬组织的解剖结构（上颌窦、下颌神经管等）。

临床检查

口外检查

面部分析 从面部分析开始进行口外检查，注意发现面部的不对称和不协调（见第1卷第2章）[10-11]。在对患者进行面部分析时。要让患者头部处于自然直立状态，必须参照水平和垂直参考线使面部和牙齿处于相应的位置关系。从正面观察患者的面型，可以通过瞳孔连线（水平参考线）和中线（垂直参考线）进行观察。侧面观可以评价患者的面部侧貌轮廓和唇的大小形状。

唇齿和语音分析 这些分析可以评价在不同发音和微笑时的唇齿关系（见第1卷第3章和第4章）（图1-1h）[10-11]。该项检查需要医生引导患者在放松的气氛下通过交谈完成。检查分析的结果要在技工设计单的适当位置进行描述（图1-1i），其中

包括正确的牙位、适当的𬌗水平和垂直距离（VDO）。

颅面评价 临床医生将手指放在患者双侧的耳屏中央位置进行颞下颌关节检查。应注意查看患者处于最大牙尖交错位（MI）、开口、闭口、前伸和侧方运动时颞下颌关节的情况。当患者颌面部有严重疼痛和肌张力增高时，要用手对双侧颞下颌关节和咀嚼肌[12-13]（咬肌、颞肌、翼内肌、翼外肌、下颌舌骨肌和二腹肌）进行触诊。通过对颞下颌关节听诊可以进行鉴别诊断，关节弹响通常表示关节盘前移位，关节爆破音通常提示存在骨关节病。医生在评价患者下颌运动时，要记住张口度的生理值一般应大于50mm[13-14]。当患者出现张口度的减小（如35mm或更小）、开口偏斜或张口疼痛时，医生需要与咬合肌肉痛和关节内功能障碍进行鉴别诊断，应在修复治疗开始前恢复口颌系统的正常状态。

图1-1（续） （h）唇齿分析显示患者切牙的切端位置存在明显差别，以及多年来逐渐增宽的上中切牙间隙。（i）美学分析检查单中的每一项都应认真填写，这样才能给医生提供足够的信息去实现美学和功能的改变。

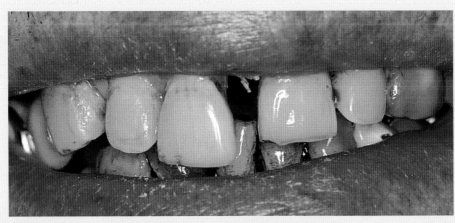

> 图1-1h

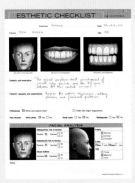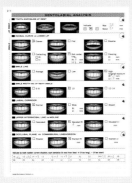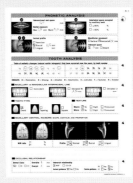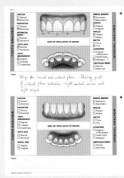

> 图1-1i

口外检查

▪ **面部分析**	▪ 正面观	▪ 水平参考线
	▪ 侧面观	▪ 侧貌轮廓和唇形
▪ **唇齿分析**	▪ 息止状态时牙的暴露量	
	▪ 切端位置	
	▪ 笑线	
	▪ 微笑宽度	
	▪ 颊廊	
	▪ 牙齿中线和面部中线关系	
	▪ 殆平面和水平参考线关系	
▪ **语音分析**	▪ 切端位置	
	▪ 牙齿长度	
	▪ 垂直距离	
▪ **颅面评价**	▪ 咀嚼肌触诊	
	▪ 颞下颌关节触诊和听诊	
	▪ 张口情况	▪ 开口度
		▪ 开口型
		▪ 疼痛

口内检查

评价牙齿结构 分析剩余牙齿的数目，评估它们在必要的位置作为修复体基牙进行保守性重建的可能性。如果已经对患牙进行了根管治疗或其他治疗并获得了良好的根尖封闭，可以利用剩余牙根制作桩核并作为修复体的基牙。同时也要评价剩余牙体组织能否有效地发挥牙本质肩领的作用，从而为修复体提供足够的支持（>1.5mm）（图1-1j）。如果牙本质肩领不足，则要通过正畸牵引或牙周冠延长术来获得牙本质肩领。如果在临床上无法实现这些目标，那么就必须拔除患牙并用种植体来代替。

正畸评价 检查上下牙弓所有恒牙正确的牙齿位置和分布。记录所有的牙齿排列异常（如拥挤或有间隙）、形态异常（如锥形牙）或牙间隙改变（如近中倾斜、远中倾斜、过长或干扰）。对于后几种情况，尤其是在缺牙区，应当在修复治疗之前进行正畸治疗，从而使天然牙和种植体留出适当的间隙以完成传统局部义齿的修复重建。

牙周评价 一些流行病学的研究结果显示，人群中约有90％的人患有不同程度的牙周病[15-17]。在制订任何治疗计划之前进行认真的牙周状况评价是非常必要的。牙周检查应包括患者的口腔卫生状况以及探诊深度、有无探诊出血、牙龈退缩水平、黏膜和牙龈的缺损、较深的角形牙槽骨吸收（也称垂直型吸收）、后牙的根分歧病变和牙齿动度。在对有牙周病的患者进行义齿修复时（图1-1k），口内的X线片检查要和临床附着丧失[18-19]的检查相结合，这样才能更准确地反映出支持组织的丧失量。对于这样的病例，要对患者先进行牙周治疗干预，目的是阻止疾病的发展，必要时改善因牙周病导致的骨缺损，并预防疾病复发。在开始修复治疗之前，临床医生必须使患者的牙周状况达到如下标准：探诊深度≤3mm；出血指数（BI）=0；正常的牙龈组织形态[20-21]。

图1-1（续） （j）完成下颌义齿修复，可见下颌两颗中切牙的基牙牙体结构令人满意，但是左侧尖牙的情况比较危险，其金合金桩核下的基牙牙本质肩领厚度仅仅足够而已。（k）上颌牙周检查发现，远中探诊深度很深（10mm）且有脓性分泌物渗出，这表明左上尖牙的牙周状况相当严重。

评价牙齿结构

- 完整基牙
- 剩余基牙

    牙本质肩领

- ≥2mm
  - 基牙的部分修复→树脂
  - 基牙的大面积修复
  - 根管治疗
  - 桩核修复

- <2mm
  - 牙冠延长术
  - 正畸牵引术
  - 拔除

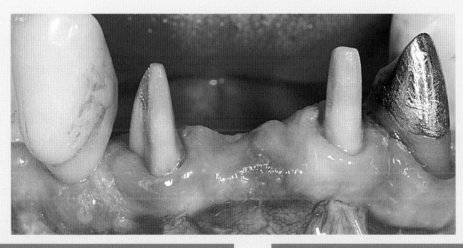

> 图1-1j

正畸评价

- 牙齿位置和组成
- 排列
  - 拥挤
  - 稀疏
- 间隙形态
  - 远中倾斜
  - 近中倾斜
  - 过长
  - 干扰

牙周评价

- 菌斑指数
- 探诊出血
- 探诊深度
- 附着水平
- 黏膜牙龈缺损
- 垂直骨吸收病变深度
- 根分歧病变
- 牙齿动度

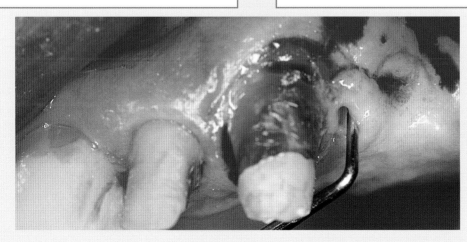

> 图1-1k

咬合分析 当患者需要进行较大范围的修复重建时，医生有必要直接在患者口内进行咬合分析，其中包括静息状态和运动状态。医生需要：①检查患者的𬌗稳定性，是否在后牙区有分布良好的𬌗接触；②测量最大牙尖交错位（MI）和正中𬌗位（CR）的差异，记录偏移程度和方向；③核定垂直距离（VDO）的一致性。同时也要分析正常咬合、下颌前伸和后退时的接触关系，以及垂直向和水平向的覆盖关系（覆𬌗和覆盖），是否存在前牙切导，记录工作侧和非工作侧的𬌗干扰。要将有关口腔异常功能的牙齿小平面和其他表征也记录下来。通过把牙列的石膏模型上到半可调𬌗架上，进行间接的咬合分析，可以更好地分析缺牙区的间隙、错位牙、过长牙和补偿曲线（Spee和Wilson曲线）。

诊断

综合采集所有全身和口腔病史、影像学检查和口内外的临床检查（图1-1l～图1-1n）。经过准确的面弓转移和颌位记录，正确地将石膏模型上可调𬌗架，进而进行模型分析（图1-1o）并做出诊断，模型分析对于静态和动态的咬合分析非常有效。模型将指导技师根据医生在设计单上提供的信息和要求进行诊断蜡型的制作（图1-1p～图1-1r）。以往牙科治疗留下的影像学资料和石膏模型也有助于医生的诊断，同时患者的照片也能够反映出随时间变化所发生的美学和功能上的改变。通过将以往资料和目前实际临床状况相比较，可以提供一些基础信息，用以评价病变的发展和实际发生的病理改变。

咬合分析
■ 稳定性
■ 牙尖交错位和正中𬌗位的差异
■ 垂直距离分析
■ 前牙切导分析 ・覆𬌗和覆盖的量 ・后牙区无咬合 ・工作侧和非工作侧干扰
■ 副功能 ・磨损 ・夜磨牙

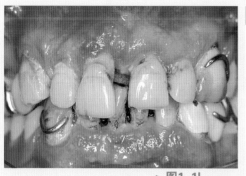

> 图1-1l

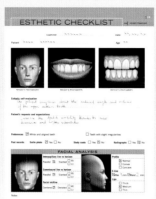

> 图1-1m

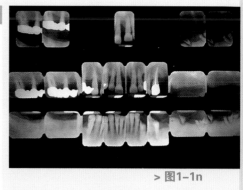

> 图1-1n

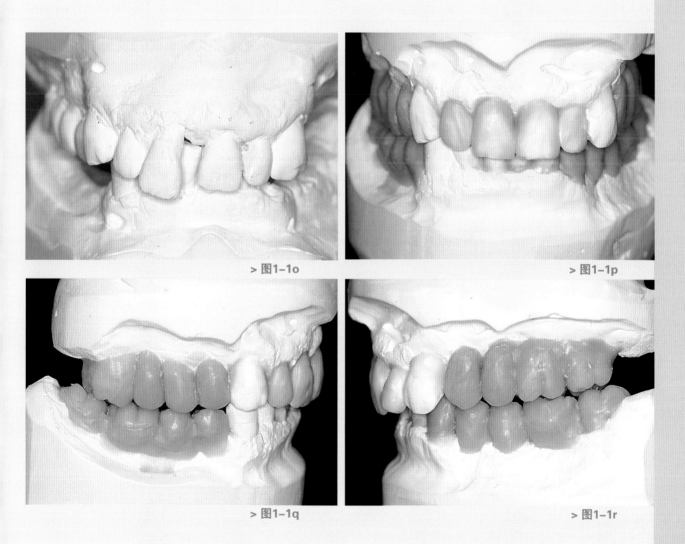

> 图1-1o

> 图1-1p

> 图1-1q

> 图1-1r

图1-1（续） （l~n）进行临床检查、完成美学设计单和全口根尖片，这些资料使临床医生能够做出正确的诊断。（o~r）固定在𬇹架上的石膏模型显示了患者的口腔初始状态，前牙间隙增大和垂直距离显著降低。技工加工单使技师在制作诊断蜡型时，能够实现必要的垂直距离抬高和与之前相同的后牙区正确的𬌗接触关系。

11

治疗计划和预后

在正确诊断的基础上，牙科医生应该能够做出预后良好的治疗计划。在开始任何治疗之前，通过分析修复体基牙对热刺激和电刺激的反应来判断其牙髓活力。对于牙髓状况不确定的牙齿先进行根管治疗，对于那些因重建而需要桩核修复的已失活基牙而言，即便是在X线片上没有根尖病变，也要重新进行根管治疗来获得良好的根尖封闭。为了能获得良好的预后，降低牙齿折断的风险，修复体基牙必须有足够的牙本质肩领（>1.5mm）[22-25]。

当设计固定局部义齿时，必须注意基牙的牙周膜面积之和一定不能小于缺失牙的牙周膜面积之和（Ante法则）[26-29]。然而，已有几位学者对该观点提出了质疑，他们认为极少的牙周支持就能承担固定义齿修复的需要，并能确保修复重建获得良好的长期预后[30-32]。在这些病例中，最重要的因素是严格控制菌斑和正确设计修复体的𬌗型[33-34]。也有许多自然因素会影响预后，例如在牙周病患者中，年轻患者比成年患者的预后差。同样，患有未控制糖尿病的患者更容易出现牙周疾病和种植体问题[35]。患者吸烟与否也会影响修复的效果和预后，尤其是种植修复的病例[36-42]。其他的影响因素还包括在牙周手术和种植治疗前后（图1-1s～图1-1y），患者的日常口腔卫生习惯和是否坚持进行牙周专科口腔卫生维护等[43-48]。咬合面上陈旧的小平面或是明显的牙齿磨耗通常暗示较高的肌张力，这些现象提示这类病例修复时具有一定的风险。为了降低口腔异常功能的活跃程度，减少过度的咀嚼肌运动，较好的办法是让患者在治疗开始前就戴用咬合保护装置[49-50]，同时在修复后戴用类似的咬合保护装置也将有助于保持修复体的完好。

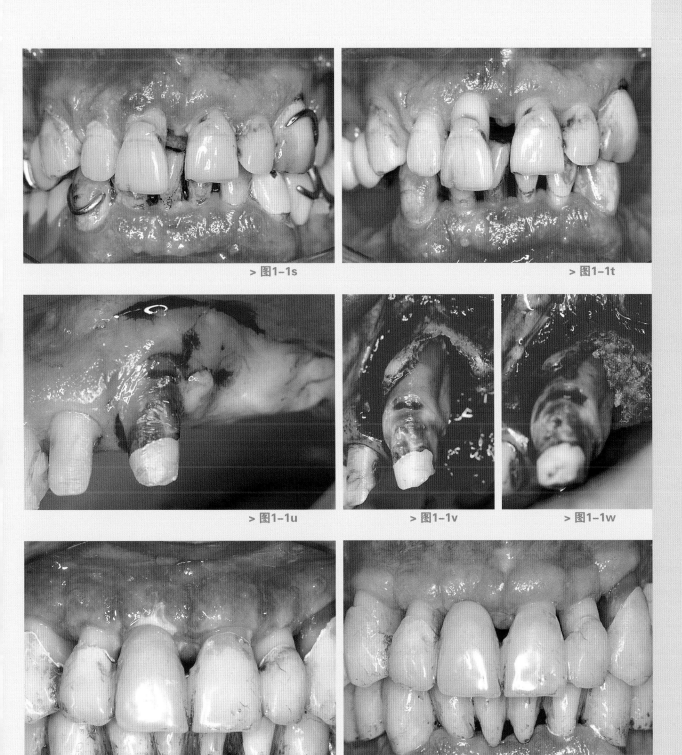

> 图1-1s > 图1-1t > 图1-1u > 图1-1v > 图1-1w > 图1-1x > 图1-1y

图1-1（续）　（s和t）该患者吸烟较多，在诊室接受数次口腔卫生宣教后，医生建议患者养成日常良好的口腔卫生习惯后再进行牙周手术治疗。（u）左上尖牙的脓性渗出物来源于较深的牙周袋。（v）在手术过程中，除了在后牙区植入种植体之外，牙科医生还在左上尖牙的远中进行了牙周治疗，在该区域可以看到明显的骨内深袋。（w）小心翻瓣后，将在种植术区用取骨钻获得的自体骨充填到骨缺损区（手术由Stefano Parma Benfenati医生完成）。术前制作的暂时修复体可以保持牙齿的稳定性并控制术后的殆创伤。（x和y）分别是术后2周和8周的照片，显示软组织逐渐愈合。然而，要等待较长的一段时间（6~9个月）之后，待组织完全愈合后才能开始最终的修复。

作为修复基牙的天然牙或种植体

修复单颗牙齿

在某些时候，可能会选择单颗基牙采用悬臂梁式单端桥来修复单颗缺失牙，而并非采用传统的三单位固定桥。但是，尤其在后牙区或基牙为死髓牙的情况下，这种修复方式的预后并不理想[51-53]。进行传统的三单位固定桥修复时，通常需要对健康天然牙进行牙体预备，现在越来越多的医生和患者更倾向于选择更为保守的种植义齿进行修复。虽然种植技术不断发展、越来越先进，但对于能否达到理想的美学效果仍难以预计，尤其在修复前牙时更难判断（见第2章第206～第231页和第3章第312～第325页）。

修复两颗或多颗牙齿

在缺牙间隙较大的情况下，采用多颗天然牙作基牙的传统固定桥修复，常难以获得令人满意的结果[54]。而在后牙区，由于牙周支持组织的丧失往往累及磨牙的根分歧区域，那么保留天然牙作为固定义齿的基牙就会存在问题。这时就需要进行牙周外科手术，进行截根和牙齿半切除术的治疗。经过修复性牙周治疗可以使保留的牙根基本稳定，获得足够的牙槽骨支持（>50%），探诊深度达到最小（3mm），同时减小缺牙区的范围[55]。在后牙区，种植修复是首选的治疗设计方案。事实证明，种植修复学已经改变了以往的修复治疗计划，可以显著降低某些病例的风险收益比[43-48]。对于缺牙范围较大的情况，目前更倾向于对每颗缺失的牙齿均使用种植体进行修复，这将获得更好的预后（图1-1z～图1-1ll）。然而有学者[56-57]指出，某些因为牙周病拔牙的患者更容易出现种植体周围的骨丧失，且更容易出现种植治疗失败。对于因龋病导致牙齿缺失的患者来说，采用种植修复往往更容易获得较好的预后，因为龋病和牙周病不同之处在于，它不影响所谓的人工牙根。能否选择种植修复以及种植体长度的选择一般取决于患者颌骨及牙槽骨的解剖结构，如上颌的上颌窦和下颌的下颌神经管。还有一点要强调的是，由于在后牙区治疗时更接近颞下颌关节，种植体会承担更大的殆力，进而造成修复体的破坏。因此，后牙区骨组织的质和量都更不适宜放置种植体[58]。

如果无法在后牙区放置种植体，而这一区域又没有天然牙可用作基牙，则可以将牙弓缩短至第二前磨牙，这虽然并非理想状态，但似乎对多数患者的咀嚼效率[59-61]没有显著的影响[62-65]。然而，如果在后牙区没有磨牙或者有磨牙但没有殆接触时，会增加颞下颌关节[66]和余留牙的压力，从而增加口颌系统出现问题的风险。从保持适当的殆稳定性和患者舒适程度的角度而言，采用局部义齿来恢复后牙的咬合也并非是一个理想的选择[67-69]。

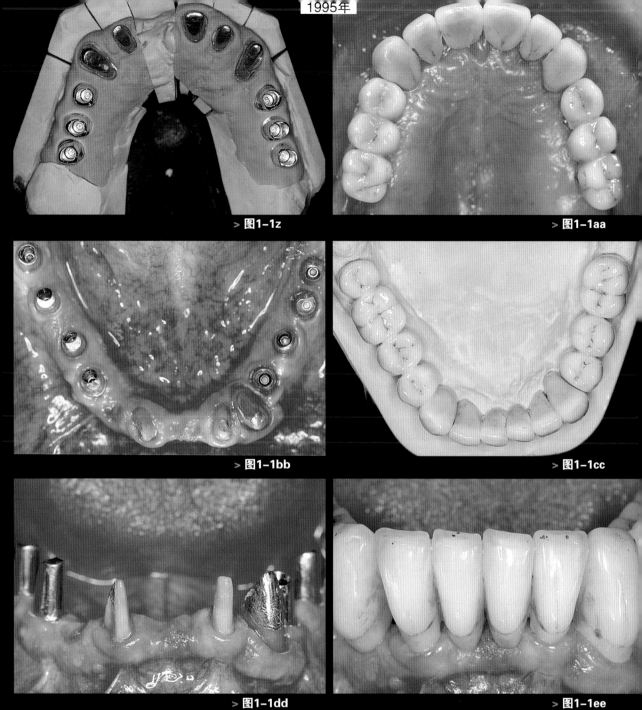

> 图1-1z

> 图1-1aa

> 图1-1bb

> 图1-1cc

> 图1-1dd

> 图1-1ee

图1-1（续） （z）从上颌石膏模型𬌗面观，后牙区有6颗种植体、前牙区有5颗天然牙作为基牙。（aa）在上颌，患者最终采用以天然牙固位支持的局部义齿来修复缺失的前牙，后牙的缺失则采用以2颗种植体作基牙的固定义齿进行修复。（bb和cc）在下颌，由于在后牙区植入了种植体，而在前牙区保留了数颗天然牙，因此最终的修复重建成3部分：2颗以种植体固位支持的后牙固定桥和1颗以天然牙固位支持的前牙固定桥。（dd和ee）通过照片可以比较天然牙和种植体基牙，并显示出最终修复体获得了令人满意的美学效果和生物学完整性。

与患者的交流

在制订治疗计划时，医生必须要考虑患者对美观和功能的要求，在不违反治疗原则和技术条件允许的情况下，应尽量满足患者的要求。在大多数情况下，患者对所必需的治疗步骤并不真正清楚，因此多数患者对所需的专业治疗会估计不足。尽管患者认为修复治疗才是主要目的，但是只有通过多学科协作，经过多位专业医生的通力合作才能获得治疗成功。医生必须要向患者说明治疗程序的安排和目的，尽可能记录下患者的特殊要求、全身情况、心理状态和经济能力。一旦为患者制订出理想的治疗程序，医生就有责任确保良好地完成每个治疗环节，并在开始任何临床操作之前努力赢得患者的信任。

治疗顺序

当患者了解治疗计划并接受预估费用之后，医疗团队就要着手安排并向患者说明治疗日程、周期和复诊时间。有效地组织和对患者的充分尊重是治疗成功的前提，这一点在多学科共同参与的复杂病例修复中尤为重要。为了避免延长就诊时间，合理安排可以使医生更好地治疗和观察患者的情况，对于涉及牙周或种植手术的病例也能实现牙龈组织更好的恢复。与此同时，确保患者能够在家中进行良好的口腔卫生维护并完成专业的牙周治疗，是确保长期稳定疗效的必要因素。

诊　断

▓ 系统病史

▓ 牙科治疗史
- ▓ 修复治疗史
- ▓ 牙体治疗史
- ▓ 正畸治疗史
- ▓ 牙周治疗史
- ▓ 颅面治疗史

▓ 口外临床检查
- ▓ 面部分析
- ▓ 唇齿分析
- ▓ 语音分析
- ▓ 颅面评价

▓ 口内临床检查
- ▓ 牙齿结构评价
- ▓ 正畸评价
- ▓ 牙周评价
- ▓ 殆学评价

▓ 影像学检查
- ▓ 全口根尖片—全景曲面断层片—计算机体层摄影术—关节造影术

▓ 石膏模型
- ▓ 上殆架

治疗计划

▓ 多学科评价（牙体、修复、正畸、牙周、种植）

▓ 与患者进行交流

▓ 治疗顺序

▓ 与口腔技师进行交流

治疗顺序

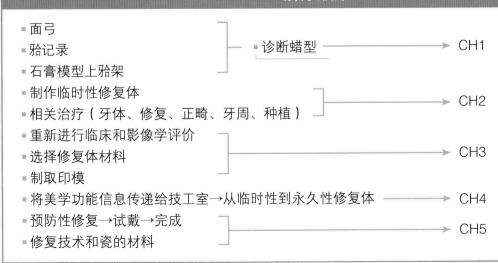

- ▓ 面弓
- ▓ 殆记录
- ▓ 石膏模型上殆架 ──── 诊断蜡型 ──────→ CH1
- ▓ 制作临时性修复体
- ▓ 相关治疗（牙体、修复、正畸、牙周、种植） ──────→ CH2
- ▓ 重新进行临床和影像学评价
- ▓ 选择修复体材料 ──────→ CH3
- ▓ 制取印模
- ▓ 将美学功能信息传递给技工室→从临时性到永久性修复体 ──────→ CH4
- ▓ 预防性修复→试戴→完成
- ▓ 修复技术和瓷的材料 ──────→ CH5

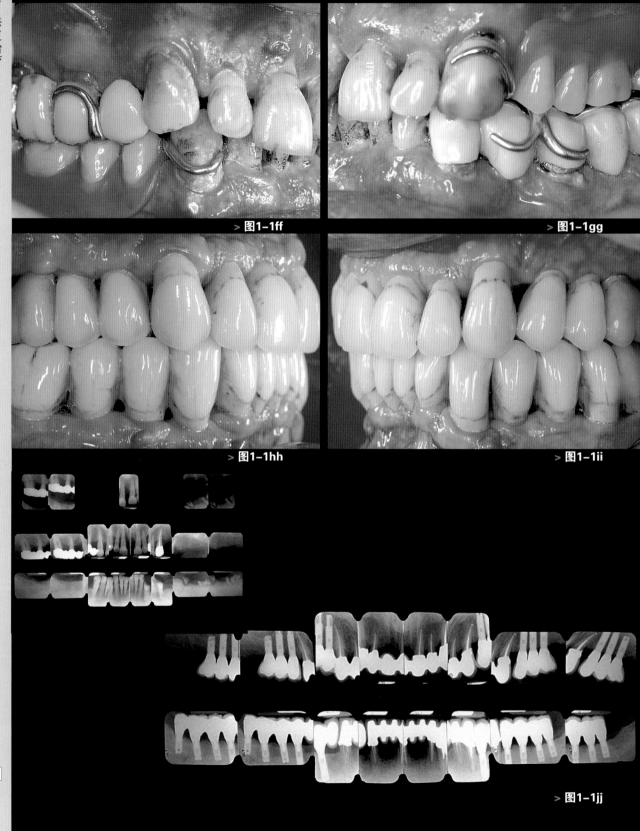

> 图1-1ff

> 图1-1gg

> 图1-1hh

> 图1-1ii

> 图1-1jj

图1-1（续） （ff~ii）从术前和术后的照片可以看出，通过天然牙和种植体固位支持的修复，口腔整体比较协调，美观和功能得到了明显的改善。（jj）比较治疗前后的全口根尖片，可以看出治疗很成功。（kk）观察患者治疗后的微笑线，明显比治疗前更加协调。（ll）无论从美学、生物学还是功能角度来看，该患者的美学修复重建都达到了令人满意的效果。

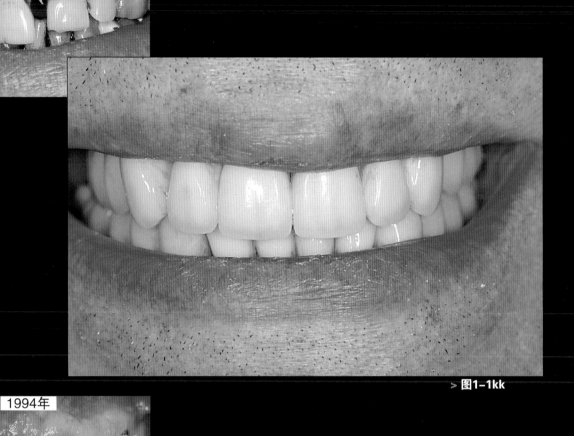

> 图1-1kk

1994年

1995年

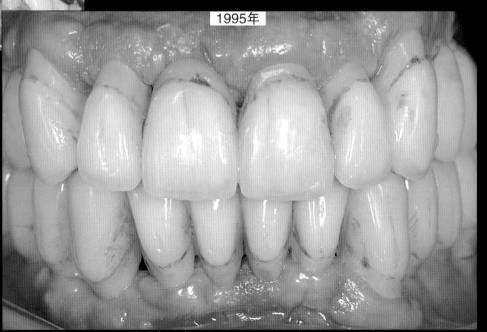

> 图1-1ll

前牙修复

美学预览

诊断性支持

在填写完成美学检查表（图1-2a～图1-2d）之后，进行不可逆的临床操作（如牙体预备）之前，应该请技师制作诊断蜡型和模型，并在临床上确认前牙区牙齿的位置和长短。还可以用更直接的方法进行诊断性修复，例如使用复合树脂进行模拟修复（直接模拟）或制作丙烯酸树脂模板（间接模拟）。这样做除了能使患者有机会提前看到修复效果，还有助于患者更好地了解治疗目标，同时还能在制订最终治疗计划和操作方法之前提供给医生重要的诊断信息。还可以通过计算机图像来向患者解释可能的修复方案，但应注意最终的修复效果并不一定与之完全相同。

直接模拟修复体

对于需要改变前牙大小、长短或将牙齿唇向移位的病例，可以采用直接模拟法，这一技术是通过在相关牙面添加树脂来完成的[70-71]（图1-2e～图1-2m）。医生可以将树脂粗糙地堆在牙面上，然后用车针快速地打磨修整外形，需要注意的是，不要磨到树脂下方的牙体组织，并且不要进行粘接，以防难于清除。

虽然这种方法只适用于需要加大牙齿外形的病例，但是通过直接模拟修复，医生能够使患者对修复后牙齿长短及位置的预期变化有即刻的了解。

当患者认可预期的变化之后，要在去除树脂模拟修复体之前制取印模。用此印模翻制的模型将信息传递给技师，技师应用这个模型制作暂时修复体的蜡型。

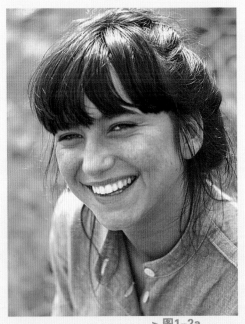

> 图1-2a

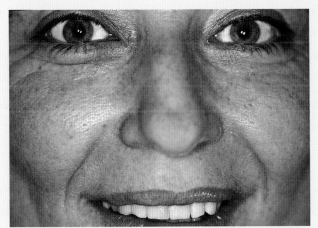

> 图1-2b

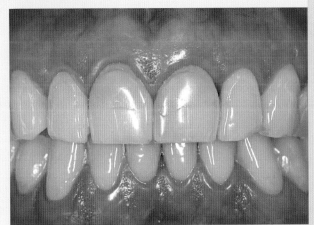

> 图1-2c

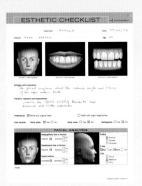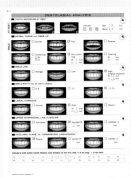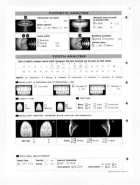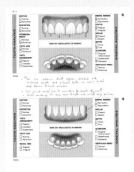

> 图1-2d

图1-2 （a）在首次就诊时，患者提供了一张她多年前的照片，她那时的微笑非常协调。（b和c）由于牙齿磨损使前牙变得短小，这影响了微笑时的美观，因此患者希望修复治疗。（d）完整填写美学检查表有助于提供足够的信息，从而帮助医生评估为改善美观所要做出的调改。

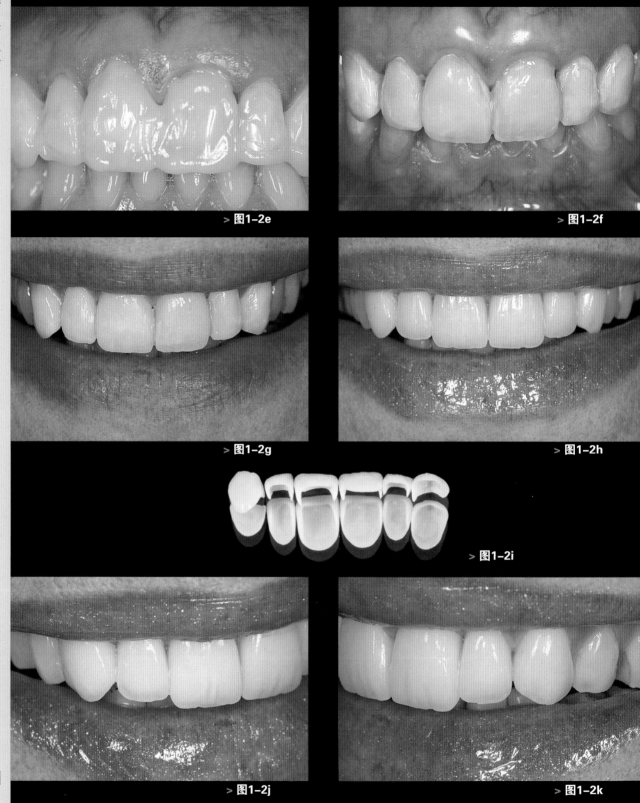

> 图1-2e

> 图1-2f

> 图1-2g

> 图1-2h

> 图1-2i

> 图1-2j

> 图1-2k

图1-2（续） （e和f）在首次就诊时，医生直接将树脂堆塑到磨损的牙面上（直接模拟），用钻针快速修整以达到预期的牙齿外形和长度，使患者对可能的改变有直观的了解。（g～i）患者知情同意之后，最终选用6个瓷贴面。（j和k）近距离地观察修复体，可见唇齿之间的关系更加协调。

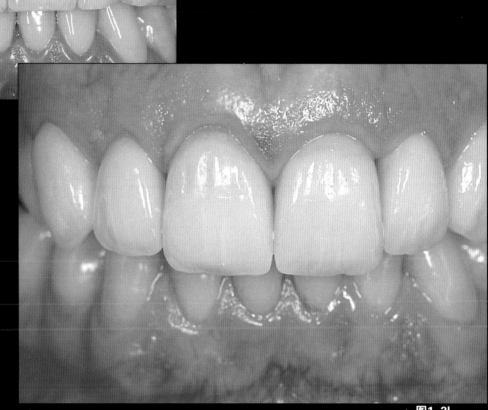

> 图1-2l

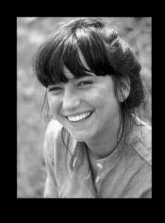

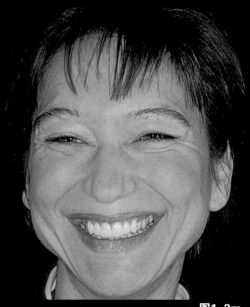

> 图1-2m

图1-2（续） （l和m）治疗显著改善了患者牙齿的美观性，通过重建牙齿长度使患者再次展现美丽的笑容，相邻牙齿的比例也更加协调。

间接模拟修复体

间接模拟修复体是在模型上添加材料而不是损坏模型，这对于诊断非常有益。它唯一的缺点是必须在技工室完成制作，这不可避免地要增加治疗成本和治疗时间。当技师依据临床信息（图1-3a和图1-3b）完成诊断蜡型后会制作一个相同的石膏模型（图1-3c）。继而以此制作一个硅橡胶阴模，把硅橡胶阴模放在原始模型上就可以制作丙烯酸树脂的（间接）模拟修复体（图1-3d和图1-3e）。也可以用醋酸纤维素类材料在诊断蜡型的石膏模型上制作印模，它模拟了理想修复体的体积，其透明的特性使医生可以估计牙体预备量（图1-3f和图1-3g）。必要时，还可以将自固化或光固化复合树脂放入这种指示阴模里制作直接模拟修复体。

与直接模拟修复体相同，间接模拟技术适用于需要增大牙齿外形的病例，且同样不损坏下方的牙体组织。间接模拟修复体通常偏大但在口内很容易就位，对于在不可逆性操作之前检验治疗设计的美观效果是必不可少的[64-65]（图1-3h～图1-3m）。

医生需要与患者讨论牙齿各种可能的变化以便使患者对修复效果有一个合理的预期。在模型上所表现出来的变化有可能无法让患者及其朋友或家人立刻满意，特别是对于那些前牙重度磨耗的患者，尤其是那些自青春期开始就有间隙的患者则更是如此。当开始修复治疗后，丙烯酸树脂模拟修复体就可用作暂时修复体。

图1-3 （a和b）患者存在明显的上前牙间隙且外形不理想，这些特点可以在术前石膏模型上模拟出来。（c）源自诊断蜡型的模拟修复体展现了上前牙区理想的美学改善效果。（d和e）在技工室完成间接模拟修复体的制作：根据诊断蜡型制作硅橡胶指示阴模，将阴模复位在原始模型上得到间接模拟修复体。通过诊断蜡型技术体现牙齿体积和长短的增加。（f和g）也可以在诊断蜡型上制作醋酸纤维素阴模，以准确表达牙齿的外形和位置。将阴模复位在患者的原始模型上，其透明的特性使医生能够评价是否有足够的瓷贴面修复空间。在此类病例中，可以把牙体的预备量控制到最小，以保留足够的牙釉质进行粘接。

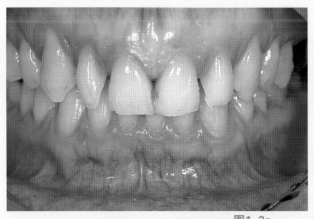

> 图1-3a

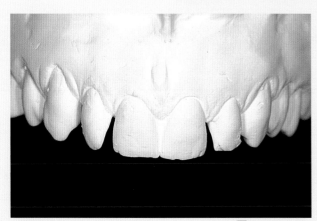

> 图1-3b

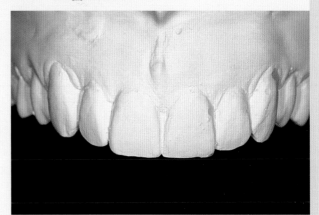

> 图1-3c

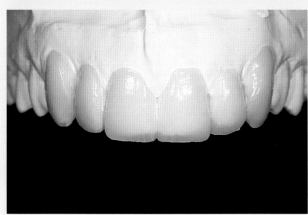

> 图1-3d

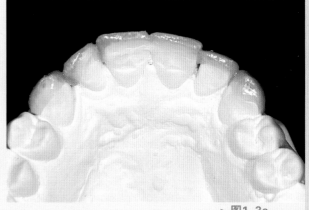

> 图1-3e

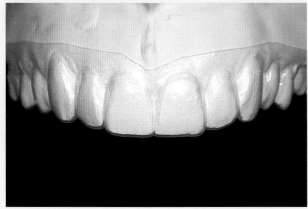

> 图1-3f

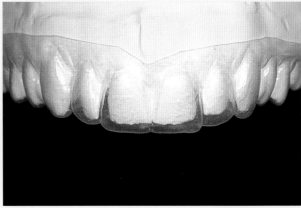

> 图1-3g

25

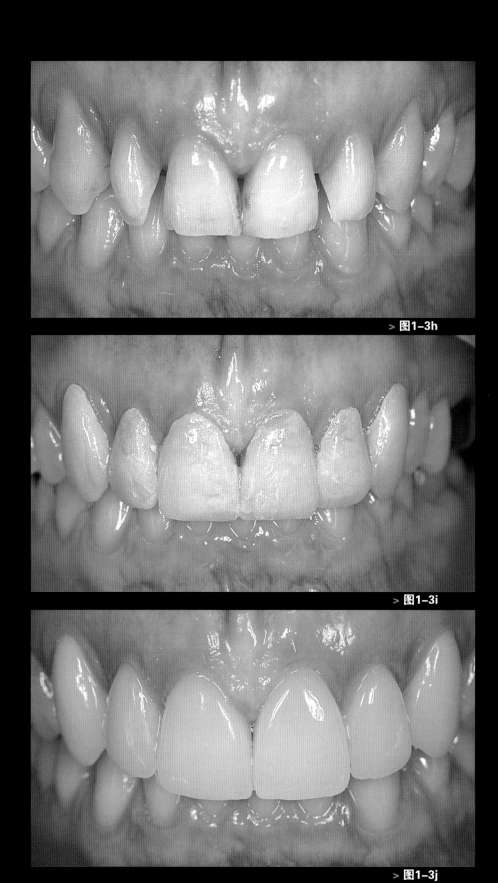

> 图1-3h

> 图1-3i

> 图1-3j

图1-3（续） （h～j）将治疗前牙齿原始状况、间接模拟修复体和粘接完6个瓷贴面的牙齿进行比较，可以显示出根据最初设计从模拟修复体到制作完成最终修复体的变化。

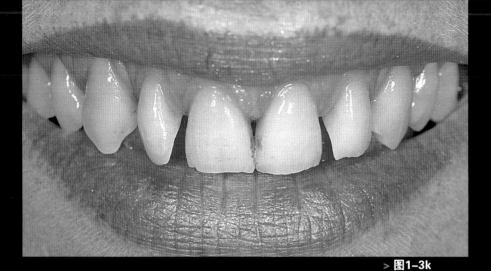

> 图1-3k

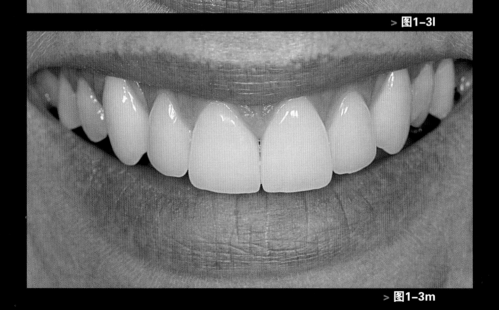

> 图1-3l

> 图1-3m

图1-3（续） （k和l）最初微笑时的美观效果并不令人满意，而戴入间接模拟修复体之后立即有显著的改善。（m）6个瓷贴面粘接完成之后，口腔内的牙齿与软组织更加协调美观。

广泛重建

治疗计划
↓
诊断蜡型

　　下面的病例清楚地描述了如何分阶段完成诊断蜡型的制作（图1-4a～图1-4d）。美学检查表（图1-4e）和技工设计单（图1-4f）有利于医生将理想设计数据从临床传递到技工室。

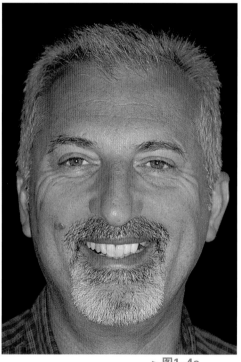

> 图1-4a

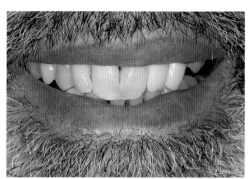

> 图1-4b

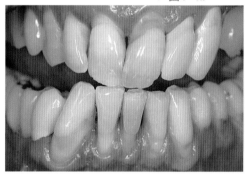

> 图1-4c

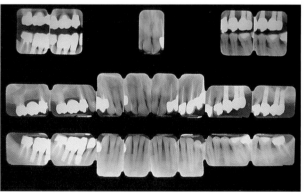

> 图1-4d

图1-4　（a）此患者具有正常微笑线高度。（b）除了近期拔除了左上第一前磨牙外，患者主诉两颗上颌中切牙有重叠且过分唇倾。（c）患者希望能够降低右下尖牙的高度，使下前牙与右下后牙相适应。（d）2个月前拍摄的全口根尖片，左上第一前磨牙还未拔除，存在以天然牙和种植牙支持的固定修复体。

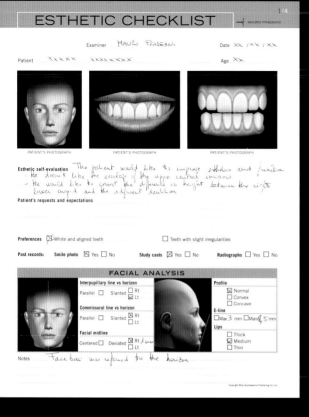

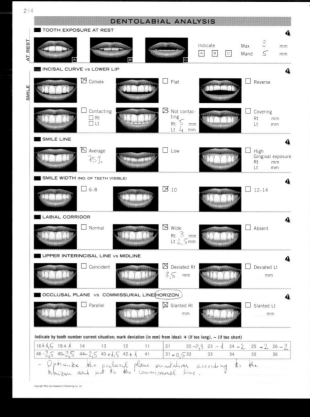

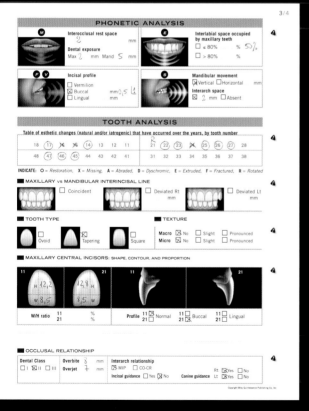

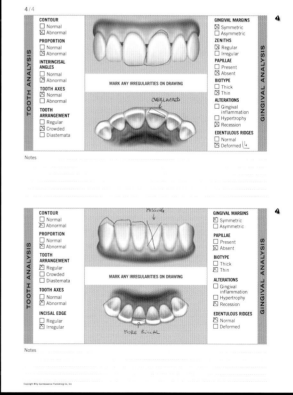

> 图1-4e

图1-4（续） （e）美学检查表要逐项填写完整，从而提供足够的信息，为医生进行美观和功能调整提供帮助。

前牙修复

技工设计单

在填写完美学检查表后，医生通过个性化的技工室设计单将这些信息传递给技师（图1-4f），其中包括用来制作诊断蜡型和暂时修复体的相关口腔美学与功能信息。这种个性化的技工单可以详细描述前牙区形态和排列位置所需的改变，向技师说明修复体类型及所选用的材料。旁边的空白区域可用来记录临床中改善修复体的设计要求。

给技工室的第二张设计单与第一张一样，由临床医生在试戴修复体时填写完成，把在暂时修复体戴用阶段所获得的美观和功能信息传递给技师。

技工设计单

■ **美学信息**

- ■ 照片
  - ■ 面部
  - ■ 微笑
  - ■ 牙齿
    - ■ 排列
    - ■ 外观
    - ■ 类型
    - ■ 质地
- ■ 殆平面和水平连线
- ■ 颜色
- ■ 牙齿位置和外形的变化
- ■ 改善后的覆殆覆盖
- ■ 模型
- ■ 殆记录
  - ■ 最大牙尖交错位
  - ■ 正中关系位
  - ■ 前伸殆位
  - ■ 侧方殆位

■ **功能信息**

- ■ 垂直距离
- ■ 面弓
  - ■ 参考线
- ■ 咬合调整
- ■ 开殆

■ **印模**

- ■ 材料

■ **病历**

- ■ 病史记录
- ■ 修复类型

■ **技工室工作顺序**

- ■ 修复说明
- ■ 排列
- ■ 材料
- ■ 试戴

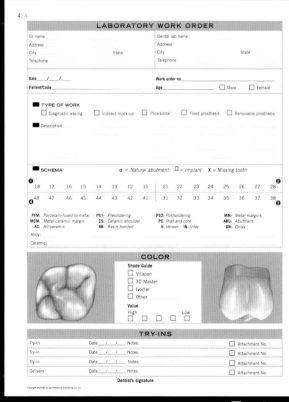

图1-4（续） （f）认真填写完成的技工设计单能够给技师提供所有必要的信息，参考其制作完成诊断蜡型、暂时修复体和最终修复体。

技工设计单

美学信息

照片

尽管所有的美学信息已经通过技工设计单传递给了技师，但是提供几张患者的照片对于正确表达并使技师理解医生的意图还是很有帮助的。无论照片是打印的还是数字的，必须确保医生和技师拿到的是同样的照片，这样即便医生和技师不在同一地点也能够很好地进行交流。

面部

一张患者的面部照片能够让技师对患者的整体情况有所了解，从而有助于分析参考线和水平面的关系，明确垂直向是否协调，评价面部上、中、下各1／3的比例关系。但应当由医生来决定是否修正参考线，并根据美学功能分析和美学检查表做出全面的治疗设计。

微笑

技师可以根据患者微笑时的照片画出笑线（平均、低、高）、微笑的宽度（显露牙齿的数目）和是否存在颊廊及其大小（正常、宽、无）。由于照片是患者运动状态的静态呈现，因此与患者实际的自然状态不尽相同[72]。医生需要挑选最适合的照片用作参考。微笑照片也能够用来分析唇的外形和大小，据此决定修复体理想的外形和大小（见第1卷第2章）。

牙齿

通过技工设计单上患者的口外照片，技师可以获得设计牙齿类型和质地的信息，并根据医生对牙齿位置、形态的不同设计制作出个性化、生动的修复体。

LABORATORY CHECKLIST

ᴡᴡf M. FRADEANI   Gb G. BARDUCCI

Patient ✗✗✗✗ ✗✗✗✗✗✗✗   Age ✗✗   Date ✗✗ / ✗✗ / ✗✗   ☒ Male   ☐ Female

ESTHETIC INFORMATION

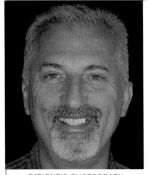

PATIENT'S PHOTOGRAPH

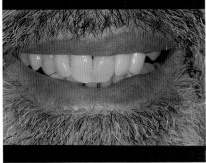

PATIENT'S PHOTOGRAPH

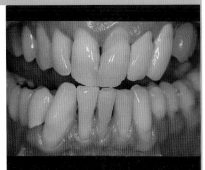

PATIENT'S PHOTOGRAPH

■ **PHOTOGRAPHS** ☐ Old ☒ New   ■ **SMILE LINE** ☒ Average ☐ Low ☐ High

■ **ALIGNMENT** ☒ Yes ☐ No   ■ **APPEARANCE** ☐ Youth ☒ Adult ☐ Mature

■ **TOOTH TYPE** ☒ Ovoid   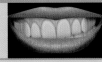 ☐ Triangular   ☐ Square

■ **TEXTURE**   **Macro** ☒ None ☐ Slight ☐ Pronounced   **Micro** ☐ None ☒ Slight ☐ Pronounced

33

OCCLUSAL PLANE vs COMMISSURAL LINE – HORIZON

☒ Parallel ↓ *horizon*   ☐ Slanted right   Maintain ☐   Modify ☐   ☐ Slanted left   Maintain ☐   Modify ☐

Indicate modifications: Mark with + to lengthen and − to shorten

(mm) 16 −1.5	15 −0.8	14	13	12	11	21	22 +0.8	23 +1.0	24 +2.0	25 +2.0	26 +2.0 (mm)
(mm) 46 +2.5	45 +2.5	44 +2.5	43 −1.5	42 −1.0	41	31 +0.5	32	33	34	35	36 (mm)

Notes • Re-establish the occlusal plane by making it parallel to the horizon

     • Maintain tooth nos. 33 to 36 and use as plane of reference

COLOR

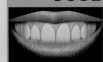

Shade Guide
☐ Vita   ☐ 3D Master
☐ Ivoclar   ☒ Other SR IVOCRON

Spectrophotometer
☐ Yes   ☒ No

Value
High ☐ ☒ ☐ ☐ ☐ Low

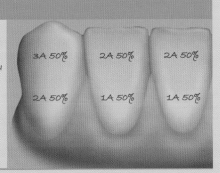

Notes • Provide adequate translucency in the incisal one third

     • Do not add too many characterizations

𬌗平面

在必要的情况下，医生需要改变𬌗平面来实现各水平参考线的平行。医生要将牙齿间的尺寸差异标注在技工设计单上，最好能够附上照片以明确两平面间的差异（图1-4g~图1-4j）。

颜色

在制作暂时修复体时，技师只能用饱和度最小的基本颜色来完成。医生可以在椅旁通过表面上色来改变暂时修复体的颜色，以及减少暂时修复体的厚度（见第168页）并用树脂重衬来改变暂时修复体最终的颜色。

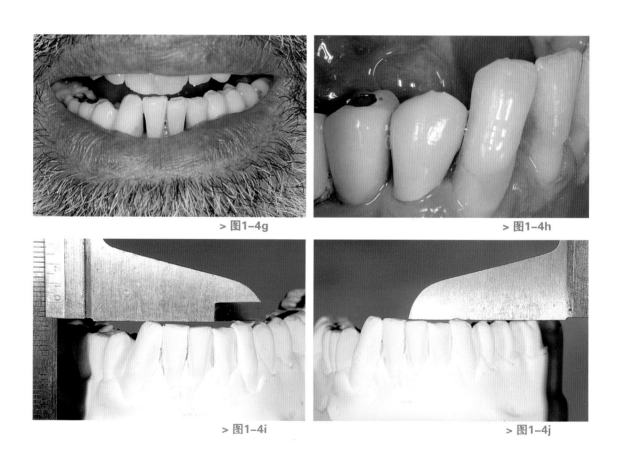

> 图1-4g

> 图1-4h

> 图1-4i

> 图1-4j

图1-4（续） （g和h）在患者说话时可以发现其下颌𬌗平面不正常，这主要是因为尖牙和右下前磨牙间的高度差异较大（近距离观察右下后牙区段更为明显）。通过使用面弓来观察下颌石膏模型，能够清楚地看到下颌𬌗平面的不协调。（i和j）用三角尺比较下颌的左右两侧象限，右侧象限与对侧相比存在明显干扰，大约4mm。

LABORATORY CHECKLIST ✍ M. FRADEANI 𝒢𝒷 G. BARDUCCI

Patient Xxxxx Xxxxxxxx ___ Age XX ___ Date XX / XX / XX ☒ Male ☐ Female

ESTHETIC INFORMATION

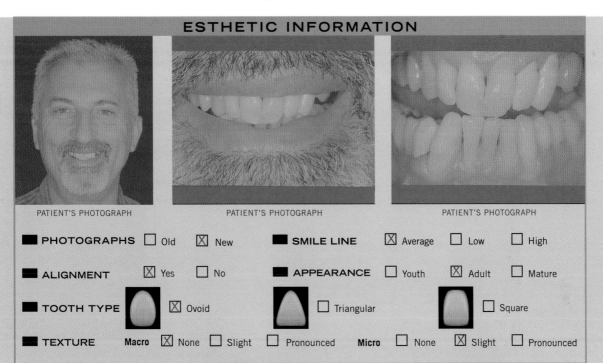

PATIENT'S PHOTOGRAPH   PATIENT'S PHOTOGRAPH   PATIENT'S PHOTOGRAPH

■ **PHOTOGRAPHS** ☐ Old ☒ New   ■ **SMILE LINE** ☒ Average ☐ Low ☐ High

■ **ALIGNMENT** ☒ Yes ☐ No   ■ **APPEARANCE** ☐ Youth ☒ Adult ☐ Mature

■ **TOOTH TYPE** ☒ Ovoid   ☐ Triangular   ☐ Square

■ **TEXTURE** **Macro** ☒ None ☐ Slight ☐ Pronounced   **Micro** ☐ None ☒ Slight ☐ Pronounced

OCCLUSAL PLANE vs COMMISSURAL LINE – HORIZON

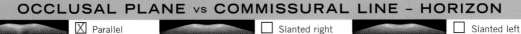

☒ Parallel ↓ horizon   ☐ Slanted right Maintain ☐ Modify ☐   ☐ Slanted left Maintain ☐ Modify ☐

Indicate modifications: Mark with + to lengthen and – to shorten

(mm)	16 –1.5	15 –0.8	14	13	12	11	21	22 +0.8	23 +1.0	24 +2.0	25 +2.0	26 +2.0	(mm)
(mm)	46 +2.5	45 +2.5	44 +2.5	43 –1.5	42 –1.0	41	31 +0.5	32	33	34	35	36	(mm)

Notes • Re-establish the occlusal plane by making it parallel to the horizon

• Maintain tooth nos. 33 to 36 and use as plane of reference

COLOR

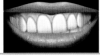

Shade Guide
☐ Vita ☐ 3D Master
☐ Ivoclar ☒ Other SR IVOCRON

Spectrophotometer
☐ Yes ☒ No

Value
High ☐ ☒ ☐ ☐ ☐ Low

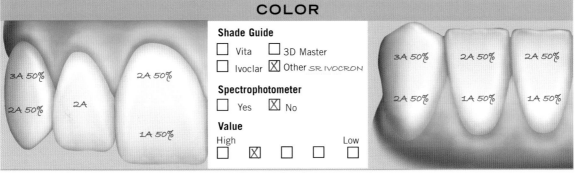

3A 50%   2A 50%   2A 50%
2A 50%   1A 50%   1A 50%

Notes • Provide adequate translucency in the incisal one third

• Do not add too many characterizations

形状和位置

改形 在设计图上详细标注出计划对上下颌前牙（图1-4k~图1-4n）所做的改变，作为技师制作修复体时有关牙齿位置、形态和长度的准确参考，这对于实现患者理想的美观和功能非常必要。

覆𬌗和覆盖

改形 上下前牙形态和位置的改变会直接影响覆𬌗和覆盖（图1-4o和图1-4p），对达到美观和重建改善前牙切导发挥作用，因此能改善患者的口腔生理功能。

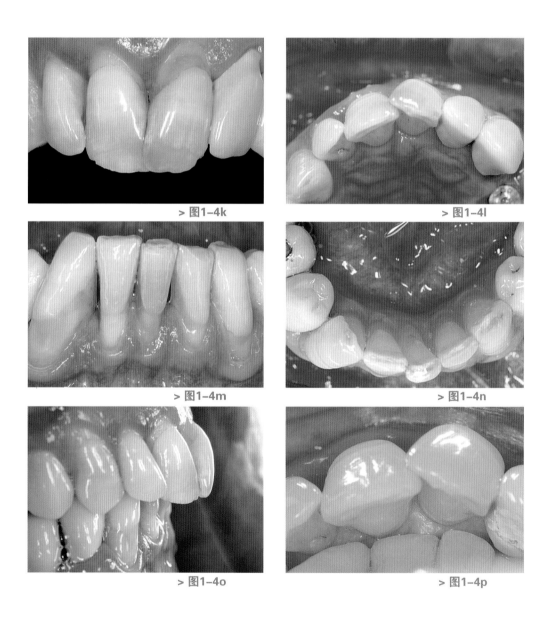

> 图1-4k

> 图1-4l

> 图1-4m

> 图1-4n

> 图1-4o

> 图1-4p

图1-4（续） （k和l）从上前牙的正面观和𬌗面观，左上中切牙存在1/6重叠的情况，左上侧切牙和尖牙的修复体不协调。（m和n）从下前牙的正面观和𬌗面观，可以看到患者只有3颗下切牙，同时存在右下尖牙的明显过长。（o和p）咬合状态下从侧面和𬌗面观，可以看到深覆𬌗和深覆盖。

SHAPE — Modifications — POSITION

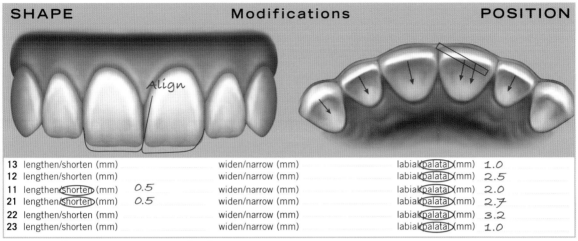

Align

	lengthen/shorten (mm)		widen/narrow (mm)		labial/~~palatal~~ (mm)	
13	lengthen/shorten (mm)		widen/narrow (mm)		labial/(palatal) (mm)	1.0
12	lengthen/shorten (mm)		widen/narrow (mm)		labial/(palatal) (mm)	2.5
11	lengthen/(shorten) (mm)	0.5	widen/narrow (mm)		labial/(palatal) (mm)	2.0
21	lengthen/(shorten) (mm)	0.5	widen/narrow (mm)		labial/(palatal) (mm)	2.7
22	lengthen/shorten (mm)		widen/narrow (mm)		labial/(palatal) (mm)	3.2
23	lengthen/shorten (mm)		widen/narrow (mm)		labial/(palatal) (mm)	1.0

Notes
- Align the two central incisors
- Slightly overlap the two central incisors with the two lateral incisors
- Shorten the two central incisors by 0.5 mm
- Move the anterior sextant palatally as indicated

SHAPE — Modifications — POSITION

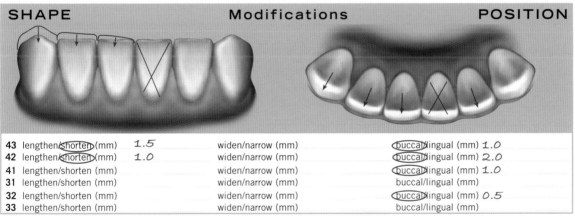

	lengthen/shorten (mm)		widen/narrow (mm)		buccal/lingual (mm)	
43	lengthen/(shorten) (mm)	1.5	widen/narrow (mm)		(buccal)/lingual (mm)	1.0
42	lengthen/(shorten) (mm)	1.0	widen/narrow (mm)		(buccal)/lingual (mm)	2.0
41	lengthen/shorten (mm)		widen/narrow (mm)		(buccal)/lingual (mm)	1.0
31	lengthen/shorten (mm)		widen/narrow (mm)		buccal/lingual (mm)	
32	lengthen/shorten (mm)		widen/narrow (mm)		(buccal)/lingual (mm)	0.5
33	lengthen/shorten (mm)		widen/narrow (mm)		buccal/lingual (mm)	

Notes
- One central incisor is missing
- Shorten tooth nos. 42 and 43 as indicated
- Move the anterior sextant buccally as indicated

OVERJET — Modifications — OVERBITE

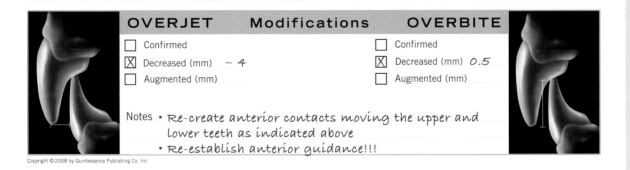

OVERJET		OVERBITE	
☐ Confirmed		☐ Confirmed	
☒ Decreased (mm)	~ 4	☒ Decreased (mm)	0.5
☐ Augmented (mm)		☐ Augmented (mm)	

Notes
- Re-create anterior contacts moving the upper and lower teeth as indicated above
- Re-establish anterior guidance!!!

37

技工设计单

功能信息

石膏模型

石膏模型必须精确（没有气泡和裂痕），并充分体现解剖结构上的细节（腭部、上颌结节、磨牙后垫和腭穹隆）。在制订修复治疗计划时必须将石膏模型上𬌗架，才能观察到口内不易看到的咬合情况，例如缺牙区的颌间距离，补偿曲线（Spee和Wilson）是否适宜，𬌗平面是否准确等。

𬌗记录

𬌗记录必须准确，才能将石膏模型固定在正确的位置。𬌗记录材料要有一定的柔韧性不致在运动中形成障碍，但是硬固后要有足够的强度和尺寸稳定性。硬蜡（Beauty Pink X-Hard Dental Wax，Moyco Union Broach-Thompson）由于其良好的临床特性仍被广泛使用。可采用氧化锌丁香油糊剂进行重衬以提高𬌗记录的准确性（Superbite，Bosworth）[73-74]，也可用硅橡胶来取𬌗记录，但硅橡胶的弹性会在固定石膏模型时无法确保与口内完全相同[75-76]。

最大牙尖交错位

如果仅需修复少数牙齿，通常选择最大牙尖交错位作为修复后的颌位（见第1卷第5章）。必须在预备体和对颌牙之间制取𬌗记录，但不要把𬌗记录材料放在未治疗的牙上，这样做会干扰固定石膏模型的正确位置。如果在最大牙间交错位时，患牙附近有足够数量能稳定接触的牙齿，就不需制取𬌗记录[77]。

正中关系位

在需要重建数个象限或整个牙弓，或者咬合不稳定时，应该取正中关系的𬌗记录（重组法）（见第1卷第5章）。正中关系确定了上下颌与颞下颌关节位置关系，在这一位置，下颌髁突位于关节凹内，关节盘位于上前位（关节窝对着关节结节），而这一位置并不依赖于牙齿的接触[78]。

如果没有颞下颌关节的问题，没有疼痛症状或下颌运动显著受限，Dawson双手操作法被证实是重复定位颞下颌关节正中关系的可靠方法[79-81]（图1-5a）。

FUNCTIONAL INFORMATION

■ STONE CASTS

☐ **Previous**   ☒ **Diagnostic**   ☐ **Provisional**

☐ Maxillary ☐ Mandibular   ☒ Maxillary ☒ Mandibular   ☐ Maxillary ☐ Mandibular

■ OCCLUSAL RECORDS

☐ MI   ☒ CR   ☒ Protrusive interocclusal record   ☐ Lateral interocclusal records

■ VERTICAL DIMENSION

☐ Maxillary (mm)   ☐ Maxillary (mm)

☒ Unchanged   ☐ Increase (mm)   ☐ Decrease (mm)

☐ Mandibular (mm)   ☐ Mandibular (mm)

■ FACEBOW   **■ Reference lines**

☒ Arbitrary   ☐ Kinematic   ☒ Horizon   ☐ Interpupillary   ☐ Commissural   ☐ Other

■ ARTICULATOR SET-UP

☒ **Semi-adjustable**   ☐ **Fully adjustable**

☒ Condylar inclination (degrees)   OR ☒ Protrusive interocclusal record   ☐ Mechanical pantograph

☒ Progressive mandibular lateral *10*   OR ☐ Lateral interocclusal   ☐ Electronic pantograph
translation (degrees)   records

☒ Immediate mandibular lateral *0*
translation (mm)

■ DISOCCLUSION

☒ Incisal guidance   ☒ Canine guidance   ☐ Group function   ☐ Balanced occlusion

IMPRESSION

Recorded on _X X_ / _X X_ / _X X_   Time _X X_:_X X_   Disinfected with   *glutaraldehyde*

■ Impression materials

☒ **ALGINATE**   ☐ **POLYETHER**   ☐ **ADDITION SILICONE**

☒ Maxillary ☒ Mandibular   ☐ Maxillary ☐ Mandibular   ☐ Maxillary ☐ Mandibular

☐ **POLYSULFUR**   ☐ **CONDENSATION SILICONE**   ☐ **OTHER**

☐ Maxillary ☐ Mandibular   ☐ Maxillary ☐ Mandibular   ☐ Maxillary ☐ Mandibular

DOCUMENTATION

■ CASE HISTORY   Notes

☐ Contagious diseases   ☐ Psychomotor handicap

☐ Confirmed allergies   ☐ Bruxism

☐ Other medical device present ☐ Other

■ ATTACHMENTS   ☒ Slides/Photographs   ☒ Esthetic Checklist   ☐ Other

39

只有在消除了口颌肌肉的条件反射后才能取得正中关系下颌的位置[82-83]。

实际上，如果患者没有充分放松，任何推下颌向后的动作都会引起抵抗性的神经肌肉反射，导致不自主地下颌前伸。从这一点上来说，试图强迫下颌进入更后退的位置，会过分压缩关节盘后韧带（图1-5b）迫使髁突进入低位，有可能造成修复体的创伤𬌗。如果患者感到关节区疼痛，就必须对关节和肌肉的问题做出鉴别诊断。如果在前牙间放置障碍物（棉卷或Lucia开口器）10~15分钟能够消除或减轻不适，那么问题可能是肌肉性的（翼外肌收缩）。如果疼痛持续甚至加重，则意味着髁突压迫了神经丰富的关节后区组织。对于这种情况，需要制作一个全牙列树脂𬌗垫，戴用4~6周，起到稳定颌位的作用。如果排除了这些关节问题，颞下颌关节加载检查时没有疼痛症状，患者的下颌能够移动到最前上位，即遵循了Dawson所定义的适应性中心姿势[84-85]

> 如果正中关系和适应性中心姿势都存在时，从临床向技工室传递信息最基本的要求是能重建下颌位置。当确保每一步都达到同样的𬌗关系后，技师就能够在正确的空间位置内进行修复重建，尽量减少在临床试戴完成时的调改时间。

对于咬合重建的病例，在开始修复治疗之前，医生最好在正中关系位进行初步的咬合调整，这样能够消除口颌系统肌肉的条件反射，达到更好的牙齿尖窝接触。对于不能实现选择性调磨的患者，应当记录正中关系的咬合状态。𬌗蜡的厚度要薄但不能有穿孔，因为技师还要用其在𬌗架上进行调𬌗。𬌗蜡的完整性表明了𬌗记录没有受到牙齿接触的干扰，牙齿接触后牙周膜机械刺激感受器所引发的神经肌肉反射会导致下颌位置的改变[86]。

图1-5 （a）正确手法控制下颌位置，能够在关节盘的参与下引导髁突进入关节窝的最前上位，使之与关节结节相对。记录正中关系常用的方法是在上下牙弓间放置一层较硬的蜡片，蜡片不能放到前牙区，这样可以避免下颌本能性的前伸。尽管蜡片厚度应较薄，但也不能有穿孔存在。（b）强迫下颌进入最后退位会产生后韧带的压缩，由于保护性的神经肌肉反射，会使髁突转向低位，继而产生相应的下颌前伸，从而导致颌位记录错误。

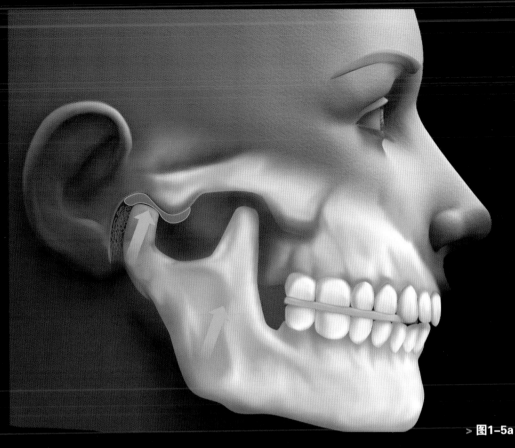

> 图1-5a

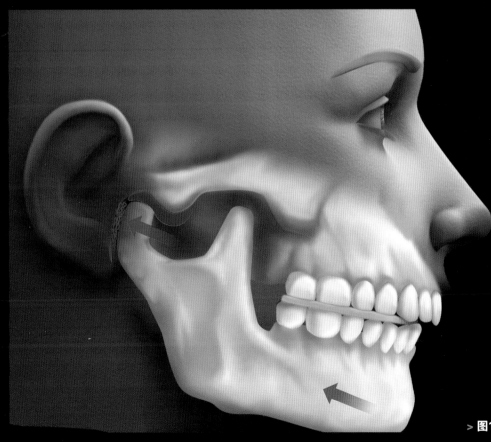

> 图1-5b

骀垂直距离

在Dawson[87]的阐述中，骀垂直距离是指从牙齿萌出到建立接触后的颌间距离；其大小取决于升颌肌群收缩的长度。如果上下牙弓同时存在严重的牙齿磨耗，医生应该增大骀垂直距离以便制作牙齿高度适合的修复体。虽然从修复的角度认为有必要增加牙齿磨耗后的骀垂直距离，但实际上患者原始的骀垂直距离保持不变。正常的骀水平丧失的牙齿结构可能会被继发性牙齿萌出和牙槽突骨量增加的过程所补偿，这一现象是由升颌肌群的理想收缩强度所控制的[87]。然而，肌肉收缩的理想长度意味着修复重建时任何骀垂直距离的增加，会因为牙齿萌出而在几个月内达到自我平衡[88]。尽管上述的补偿现象经常出现，但是计算骀垂直距离的增加量要根据临床需要而定，以实现满意的结构、功能和美观效果。每一项改变都要在暂时修复体阶段通过患者对牙齿新高度的适应情况来检验。增加骀垂直距离也有可能增大覆骀覆盖，使闭口轨迹的角度变小，从而降低咀嚼肌的肌张力[89]。还要通过详细标注上下颌的改变量来向技师说明骀垂直距离增加的情况。通过改变上颌还是下颌来调整骀垂直距离？这取决于下颌牙切缘的位置。此时应是嘴唇闭合上下唇轻接触，而牙齿无接触[90]。在修复重建时如果有必要改变骀垂直距离，通常在临床最适合高度用蜡片记录正中关系。对于这样的病例，医生在技工设计单上需做出特殊说明，重建正中关系的颌位也要包含骀垂直距离变化量（图1-6a~图1-6c）。在临床上检查骀垂直距离适宜量的最常用办法是让患者发字母 M[91-95]和S[90,96-100]音（见第1卷第4章）。

前伸骀记录

由于髁突存在倾斜角度，前导使后牙脱离咬合接触，因此前伸和侧方运动时，工作侧和非工作侧都没有骀干扰[101-103]。为了获得在骀架上正确的髁突倾斜角度（图1-6d和图1-6e），要将蜡放在后牙上，从而记录牙齿尖对尖位置时上下牙弓间的关系，或者采用固定的髁导斜度值（20°）从而避免后牙之间的干扰[104]。常规并不制取侧方骀记录，因为通常把髁导斜度定在10°~15°时，下颌侧方运动能够避免后牙接触。

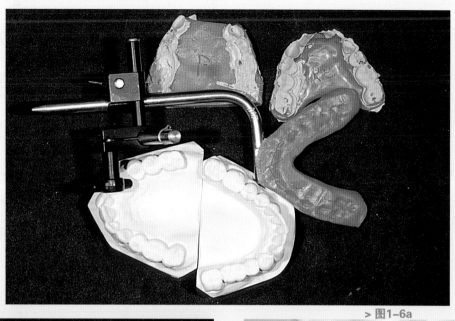

> 图1-6a

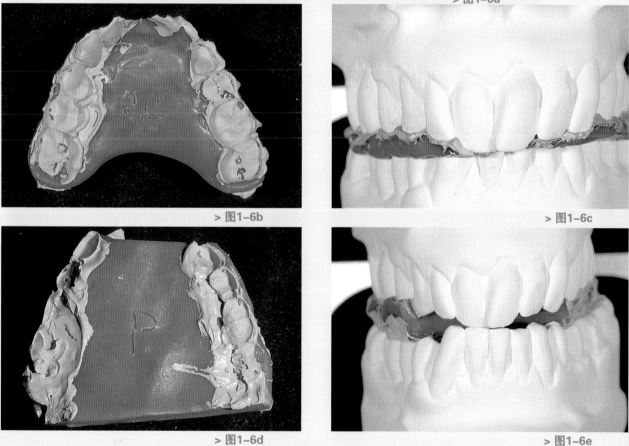

> 图1-6b

> 图1-6c

> 图1-6d

> 图1-6e

图1-6 （a）首次传递给技工室的信息包括石膏模型、正确记录𬌗记录的𬌗叉以及正中关系和前伸𬌗记录。
（b和c）正中关系𬌗记录使技师能够通过用氧化锌丁香油糊剂重衬过的硬蜡将石膏模型准确固定在𬌗
架上。𬌗记录不能有任何穿孔或多余的糊剂，因为这会干扰模型正确的位置。（d）让患者前牙达到切
端对切端的位置，在后牙区放置𬌗蜡记录下"最前伸位"。（e）这实际上是患者脱离咬合的终点，技
师在𬌗架上调整髁突的倾斜角度，达到后牙𬌗分离的量。

面 弓

咀嚼系统由颞下颌关节、牙弓和神经肌肉系统组成，是一个动态的复杂的生物机械系统，其中包括开口、闭口、前伸、侧方运动和转动等各种运动形式。在一个病例的修复准备阶段，要将上下牙弓在三维空间中的准确位置关系通过上殆架转达给技师。殆架是用来精确重现咀嚼系统静态和动态关系的装置[105]；而面弓则是将上颌牙弓的位置从患者口内转移到殆架上的装置。

模型定位

面弓是用来将上颌模型转移到殆架上的装置。为了实现正确的三维空间定位，需要选择3个参考点：2个牙弓后部参考点及1个牙弓前部参考点，其中用2个牙弓后部的参考点决定铰链轴。

后部参考点

后部参考点的位置可以是固定的（经验型面弓）也可以是个性化的（运动型面弓）。

经验型面弓 应用经验型面弓时，定位铰链轴的点是固定的，一般选择外耳门上缘中点或外耳道作为参考点（图1-7a）。选外耳道作参考点时面弓带有耳塞，这种方法比较可靠，事实证明这种方法确定的铰链轴与真正的铰链轴最多相差不超过6mm[106-111]。

运动型面弓 运动型面弓将患者的终端铰链轴点（图1-7b）作为参考点，使用髁突运动轨迹描记仪（axiography或pantography）来确定。一般通过髁突的旋转运动来正确定位参考点。学者们广泛探讨了定位铰链轴的困难[112-116]，得到的结论是这种方法对于临床不一定是可靠的。口腔固定修复重建病例，当咬合垂直距离有显著变化时可以使用运动型面弓[117]。

前部参考点

无论使用经验型面弓还是运动型面弓，前部参考点的位置都是固定的[118-121]，通常采用以下的点作为参考：

- 眶下点（眼眶下缘）
- 鼻根下23mm的点（与眶下点相同）（图1-7c）
- 上颌侧切牙切端上方43mm的固定点（图1-7d）

后部参考点

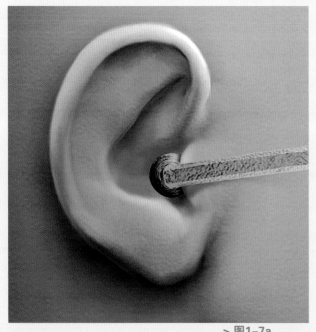

> 图1-7a

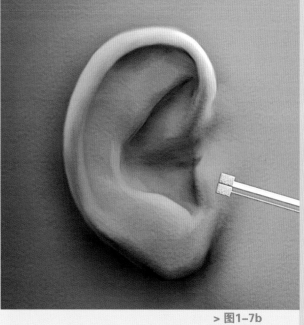

> 图1-7b

前部参考点

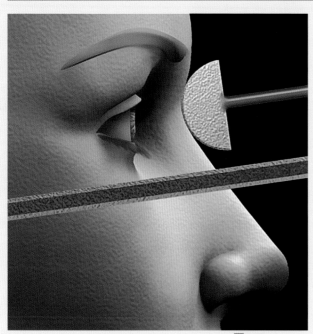

> 图1-7c

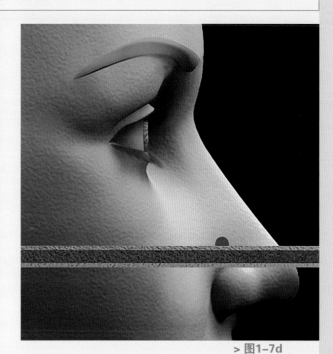

> 图1-7d

图1-7 （a）经验型面弓的后部参考点通常由耳塞进入外耳道的位置决定。（b）应用运动型面弓时，后部参考点是由髁突运动轨迹描记仪记录的铰链轴点决定。（c）前部参考点可以是眼眶前缘或鼻根点。用鼻根点作参考点时，面弓的臂与眶下点等高，目的是使面弓与Frankfort平面平行。（d）有些面弓系统同时使用经验型面弓和运动型面弓，将距上颌侧切牙切缘或上唇下缘43mm的点作为前部参考点，与鼻翼相对应。

面弓

参考平面	侧面观

使用面弓确定前部和后部的参考点，将这些参考点相连就确定了参考平面。参考平面将直接影响模型上𬌗架的方向，也影响修复体的美观和功能。为了深入探讨这一问题，我们要了解修复重建时各参考平面的区别（图1-8a和图1-8b）[120]。

Frankfort平面

后部参考点：外耳道最上点（耳点）
前部参考点：眶下点
Frankfort平面是将耳点（外耳道最上点，耳屏上缘）与眶下点（眶下缘最低点）相连形成。

眶-轴平面

后部参考点：铰链轴
前部参考点：眶下点
眶-轴平面是将患者髁突间轴与眶下点相连得到的，髁突间轴由髁突运动轨迹描记仪记录铰链轴点而确定。

人为经验平面

后部参考点：外耳道
前部参考点：人为经验点

人为经验平面是将外耳道或其他人为确定的后部参考点与上颌侧切牙切缘上方43mm处人为确定的经验点相连而形成。

Camper平面（鼻翼耳屏面）

后部参考点：耳屏
前部参考点：鼻翼
Camper平面是将耳屏上缘与鼻翼下缘相连得到的，通常与𬌗平面平行，并与Frankfort平面约成10°角。

通常以Frankfort平面代表水平面，当患者稍微低头时，以眶下点作为前部参考点，Frankfort平面与水平面相平行（图1-8a）。但当患者头部保持直立时，Frankfort平面前部上抬与人为经验水平面形成大约8°的角。水平面通常被称为美学平面[119]（见第1卷第2章第28页）（图1-8b）。眶-轴平面倾斜角度更大：终末铰链轴点比耳点平均低7mm，其与眶下点连接形成的眶-轴平面与美学平面之间的角度约为13°[122]。由于人为经验水平面的前部参考点比眶下点低约10mm，所以当患者头部保持直立，眼睛水平注视时，其与美容平面最接近平行[119-121]。

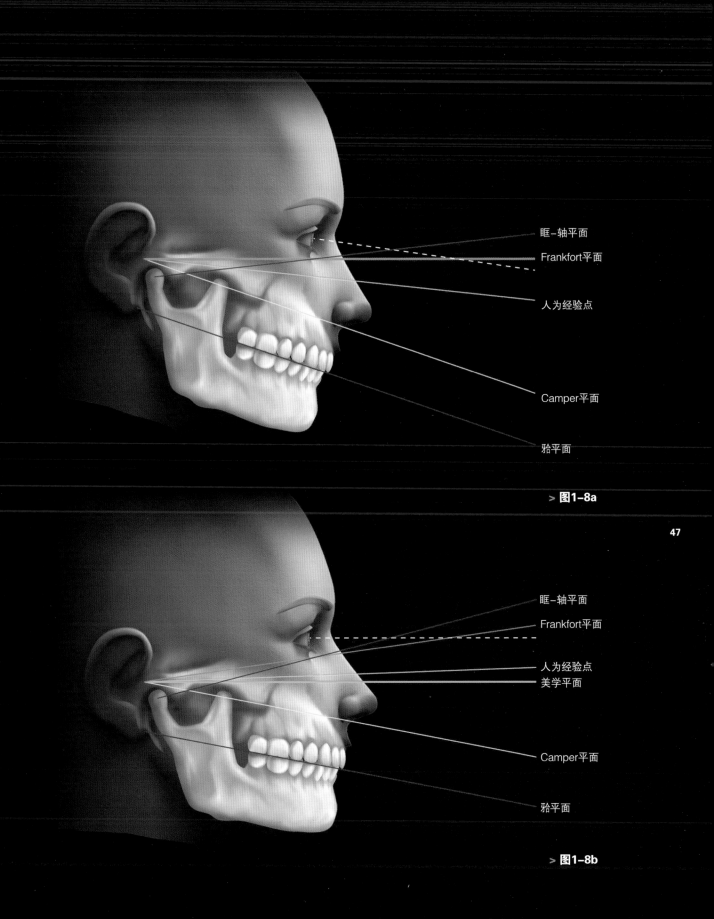

眶–轴平面

Frankfort平面

人为经验点

Camper平面

𬌗平面

> **图1–8a**

眶–轴平面

Frankfort平面

人为经验点

美学平面

Camper平面

𬌗平面

> **图1–8b**

图1–8 （a）当患者头部略低时，Frankfort平面与水平面平行。（b）当患者保持头部直立时，Frankfort平面略上倾，与美容平面形成约8°的角。

美学-功能的关联

> 参考Frankfort平面（图1-9a，图
> 1-10a~图1-10d）或眶-轴平面用面弓转移
> 将石膏模型上𬌗架时，会导致𬌗架上的𬌗平
> 面出现前后向过度倾斜[119,123]，前牙也出
> 现非自然状态的颊舌向倾斜[119,122-125]。

由于没有精确的标志，技师试图去修
正这种𬌗平面与前牙的倾斜时，会错误地
改变前牙的排列，以致不可避免地出现美
观和功能上的问题。使用Frankfort平面或
眶-轴平面上𬌗架除了会产生模型倾斜之
外，还会使𬌗架上的上下颌牙弓相对于髁
突的位置低于临床实际水平。这种明显的
垂直向位置错误会产生非工作侧的𬌗干
扰[126]。Pitchford[119]发现一些𬌗架制作厂家
已经试图纠正这一缺点，通过调整眶下点
指针使面弓的方向与人为经验水平面接近
（即：人为经验水平面与美学参考平面最
平行）。采用人为经验水平面（图1-9b，
图1-10e~图1-10h）作为参考平面使用面
弓时，是最接近临床实际的。该方法使𬌗平
面有了适当的倾斜，重现了前牙在𬌗架上的
倾斜度，这与患者保持头部直立时医生所
观察到的位置一致。

图1-9 （a）当患者保持头部直立、采用Frankfort平面作为参考平面时，面弓臂会在前面上抬与水平面形成约 8°
的角度。（b）当患者保持头部直立、采用人为经验水平面作为参考平面时，面弓臂与水平面大致平行。

面弓——Frankfort平面

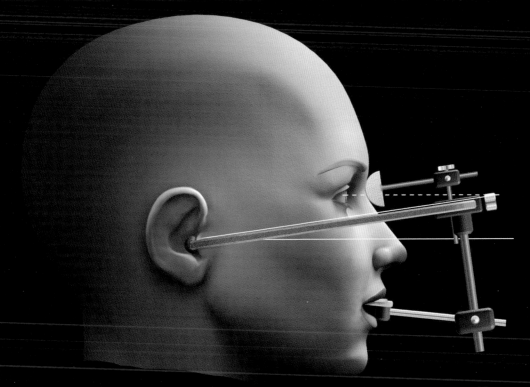

> 图1-9a

面弓——人为经验水平面

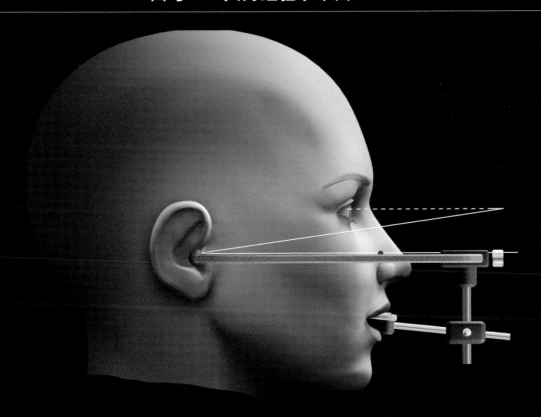

> 图1-9b

面弓——Frankfort 平面

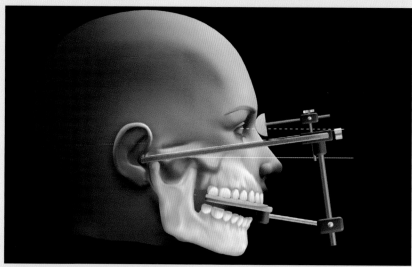

> 图1-10a

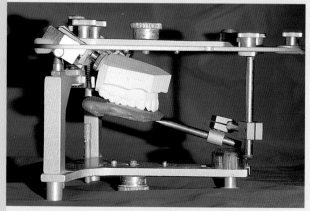

> 图1-10b

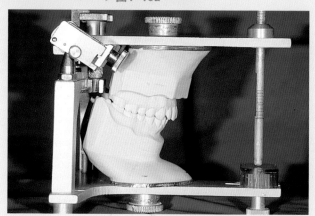

> 图1-10c

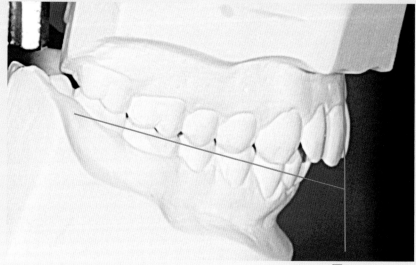

> 图1-10d

图1-10 （a~d）当采用Frankfort平面作为面弓的参考平面时，上𬌗架后的石膏模型出现了向下的明显旋转，𬌗平面前低后高，出现明显的前后向倾斜。

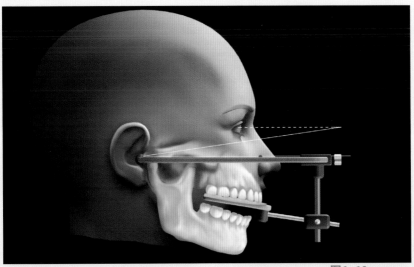

> 图1-10e

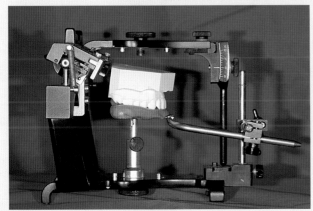

> 图1-10f

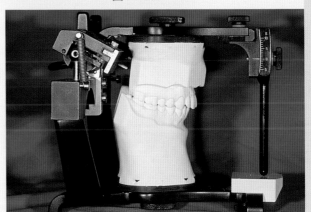

> 图1-10g

51

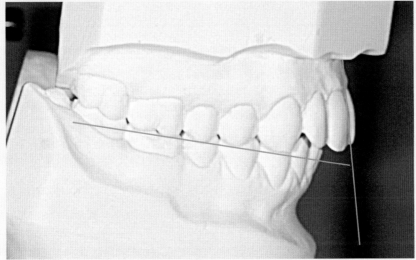

> 图1-10h

图1-10（续） （e~g）当采用人为经验水平面作为面弓的参考平面时，上𬌗架后的石膏模型前后向的倾斜不明显。（h）结果𬌗平面前方向下的倾斜度降低，上前牙切缘的位置更偏唇侧。

| 参考平面 | 正面观 |

当面部比例协调时，可以确定几条协调有规律的水平线或垂直线。其中最重要的是：

- 瞳孔连线：经过双眼瞳孔中央
- 口角连线：经过双侧口角
- 中线：经过眉间点和颏顶点

瞳孔连线一般决定了水平参考平面[95]，它通常与口角连线平行，与中线垂直，这样就形成了较为理想的整体协调性（图1-11）[95,125,127-130]。

有时眼睛和嘴唇其中之一或两者与水平面不平行。在这种情况下，进行修复重建时将水平面作为理想的参考平面（图1-12）[121]。

如前所述（见第1卷第2章），正确分析参考平面时，观察者应位于患者正前方，并且让患者头部保持自然位置[117,131-134]。

美学–功能含义

在开始修复治疗之前，通过使用面弓转移技术，将医生的意图和患者𬌗平面的真实位置传达给技工室，此时并不需要考虑与水平面是否平行（图1-13）。而后，技师会依据技工设计单上医生的相关要求分析模型在𬌗架上的角度，进而对切牙平面做出必要的修正。

𬌗平面和水平面之间的平行关系与理想的面部协调密切相关，任何一侧的倾斜会很容易被发现[135]（图1-13）。如果瞳孔连线和口角连线倾斜但彼此平行（使面部相对于𬌗平面整体倾斜），则要将这两者平面作为修复重建时的参考平面，使面部出现一致的倾斜。

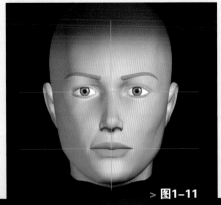

> 图1-11

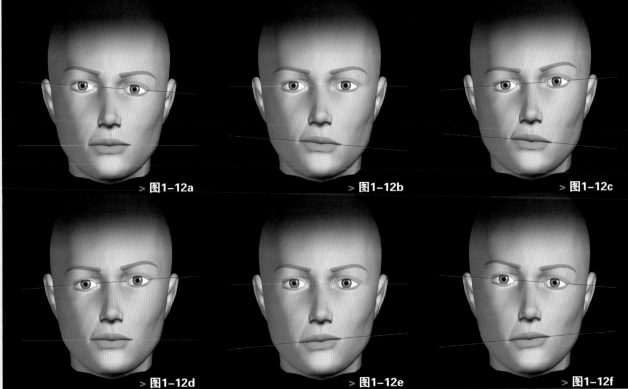

> 图1-12a   > 图1-12b   > 图1-12c

> 图1-12d   > 图1-12e   > 图1-12f

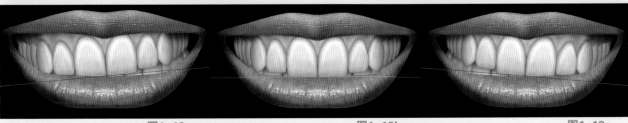

> 图1-13a   > 图1-13b   > 图1-13c

图1-11 当面部比例协调时，可以确定几条协调有规律的水平线或垂直线，画出有规律的几何图形。主要的水平参考线（瞳孔连线和口角连线）与水平面平行并与中线垂直就构成了面部整体的协调感。

图1-12 （a~f）自然状态下，瞳孔连线、口角连线与水平面不会绝对对称和平行，这两条线可能会形成各种状态。

图1-13 （a~c）自然状态下切端平面的明显倾斜并不常见，在修复重建时使其与口角连线平行是比较理想的状态。

水平的切平面

正确的面弓转移记录

正确使用面弓可以将临床实际情况准确地复制并传达给技工室，从而将模型正确地上殆架。

在进行面弓转移时有很多要注意的地方，例如医生必须站在患者的正面进行观察和操作。也许这个建议听起来有些太浅显，但是数位学者[115,117,129,136-137]的研究发现，在前牙美学修复重建的病例中，面弓转移记录最常见的错误之一就是没有将面弓臂与水平面保持平行。

使用戴耳塞的面弓时，面弓与水平面不平行并不一定是解剖标志位置的改变引起的[如髁突和（或）外耳道与水平面不在一条直线上]，常常是因为耳塞插入的位置不正确才导致面弓转移的记录失真或失败。

如果患者的切缘平面与水平面平行，医生只需要将面弓臂放置在与水平面平行的位置上即可。即便此时两侧髁突或外耳道平面与水平面不平行，也可以如上述操作（图1-14a和图1-14b），这样就能正确地将患者的临床情况重现在殆架上，并保持切缘平面处于水平位（图1-14c和图1-14d）。

当外耳道和（或）髁突与水平面不平行时，将其平行处理会导致髁突轴记录的不准确，甚至会如Dawson[117]所述，这种不准确会对上下牙弓的闭合轴产生显著影响。如果在确定颌位关系的过程中，咬合垂直距离的记录是准确的，那么从殆学的观点来看，这种影响非常小。尽管这种小误差对临床的影响不太大，但是在口腔固定修复重建过程中，面弓与水平面的位置关系是获得理想美学功能效果的一个决定性因素。因为外耳道与髁突平面平行，可以使技师创造理想的殆平面及垂直的切牙间中线。

图1-14 （a）为了能够正确地将信息传递给技工室，医生必须保持面弓与水平面相平行。实际在殆架上，两侧髁突固定在一个水平面上。（b）尽管患者两侧外耳道不对称和（或）髁突轴不平行，医生也要使面弓臂与水平面相平行，这样才能在殆架上反映出真实的临床情况（c和d）。

正确的面弓转移记录

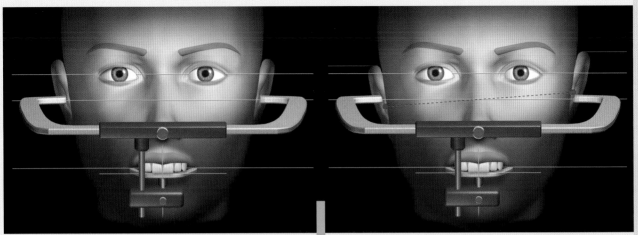

> 图1-14a

> 图1-14b

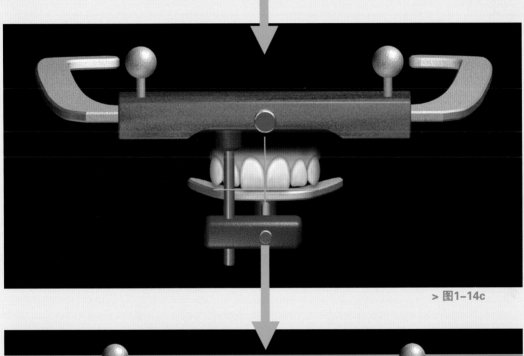

> 图1-14c

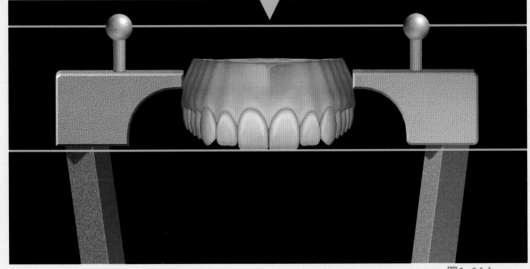

> 图1-14d

水平的切平面

错误的面弓转移记录

如果面弓耳塞插入的位置不对（图1-15a），或髁突确实不对称，将出现倾斜髁间轴的错误记录（图1-15b），上颌模型上𬌗架后将呈现错误的角度。这样，原本自患者获得的倾斜髁间轴在𬌗架上转变为水平髁间轴（图1-15c和图1-15d）。

转移到技工室后，髁突轴被强制与水平面平行。如果此时切缘平面与水平面平行，那么该病例在𬌗架上的复制就是错误的，体现出前牙的非正确倾斜（图1-15d）。如果技师参照此水平面确定工作平面，并纠正表面上倾斜的𬌗平面（图1-15e和图1-15f），一旦将修复体戴入患者口内，就会使患者的面部外观表现出倾斜，这显然对最终的美学效果有不良影响（图1-15g）。

如果医生在患者面前观察到面弓臂与水平面明显不平行，可以细微地调整面弓位置，以便在𬌗架上精确地再现原始的临床状态。通过移动面弓的耳塞使面弓臂与水平面相平行来实现该调整（图1-16a~图1-16f）[115, 117]。

图1-15　（a和b）由于面弓放置不正确，外耳道不对称和（或）髁轴天然倾斜而导致面弓臂倾斜。（c和d）尽管患者的切缘平面与水平面是平行的，但面弓倾斜会使上完𬌗架的模型朝面弓臂的相反方向倾斜。（e~g）如果技师为纠正这一角度而在修复重建中使𬌗平面与水平面平行，那么修复体戴入患者口内后切缘平面就会倾斜，与面弓记录时面弓臂的倾斜方向一致。

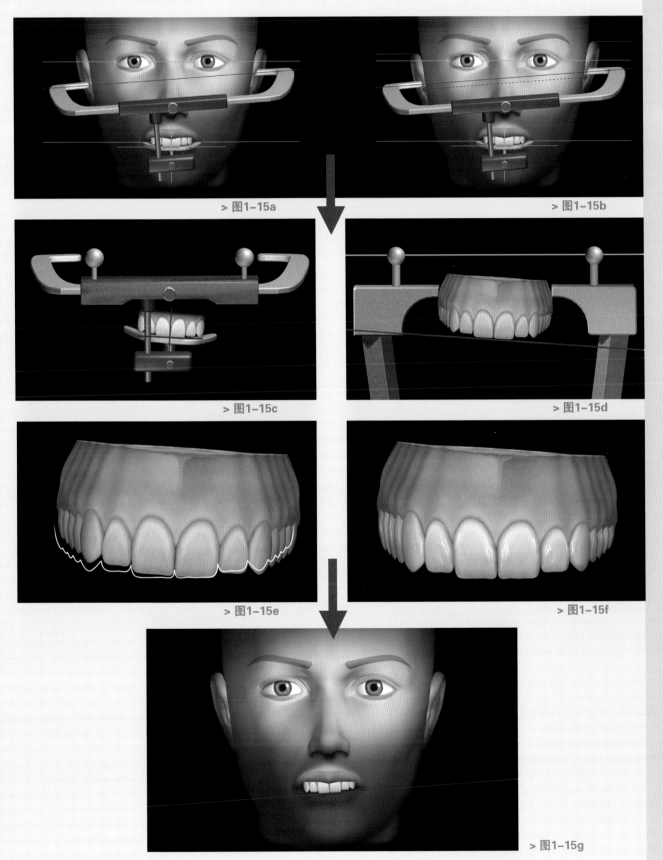

错误的面弓转移记录

位置不正　　　　　　　　　　　　　外耳道不对称

> 图1-15a

> 图1-15b

> 图1-15c

> 图1-15d

57

> 图1-15e

> 图1-15f

> 图1-15g

错误的面弓转移记录——位置不正

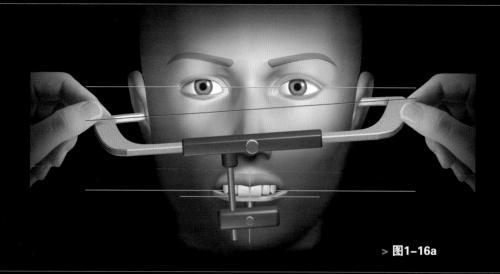

> 图1-16a

改 正

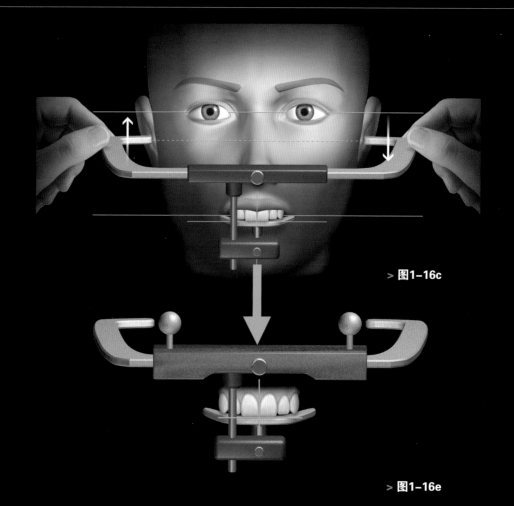

> 图1-16c

> 图1-16e

图1-16 （a～d）如果面弓的位置不正确，外耳道不对称和（或）髁突轴天然倾斜，因外耳道有弹性，可以用手很容易地纠正面弓的倾斜，使其与水平面平行。

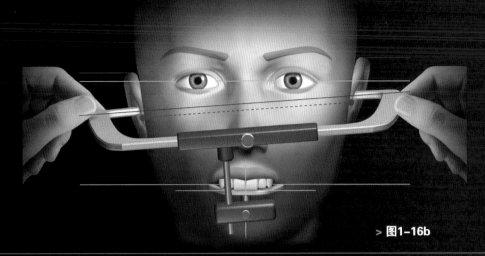

> **图1-16b**

改　正

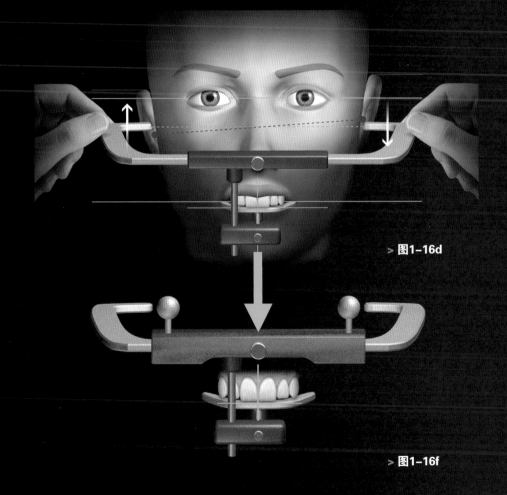

> **图1-16d**

> **图1-16f**

图1-16（续） （e和f）这样才能在𬌗架上真实地反映出患者切缘平面的方向。

切平面倾斜

正确的面弓转移记录

对于切平面倾斜的患者，无论切平面与口角线的倾斜是否相关（图1-17a和图1-17b），面弓都要与水平面平行（图1-17c），这样技师才能正确地恢复倾斜度（图1-17d和图1-17e）。

在完成临床检查之后，应该由医生决定能否通过临床干预改善𬌗平面的倾斜度，而不是仅仅在技工设计单中注明存在的问题。如果𬌗平面的倾斜度与龈缘的倾斜度相

一致，那么单纯纠正𬌗平面就会使牙颈部的边缘连线显著不对称。如果患者的笑线是中位到高位，可以通过牙周手术、颌面外科和（或）正畸治疗来改善龈缘线的位置（图1-17f）。如果患者的笑线是低位，龈缘线对美观的影响有限，那么医生可以单纯纠正𬌗平面，使𬌗平面与水平面平行就能达到美观要求（图1-17g）。

为了将患者的真实临床情况和调改要求转移给技师，必须使面弓与水平面保持平行，而不是仅考虑切平面的角度。

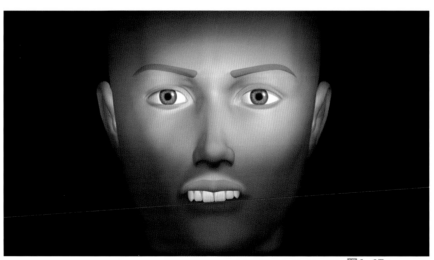

> 图1-17a

图1-17 （a~d）虽然切平面明显倾斜，但面弓转移要保持面弓臂与水平面平行，并将切平面的倾斜状况复制到𬌗架上。（e和f）技师标记出切平面的倾斜情况并根据医生在设计单上的要求进行调整。只有在经过一系列正确的临床转移步骤之后，才能对𬌗平面进行较大的调改。（g）通过调整切平面与水平面的关系，修复治疗完成后瞳孔连线与切平面间的差异也得到了改善。

正确的面弓转移记录

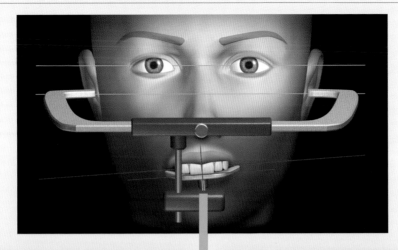

> 图1-17b

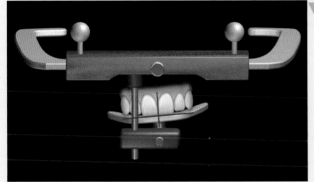

> 图1-17c

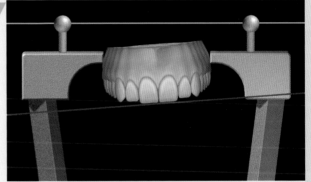

> 图1-17d

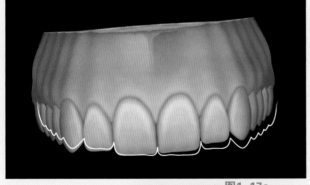

> 图1-17e

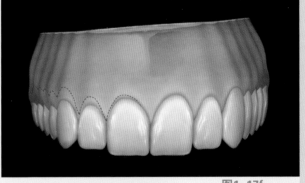

> 图1-17f

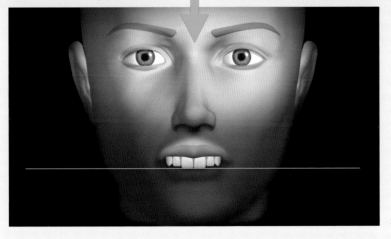

> 图1-17g

切平面倾斜

错误的面弓转移记录

对于切平面倾斜合并髁突和（或）外耳道不平行的患者，医生在制取面弓转移记录时有可能将面弓臂与倾斜的𬌗平面相平行（图1-18a），也可能因放置面弓的位置错误而与倾斜的𬌗平面平行，得到倾斜的面弓转移记录。在这两种情况下，技师都会在𬌗平面与工作平面之间寻找平衡（图1-18b和图1-18c）。如果医生没有纠正倾斜𬌗平面的特殊要求，技师在制作修复体时就不会加以纠正。而一旦将修复体戴入口内，就会表现出因临床记录错误所造成的𬌗平面倾斜（图1-18d）。从另一个角度来讲，如果面弓转移记录产生了错误，并且医生在设计单上又要求改善𬌗平面与牙长轴

的倾斜度，但是技师却可能发现𬌗架上的石膏模型并不存在与水平面不平行的问题。对于这样的病例，医技间的有效交流才能迅速发现错误，进而重新制取正确的面弓记录以解决上述问题。

如前所述，在自然状态下仔细进行面部分析就会发现𬌗平面、瞳孔连线、口角连线和水平面之间不平行的现象较为常见，而这种现象也常会导致面弓记录错误。无论是否存在某一条或数条参考线的倾斜，医生的目标就是要保证面弓臂与水平面相平行（必要时进行修正），使技师能够在𬌗架上正确地复制出临床情况（图1-19）。

图1-18 （a和b）当面对倾斜的切缘平面时，如果面弓臂与水平面不平行而是倾斜后与𬌗平面平行，面弓转移后，𬌗平面在𬌗架上的水平位置显示良好。（c和d）如果医生没有做特殊要求，技师会使𬌗平面看上去保持水平，然而一旦修复体戴入患者口内就会表现出𬌗平面倾斜。

错误的面弓转移记录

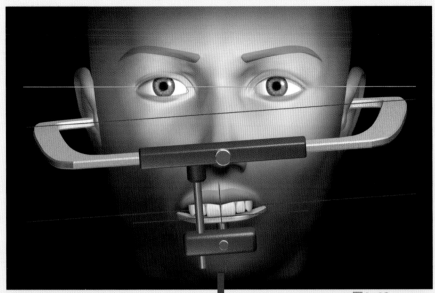

> 图1-18a

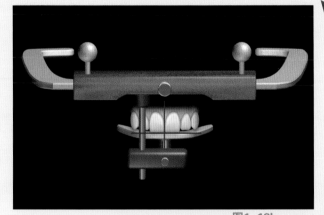

> 图1-18b

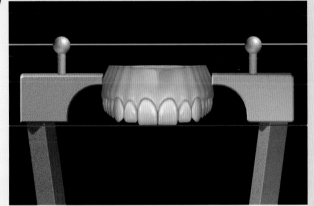

> 图1-18c

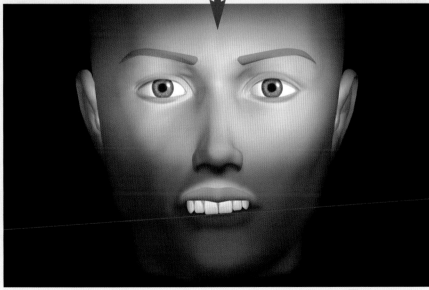

> 图1-18d

正确的面弓转移记录

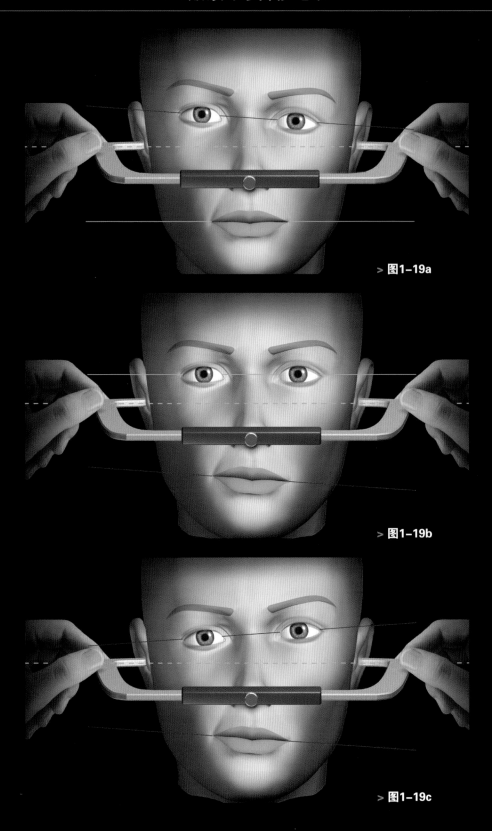

> 图1-19a

> 图1-19b

> 图1-19c

图1-19 （a~f）𬌗平面、瞳孔连线、口角线和水平面常常不平行且方向各异。在这种情况下，水平面是个很好的参考平面，常用来引导正确地放置面弓。

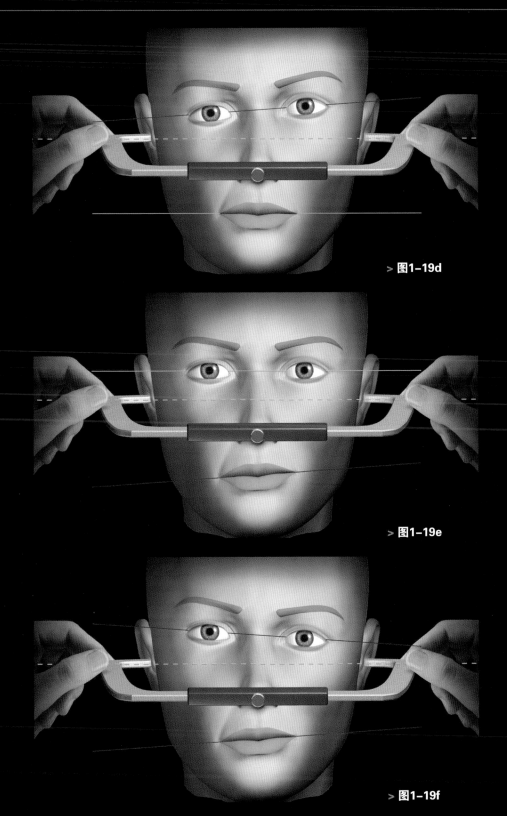

> 图1-19d

> 图1-19e

> 图1-19f

图1-19（续） 因此，医生有必要站在患者面前检查面弓与水平面是否平行。如果发现不平行，就要及时调整面弓臂的位置。

面部倾斜趋势

正确的面弓转移记录

一些患者的面部参考线（如𬌗平面）可能与水平面不平行，但彼此之间互相平行（图1-20）。尤其是当左右两侧不对称时，会使面部整体看上去倾斜（见第1卷第2章）。对于这种病例，即便是依靠各学科的共同努力，也不太可能使𬌗平面与水平面平行。

> 为了使修复重建后的效果与患者面部整体状态相协调，应将面弓臂放置在与各平面一致的倾斜水平上。

经该方法将模型上𬌗架后，在技师看起来它们能够与水平面相平行（图1-21）。常规要将患者的照片传送给技工室，这主要是为了给技师提供更准确的信息。如果照片上的𬌗平面是倾斜的，而模型上的𬌗平面与水平面平行，则这种差异会被强化，技师就会尝试修正倾斜的𬌗平面而不考虑患者和医生的选择。

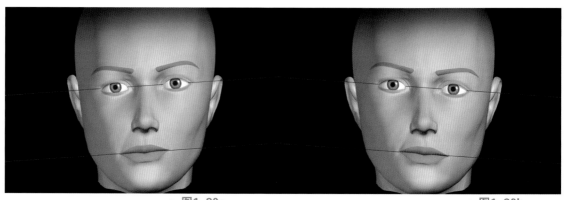

> 图1-20a　　　　　　　　　　　　　　　　> 图1-20b

图1-20 （a和b）有些患者的面部存在着整体倾斜。参照水平面，水平参考线和切缘平面都倾斜，但彼此间平行，这就产生了一种不对称的协调。

图1-21 （a~c）为了使修复体与患者面部整体倾斜情况相一致，必须确定切平面的倾斜度，在记录时要保持面弓臂倾斜，但需与倾斜的参考线相平行。（b）技师得到医生标注的特殊要求后，发现𬌗架上的𬌗平面与水平面相一致，而无须对修复重建做出任何改变。

正确的面弓转移记录

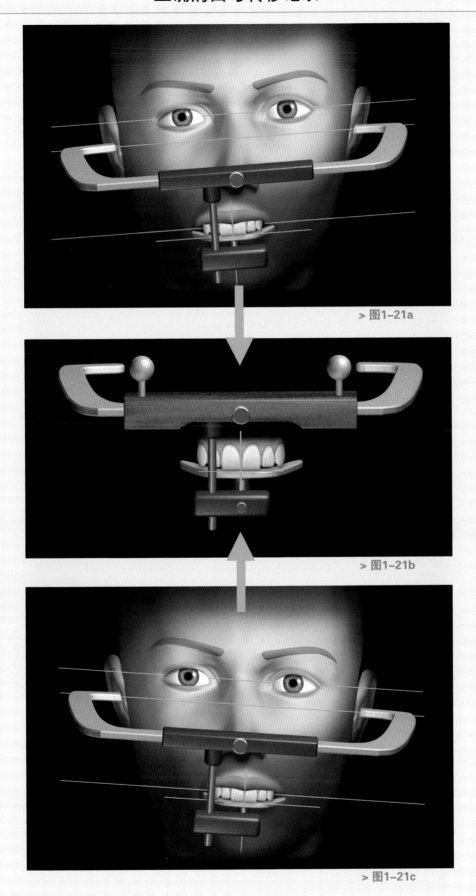

> 图1-21a

> 图1-21b

> 图1-21c

临床操作建议

如果选择瞳孔连线作为参考平面且与水平面平行，那么医生站在患者面前平视患者的眼睛，就能够很容易确定面弓臂的放置位置。如果不能确定面弓与水平面的平行关系，则可以使用水平仪作为辅助（图1-22）。

经验型面弓与运动型面弓比较　如果选用运动型面弓，那么有关于重建患者真实𬌗平面的建议都不适用。如果在额状面上双侧髁突的位置不对称（一侧比另一侧高），医生在使用运动型面弓时只能接受相对于水平面的倾斜。然而，这种差异不能随意纠正，因为运动型面弓的作用就是记录个性化的髁突间轴[120]（图1-23a）。在这种情况下，技师无法重现髁轴的倾斜（因为即便是在全可调𬌗架上，髁突也是被设置在水平面上，并且高度不可调，从而发现上颌模型与患者𬌗平面的倾斜度不一致（图1-23b和图1-23c）。如果没有特殊的器械，技师会通过调整牙齿长度来修正𬌗架上所看到的倾斜问题（图1-23d和图1-23e）。一旦将修复体戴入患者口内，重建后位置不正确的修复体与患者的面部外观就会不协调，形成显著的美学-功能缺陷[124]（图1-23f）。

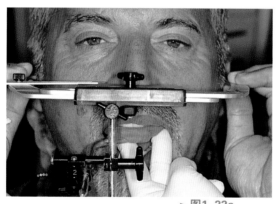

> 图1-22a

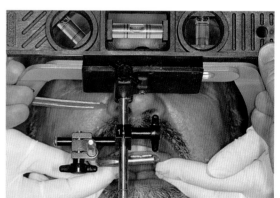

> 图1-22b

图1-22　（a和b）应用水平仪确保面弓臂被正确地放置在水平面相应的位置上。

图1-23　（a~c）使用运动型面弓的前提是用髁突运动轨迹描记仪确定终末铰链轴点（髁突间轴）。如果切平面与水平面平行但髁突间轴是倾斜的，面弓臂就会倾斜，把模型上𬌗架后，切平面就会表现为与面弓相反的角度。（d~f）如果技师不借助特殊器械，而试图在水平面上恢复切牙平面，那么修复重建后就会表现为与面弓转移记录相同的倾斜角度。

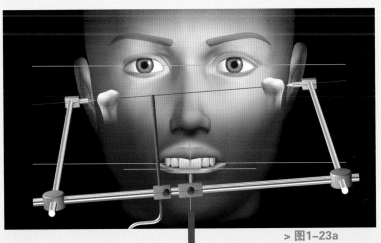

> 图1-23a

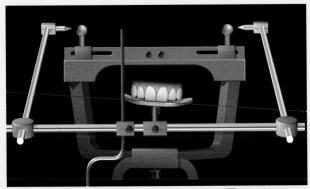

> 图1-23b

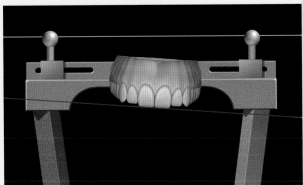

> 图1-23c

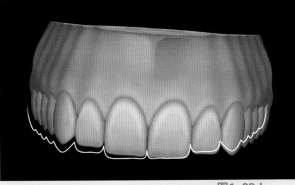

> 图1-23d

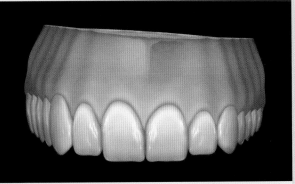

> 图1-23e

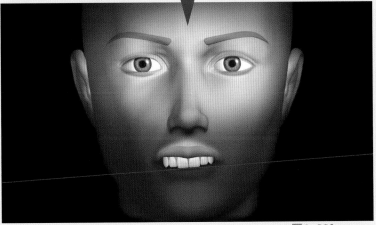

> 图1-23f

石膏模型上𬌗架

在完成了制取上下颌印模、正中关系颌位记录、前伸蜡𬌗记录（或蜡型）和面弓转移记录后，技师就获得了用来将石膏模型上𬌗架的全部必要细节（图1-24）。𬌗架是用来重现三维空间中上颌和下颌牙弓之间静态与动态关系的机械装置[105]。

全可调𬌗架

只有当口颌系统肌肉完全放松时，才能应用分析仪分析患者下颌运动的动态范围，从而使医生和技师能够对𬌗架进行个性化设定（图1-25a）。因为𬌗架上的髁导盘可调并配有弧形装置，它能够准确调节髁突的斜度和下颌转动时髁突的运动轨迹（图1-25b和图1-25c）。虽然对于不常使用𬌗架的人来说这些装置看上去比较复杂，但它们对于特殊的复杂病例非常有用[112-114,116]。

半可调𬌗架

半可调𬌗架比全可调𬌗架更为常用（图1-26a）。在开始修复之前，可以对髁导盘做一定程度的调整（图1-26b和图1-26c），如：

- 髁突的倾斜度
- 连续下颌侧移
- 迅即下颌侧移

这些调节的量值是由医生决定或是通过对患者的咬合分析得到，但也可以是固定的。𬌗架（图1-27）主要用来为修复体提供必要的𬌗稳定性并保证在左右侧向运动中使后牙分离。

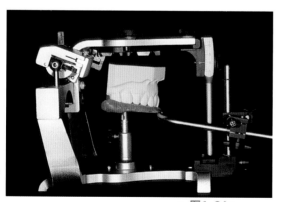

> 图1-24a

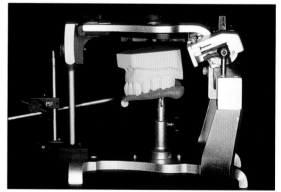

> 图1-24b

图1-24 （a和b）根据面弓记录将上颌模型上𬌗架。

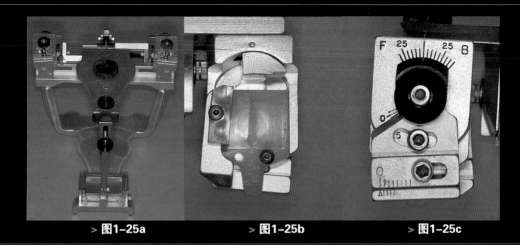

> 图1–25a   > 图1–25b   > 图1–25c

半可调𬌺架

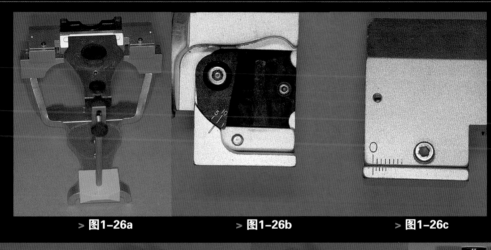

> 图1–26a   > 图1–26b   > 图1–26c

> 图1–27a   > 图1–27b   > 图1–27c   > 图1–27d

图1–25 （a~c）全可调𬌺架能够对髁导盘进行全面调节。

图1–26 （a~c）与全可调𬌺架相比，半可调𬌺架只能对髁导盘进行部分调节。

图1–27 （a~d）同一制作者使用的半可调𬌺架，借助校准器可以对所有𬌺架做特定的设置，这样就可以使不同的模型在半可调𬌺架上进行互换。

根据前导的轨迹调节髁道（后调）可以使后牙殆分离。根据Slavicek对3000名患者的分析，前导的形态与髁道不完全一致。主观地将前导等同于髁道倾斜度实际上会产生功能受限，使得患者在前伸运动时尤为困难。前导是基于一个平坦的髁导盘形成的，实际上会造成上中切牙的切缘过短和位置偏向颊侧，从而在嘴唇闭合时产生干扰、发音困难和美观功能缺陷。

调整

为了排除非正中运动时可能存在的后牙干扰，可以通过下面的方法对半可调殆架进行调节：

髁突的倾斜度 它由关节突后斜面的倾斜度所决定，在前伸和非工作运动时髁突通过它进行滑动。建议制取前伸位牙尖交错的蜡殆记录（或蜡型），虽然不可避免地要进行少量调殆处理，但能把殆架调整得更接近临床状态（图1-28）。Lundeen[138-140]研究认为平均髁突角度是45°，而人为调整的髁槽倾斜度远远低于此值（约20°）（图1-29），仍会造成口内后牙比殆架上更大的殆分离[141]。此外，通常半可调殆架是用一个平坦的髁导对应天然有曲度的髁道，出于安全因素[104]，这会使后牙分开得更明显（图1-30）。这样得到的殆曲线就更平，会降低咀嚼效率[142]。

图1-28 （a~e）放置好前伸位殆记录后就可以调节髁槽的倾斜度，在这个病例中，髁导斜度大约是40°。（f）去除蜡殆记录，这一斜度使上下颌后牙区出现明显分离。

图1-29 （a和b）如果医生没有制取前伸位殆记录，而是将髁导斜度固定在约20°。（c）在这个病例中牙弓间隙明显减小，这决定了后牙的殆面形态。

图1-30 （a和b）在殆架上，将髁导斜度定为20°可以避免无咬合运动时后牙的殆接触，由于髁突的曲度同样也是20°，确保在口内无咬合运动时使后牙区殆分离。

前伸位殆记录

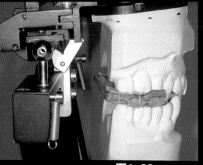

> 图1-28a

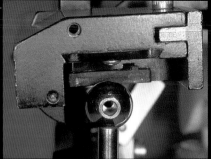

> 图1-28b

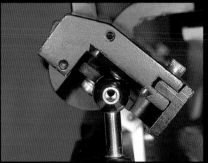

> 图1-28c

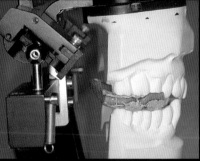

> 图1-28d

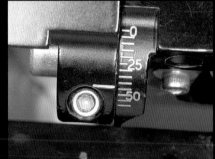

> 图1-28e

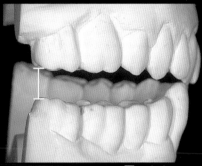

> 图1-28f

固定 20°

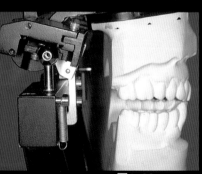

> 图1-29a

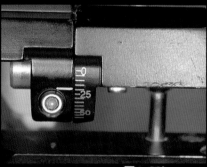

> 图1-29b

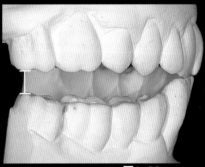

> 图1-29c

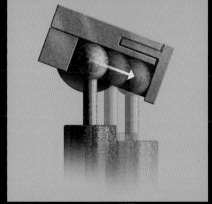

> 图1-30a

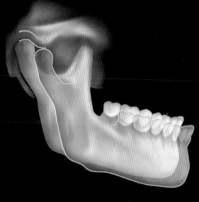

> 图1-30b

下颌迅即侧移 一些学者经过大量的研究发现，在下颌侧方运动的初始阶段，下颌向同侧运动时有微小的位移（下颌迅即侧移），约2.4mm[143-147]。

Lundeen发现下颌迅即侧移时存在尖导，这使得后牙区能够脱离咬合接触。因此要求技师制作出尖导，即便是最小尖导值也可保证在下颌发生迅即侧移时避免产生殆干扰（图1-31，图1-32a和图1-32b）。当重建患者的正中关系时，髁突定位于与关节内壁相对的位置，这使得它们能够双侧运动（即：任何下颌迅即侧移都有高度可能性）[104,148]。颞下颌关节结构具有一定的弹性，因此能够随着时间的进展产生一定的解剖变化，形成迅即侧移[149]。为了模拟这一临床情况，可以在殆架上很容易设置迅即侧移数值，从而为特殊病例制作出更符合解剖特性的修复体[150]（图1-32c~图1-32f）。

下颌渐进侧移 下颌渐进侧移反映了下颌侧方运动的真实状态[78]。为了减少非正中运动时殆干扰的风险，有必要在殆架上引入比临床实际（约7°）更大的下颌渐进侧移数值（如10°）[139-140]（图1-33）。当戴入暂时修复体时，医生要检查尖导能否保证后牙殆分离。

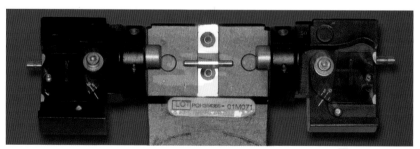

> 图1-31

图1-31 俯视半可调殆架的髁槽。

图1-32 （a和b）模型上殆架时，迅即侧移的最初值定在0。（c和d）医生可以选择性地将下颌侧方位移值改为1mm。在此病例中，侧向运动路径的初始阶段是殆架上髁突的水平向移动。（e和f）工作侧髁突与关节窝壁（白线）分离，对侧的髁突正相反，与关节窝壁（白线）接触。即便存在尖导，这种调节也会影响后牙修复体的解剖学特点。

图1-33 （a和b）下颌渐进侧移数值一般设定为10°，从而将侧方运动时后牙区的殆干扰降至最低。

下颌迅即侧移

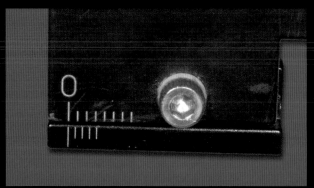

> 图1-32a

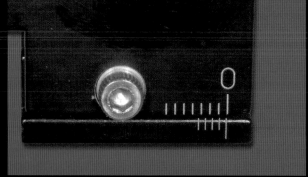

> 图1-32b

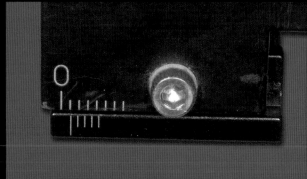

> 图1-32c

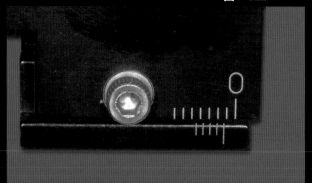

> 图1-32d

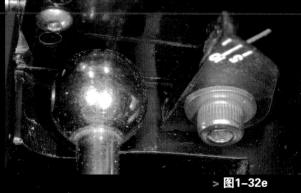

> 图1-32e

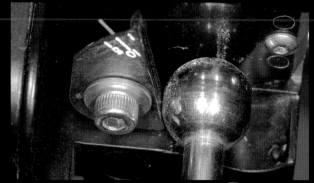

> 图1-32f

下颌渐进侧移

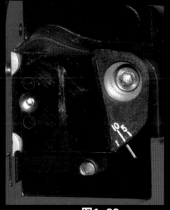

> 图1-33a

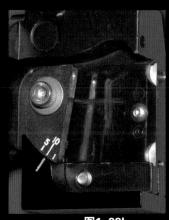

> 图1-33b

诊断蜡型

当医生正确填写技工设计单后，技师开始制作诊断蜡型。诊断蜡型反映了最终修复体的大致形态和理想状态下美学与功能达到的效果（图1-34）。通过把医生在设计单上所注明的细节和石膏模型比较之后（模型必须涵盖所有的解剖区域，如腭部、上颌结节、磨牙后垫、腭穹隆等），技师根据𬌗记录（前伸、正中关系）或预设的数值（髁导20°和下颌侧移10°）将模型上𬌗架。

如果需要修复的牙齿数量少，并且后牙区有足够的咬合稳定性，就可以在最大牙尖交错位进行诊断蜡型的制作。但是当修复治疗涉及多个后牙区段或整个牙弓时，则必须制取正中关系的𬌗记录，并且在上𬌗架前技师要确认蜡𬌗记录没有穿孔。

→ ...接43页

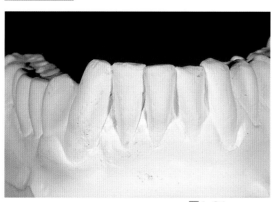

> 图1-34a

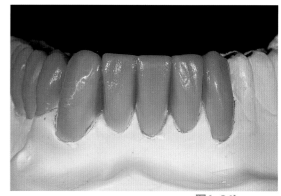

> 图1-34b

图1-34 （a）原始模型的正面观可见左右两侧𬌗平面存在着显著不协调，右侧比对侧低约4mm。（b）根据医生的特殊要求和技工设计单，用诊断蜡型对𬌗平面做出调整。

LABORATORY WORK ORDER

Dr name X X X X   X X X X X X X
Address X X   X X X X X X X X X X X X X X   X X X
City X X X X X   State X X
Telephone X X X X X X X X X X

Dental lab name X X X X X X X X
Address X X   X X X X X X X X X X X X X X   X X X
City X X X X X   State X X
Telephone X X X X X X X X X X

Date X X / X X / X X

Work order no. X X

Patient/Code

Age X X   ☒ Male   ☐ Female

■ TYPE OF WORK

☒ Diagnostic waxing   ☐ Indirect mock-up   ☒ Provisional   ☐ Fixed prosthesis   ☐ Removable prosthesis

■ Description *Idealize the incisal plane, the occlusal scheme, tooth shape and position as indicated in the first 3 pages*

■ SCHEMA

o = Natural abutment   □ = Implant   X = Missing tooth

❶
18 (17) 1̶6̶ (15) (14) (13) (12) (11) | (21) (22) (23) | [24] [25] [26] 27 28 ❷

❹
48 (47) | [46] [45] | (44) (43) (42) (41) | 3̶1̶ (32) 33 34 35 36 37 38 ❸

PFM: Porcelain-fused-to-metal	**PS1:** Presoldering	**PS2:** Postsoldering	**MM:** Metal margins
MCM: Metal-ceramic margin	**CS:** Ceramic shoulder	**PC:** Post and core	**ABU:** Abutment
AC: All-ceramic	**RB:** Resin-bonded	**V:** Veneer **IN:** Inlay	**ON:** Onlay

Alloy:

Ceramic:

77

COLOR

2A

Shade Guide
☐ Vitapan
☐ 3D Master
☐ Ivoclar
☒ Other SR IVOCRON

Value
High   Low
☐ ☒ ☐ ☐ ☐

2A

TRY-INS

Try-in	Date	Notes	Attachment No.
Try-in *Provisional*	Date X X / X X / X X	Notes:	☐ Attachment No.
Try-in	Date ___/___/___	Notes:	☐ Attachment No.
Try-in	Date ___/___/___	Notes:	☐ Attachment No.
Delivery	Date ___/___/___	Notes:	☐ Attachment No.

Dentist's signature   X X X X X X X X X X

此时技师应测量前牙区蜡型的厚度以明确切导针的抬高量（图1-35a～图1-35c），当去除𬌗记录后，上下颌处于咬合状态时，切导针的值必须是0。

石膏模型的咬合调整

如果技师在上𬌗架时发现牙弓某些区域的接触妨碍了切导针位于0水平（图1-35d～图1-35f），则必须修整石膏的𬌗面形态使模型完全复位接触（图1-35g～图1-35l）。

进行模型修整是为了达到正中𬌗的稳定无干扰[151-154]（见第1卷第5章）。然而在𬌗架打开时不必和患者髁突的运动完全一致。当暂时修复体在患者的口内就位后，医生能够观察到咬合干扰的部位，并进行调改[109,116,126,155-156]。

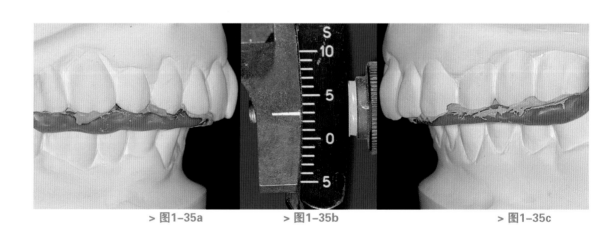

> 图1-35a   > 图1-35b   > 图1-35c

图1-35 （a~c）用来上𬌗架的正中关系记录一定不能存在任何穿孔。穿孔会产生无法察觉的咬合距离升高，虽然升高的量可能很小，但仍会使切导针抬高。（d~f）去除蜡𬌗记录，模型处于咬合状态，由于有咬合干扰存在，因此无法达到最大牙尖交错位，使切导针脱离切导盘。（g~i）在这种情况下，技师必须在𬌗架上修整模型的𬌗面形态，直到上下颌牙弓达到正中关系位。（j~l）修整完成后，切导针的值应该为0。

第 1 章 与技工室进行诊断蜡型的交流

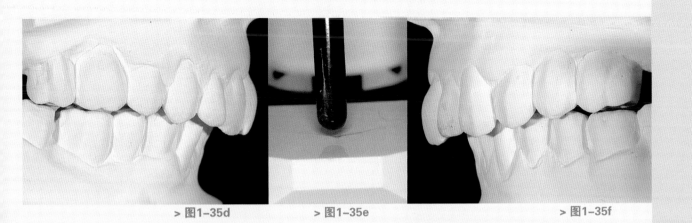

> 图1–35d   > 图1–35e   > 图1–35f

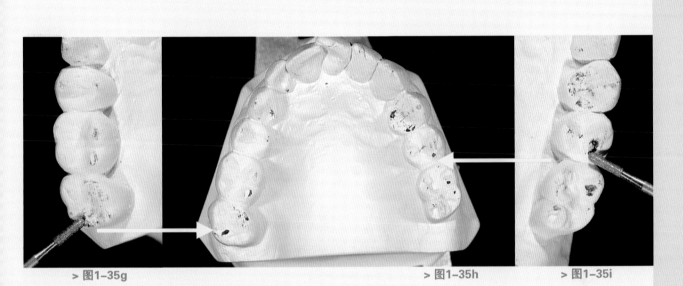

> 图1–35g   > 图1–35h   > 图1–35i

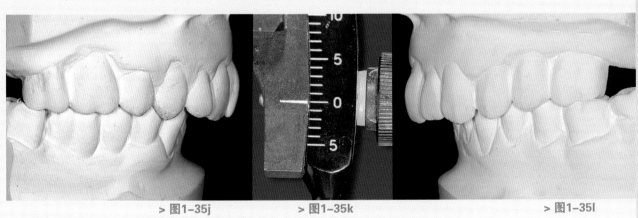

> 图1–35j   > 图1–35k   > 图1–35l

技师要检查牙齿的覆𬌗覆盖关系（图1-35m和图1-35n）以优化前导（图1-35o和图1-35p），同时让后牙区适当脱离𬌗接触以避免𬌗干扰。

> 根据从医生得到的信息，技师要在上好𬌗架的模型上开始前牙设计，以达到美观和功能的要求。通过正确使用面弓，此时需要升高或降低𬌗平面，这是设计𬌗平面的起点[90]。

调整下颌切牙切端使之达到正确的倾斜度，从而保证前牙有稳定的接触。为了调整好上颌切牙、尖牙美观和功能相适应的腭部形态，下颌切牙的切端舌面应比唇侧缘稍高（见第1卷第5章）。根据在𬌗架上的设计，移动下颌切缘制作出上前牙舌侧窝的形态，保证合适的前导运动[138]（图1-35q~图1-35t）。在最大牙尖交错位的理想状态下，下切牙切缘与上切牙舌隆突最高点处的舌侧窝相接触。这样可以使牙齿轴向受力分布合理，并有适当的咬合终止点，逐渐加大开𬌗路径角度，并减少随意运动时的应力[138]（见第1卷第5章）。

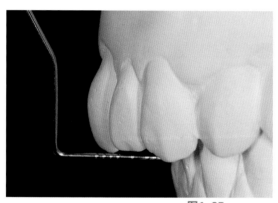

> 图1-35m

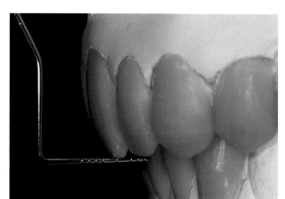

> 图1-35n

图1-35（**续**） （m和n）在诊断蜡型上，前牙覆盖由原来的8mm显著减小到4.5mm。只有在患者拒绝正畸治疗并且医生仔细观察中性区的前提下，才能通过修复重建来进行如此大的改变。为了达到上述目的，医生必须进行认真的美学功能重建以及语音检查来确保临床选择的准确性。实现优化前导的前提条件就是正确恢复上前牙舌侧窝。（o）如果舌侧窝形态恢复不良，𬌗力就会横向传导，进而形成过大的创伤性𬌗力。（p）正确的解剖形态可以使𬌗力沿牙长轴传导，取代先前因前牙深覆盖而形成的切缘无咬合状态。（q和r）近距离观察及比较原始模型和诊断蜡型，可以发现牙齿覆盖已明显减小，𬌗接触均匀，牙齿排列也更加协调。（s和t）一般认为前牙间的轻接触对于达到𬌗稳定非常必要，这代表了与实现𬌗分离相反的观点。

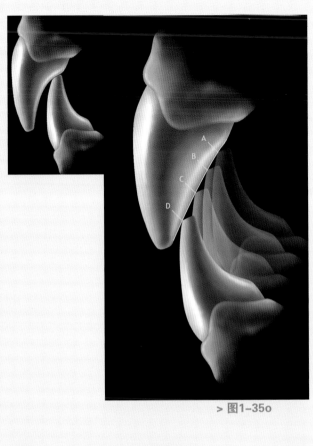

> 图1-35o

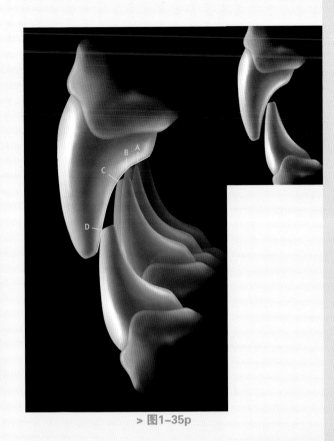

> 图1-35p

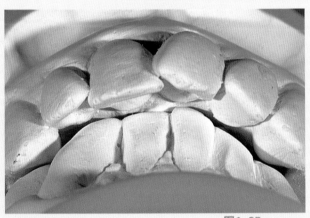

> 图1-35q

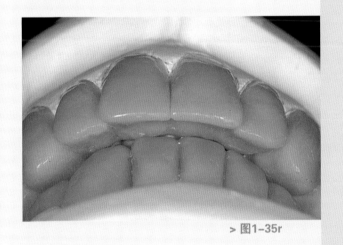

> 图1-35r

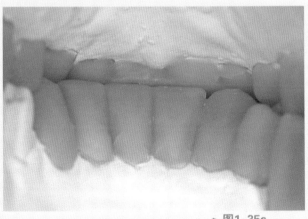

> 图1-35s

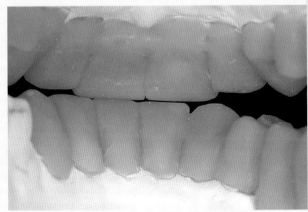

> 图1-35t

确定后牙形态，通过后牙点状、同时和均匀分布的接触，后牙区的殆面形态必须保证咬合稳定[151-154]。适当的前导保证了后牙在前伸和侧方运动时产生殆分离，避免工作侧和非工作侧的殆干扰以及过度的神经肌肉干涉。在可利用的空间里，技师通过制作蜡型预测修复体最终的形态和理想位置（包括桥体区），从而为医生提供牙体预备时所必要的平行度指示标志。在完成诊断蜡型时，必须特别注意检查殆平面的准确性以及Spee和Wilson曲线的曲度，尤其

是在修复空间明显不足的地方更要注意检查。

无论殆平面有哪些改变，都要在后牙区实现正确稳定的殆接触（图1-35u～图1-35bb），应通过暂时修复体在患者口内认真验证从殆架上得到的前导。只有通过仔细观察功能状态下的各个细节，才有可能确定前牙形态的精确变化[138]。

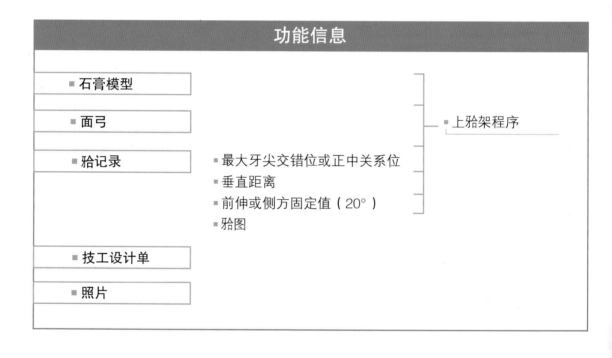

图1-35（续） （u和v）原始模型正面观，最大牙尖交错位和切缘相对位。（w和x）诊断蜡型正面观，正中关系位和切缘相对位。（y和z）诊断蜡型侧面观，可以看到正中关系时殆稳定性好，覆盖减小。（aa和bb）在切缘相对位时，后牙殆分离更恰当。

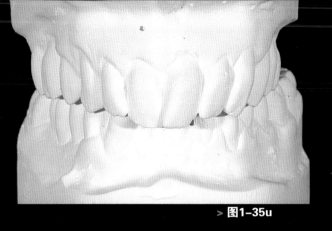

> 图1-35u

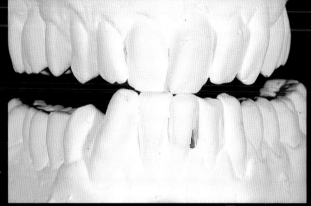

> 图1-35v

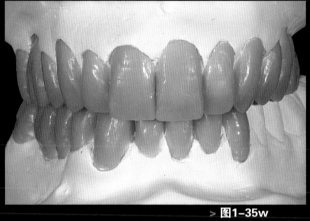

> 图1-35w

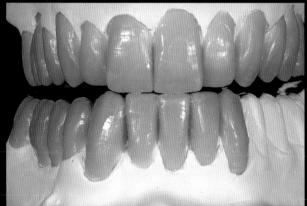

> 图1-35x

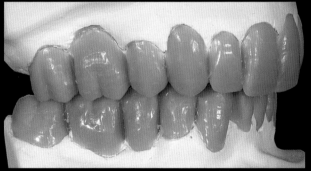

> 图1-35y

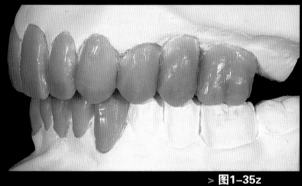

> 图1-35z

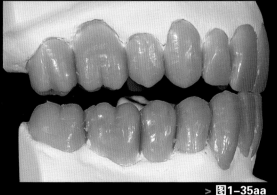

> 图1-35aa

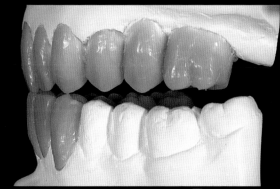

> 图1-35bb

补充诊断蜡型

研究诊断蜡型有助于设计出最佳的治疗方案。尽管该过程的主要目的是确认治疗计划,但有时也可以修改治疗顺序或增加一些基础治疗,如根管治疗、正畸治疗或外科治疗等,通常不用在模型上进行牙体预备就可以直接进行诊断蜡型的制作,但也有例外:如果需要去除旧修复体改变外形,牙齿外形改建,或根据设计单改变牙齿位置时,可先在模型上进行牙体预备(图1-35cc~图1-35ll)。保留原始状态的牙齿形态除了可以作为参考外,还可以防止技师在蜡型制作过程中过度降低船面,后者常会造成修复体在口内难以完全就位(见第2章第106页)。

可以根据复制诊断蜡型的藻酸盐印模或硅橡胶印模来制作复合树脂的模拟修复体。把模拟修复体戴入患者口内后,这些模拟修复体可以帮助医生检查牙齿的位置和排列,并评价牙体预备量是否合适。

图1-35(续) (cc和dd)可以用卡尺在诊断蜡型上分析船平面的改变情况。(ee~hh)在制作完成上下颌的诊断蜡型后,暂时修复体也随之完成。(ii~ll)通过比较上下颌的诊断蜡型和暂时修复体,可以确认从最初阶段到制作树脂模拟修复体阶段所做的选择是否正确。在完成最终修复重建之前,还可以在临床上通过暂时修复体来检验治疗计划中所有的改变。

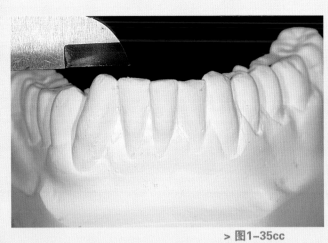

> 图1-35cc

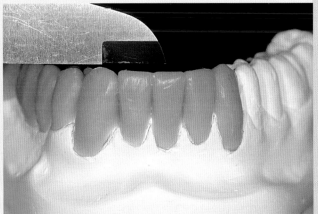

> 图1-35dd

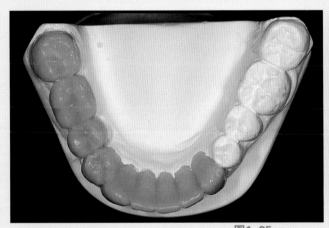

> 图1-35ee

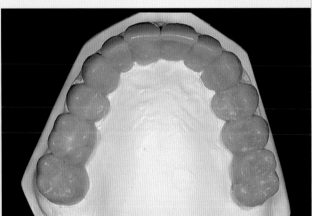

> 图1-35ff

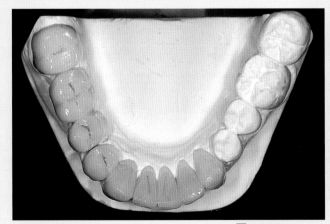

> 图1-35gg

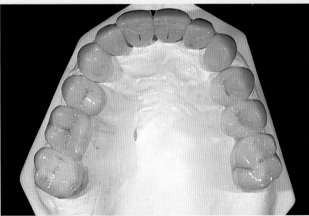

> 图1-35hh

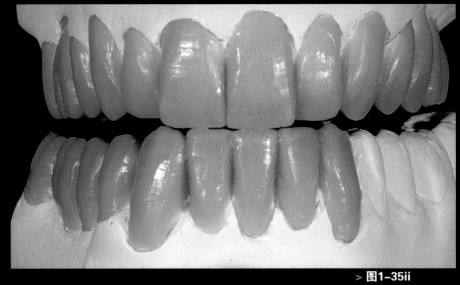

> 图1-35ii

诊断蜡型	
功　能	**美　观**
■ Spee曲线和Wilson曲线	■ 牙齿外形和大小
■ 殆平面	■ 牙间比例
■ 殆稳定	■ 牙齿位置和排列
■ 覆殆-覆盖	■ 牙轴
■ 前导	■ 邻面区
■ 后牙区殆关系	■ 切外展隙

暂时修复体原型

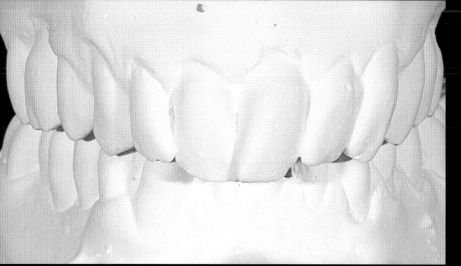

> 图1-35jj

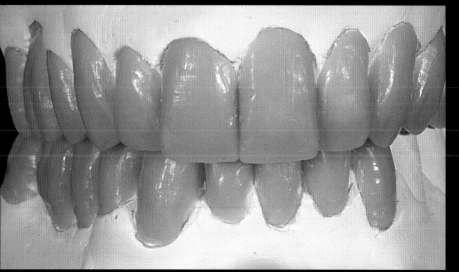

> 图1-35kk

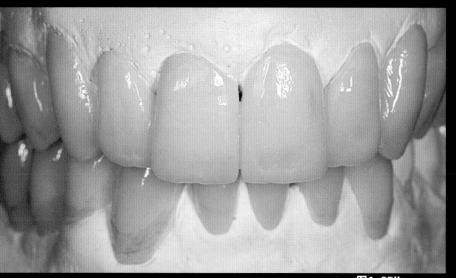

> 图1-35ll

有关本书各章节参考文献，请扫描二维码，关注后输入gd2浏览

→ ... 接91页

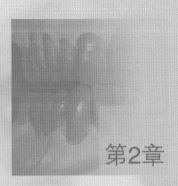

第2章

Mauro Fradeani; Giancarlo Barducci

制作暂时修复体
并达到完美的整体一致性

暂时修复体来自诊断蜡型并且应忠实复制口腔软硬组织所发生的变化。用于制作暂时修复体的特有方法使其就位准确而且可以进一步判断治疗后的临床适合性。以往的修复治疗只有一个步骤，而在实施牙体预备和制取最终印模以前，暂时修复体起着评价与验证美观、发音和生物性完美整合的重要作用。

89

目的：制作暂时修复体，当暂时修复体达到理想的初步修复效果后，将作为最终修复体的制作原型。

制作暂时修复体并达到完美的整体一致性

为了获得理想的口腔治疗和综合治疗效果，作为修复治疗计划的一部分，暂时修复体要在口腔内使用一段时间。通常情况下，有必要先进行初步的牙体预备用于制作暂时修复体，而在最后阶段进行最终修复的牙体预备和制取印模。

特别是当牙齿的位置和修复形态已经被改变，可以在临床上通过观察暂时修复体的过度磨耗，整体检验暂时修复体在生物、美观和功能方面的变化是否正确。只

有当这个目的实现后，才可能开始最终的修复。基于这些原因，本书将逐步介绍暂时修复体的制作（第2章）、最终的牙体预备（第3章）和最终印模的制取（第4章）。

目的

制作暂时修复体的主要目的是忠实重现诊断蜡型的设计变化（图2-1a），确保以后能够把暂时修复体准确戴入口内（图2-1b和图2-1c）。

暂时修复体

目 标
▪ 暂时修复缺失牙
▪ 替换不良修复体
▪ 矫正牙齿不良位置
▪ 治疗改善和稳定牙齿的动度
▪ 建立理想的𬌗稳定（MI或CR）
▪ 建立适宜的垂直距离
▪ 保持咬合接触
▪ 牙体预备后保护剩余牙体组织
▪ 检查预备体的平行度
▪ 利于其他治疗
▪ 提示其他可能的治疗需求（正畸、牙周、种植等）
▪ 恢复理想的功能
▪ 增进美观
▪ 检查和改善发音
▪ 维护患者的口腔卫生
▪ 便于手术前后的检查
▪ 保护和改善牙龈缘的健康
▪ 为最终修复体提供参考

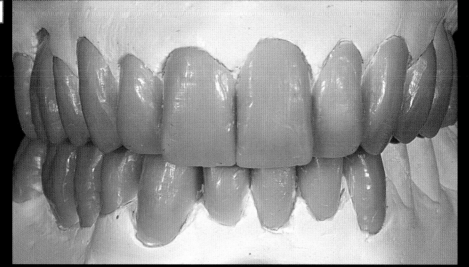

> 图2-1a

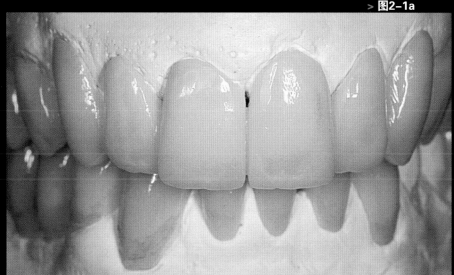

> 图2-1b

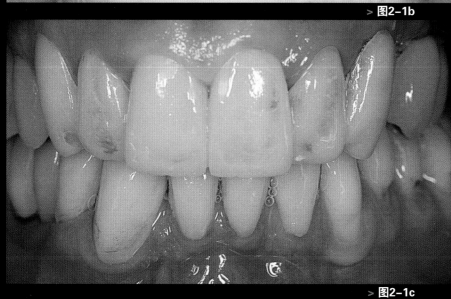

> 图2-1c

图2-1 （a~c）医生所要求的所有口腔修复变化和技师在诊断蜡型上所体现的变化都要真实地在暂时修复体上体现。

当暂时修复体戴入口内后，我们能够对患者口腔产生的美观变化和功能状态进行临床分析评估。详尽的最初设计计划和制作暂时修复体，准确完成暂时修复体的试戴、重衬，可以简化临床和技工室的修复工作，减少临床操作时间。在治疗的最初阶段，尽管适当选择材料是修复成功的一个重要因素，但医生的技巧、准确和细心比材料的选择更为重要[1]。

暂时修复体必须保证患者的美观和舒适，使患者对治疗充满信心[2-3]。因此要尽可能避免暂时修复体的脱落或折断，这些问题通常是由于咬合状态不佳、牙体预备不足或对暂时修复体不正确的重衬造成的。一旦暂时修复体实现了美观、功能和生物性的良好整合（图2-1d~图2-1f）[4-10]，暂时修复体将成为最终修复体的基本参考原型。暂时修复体印模的所有信息将传递到技工室，所有细节将重现在最终修复体上。

所需的条件

暂时修复体必须具备能够在口腔内保留较长时间的特点。具备良好的耐磨损性和足够的强度，防止在行使功能时折断。必须仔细设计它们的外形、合适的边缘和良好的抛光面以保持牙龈的健康。如果满足不了这些条件，会不可避免出现软组织的炎症。

暂时修复体

暂时修复体应达到的理想条件
▪ 需要时在临床上易于取下
▪ 正常咀嚼功能时不会折断和脱落
▪ 耐磨损
▪ 保持正确的牙齿位置和𬌗稳定
▪ 理想的边缘密合性
▪ 维护牙龈健康
▪ 良好的操作性能和抛光性能
▪ 颜色稳定

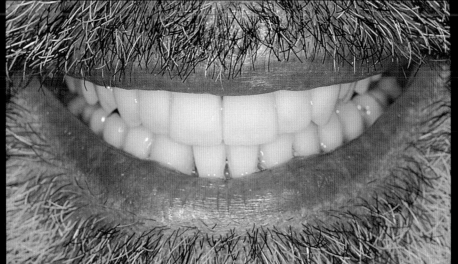

> 图2-1d

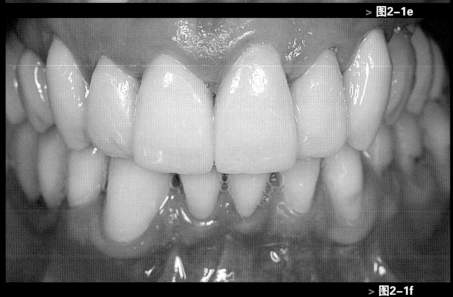

> 图2-1e

> 图2-1f

→ ... 接111页

图2-1（续） （d~f）在对暂时修复体重衬和抛光后，要满足美观、功能和生物性完美整合的要求。

暂时修复体

材　料

利用丙烯酸和复合树脂，很容易在应用操作中添加或去除一些材料，通过不同的聚合方法用于暂时修复体的制作或重衬[11-15]。

丙烯酸树脂–甲基丙烯酸甲酯

制作暂时修复体，特别是间接制作法，应用最为广泛的材料是甲基丙烯酸甲酯[15-18]。它具有一些优点，最主要的是良好的边缘密合性和耐久性。由于甲基丙烯酸甲酯耐磨损，当暂时修复体需要使用较长时间时常推荐使用这种材料。

丙烯酸树脂–乙烯基丙烯酸甲酯

当暂时修复体只使用较短时间时，常使用乙烯基丙烯酸甲酯[19-20]。这种材料与甲基丙烯酸甲酯相比具有较低的产热[12,21-23]和较小的聚合收缩量[12,21-22]。

聚合方法　丙烯酸树脂可以分为两类：加热固化和自固化（化学固化）树脂。通过间接法用热固化丙烯酸树脂制作暂时修复体是比较理想的，可以使用较长时间。丙烯酸材料通过热聚合可以被良好地压缩，具有很好的抗磨损和抗折断能力，因此可以使用较长时间（图2-2a）[11,16,24]。自固化丙烯酸树脂的应用史广泛，常用十以直接法制作和重衬暂时修复体（图2-2b）[15,25]。重衬材料调和操作的方法与间接重衬方法相同。

复合树脂

复合树脂通常以自动搅拌注射方式提供（图2-2c）。尽管初始时复合树脂的表面硬度很高，但经过一段时间后明显降低[26-28]。尽管复合树脂在聚合反应时产热不多[22,29-30]，聚合收缩也很小[22]，但此类材料没有达到最初期望的更广泛的应用。因为许多临床工作者认为复合树脂难以操控[16,25,31-33]，而且由于它容易存在气泡使边缘密合度不足[34]。

聚合方法　复合树脂通常采用自固化方式聚合，也可以采用光固化和双固化方式聚合（图2-2d）。

图2-2　（a和b）使用甲基丙烯酸树脂以直接法制作和重衬暂时修复体。（c和d）把复合树脂放在自动调拌器内以注射方式应用，可以采用自固化或光固化方式聚合。

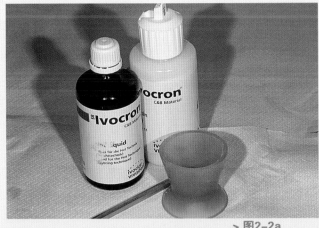

> 图2-2a

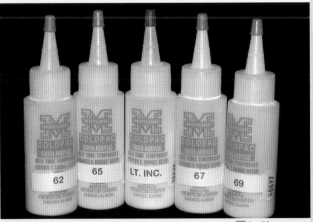

> 图2-2b

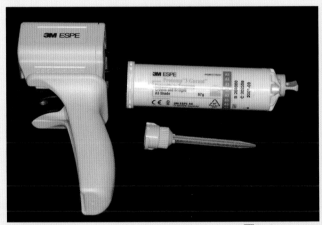

> 图2-2c

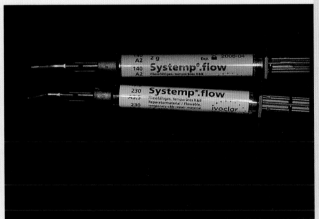

> 图2-2d

丙烯酸树脂–甲基丙烯酸甲酯

功　能	美　观
▪ 不易破损 ▪ 颜色稳定 ▪ 颜色选择范围大 ▪ 聚合产热明显 ▪ 聚合收缩大	▪ 边缘比较密合 ▪ 应用寿命长

丙烯酸树脂–乙烯基丙烯酸甲酯

功　能	美　观
▪ 工作与操作时间理想 ▪ 聚合产热小 ▪ 耐磨性差 ▪ 颜色稳定差	▪ 聚合收缩小 ▪ 颜色选择范围大 ▪ 应用寿命有限

复合树脂

功　能	美　观
▪ 聚合收缩小 ▪ 聚合产热小 ▪ 边缘密合性差 ▪ 颜色选择范围小	▪ 不易粘连 ▪ 容易修理 ▪ 应用时间久后强度低 ▪ 价格高

牙体预备

修复体基牙的牙体预备

牙体预备在修复治疗中非常重要并且不可逆转，因此需要谨慎进行牙体预备以保证暂时修复体易于戴入口内，并达到足够的固位力和抗力。

牙体预备应该在技师根据患者的美观-功能需求完成诊断蜡型后再进行（图2-3a和图2-3b）。基牙的磨除应与蜡型的三维体积相一致，但很可能与牙齿原有的大小、长轴和倾斜不同。此时必须以诊断蜡型指导牙体预备，让医生准确地磨除应磨除的牙体组织。

以透明的醋酸纤维素（醋酸酯）材料和硅橡胶材料复制诊断蜡型，形成透明的醋酸酯透明模板和硅橡胶模板，用来指导精确的牙体预备（图2-3c～图2-3f）。模板可以即刻检测基牙的长轴倾斜方向和预备体上磨除牙体组织的厚度，帮助医生进行适当调整。使用模板指导牙体预备使暂时修复体的牙体预备更简单。

初步预备

初步牙体预备基本上是垂直向的（刃状边缘或浅凹形边缘），主要目的是去除牙齿间的倒凹和取得基牙间的平行。预备特定的基牙（见第3章第284～第311页），制取准确的印模（见第4章第338～第363页）。此时最小量的牙体预备在复杂的固定修复重建的病例中被证明非常有效。如果治疗计划中包括牙齿拔除、牙周治疗和外科种植，牙体预备的边缘需要到达牙龈水平，在暂时修复体戴入后再确定临床冠的长度。在最终牙体预备阶段，调改牙齿长轴的倾斜度常常是必需的，而在初步牙体预备阶段，对于牙长轴的调整要尽可能少，以避免过多地磨除牙体组织。

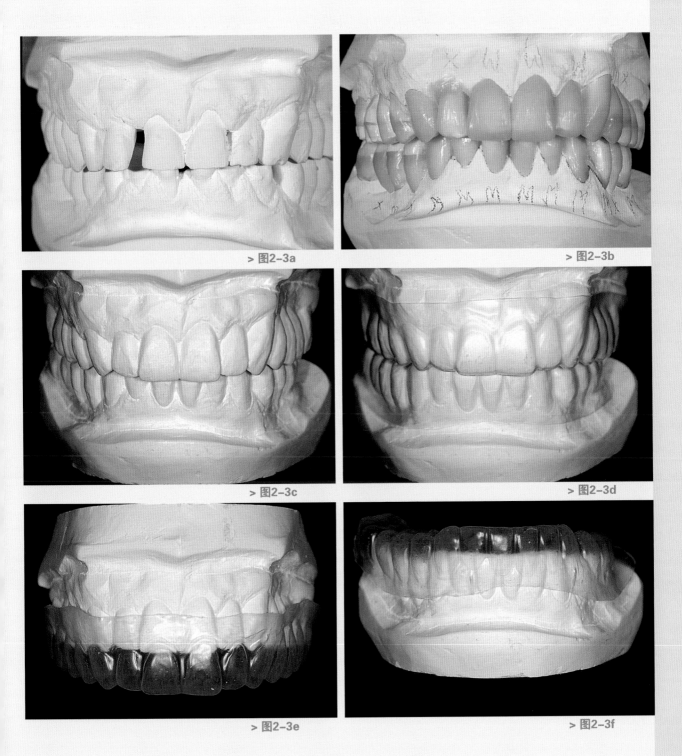

> 图2-3a
> 图2-3b
> 图2-3c
> 图2-3d
> 图2-3e
> 图2-3f

97

图2-3 （a和b）牙体预备前的石膏模型和诊断蜡型。（c~f）以诊断蜡型复制出石膏模型，制作好的醋酸纤维素（醋酸酯）透明模板；用于在临床上指导医生进行牙体预备。

暂时修复体的正确就位能对基牙起到保护作用，但有时会受到天然牙原有倾斜度的影响

由于上颌存在Spee曲线（纵𬌗曲线）造成前牙长轴的不同倾斜方向，通常表现为唇侧倾斜。由于不能大量地调整前牙的长轴倾斜度，医生有时不得不被迫将上颌磨牙的远中壁向近中倾斜以避免磨除过多本已较少的牙体组织，同时为了戴入暂时修复体而改变前牙的覆盖。另一方面，为了完全戴入下颌修复体，下颌磨牙的近中壁要略向远中倾斜。

通常会发现两侧上颌和下颌后牙由于牙齿长轴倾斜，存在相互不平行问题，这是由于Wilson曲线（横𬌗曲线）造成的，医生需要在牙体预备后将上颌后牙的颊侧壁略微舌倾，而下颌后牙的舌侧壁略微颊倾。即使这样，特别是当选择多个基牙时，也不容易达到全牙弓的完全平行。如果基牙仅有轻度的不平行时，特别是颊舌向不平行时，利用牙齿生理性的动度，通过特殊的戴入方法，仍然可以将暂时修复体就位。通过醋酸纤维素（醋酸酯）透明模板预知暂时修复体的大小，无疑会使医生的工作变得更简单（图2-3g~图2-3l）。然而最后核对长轴应借助较大的𬌗面反光镜来反射整个牙弓，核对牙体预备后各基牙长轴的方向，并对比基牙各轴面与就位道的关系。

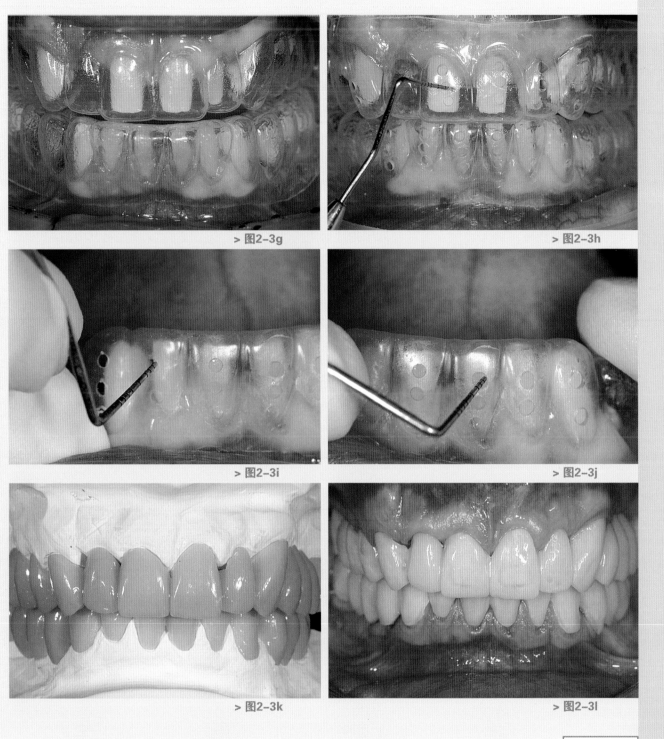

> 图2-3g

> 图2-3h

> 图2-3i

> 图2-3j

> 图2-3k

> 图2-3l

→ ... 接155页

图2-3（续） （g~j）透明模板在牙齿长轴的倾斜度和预备深度上向医生提供了有效的指导，牙科医生可以使用牙周探针进行核对。（k和l）从技工室获得的暂时修复体可以没有任何阻碍地戴入口内。

制作暂时修复体

直接法

椅旁制作

使用椅旁[35]直接制作法，通过将自凝树脂注入醋酸纤维素（醋酸酯）模板[11]或硅橡胶或藻酸盐印模模板内[36]，覆盖住牙体预备后的牙齿上，在患者口内完成暂时修复体的制作。任何一种树脂聚合方法都会有一定的产热，这是由于使用的树脂量比较大的原因。当使用硅橡胶和醋酸纤维素模板时温度升高比较明显（升高7℃），会对牙髓健康产生潜在的威胁[37]。由于藻酸盐印模内含有大量的水分，它可以降低反应产生的热量。

醋酸纤维素（醋酸酯）透明模板

尽管醋酸纤维素（醋酸酯）透明模板会阻碍热量的散发，但它有一个明显的优点：由于它的透明性，可以对制作暂时修复体的不同阶段进行核对，检查正确的戴入和取出，检查气泡的形成，重新确定复杂病例的验面。因此醋酸纤维素透明模板值得推荐应用[22,38-44]，但是必须使用大量的水以降低暂时修复体树脂聚合时的温度。

除了适用于简单病例，暂时修复体的直接制作法也适用于需要调改牙齿位置和形态的复杂病例（图2-4a~图2-4d）。这时醋酸纤维素模板要根据技工室制作的诊断蜡型制取（图2-4e~图2-4g）。

模板可以指导牙体预备[31]（图2-4h和图2-4i），成为患者临床病历的一部分，可以在以后任何时候制作出暂时修复体（图 2-4j~图2-4t）[39]。然而，对于复杂的病例，由于暂时修复体使用了大量的丙烯酸树脂，必须使用大量的流水降低其产生的聚合热量，因此会造成明显的聚合收缩，影响暂时修复体边缘的准确性[29,45-49]，常常需要对暂时修复体进行重衬处理。此时为了能够让重衬材料与暂时冠更好地结合，需要在清理和喷砂后，再进行重衬处理[35,41,50]。

由于以上原因，与在技工室制作的热凝树脂暂时修复体相比，在复杂的病例使用直接法制作的暂时修复体会有一些不足。

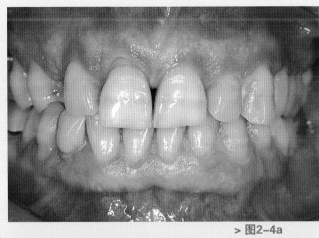
> 图2-4a

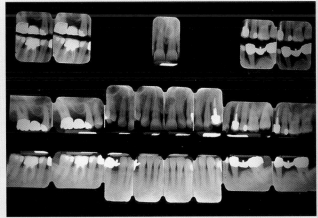
> 图2-4b

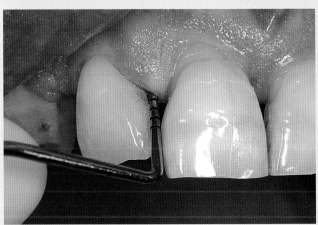
> 图2-4c

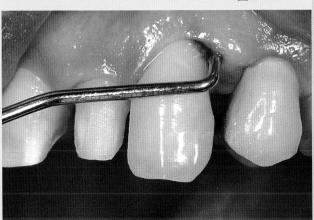
> 图2-4d

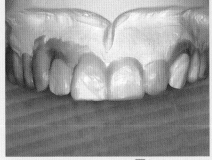
> 图2-4e

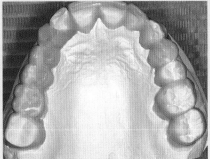
> 图2-4f

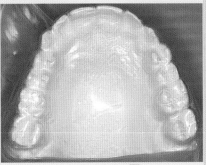
> 图2-4g

暂时修复体的直接制作法

功　能	美　观
▪ 操作简单	▪ 对复杂病例操作困难
▪ 操作用时短	▪ 聚合产热明显
▪ 价格低	▪ 边缘密合度差

图2-4　（a~d）根据临床探诊和全口X线片，患者的有些牙齿周围缺乏牙周组织支持。（e~g）在制作初步诊断蜡型后，复制石膏模型，并制取醋酸纤维素透明模板。

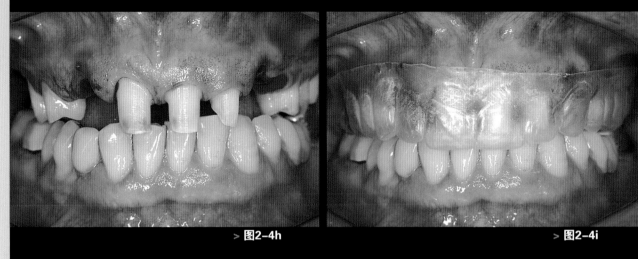

> 图2-4h   > 图2-4i

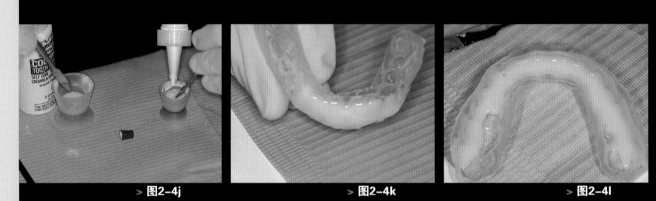

> 图2-4j   > 图2-4k   > 图2-4l

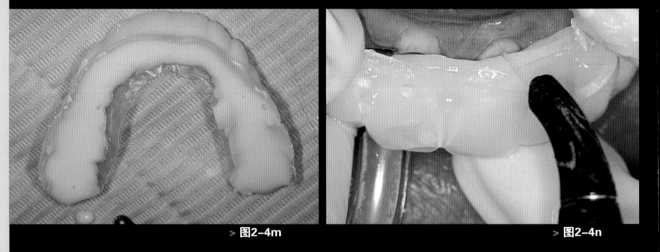

> 图2-4m   > 图2-4n

图2-4（续） （h和i）进行初步的牙体预备和必要的拔牙后，将透明模板戴入口内。（j和k）调拌丙烯酸树脂。首先将"釉质"层树脂放入模板，从前牙区开始，使暂时修复体的颊侧部分足够透明，这是最重要的美观部分。（l和m）此时医生要检查有无气泡，然后在模板内的剩余区域继续添加"牙釉质"树脂，然后添加"牙本质"树脂。（n）在口内大量的树脂聚合会产生一定的热量，对牙髓产生刺激，以喷水降温可以减小这种刺激风险，同时还要进一步防止树脂材料与牙体预备后的牙体组织黏着。

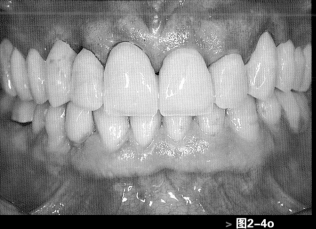

> 图2-4o

> 图2-4p

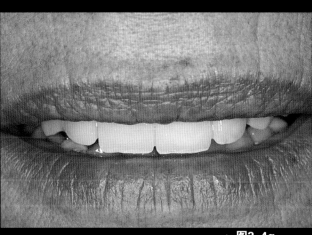

> 图2-4q

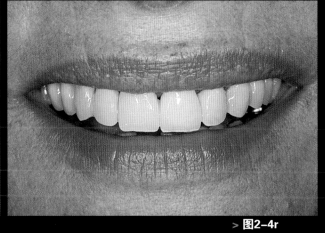

> 图2-4r

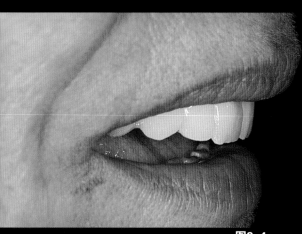

> 图2-4s

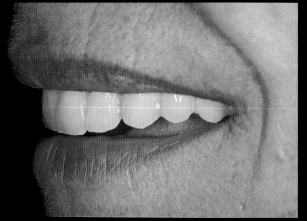

> 图2-4t

图2-4（续） （o）聚合完成后，把暂时修复体从模板中取出，在口内试戴前进行必要的研磨抛光。（p）几周后在进行基础治疗（如牙髓治疗和牙周手术）以前取下，暂时修复体已经在生物性和美观方面显示出了很好的治疗效果。（q~t）由于制成了不同厚度的牙釉质和牙本质层，在语言和微笑时，暂时修复体体现了令人满意的美观效果。

制作暂时修复体

间接法

在技工室制作

有些病例需要改善美观和（或）咬合，这时应在技工室制作暂时修复体[8,25,51-62]。热凝和自凝树脂均可以使用。暂时修复体既可以在完整的模型上制作，也可以在已经完成了牙体预备的模型上制作。临床医生获得树脂暂时冠桥后，在口内进行重衬。与直接法相比，技工室制作的修复体重衬时需要的树脂量大大减少，产生的热量少，聚合收缩小，暴露的单体也较少。这些都增加了患者的舒适度[63-64]。

制作未进行牙体预备的暂时修复体

在对基牙进行牙体预备前制作暂时修复体，需要技师对石膏模型进行牙体预备，并借助诊断蜡型制取硅橡胶模板（导板）（图2-5）。对患者的基牙进行了基本的牙体预备后，使暂时冠桥就位并进行必要的重衬。很多暂时修复体就位困难是由

于医生和技师缺少必要的相互沟通，或是由于应用丙烯酸树脂的方式不当，或制作修复体的方法不当。如果技师没有确认旧修复体下方缺牙区的边界，问题会更加严重。在这些特殊区域设计暂时修复体时，必须在技工室进行准确设计，如果暂时修复体不能在口内准确就位，医生要进行必要的调整。

制作已进行牙体预备的暂时修复体

如果牙科医生已经完成了牙体预备，就可以在模型上制作暂时修复体。在准备更换原有的不良修复体（图2-6a），或需要重新制作暂时修复体时应用此方法。与未进行牙体预备时制作的暂时修复体相比较，牙体预备后的模型（图2-6b）和原有的旧修复体为技师提供了较为准确的参考物（图2-6c和图2-6d），这会使暂时修复体的就位更容易，但通常它们仍需要重衬处理。

图2-5 （a~d）牙体预备前制作暂时修复体，技师在原始石膏模型上制作诊断蜡型。在另一个复制诊断蜡型的石膏模型上进行牙体预备。（e）以诊断蜡型制取硅橡胶模板，用硅橡胶模板指导在石膏模型上的牙体预备。（f）技师在此模型上制作暂时冠。

未进行牙体预备

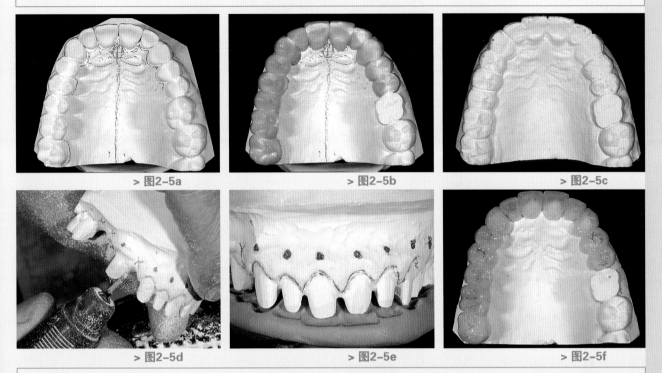

> 图2-5a

> 图2-5b

> 图2-5c

> 图2-5d

> 图2-5e

> 图2-5f

已进行牙体预备

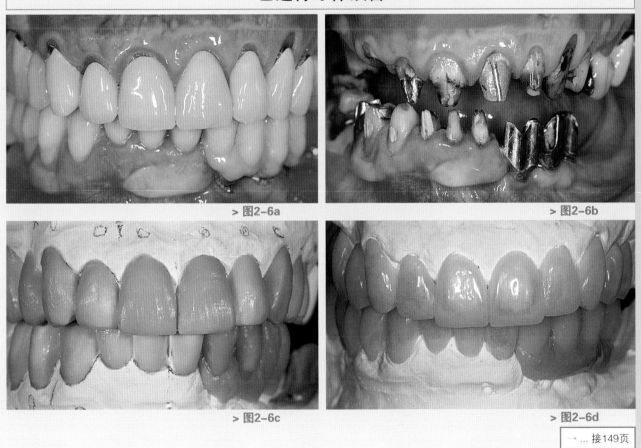

> 图2-6a

> 图2-6b

> 图2-6c

> 图2-6d

→ ... 接149页

图2-6 （a和b）从口内取出不良修复体，医生制取基牙印模。（c和d）技师在石膏模型上制作诊断蜡型，用于制作暂时修复体。

间接法

■ 就位困难 ■
未进行牙体预备

在未进行牙体预备时，制作暂时修复体，临床医生常发现很难在口腔内将修复体完全戴入就位。这意味着不能实现从诊断蜡型上获得的美观和功能调整效果。

𬌗面平台过窄 临床医生和技师之间缺乏沟通常常是造成暂时修复体就位困难的原因。常会发现在临床牙体预备前制作的暂时冠内组织面较窄，暂时修复体与基牙的摩擦妨碍了暂时修复体的完全就位。这一问题是由于技工室在制作完成诊断蜡型（图2-7c）前对石膏模型进行了牙体预备（图2-7a和图2-7b）。没有参考诊断蜡型调整了所有牙体长轴，并且没有获得维持正常咬合面的相关信息（图2-7d）（见第1章第84页）。医生在临床上完成了初步的牙体预备后，发现很难将暂时修复体戴入（图2-7e），继而有可能产生破坏性的牙体预备，如造成牙体预备的聚合度过大，不仅造成牙髓不可逆的损伤，还会严重降低修复体的机械固位力。有时为了使修复体就位，医生在暂时冠的组织面进行缓冲，后果常常只有一个：暂时修复体的多处穿孔（图2-7f）。有时尽管医生进行了诸多尝试，仍不能使暂时修复体就位。为了保护已经预备好的基牙，医生不得不对暂时修复体进行重衬；然而由于就位困难，会造成𬌗平面倾斜。除了美观上令人不满意，医生还必须大量调𬌗使患者能够闭合嘴唇，但是原有的𬌗面形态完全被破坏。医生和技师先设计制作诊断蜡型，然后上𬌗架等一系列如前所述的调整过程就都白白浪费。

图2-7 （a和b）当进行全牙弓修复时，技工室制作暂时修复体的一个通常错误是在没有制作完成诊断蜡型前，对并非复制于诊断蜡型的石膏模型进行牙体预备。（c和d，虚线）通常造成暂时冠内基牙预备体聚合度过大和暂时冠内的咬合平台过于窄小，这一问题既表现在诊断蜡型上也表现在暂时修复体上。（e）如果技师忽略了这一点，医生在按照正常的聚合度（6°~10°）对基牙进行牙体预备后，暂时修复体戴入口内时与基牙间产生摩擦阻力，很难在口内完全就位。（f）为了戴入暂时修复体，医生不得不再对牙体进行过度预备和对暂时修复体内部进行缓冲，这会造成暂时修复体的穿孔。

殆面平台的降低导致就位失败

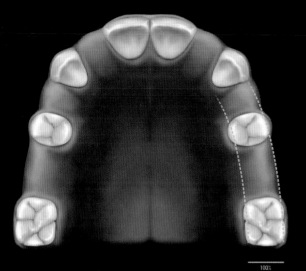

> 图2-7a

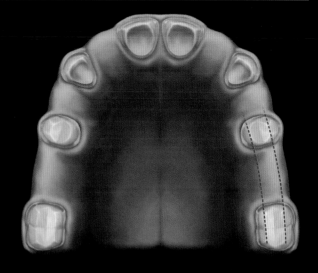

> 图2-7b

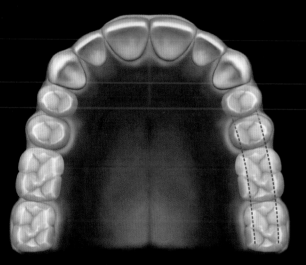

> 图2-7c

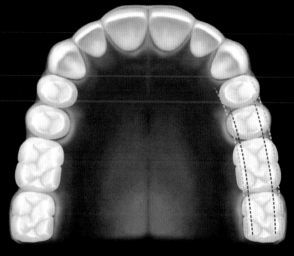

107

> 图2-7d

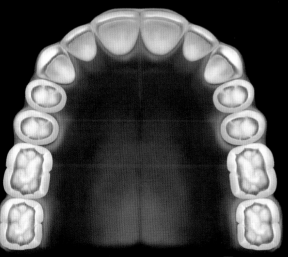

> 图2-7e

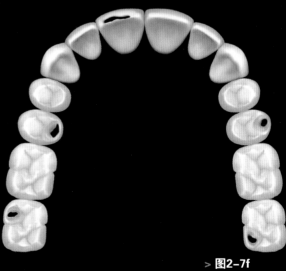

> 图2-7f

主观的重新排列和牙体预备不足 如果技师在制作诊断蜡型时缺乏准确的指导，试图重新排列牙齿和（或）改变牙齿长轴方向，以达到理想的排列，常导致主观的牙齿排列方式和牙体预备不足（图2-8a和图2-8b）。即使暂时修复体的排列变化不大时，一般也应该在牙体预备之后调整牙齿的重新排列，否则会给暂时修复体的就位造成很大困难（图2-8c~图2-8f）。为使暂时冠顺利就位，医生常会过多地磨除牙体组织并加大聚合度，从而造成牙齿结构原本不必要的薄弱，而且可能使牙齿丧失活力。

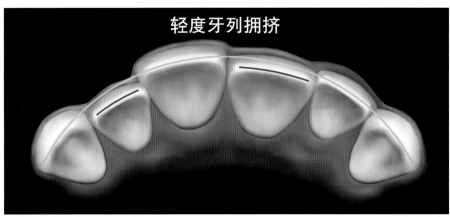

轻度牙列拥挤

> 图2-8a

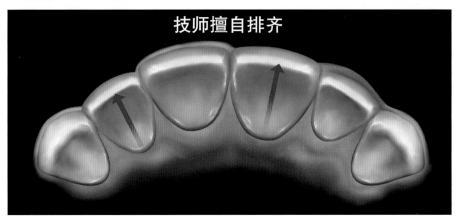

技师擅自排齐

> 图2-8b

图2-8 （a和b）有时牙齿存在轻度排列不齐时，即使患者和医生没有特殊的要求，技师仍会自行在诊断蜡型上试图完善牙齿的排列。（c）在医生和技师缺乏有效的沟通时，医生可能没有及时发现而根据原有的牙齿长轴进行牙体预备，当戴入暂时修复体时却发现它们不能就位。（d）医生在牙齿上进行的牙体预备和技师制作的暂时修复体长轴不一致形成阻力。（e和f）只有医生在牙体预备前注意到这点，根据技师重新排列调整长轴的倾斜度，才能使暂时修复体正确就位。

牙体预备不足导致就位失败

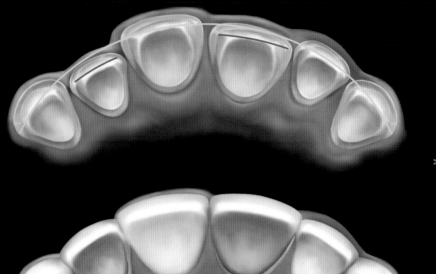

> 图2-8c

> 图2-8d

为牙齿重新排列进行充分的牙体预备

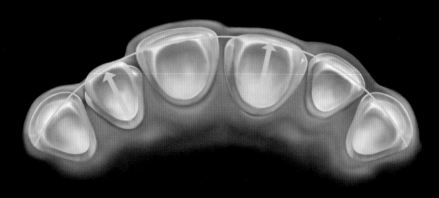

> 图2-8e

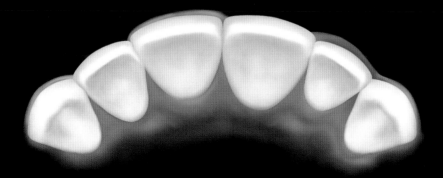

> 图2-8f

间接法

■ 就位困难 ■
进行了牙体预备：解决方法

如果暂时修复体的就位困难是由于降低了𬌗面平台的宽度，解决方法就是先做诊断蜡型，而后，在以诊断蜡型复制的模型上进行牙体预备。否则，当原有的牙齿位置变化比较大时，很难让暂时冠准确就位（图2-9）。

医生在技工单上明确记录需要改变的地方，技师在已上𬌗架的原始模型的复制模型上做好标记，用车针修改牙齿长轴，直至达到所需改变的位置（图2-10a~图2-10d）。

牙体预备指示点　在已调改的模型上重现诊断蜡型（图2-10e），使用印模技术根据诊断蜡型复制出两个石膏模型。在第一个复制的石膏模型上制作硅橡胶模板（图2-10f），以后用于技师制作暂时修复体，再制作一个醋酸酯透明模板，在临床上帮助医生调整暂时修复体的位置和指导牙体预备。技师使用第二个复制的石膏模型，在技工室进行牙体预备（图2-10g）。

为了帮助医生明确了解牙体长轴新的变化，醋酸酯透明模板或硅橡胶模板仅在模型上伸展到预备好的牙齿切端和𬌗面（图2-10h和图2-10i）。利用其中任何的一个模板可以更容易确定暂时修复体的正确位置（图2-10j~图2-10n）。

图2-9　（a和b）患者牙齿的覆盖明显过大，通过同时适当倾斜调整上下颌牙齿的长轴，在诊断模型上明显减小覆盖。（c）在诊断模型上的调整完全体现在暂时修复体上。（d和e）以暂时修复体制取印模，复制出石膏模型，在石膏模型上进行牙体预备，制作预备体𬌗面、切缘的醋酸酯透明模板。（f~i）把模板放入口内作为指导参考，帮助医生在牙体预备时获得正确的牙体长轴倾斜度，使暂时修复体的就位和重衬更容易。

→ ... 接93页

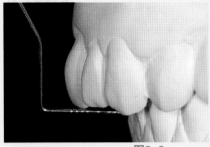
> 图2-9a

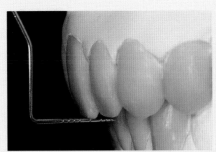
> 图2-9b

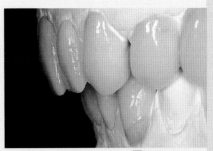
> 图2-9c

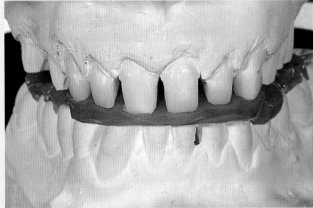
> 图2-9d

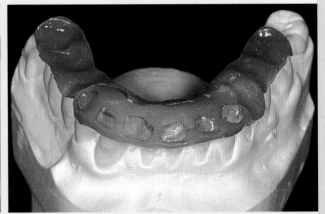
> 图2-9e

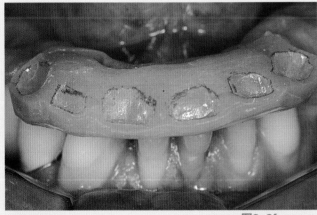
> 图2-9f

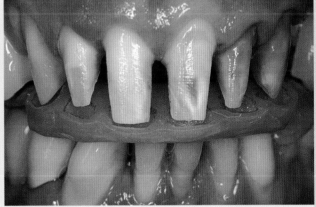
> 图2-9g

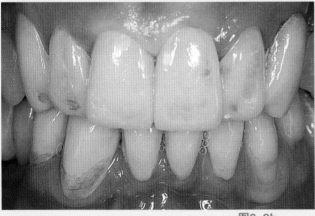
> 图2-9h

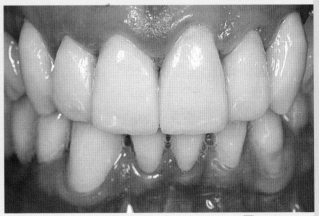
> 图2-9i

→ ... 接233页

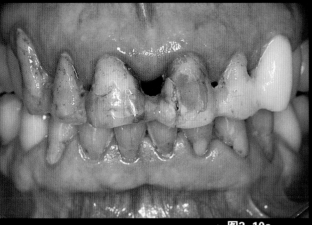

> **图2-10a**

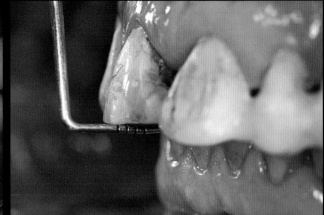

> **图2-10b**

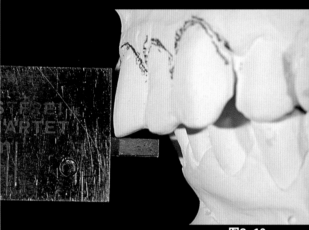

> **图2-10c**

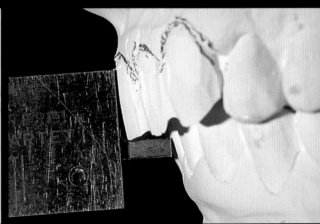

> **图2-10d**

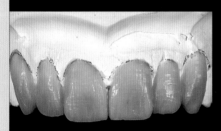

> **图2-10e**

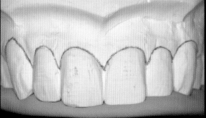

> **图2-10f**

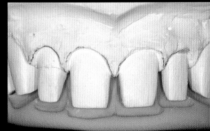

> **图2-10g**

图2-10　（a和b）此患者的牙齿缺乏足够的牙周组织支持，前牙覆盖较大。（c和d）技师根据医生给予的信息在石膏模型上调整牙齿长轴倾斜方向，再制作诊断蜡型。此病例调整的牙齿长轴倾斜度较多，因而要设计新的牙齿形态。（e~g）技师从复制了诊断蜡型的石膏模型上制取硅橡胶模板，用来指导模型的牙体预备。

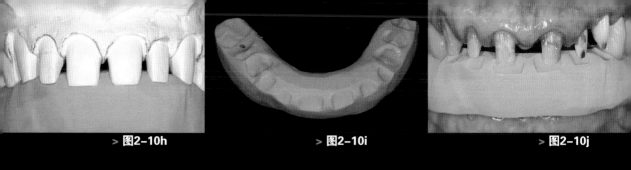

> 图2-10h　　　　　　　　　　　> 图2-10i　　　　　　　　　　　> 图2-10j

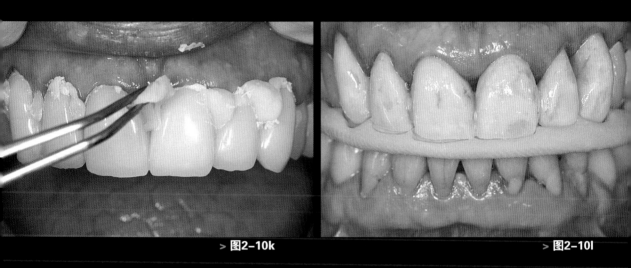

> 图2-10k　　　　　　　　　　　　　　　　　　> 图2-10l

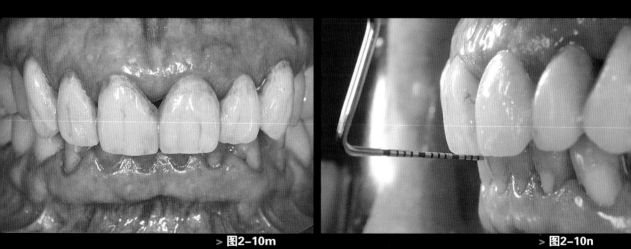

> 图2-10m　　　　　　　　　　　　　　　　　　> 图2-10n

图2-10（续）　　（h~j）用此方法制取石膏模型上基牙预备体新的切端硅橡胶模板，有助于医生正确进行牙齿长轴倾斜方向的牙体预备。（k）此步骤使暂时冠可以被正确戴入和重衬。（l）如果口内未进行牙体预备的牙列与硅橡胶模板相吻合，能保证暂时修复体就位的准确位置。（m）在抛光和上色后，暂时修复体的整体效果令人满意。（n）从侧方看前牙覆盖明显减小。

间接法

■ 就位困难 ■
已牙体预备和未牙体预备：原因

摩擦 不论是否进行了牙体预备而制作的暂时修复体，其戴入就位困难的一个原因是传统间接制作法的一个内在缺点，即丙烯酸树脂的聚合收缩。

以传统方法制作的蜡型一般只达到牙齿和牙龈接触的边缘（图2-11a）。根据这类蜡型制作的暂时冠常常与基牙产生过度的摩擦，特别是在牙颈部的摩擦造成戴入困难。摩擦力会阻碍暂时修复体完全就位，出现咬合过高和边缘过短以及牙齿的外形过小。

如果暂时冠的数目较多（图2-11a~图2-11d），尤其是进行全牙列修复时，妨碍就位的摩擦力会表现得更明显。如果修复体不能完全戴入，医生也就无法判断暂时修复体的密合性。由于暂时修复体是技师根据传递到技工室的信息制作的，如果不能在临床上检验暂时修复后美观-功能的改变，暂时修复体也就不能体现最终修复体的基本功能。

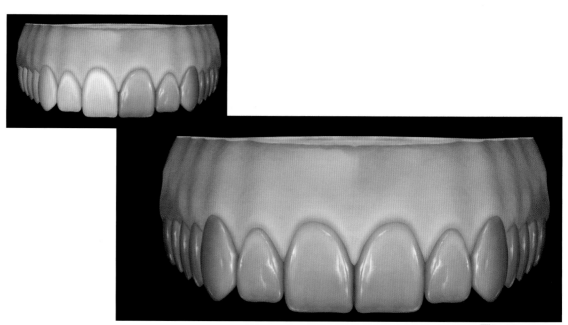

> 图2-11a

图2-11 （a）以传统间接法制作的暂时修复体包括了根据诊断蜡型制作丙烯酸树脂暂时修复体，修复体颈缘位于石膏模型上的牙体与牙龈边界。（b）当需要进行上颌全牙弓修复时，用此方法制作的暂时修复体很难戴入，这是由于牙冠与临床基牙之间的摩擦，特别是在颈部区域易产生摩擦。（c）摩擦造成暂时修复体不能完全戴入。（d）从殆面观可以看到由于树脂的收缩造成暂时冠内空间不足。

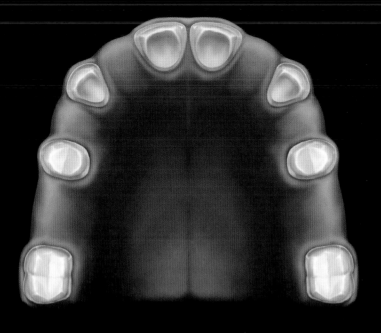

> 图2-11b

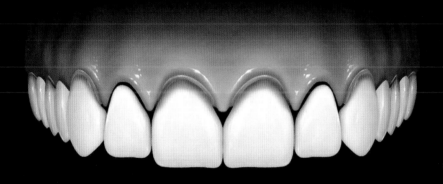

> 图2-11c

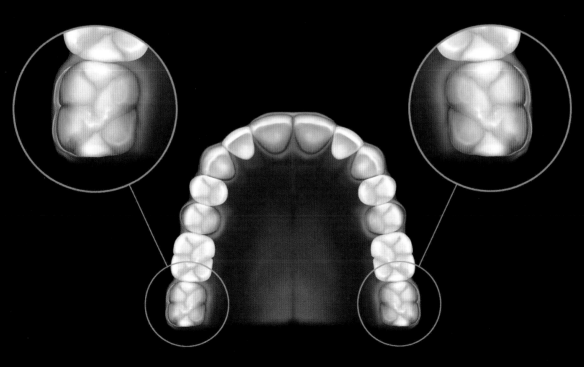

> 图2-11d

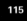

边缘精确性不良

常出现的另一个典型问题是暂时冠的边缘精确性不足，这是由于暂时冠过小和丙烯酸暂时冠聚合时的少量体积收缩造成的。产生问题的原因是蜡型应用不当及龈缘伸展不足（图2-12a和图2-12b）。

暂时冠过小 它特别发生在口内大范围修复时。暂时冠过小是由于少量但不可避免的丙烯酸树脂的聚合收缩，暂时修复体体积的减小最多可达到6%[65]。

由于暂时冠树脂的聚合收缩造成体积变小与基牙轴壁产生的摩擦，可以通过少量磨除暂时修复体的内壁进行缓冲，而暂时冠在龈缘水平的体积过小时则很难弥补（图2-12c～图2-12e）。

边缘过短 由于丙烯酸树脂聚合收缩造成的暂时修复体边缘较短会因为技师的抛光和内部缓冲而变得更短，如果在牙龈水平缓冲暂时冠的组织面将降低暂时冠的厚度，这些不得不进行的调整可能造成暂时冠意外的劈裂。

面对因暂时冠边缘长度不足造成的不密合，如果医生试图减少颈部摩擦力而对暂时冠的内部进行缓冲时会造成冠缘进一步变短。

图2-12 （a~e）由于树脂聚合收缩，使用传统间接方法制作的暂时修复体通常出现外形体积变小和边缘长度较短。

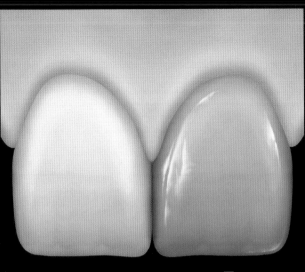

> 图2-12a

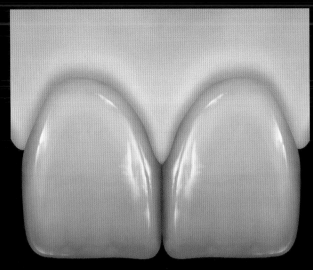

> 图2-12b

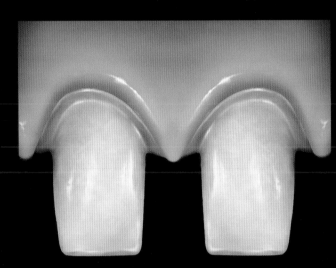

> 图2-12c

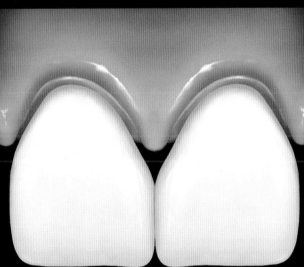

> 图2-12d

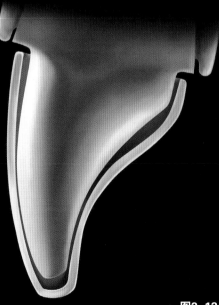

> 图2-12e

重衬 为了弥补暂时冠边缘长度的不足，重衬时要用手指将一定量的树脂材料推压到牙颈部区域（图2-12f和图2-12g）。只有用此方法才能观察到预备体的所有边缘和矫正牙冠外形体积过小。将重衬材料均匀地放置在暂时修复体各个区域的周围是非常困难的，因为预备体的边缘会被树脂完全覆盖，树脂会被压入牙龈沟内。这就需要再次进行重衬，一方面使暂时冠边缘密合，另一方面有助于防止暂时冠体积过小（图2-12h）。但是在原有暂时冠和重衬材料之间会出现不美观的边界痕迹，在抛光后表现得更明显。

尽管是在已经进行了牙体预备的模型上制作暂时修复体，但由于丙烯酸树脂较大的收缩，仍会造成临床上的就位困难。技师应该知道对树脂冠加压时会造成石膏模型的基牙断裂，可以预先复制一个诊断蜡型的模型，而后用它对暂时冠进行必要的检查和修改。这些修改有利于医生在患者口内进行重衬，能获得很好的固位和很好的边缘封闭。

传统的间接法制作暂时修复体
不 足
▪ 就位困难
▪ 边缘准确性差
▪ 外展隙不足
▪ 重衬材料易脱落
▪ 美观性不满意

图2-12（续） （f）当进行抛光后，暂时冠体积较小和边缘较短的问题会进一步加重，这是由于为了减少摩擦力使冠能完全就位，医生对冠边缘内面进一步缓冲磨改造成的。（g）在重衬时，医生用手指将多余的材料挤压在预备体边缘，达到良好的边缘密合。（h）用此法并不能纠正暂时冠外形体积过小的问题，有时在修整抛光时还会出现重衬材料的脱落。

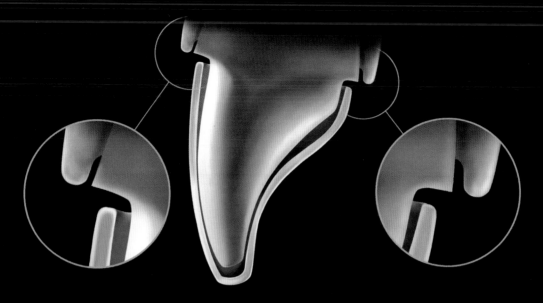

> 图2-12f

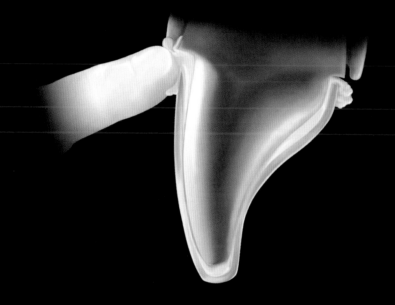

> 图2-12g

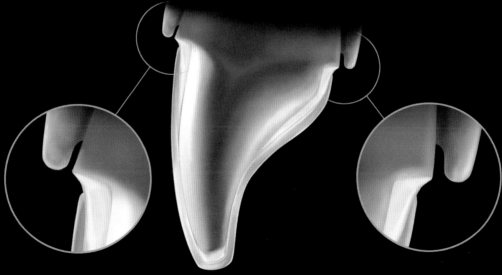

> 图2-12h

间接法

┌───┐
│   ■ 就位困难 ■   │
│   已牙体预备和未牙体预备：解决方案   │
│   ↓   │
│   ■ 改良间接法（MIT）■   │
└───┘

暂时修复体顺利就位

为了克服传统直接法制作暂时修复体存在的就位问题和精确性问题，本书作者创造了改良的暂时修复体间接制作法，并已经实际应用了20余年，为了使制作好的暂时冠能够顺利地戴入就位，应该从船面接触为导向进入正确的位置。

通过重衬，把理想的丙烯酸树脂暂时冠戴入正确的位置。通过一些测量手段已证明，无论是否进行了牙体预备，应用此改良方法对于制作暂时修复体都同样有效。

就位

加大颈1/3 此方法包括加大暂时修复体蜡型的颈1/3区。

在用蜡之前，以铅笔在石膏模型唇颊侧的基牙牙龈缘根方0.5~1mm处进行标记（图2-13a）。此标记线为蜡型基牙区的颈缘线（图2-13b和图2-13c），使蜡型在牙龈水平不仅长而且宽。

用尖锐的器械在铅笔画线处刻划出一道沟，确定出暂时修复体的颈部边缘线（图2-13d）。

图2-13 （a~c）在模型上，用铅笔在越过牙齿与牙龈边界0.5~1.0mm的根方处画线，表明蜡型基牙颈缘的伸展范围。（d）用手术刀在铅笔线处刻划出一道沟，帮助技师明确暂时修复体的边缘。

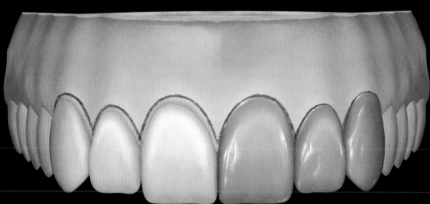

> 图2-13a

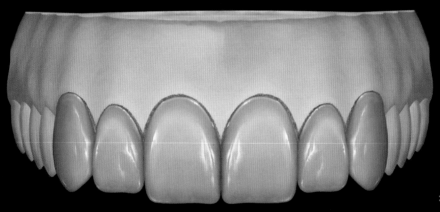

> 图2-13b

> 图2-13c

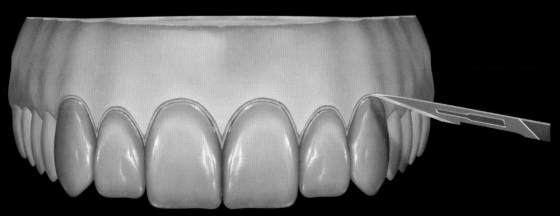

> 图2-13d

一般情况下，暂时冠制作完成后，大部分冠缘变短0.2~0.4mm，这是由于材料的聚合收缩和边缘修整造成。以改良的间接制作法（MIT）制作的暂时冠戴入口内时，其边缘可能会有些过长，因为它颈1/3的扩展超出了牙体预备的边缘。

> 应用改良间接制作法（MIT）的结果是暂时冠的颈1/3形态偏大，而中1/3和切1/3保留了理想的解剖形态。

由于在树脂暂时冠的颈1/3区使用了特殊的改良形态结构，达到了足够的厚度以保证就位时可进行调整，特别是对于还没有进行牙体预备的情况。对经过牙体预备的病例，技师在制作树脂暂时冠时应加用较多的树脂，以便于以后能进行少量的缓冲和重衬。

精确

容器作用 暂时修复体颈部扩大的轮廓将牙体预备的边缘包含在内（图2-13e）。因此医生在去除多余的重衬材料时不必担心使冠缘变短（图2-13f）。

> 体积略大的暂时冠起到一个树脂容器的作用，使得树脂在成形时流入到牙龈沟内，使医生易于识别牙体预备的边缘。

与传统制作方法不同，由于重衬材料位于暂时冠内部，因此重衬材料与暂时冠不易分离（图2-13g~图2-13n）。此方法更大的优点是减少了修整的临床工作时间，因为早期已去除了过多的重衬材料。

图2-13（续） （e和f）临床完成牙体预备后，医生直接在口内对暂时修复体进行重衬。使用MIT法在去除多余的重衬材料时不用担心过度磨除了边缘区域的树脂，因为牙体预备的边缘在暂时修复体内壁上。（g和h）树脂聚合后对暂时修复体进行修整，直到取得良好的边缘密合性，再次戴入口内。（i）以MIT法制作的暂时修复体截面，颈部1/3比较宽大。（j和k）注意暂时冠的边缘位于牙龈处，重衬时将多余的树脂材料用探针去除。（l和m）在口外，医生对重衬后的暂时冠边缘进行水平和垂直方向的修整。（n）此后，把暂时修复体戴入口内，表现出很好的边缘密合性。

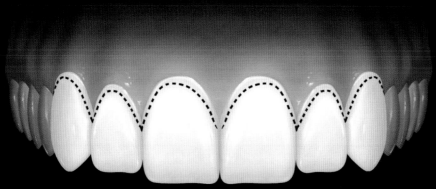

> 图2-13e

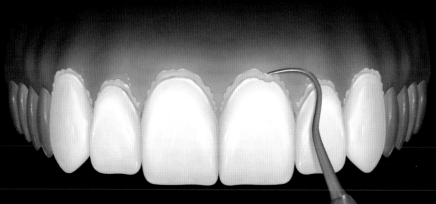

> 图2-13f

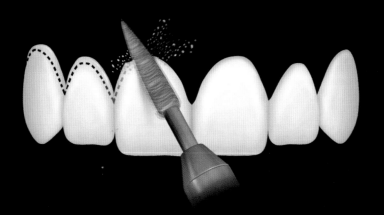

> 图2-13g

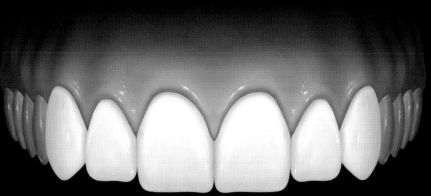

> 图2-13h

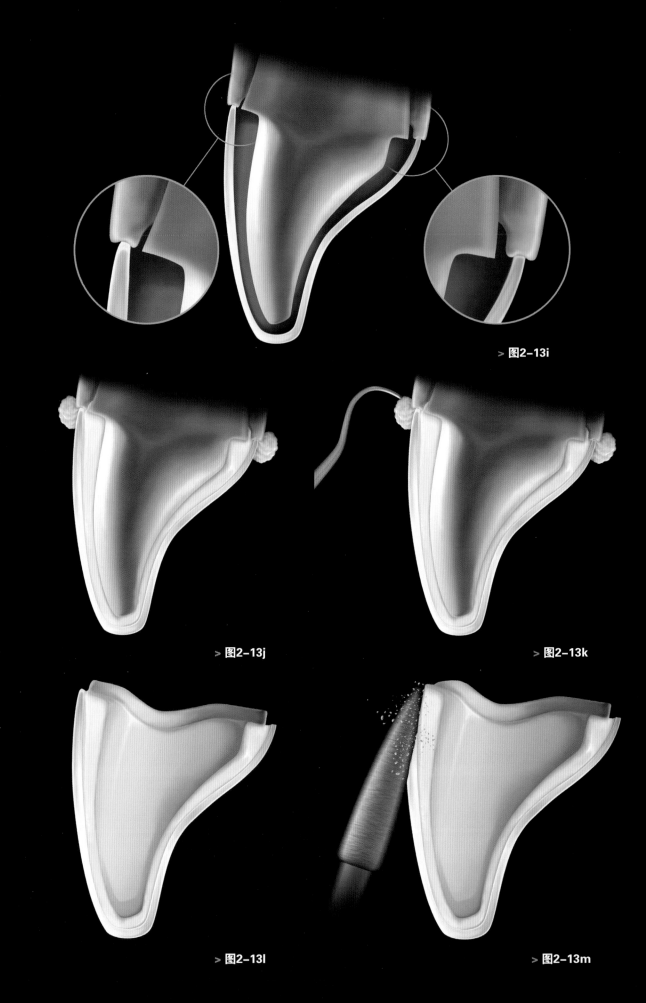

> 图2-13i

> 图2-13j

> 图2-13k

> 图2-13l

> 图2-13m

> 图2-13n

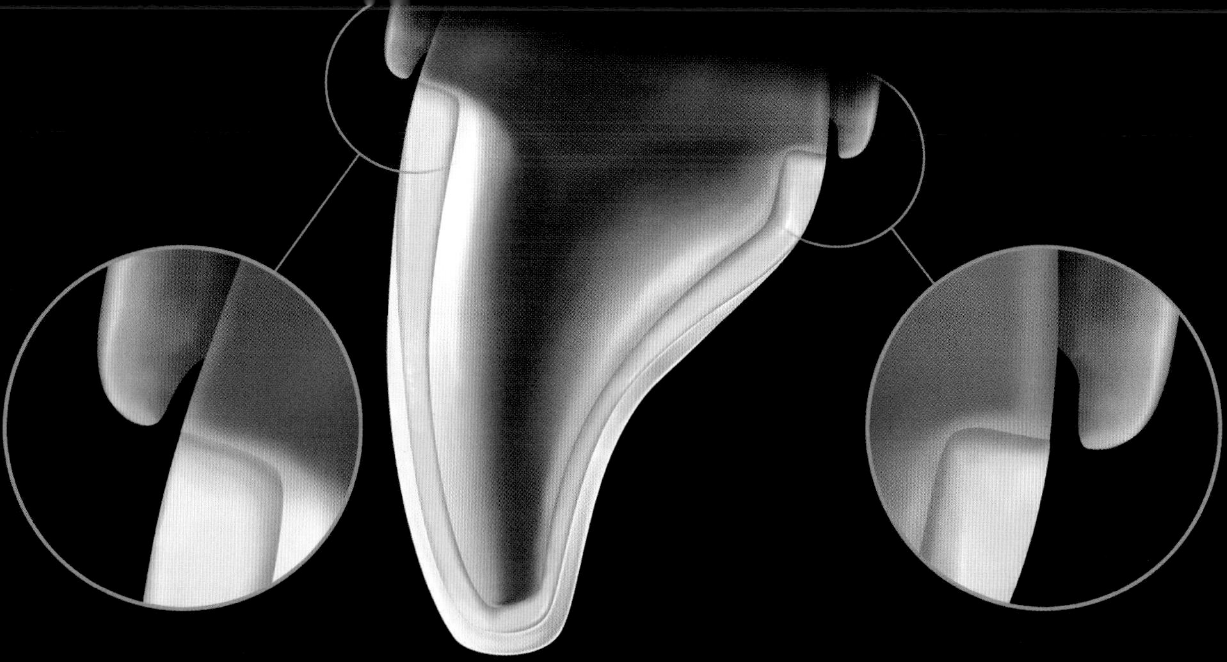

改良间接法（MIT）制作暂时修复体

步　骤

- 用铅笔在石膏模型上超过牙–龈交界的根方0.5~1.0mm处画标志线
- 诊断蜡型的基牙颈部边缘，延伸至铅笔线处
- 在石膏模型上沿铅笔线刻划一道沟
- 制作树脂暂时冠（颈1/3过度伸展：0.2~0.4mm）
- 暂时冠就位和重衬，去除多余材料
- 修整和抛光

优　点

- 被动就位
- 密合度好
- 不升高咬合
- 易去除多余材料
- 重衬材料易于进入牙龈沟
- 边缘辨认清楚
- 临床修整时间短，简便

制作暂时修复体-改良间接法

■ 前牙区修复重建 ■
硅橡胶模板灌注法（PSM）

此改良方法是将丙烯酸树脂注入从诊断蜡型上制取的硅橡胶模板内制作暂时修复体。因便于操作，此法广泛用于前牙或后牙区段。

方法

先用手指在诊断蜡型的颊侧、殆面和舌侧涂抹上藻酸盐印模材后用托盘制取印模。这样可以真实地在石膏模型上复制出诊断蜡型的所有细节，包括在蜡型颈缘外侧根方所刻划的沟（图2-14a～图2-14d）。除了石膏模型可成为稳定的参照物以外，以此石膏模型还可以制作出技师用的数个硅橡胶模板和医生用的一个醋酸酯透明模板（图2-14e和图2-14f）。

以后技师可将"牙本质树脂"放入硅橡胶模板内（图2-14g和图2-14h），覆盖在牙体预备后的石膏模型上，置于热水压聚合处理机内进行热水压处理，让树脂硬固（图2-14i）。如果是使用热凝树脂，置于100℃热水浴中，6个大气压，至少处理25分钟。如果使用自凝树脂，则只需40℃热水浴，6个大气压，热水压处理10分钟即可。热水浴处理完成后将暂时修复体的牙本质内冠从硅橡胶模板内取出（图2-14j），然后磨除切端的一部分为牙釉质层树脂留出空间。要注意的是不要将牙龈部分完全去除，因为将冠再次戴入时牙龈起着就位终止点的作用。必要时可以在牙本质层表面上色，这样把颜色保留在牙本质层和将来覆盖的牙釉质层之间（三明治法）。

图2-14 （a和b）技师收到原始的石膏模型，用铅笔画出需要延伸的边缘，然后制作诊断蜡型。（c和d）技师沿着蜡型的颈部边缘画线刻划一道沟，然后制取藻酸盐印模，再灌制石膏模型，确保所刻划的沟清晰。（e~h）在复制的石膏模型上制取硅橡胶模板，其内注入选好牙本质色的丙烯酸树脂，复位在石膏预备体模型上。（i）放入热水压聚合处理机中让暂时冠的丙烯酸树脂聚合。（j）此步骤结束后，将暂时修复体的牙本质内冠从硅橡胶模板中取出。

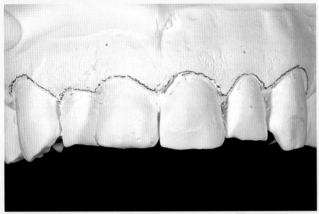

> 图2-14a

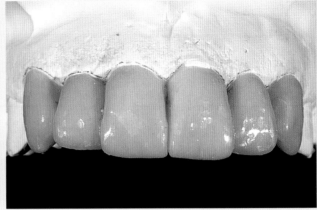

> 图2-14b

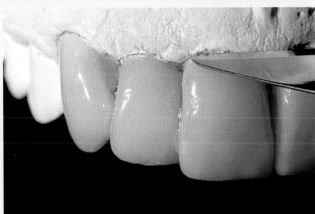

> 图2-14c

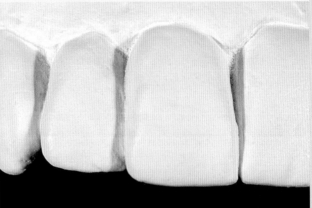

> 图2-14d

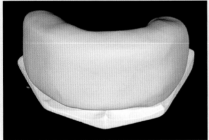

> 图2-14e

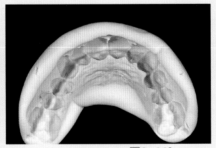

> 图2-14f

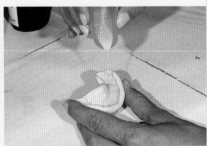

> 图2-14g

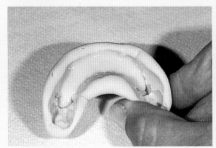

> 图2-14h

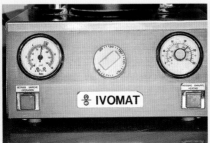

> 图2-14i

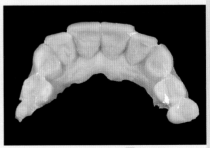

> 图2-14j

在确保存在稳定的就位终止点（图2-14k）并磨除了切缘区部分牙本质树脂材料以后（图2-14l），下一个步骤就是再次装胶。将"釉质树脂"注入硅橡胶模板与模型上牙本质内冠的间隙中（图2-14m和图2-14n），置换以前已经硬固的被磨除的部分"牙本质"。此时只需要较小的压力，避免牙本质内冠接触到模板的底部，使暂时修复体牙齿切端的"釉质"太薄，缺少必要的透明性。前面提到的就位终止点有助于完成此步骤。牙本质内冠如果在模板内放置较浅将增加釉质层的厚度，但是不会改变修复体的形态。当釉质层聚合以后（图2-14o），把石膏模型再次从模板中取出（图2-14p），根据先前制作蜡型时所刻划的标记沟，暂时冠伸展的颈部边缘（图2-14q和图2-14r）很容易被辨认，用铅笔再次标记使其更清晰。确定这些边缘是为了磨除多余的树脂时不破坏刻意过度伸展的暂时冠边缘（图2-14s和图2-14t）。用浮石膏对暂时修复体清洁抛光

（图2-14u和图2-14v），必要时进行表面上色处理（图2-14w和图2-14x）。下一步是在暂时冠内基牙相应的位置少量磨除多余的占据空间的树脂（图2-14y和图2-14z），使暂时冠在口内轻松就位，更容易进行重衬。

技术考虑

应用这一改良方法（MIT）制作暂时冠便捷而且经济，因为它只需要复制一个蜡型和制作一个硅橡胶模板。不需要将石膏模型上殆架，也不需要在技工室核对或改变咬合状态。

此方法不需要对暂时冠邻接的颈部边缘区进行设计修改。技师如果人为地把邻牙外形修改的变细变短，医生在口内戴入暂时修复体时将出现邻牙的干扰而影响就位。然而为了避免使暂时冠过于薄弱，暂时冠邻面即使较短也不能缺如。

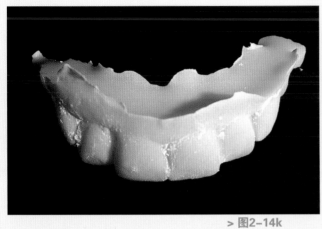

> 图2-14k

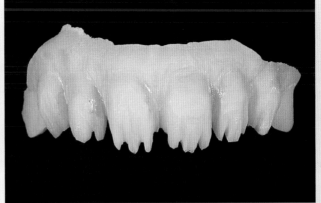

> 图2-14l

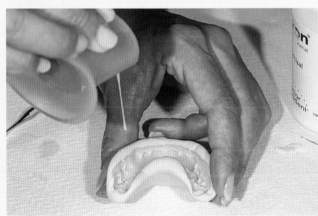

> 图2-14m

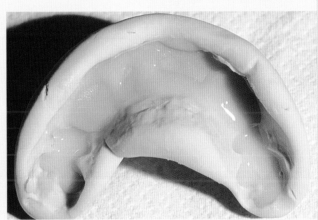

> 图2-14n

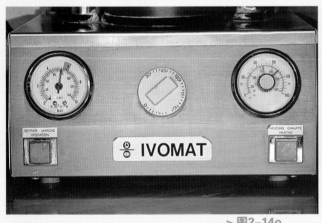

> 图2-14o

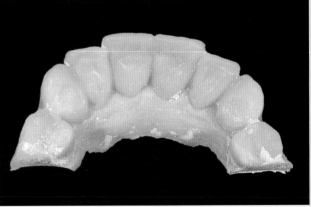

> 图2-14p

129

图2-14（续） （k和l）在添加牙釉质树脂层之前，只去除切端区域的一部分牙本质层树脂，以保证暂时修复体所需要的透明度。（m～o）将牙釉质层树脂注入硅橡胶模板内，把牙本质层的暂时修复体内冠放回原位，再放入水浴机中热处理聚合。（p）从暂时修复体的腭侧可以看到切1/3很好的透明性。

图2-14（续） （q和r）根据此前在石膏模型上刻划出的沟，在颊侧和舌侧很容易用铅笔画出暂时修复体的边缘。

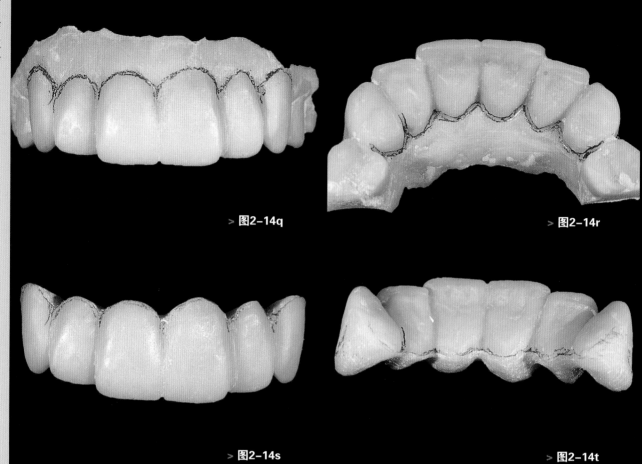

> 图2-14q

> 图2-14r

> 图2-14s

> 图2-14t

> 图2-14u

> 图2-14v

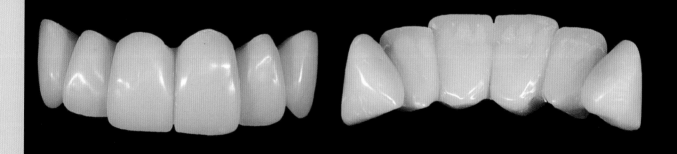

图2-14（续） （q和r）根据此前在石膏模型上刻划出的沟，在颊侧和舌侧很容易用铅笔画出暂时修复体的边缘。（s~z）在研磨和抛光后，对暂时修复体进行上亮处理。

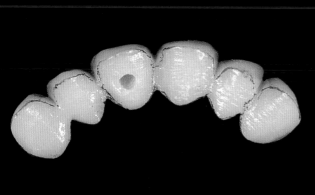

> 图2-14w

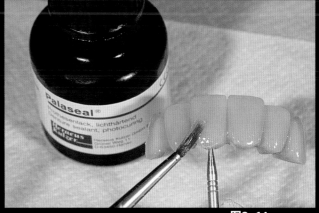

> 图2-14x

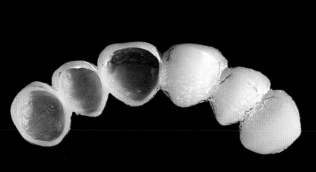

> 图2-14y

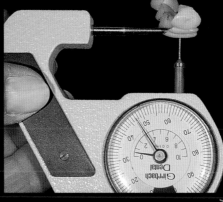

> 图2-14z

技工室制作修复体

硅橡胶模板灌注法（PSM）

步　骤

- 以诊断蜡型复制出石膏模型
- 制作硅橡胶模板
- 硅橡胶模板内注入牙本质层树脂和聚合
- 从模板中取出暂时修复体的牙本质内冠
- 切缘一部分磨除，牙釉质层树脂的注入和聚合
- 再次从模板中取出暂时修复体
- 确定颈部的过度伸展
- 暂时修复体的修整和抛光
- 修复体内表面的清洁

优　点

- 便捷和低价的方法
- 不需要上𬌗架

缺　点

- 颈部邻间区域无须设计
- 无牙区的颈部设计很难达到理想
- 在口内缺乏正确就位的参考点

■ 前牙区修复重建 ■
在口内就位

使用PSM法将暂时修复体戴入口内就位，由于没有对邻面进行很好的设计因而不太可靠，故只能以𬌗面进行参考。

请患者闭合口唇，患者的咬合可以引导暂时修复体进入正确的位置。

如果牙体预备不足或暂时冠内没有得到足够的缓冲，两者之间会产生干扰，影响暂时冠的正确就位。在此情况下，由于MIT法已对暂时冠的颈1/3区加大，就可以有更大的调整空间，包括恢复邻面接触

点。有时，患者即使可以完全闭口，也不能证明暂时修复体就位到正确位置。因为牙齿有自由动度，暂时冠实际上向颊侧前上方或舌侧前下方出现移位，不可避免地对美观–功能产生不良影响。

评估和去除干扰 可以通过使用从技工室诊断蜡型上制取的模板来避免误差，模板的范围要超过需要修复牙齿两侧的1~2颗牙齿。除去提供牙体预备整体的必要信息外，还可以指示阻碍暂时修复体就位的其他任何干扰（图2-14aa~图2-14gg）。

图2-14（续） （aa）考虑到牙齿严重磨耗后前牙区的覆盖减小，在制取印模和将石膏模型送到技工室前，在CR位调𬌗，加大前牙覆盖。（bb）在医生指导下，技师调整患者牙齿的排列位置。（cc~ee）在诊断蜡型复制的石膏模型上制作醋酸纤维素（醋酸酯）透明模板，以此法在技工室制作的暂时冠就位良好，透明模板应延伸到不进行治疗的第一前磨牙，作为暂时修复体戴入口内的就位终止点。（ff和gg）透明模板对医生非常有用，可以对牙体预备后的结果进行评估。

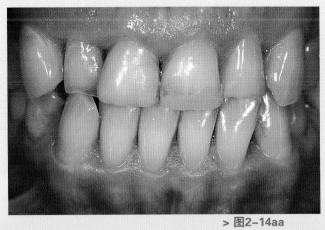

> 图2-14aa

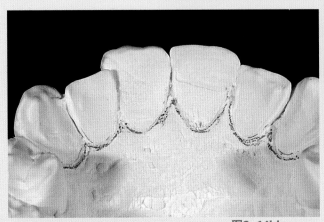

> 图2-14bb

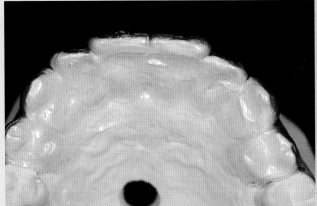

> 图2-14cc

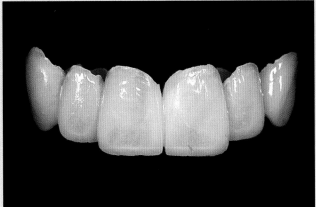

> 图2-14dd

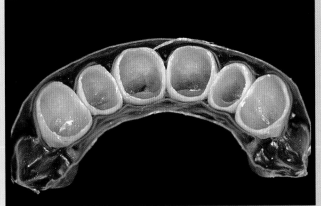

> 图2-14ee

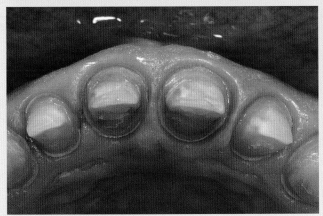

> 图2-14ff

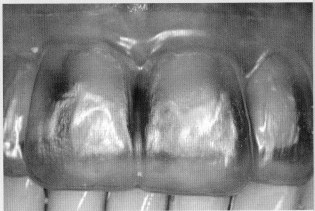

> 图2-14gg

透明模板能完整就位也是暂时修复体已经完全就位的良好标志，此时透明模板与未进行牙体预备的牙齿可达到很好的接触（图2-14hh）。通过观察树脂暂时冠在颈部龈缘的边界证实就位状态。如果模板自身没有很好就位，可以借助硅橡胶糊膏（Fit Checker，GC Dental）检查出干扰点，并用钻针把它磨除。大多数患者的暂时修复体需要被调整的部位是邻接面，邻接面存在障碍点表明技工室在对该处去除不足。这些重要部位要逐步仔细磨除直到干扰彻底消失。当全部精细修整结束后，将模板及其在其内部的暂时冠戴回口内，并确保完全就位。

由咬合引导就位 在确定完全消除了暂时修复体与基牙间的干扰点。并使暂时修复体正确就位后，将完成使命的模板取出（图2-14ii）。不然在重衬过程中会干扰暂时修复体垂直向的咬合，还会妨碍去除多余的重衬材料，造成后续工作的困难。虽然没有模板的辅助，暂时修复体可借助患者的咬合进入正确的位置。医生站在患者的前方核对𬌗平面的倾斜度、切牙切缘的位置、覆𬌗与覆盖及牙齿长度。应避免在此阶段将暂时冠过于推向龈方，防止造成暂时修复体的就位错误。

只有当医生确定暂时修复体已经完全就位以后才可以开始重衬过程。要求患者轻轻咬合直到与暂时修复体相邻的所有未进行牙体预备的牙齿达到均匀咬合接触。多余的重衬材料非常容易被去除（图2-14jj~图2-14mm）。

图2-14（续） （hh和ii）透明模板可以核对暂时冠是否已在口内正确就位，当它们准确就位后，开始进行重衬。（jj和kk）由于采用MIT法使暂时修复体的颈部1/3被增大，就不必担心在去除多余的树脂材料时会磨短暂时冠的边缘，因为预备体的边缘在暂时修复体内面。（ll和mm）口内照片和患者的微笑照片表明了整体的满意度。

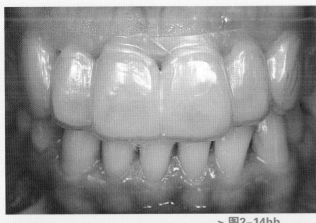

> 图2-14hh

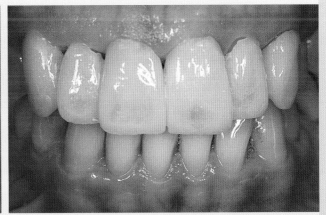

> 图2-14ii

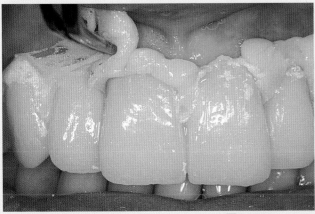

> 图2-14jj

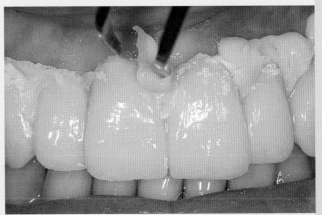

> 图2-14kk

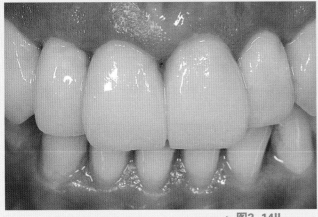

> 图2-14ll

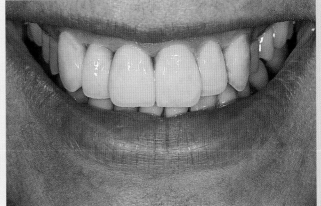

> 图2-14mm

临床上就位暂时修复体

病例1 → 接305页

暂时修复体在临床上的就位

前牙区修复

- 将暂时修复体放入透明模板
- 确认透明模板与没有预备的牙齿紧密接触，以确保暂时冠完全就位
- 使用硅橡胶糊剂找到干扰点并磨除
- 取出透明模板
- 通过对患者咬合诱导将暂时冠就位和重衬处理
- 检查咬合，修整，抛光

■ 单颌或双颌牙列的修复重建 ■
在石膏模型上压制暂时修复体（PSC）

此方法是指在石膏模型上压制暂时修复体（PSC），临床医生应用此法在𬌗面和邻接面预备出标志点，特别是对于复杂病例，使暂时修复体的就位比PSM法（硅橡胶模板灌注法）更容易。

方法

原始模型要尽可能准确而且必须包括所有相关的解剖标志点（上腭、上颌结节、磨牙后垫等）（图2-15a和图2-15b），这些解剖结构也可以从诊断蜡型上复制转移到石膏模型上（图2-15c和图2-15d），然后制作一个醋酸酯透明模板（图2-15e）和4个硅橡胶模板（图2-15f）。因为每一个模板都包括了解剖标志点，可以把它们准确地放置到患者的任何一个复制的石膏模型上。切开第一个硅橡胶模板，分成腭侧和颊侧部分（图2-15g~图2-15i），技师将已切开模板的两个部分轮流放回到原始模型上（图

2-15j）。借此方法可以分别从腭侧和颊侧检查牙齿的位置与长轴等情况（图2-15k和图2-15l）。而后，技师对石膏模型上所有需要治疗的牙齿只进行少量牙体预备（0.8~1.0mm），为制作暂时修复体留出空间。暂时冠的边缘要按照模型上铅笔所画的线超过龈缘向根方延伸（图2-15m和图2-15n），这样医生在临床上对暂时修复体进行重衬时会更加准确。在模型上涂布树脂–石膏分离剂以后（图2-15o），在第二个硅橡胶模板内放入选好颜色的"牙本质"层树脂（图2-15p和图2-15q），将其放到石膏模型上的预备体周围和无牙区域（图2-15r~图2-15t），避免出现气泡，把硅橡胶模板复位到模型上（图2-15u），用橡皮筋固定（图2-15v），放到热水压聚合处理机中固化暂时修复体的树脂（图2-15w）。如前面PSM法所描述，固化条件：6个大气压，25分钟100℃热水浴中处理即可。

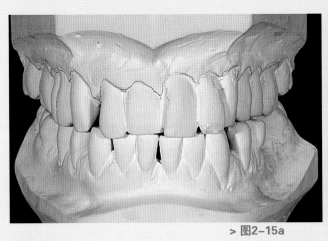

> 图2-15a

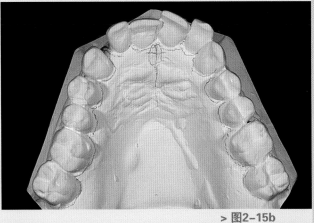

> 图2-15b

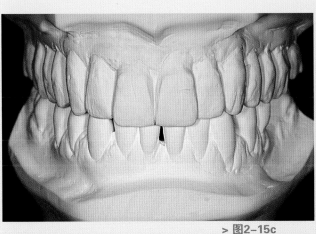

> 图2-15c

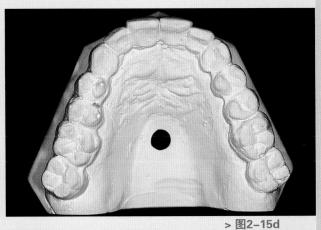

> 图2-15d

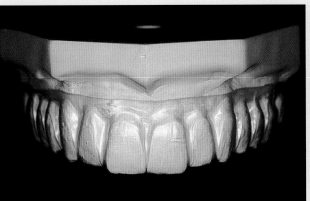

> 图2-15e

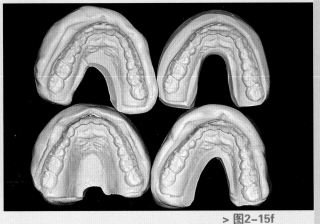

> 图2-15f

图2-15 （a）患者的石膏模型显示咬合状态极不稳定。（b）需在上颌进行牙齿覆盖的修复重建，技师用铅笔画出基牙颈部扩展线。（c和d）根据技工单描述的信息制作诊断蜡型，技师把上下颌石膏模型分开以便从前方和𬌗面观察上下石膏模型，对原有的牙齿位置进行重要的改动。尽管此患者拒绝在下颌进行正畸-修复联合治疗，根据医生引导患者在CR位置取得的𬌗记录，技师能够在模型上创建稳定的𬌗接触。（e和f）制作一个给医生使用的醋酸酯透明模板和4位技师使用的硅橡胶模板。

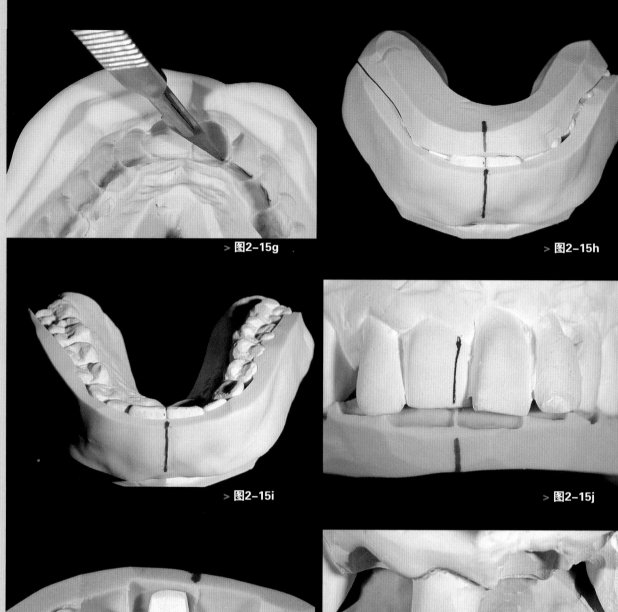

> 图2-15g

> 图2-15h

> 图2-15i

> 图2-15j

> 图2-15k

> 图2-15l

图2-15（续） （g）第一个硅橡胶模板用手术刀切开，分为腭侧和颊侧两部分。（h和i）给模板开出一个窗口，将两部分放在从诊断蜡型复制的石膏模型上，暴露中线。（j）把硅橡胶模板复位到原始模型上，技师可以看到原有的临床情况和诊断蜡型的区别。（k和l）这样可在石膏模型上确立预备体的长轴。

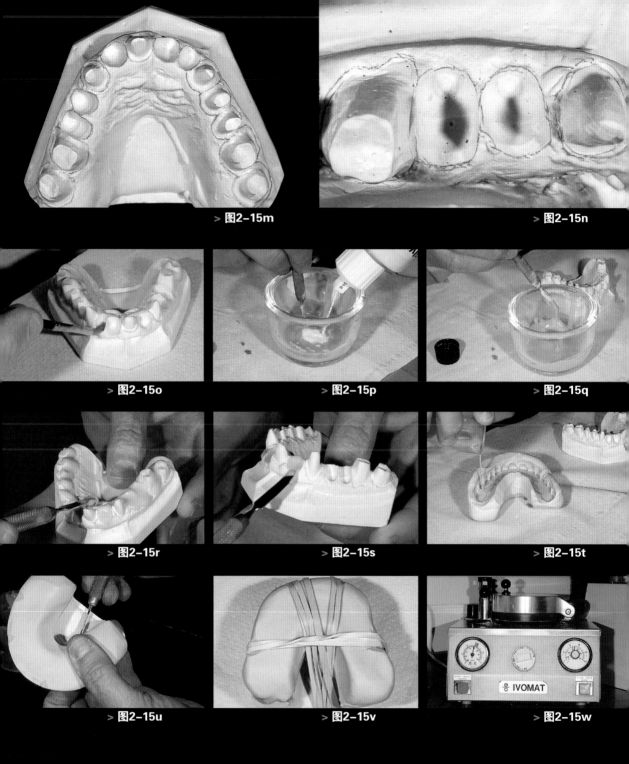

> 图2-15m

> 图2-15n

> 图2-15o

> 图2-15p

> 图2-15q

> 图2-15r

> 图2-15s

> 图2-15t

> 图2-15u

> 图2-15v

> 图2-15w

图2-15（续）　　在模型上的无牙区域刮制出长约3mm的桥体牙根形态的空间。（m和n）根的形态应为卵圆形，而且要依照所拔除牙齿的牙根形态，有足够的自洁区域，特别是颊侧。（o~s）在模型上涂布分离剂，选择合适颜色的牙本质树脂，均匀放在基牙周围和无牙区域。（t）把准备好的足量牙本质树脂注入第二个硅橡胶模板。（u~w）使其在模型上就位，去除多余的树脂，用橡皮筋将石膏模型和模板固定好，放入热水压聚合机内聚合。

暂时修复体的树脂聚合完成后去除模板，让暂时修复体留在模型上（图2-15x和图2-15y），去除牙本质内冠的一部分和切端部分以便添加"釉质"（图2-15z~图2-15bb）。与PSM法相同，如果必要可以在"牙本质"层上色，这样颜色会留在修复体内部，也就是留在已固化的牙本质层和其上方的"牙釉质"层之间。此步骤对在牙体预备后制作暂时修复体特别有效，因为它不需要再对暂时修复体内部进行磨空处理。然后使用第三个模板，对"牙釉质"层成形，与前面"牙本质"层的操作相同（图2-15cc~图2-15ee）。当"牙釉质"层聚合后，将暂时修复体放到𬌗架上核对。只有这样才有可能改正和去除略微抬高的咬合形态，尽管先前使用了橡皮筋将模板和模型固定（图2-15ff），但在"牙本质"和"牙釉质"层固化时不可避免会造成咬合的轻度升高。将暂时修复体从模型上取下，去除颈部多余的树脂（图2-15gg和图2-15hh），注意不要破坏有意过度伸展的暂时冠边缘或减少边缘下方0.4~0.5mm处树脂的厚度。和PSM法相同，修复体表面用抛光膏抛光（图2-15ii和

图2-15jj）。

方法–临床考虑

必要时要将模型放到𬌗架上调整咬合和进行牙体预备，这使PSC法比PSM法要花费更多的时间。另外，与PSM法不同，PSC法的优点是对暂时修复体的邻面设计制作准确，这时因为在模型上保留有龈乳头。同时保留了𬌗面和邻面的参考点，以PSC法制作的暂时修复体具有更好的就位准确性。

PSC法的另一个优点是，当需要拔牙时，技师可以在无牙区刻划出暂时修复体的轮廓。这对于调整桥体牙根区组织面外形轮廓很有效。临床医生要注意检查无牙区暂时修复体的组织面凸起程度（2~3mm），在其过度压迫组织妨碍正确就位时进行调改。同样，PSC法使用的树脂量越少，其聚合收缩也就越少。最后在硬质的模型上加压可以降低暂时修复体变形的危险。

140

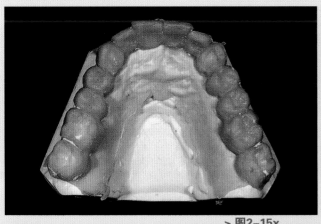

> 图2-15x

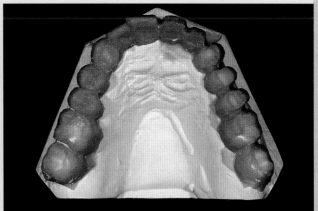

> 图2-15y

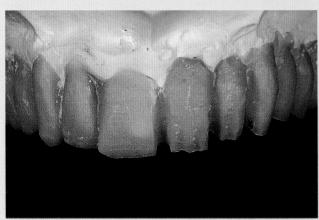

> 图2-15z

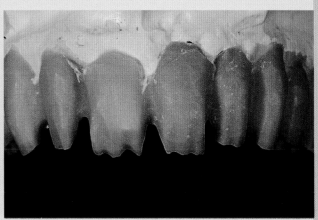

> 图2-15aa

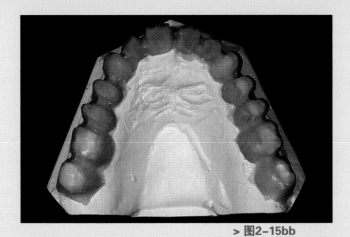

> 图2-15bb

图2-15（续） （x~bb）此步骤完成后，把暂时修复体的牙本质内冠从模板中取出并研磨修整外形。在切端区域去除一部分牙本质树脂，为釉质层树脂留出空间。

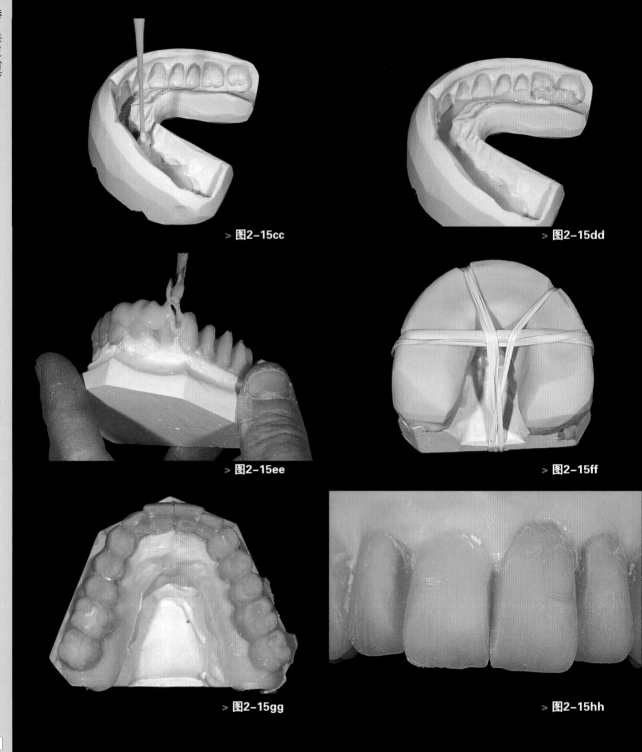

> 图2-15cc

> 图2-15dd

> 图2-15ee

> 图2-15ff

> 图2-15gg

> 图2-15hh

图2-15（续）　（cc~ff）采用第三个硅橡胶模板，可以直接将釉质层树脂直接覆盖到仍固定在石膏模型上的暂时修复体的牙本质层上。然后再次用胶带把模型与模板系紧，放入热处理水浴机内。树脂聚合后去除硅橡胶模板。（gg）从暂时修复体的殆面观，可以看到多余的树脂，应在修整和抛光前去除。（hh）近距离观察暂时修复体，可以看到釉质层覆盖在牙本质层上良好的美学效果，切端1/3具有良好的透明性。（ii和jj）将暂时修复体复位到殆架上，磨除少量抬高了咬合的障碍点，表面上色，并抛光处理。

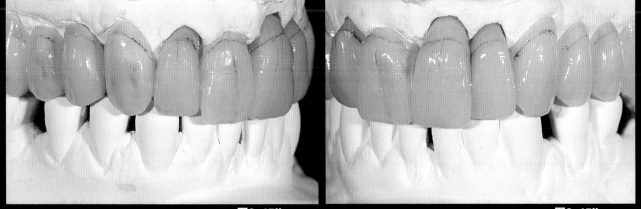

> 图2-15ii

> 图2-15jj

技工室抛光暂时修复体

在石膏模型上压制暂时修复体（PSC）

步　骤

- 制取伸展到多个解剖标志点的印模
- 以加大了暂时修复体颈部形态的诊断蜡型复制石膏模型
- 制作4个硅橡胶模板和1个醋酸酯透明模板
  - **第一个硅橡胶模板**（唇颊部分）：
    - ——核对模型就位
    - ——进行轴向调改
    - ——对基牙牙体预备至过度伸展区（铅笔标记处）
  - **第二个硅橡胶模板：**　　　在模板内灌入牙本质层树脂就位于模型上，聚合处理
  - **第三个硅橡胶模板：**　　　在模板内灌入牙釉质层树脂就位于模型上，聚合处理
  - **第四个硅橡胶模板和透明模板：**　指导医生检查牙齿长轴方向和牙体预备体形态
- 在𬌗架上检查咬合状态
- 修整并抛光暂时修复体

优　点

- 能良好地恢复接触区
- 在口内有足够的定位参考点
- 在缺隙区达到良好的颈部形态设计

缺　点

- 需要在𬌗架上进行
- 调𬌗处理造成𬌗面解剖形态少量变化

■ 单颌牙列的修复重建 ■
在口内就位

如果只有单颌牙列需要修复，首先要确定是否需要通过修复的方法对殆平面和补偿曲线进行修整（图2-15kk~图2-15oo）。

发现和去除干扰　使用从诊断蜡型上获取的模板来评价牙体预备情况，判断新的牙齿位置，长轴变化和牙体预备的深度（图2-15pp~图2-15tt）。需要指出的是当需要全牙弓重建时由于没有了牙齿参考，如何正确放置透明模板变得比较复杂，要将模板扩展覆盖到更多的解剖标志点（如硬腭区、磨牙后垫、上颌结节等），这有助于医生正确复位模板。当把树脂暂时冠放入到模板内后，借助于硅橡胶糊膏可以确定并且去除影响暂时修复体正确就位的干扰点（图2-15uu）。

利用咬合诱导就位　先把模板取出，再将患者的咬合诱导到CR位（见第1章第38~第40页），直到暂时修复体与对颌牙齿牙尖交错吻合。由PSC法制作的暂时修复体的邻面壁有助于获得正确的咬合关系。

在CR位置上核对VDO和前牙的覆殆覆盖，这些位置都应当与在模型上的位置一致。临床观察原有VDO的细小变化并不太显著（见第1章第42页）。还要从美观角度检查暂时修复体（图2-15vv~图2-15zz）。有时会出现殆平面倾斜和中线的不一致。这些变化也可能在重衬时出现。丙烯酸树脂的可塑性使临床医生有足够的工作时间从正面和侧面进行检查，并在最终聚合后再次进行调整。

必须把倾斜的殆平面和中线调整到最佳位置，但有些病例的殆平面和中线与CO最佳咬合位置关系不谐调。当重衬完成后，需要把患者的咬合诱导到CR位的过程中去除咬合干扰，使暂时修复体达到理想的功能状态。

144

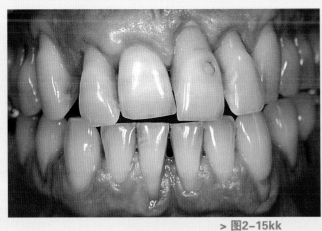

> 图2-15kk

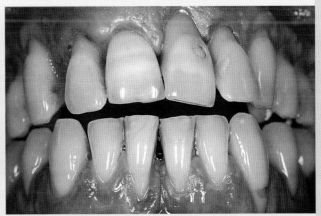

> 图2-15ll

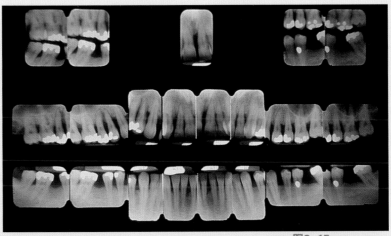

> 图2-15mm

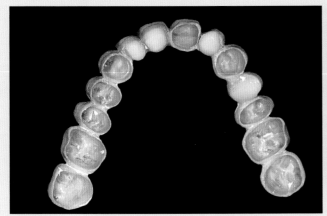

> 图2-15nn

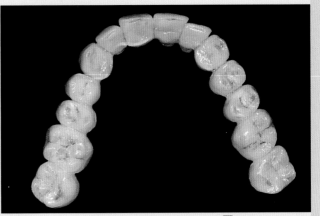

> 图2-15oo

图2-15（续） （kk和ll）观察上下牙弓，发现咬合不稳定。在CR位，患者的下颌明显后缩。（mm）全口牙片显示上颌的多颗牙齿缺少牙周组织支持。建议患者对下颌进行正畸治疗，但患者不接受。由于下颌的𬌗平面形态基本可以达到临床要求，因此决定只对上颌牙齿进行修复重建。（nn和oo）医生获取了技工室以典型的MIT法制作的颈1/3加大的暂时修复体。

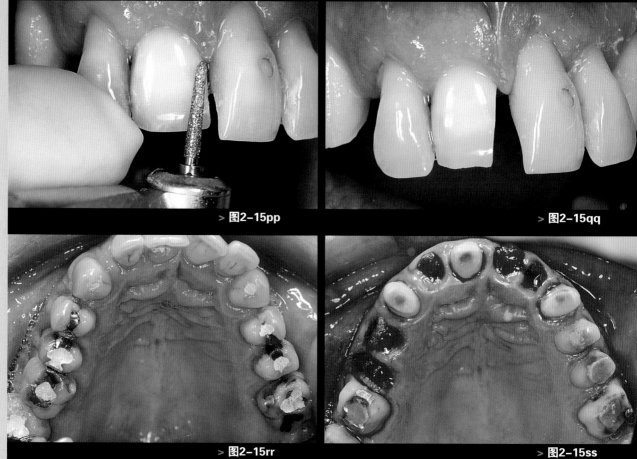

> 图2-15pp

> 图2-15qq

> 图2-15rr

> 图2-15ss

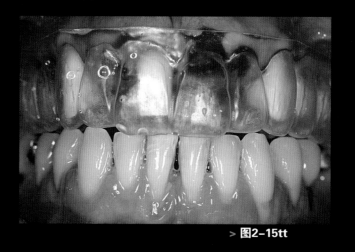

> 图2-15tt

图2-15（续） （pp和qq）如果医生没有遵从新的牙齿长轴进行牙体预备，即使暂时冠的颈部边缘加大也不能准确就位。（rr~tt）当牙周状态不良的牙齿被拔除后，只有在透明模板的指导下进行牙体预备，在透明模板中的暂时修复体才可以顺利就位。（uu）用硅橡胶膏剂来检查暂时修复体就位的准确性和有无干扰点，如有干扰点则去除。（vv~xx）去除透明模板后，对牙齿重建改变后的美观-功能进行评价。（yy）暂时修复体的重衬和修整。（zz）患者微笑的照片显示出很好的美观效果。

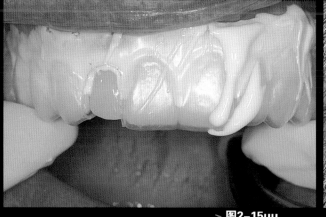

> 图2-15uu

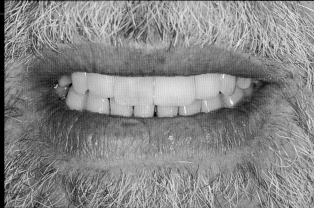

> 图2-15vv

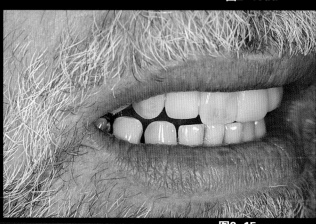

> 图2-15ww

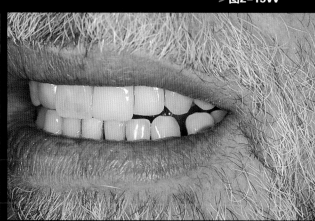

> 图2-15xx

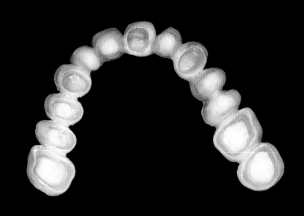

> 图2-15yy

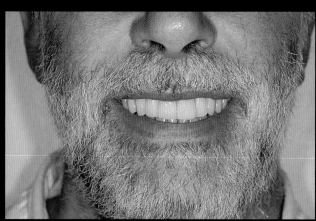

> 图2-15zz

临床上就位暂时修复体

病例1 → 接277页

单颌重建

步 骤

- 将暂时修复体放入树脂透明模板内
- 确保透明模板与解剖标志点紧密接触，以保证暂时冠以后能完全就位
- 用硅橡胶膏剂查找并去除就位干扰点
- 去除透明模板
- 试戴和重衬暂时修复体，引导患者的咬合到达CR位
- 检查咬合状态，修整，抛光

■ 双颌牙列的修复重建 ■
在口内就位

如果上下颌牙列都需要修复重建时（图2-16a~图2-16c），医生可以如前所述与单颌牙列的修复重建相同的方法试戴和重衬暂时修复体。

发现和去除干扰 医生可以在透明模板的引导下检查两个暂时修复体的就位。由于透明模板已扩展覆盖到更多的解剖标志参考点，它对于核查修复体的就位非常有效（图2-16d~图2-16g）。

如果暂时修复体没有完全就位，透明模板会提示医生在修复体和基牙之间存在干扰，干扰的原因可能是丙烯酸树脂冠体积过小。这些问题很容易通过应用硅橡胶膏的检查被发现并被去除。特别要注意暂时修复体邻面区域的干扰和牙齿已被拔除的区域。当暂时修复体经过重衬，能正确戴入后，医生只需很少量的调改即可达到良好的咬合状态。

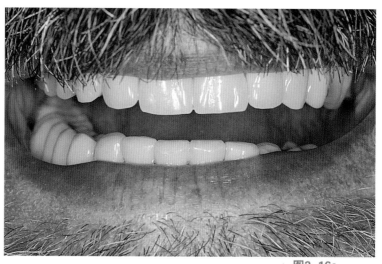

> 图2-16a

→ ... 接105页

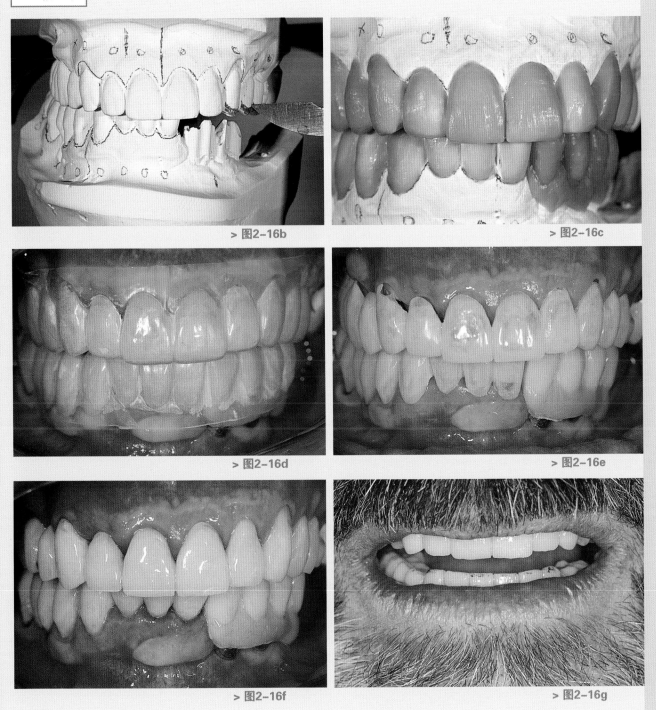

> 图2-16b

> 图2-16c

> 图2-16d

> 图2-16e

149

> 图2-16f

> 图2-16g

所展示的病例在498页

图2-16　患者自诉对此前的旧义齿极不满意。（a）原义齿在美观和功能上令人不满意。（b和c）通过使用面弓上𬌗架，技师首先根据技工单的指示制作好诊断蜡型，并依此复制出暂时修复体。（d）把修复体暂时戴入口内后，医生借助醋酸酯透明模板检查它们是否能正确就位。（e和f）取出模板，将患者的咬合引导到CR位。如果暂时冠的边缘处存在缺陷，可以使用再成形技术改善（re-margining technique，见166页）。（g）经过重衬和边缘修改后的暂时修复体达到良好的美观和功能疗效，并且𬌗平面位置也有所改善。

咬合诱导就位 去除模板以后，医生能够辨别暂时修复体超出牙齿颈部牙体预备边缘的准确位置（图2-17a~图2-17o）。

在确认没有殆干扰时，将患者的咬合引导到CR位置，重衬以前用硅橡胶膏剂在口内临时固定暂时修复体，并从美观和功能角度核对在CO位置时暂时修复体的情况。

牙齿形态正常时，一般采用牙-龈边缘作为检查VDO的参考。但是检查暂时修复体的就位很难用此方法，因为使用MIT法设计的暂时冠边缘已加大。因此，应先测量在模型上暂时修复体的VDO，然后再与口内VDO进行比较（图2-17p）。如果决定不改变口内原来的VDO时，制作暂时修复体时应比患者原来的VDO高出约1mm。高出部分是由于使用MIT法分别制作上下颌暂时修复体时，边缘的过度伸展（单颌约为0.5mm）。保留硅橡胶膏先使上颌暂时修复体就位，再对下颌的暂时修复体进行重衬，将患者的咬合引导到CR位。等树脂的聚合完成后，将下颌暂时修复体留在口内，再用同样方法重衬上颌的暂时修复体。上述方法可以在CO位和随意运动时保持良好的殆接触，并在重衬时的改变最小（图2-17q~图2-17s）。

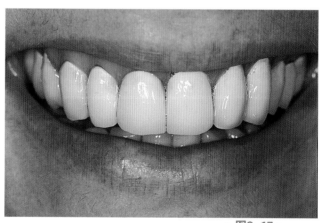

> 图2-17a

图2-17 （a和b）10年前患者经过了正畸治疗和上下颌牙齿的重建修复。（c）全口牙片显示多个牙齿有明显的牙根吸收，上颌前的牙桩核过大。（d和e）侧面观察可见修复体边缘密合度差，因此患者要求重新修复。（f~i）同样的侧面角度观察诊断蜡型，可以看到设计的美观-功能变化，然后使用MIT法复制出暂时修复体。

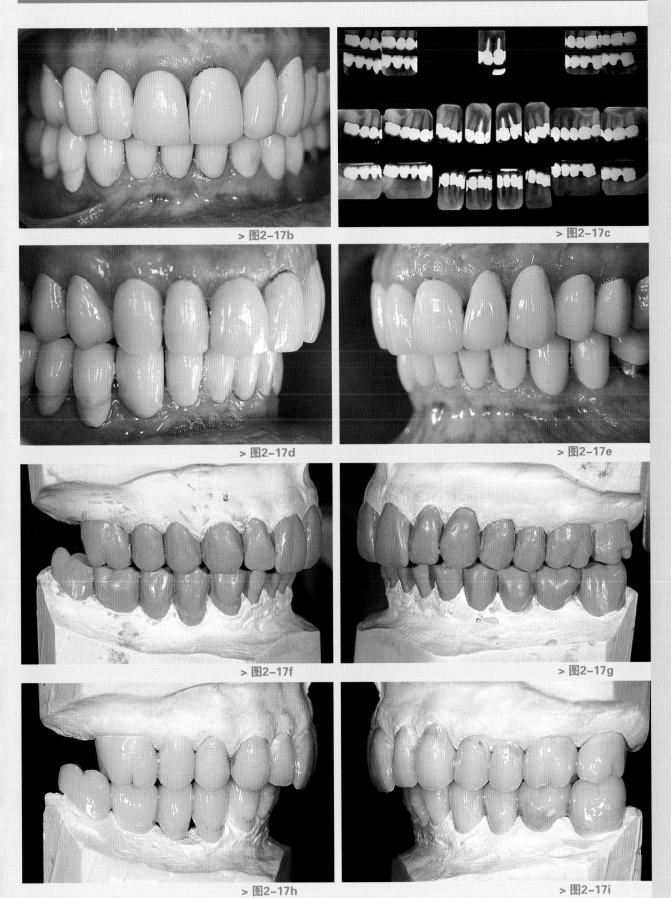

> 图2-17b

> 图2-17c

> 图2-17d

> 图2-17e

> 图2-17f

> 图2-17g

> 图2-17h

> 图2-17i

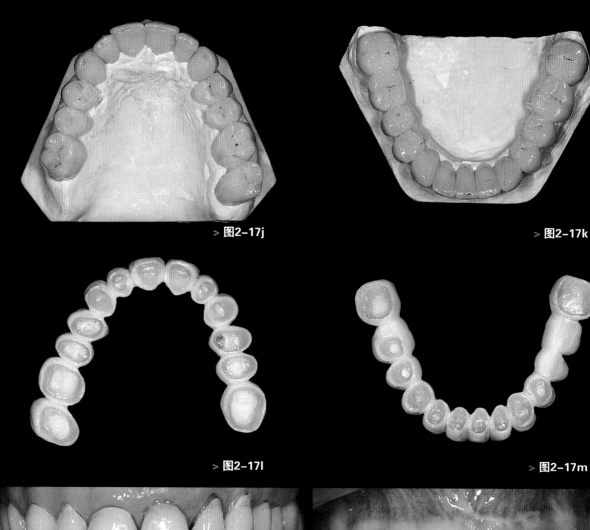

> 图2-17j
> 图2-17k
> 图2-17l
> 图2-17m

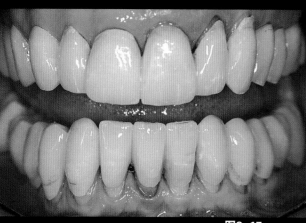
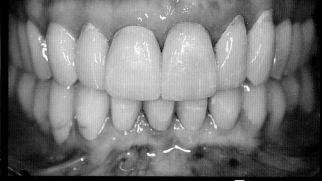

> 图2-17n
> 图2-17o

图2-17（续）　（j和k）从骀面观察石膏模型上的暂时修复体，它们显示出新的骀面解剖结构。（l和m）医生把技师转来的暂时修复体戴入患者口内。（n和o）可以看到开始暂时修复体没有完全就位，医生通过诱导患者的咬合到达CR位，使暂时修复体完全就位，这是由于暂时修复体在颈部加大可以覆盖预备体边缘，而且上下颌牙齿在CO位有良好的嵌合关系。（p）重衬暂时修复体后，核对VDO，以确保VDO在口内和在石膏模型上相同。（q）3个月后，患者的暂时修复体在美观和功能两方面均得到良好体现，前牙虽然存在牙龈高度不一致的问题，但它以后可以通过牙周手术矫正。（r和s）当进行相应的治疗，暂时修复体上亮后，再次检查切导，确保在前伸和侧方运动时后牙的咬合分离。

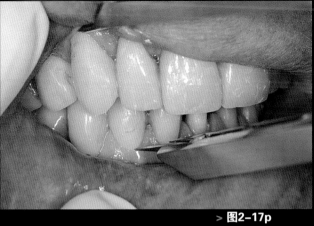

> 图2-17p

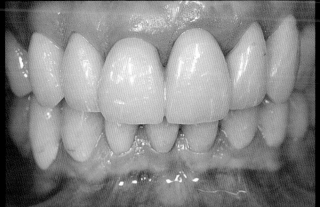

> 图2-17q

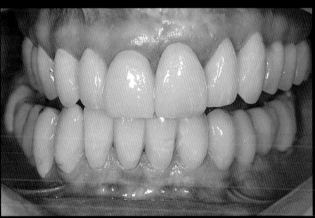

> 图2-17r

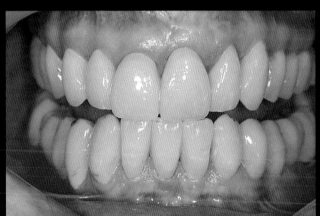

> 图2-17s

病例3 → 接255页

临床上就位暂时修复体

双颌重建

步 骤

- 将暂时修复体放入透明模板
- 确保透明模板与解剖标志点紧密接触，以保证暂时冠以后能完全就位
- 用硅橡胶膏剂查找并去除就位干扰点
- 去除透明模板
- 用硅橡胶糊剂将上颌暂时修复体稳定在CR位
- 重衬下颌暂时修复体
- 然后重衬上颌暂时修复体
- 检查咬合状态，修整，抛光

■ 正中定位装置 ■
顺利就位的引导

我们已经知道与传统的制作暂时修复体的间接法相比较，MIT使暂时修复体的就位更容易，因为MIT制作法将暂时修复体的颈1/3加大，更利于就位。一方面，暂时修复体相对自由的松动度使其较易在口内就位，牙冠间牙尖相互交错可将患者的咬合引导到CR位。另一方面，缺乏经验的医生对于如何在口内正确的位置上完成修复，并使暂时冠在设定的VDO上就位没有把握，特别是涉及上下双颌修复时。因此设计一个伸展到解剖标志区域（上腭、磨牙后垫、上颌结节等）的特殊树脂托（正中定位装置，centering device），并且用一滴丙烯酸单体把它与在模型上的暂时修复体连接在一起就有助于引导顺利地就位。

与能够起到同样作用的醋酸酯透明模板相比，由于正中定位装置更加坚硬和稳定，暂时修复体的就位也就更加准确。它比透明模板更容易去除多余的重衬材料，而且在𬌗面不会造成𬌗干扰，让患者回到CR位时很容易检查咬合状态。

> 除了易将暂时修复体复位到正确位置外，还可以用此法观察VDO，先观察𬌗架上的模型，然后转移到口内进行观察，非常有助于很多医生进行更加复杂的修复治疗（图2-18）。

图2-18 （a和b）患者需要上下颌牙齿重新修复，替换原有的不良修复体，重建正确的𬌗平面，消除牙齿间的间隙。（c~n）技师将模型转移固定到𬌗架上，制作诊断蜡型，复制石膏模型，在模型上按照蜡型上的牙齿排列进行牙体预备。

→ ...接99页

> 图2-18a

> 图2-18b

> 图2-18c

> 图2-18d

> 图2-18e

> 图2-18f

> 图2-18g

> 图2-18h

> 图2-18i

> 图2-18j

> 图2-18k

> 图2-18l

> 图2-18m

> 图2-18n

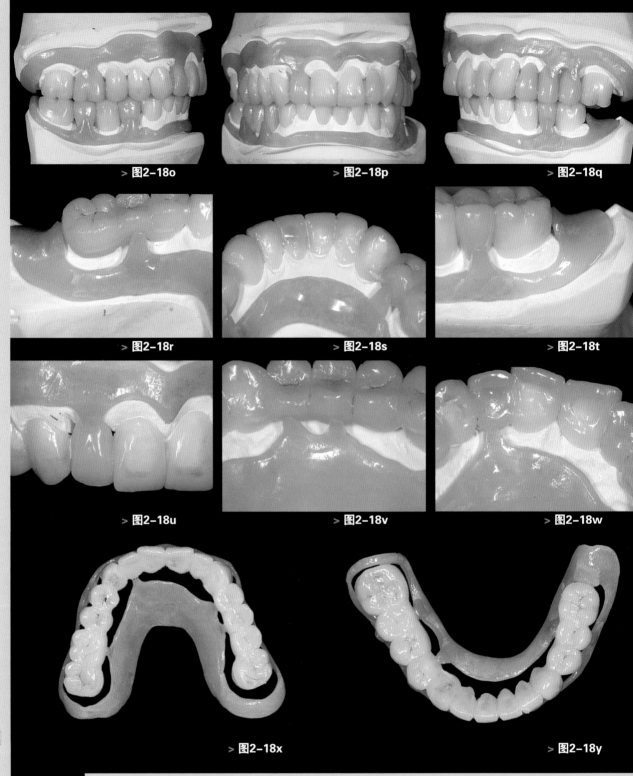

> 图2-18o

> 图2-18p

> 图2-18q

> 图2-18r

> 图2-18s

> 图2-18t

> 图2-18u

> 图2-18v

> 图2-18w

> 图2-18x

> 图2-18y

图2-18（续） （o~t）为了方便医生顺利地戴入暂时修复体，在技工室制作一个扩展覆盖到更多解剖区域的树脂基托支架。它沿着树脂暂时冠边缘的外周扩展并涵盖可以在口内重现的解剖结构。（u~y）正中定位装置（centering device）和暂时修复体通过单体相连，最好放在牙齿中间区，以便彻底去除多余的重衬材料。（z）图示：修复体-正中定位装置就位于CO位。（aa）即使未经过重衬，在随意运动时，树脂暂时冠也能获得稳定的咬合位置。（bb和cc）重衬后，把暂时修复体从口内取出。并将暂时修复体与正中定位装置分离，进行最后的研磨抛光。（dd和ee）在CO位和随意运动时进行口内观察，达到了完美的整体一致性。

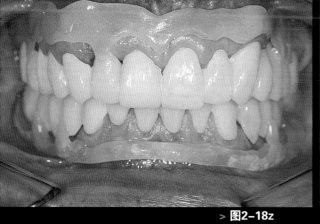

> 图2-18z

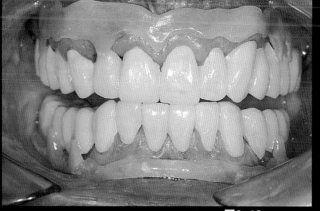

> 图2-18aa

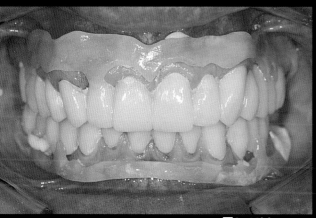

> 图2-18bb

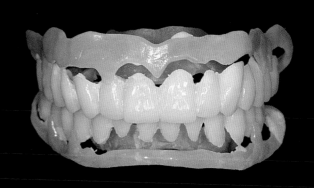

> 图2-18cc

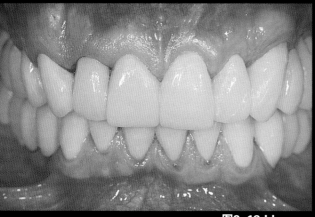

> 图2-18dd

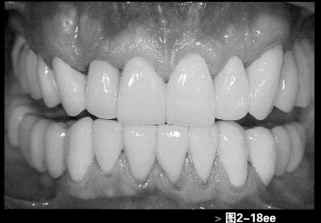

> 图2-18ee

正中定位装置

步　骤

- 制取印模，范围要覆盖多个解剖标志参考点
- 在模型上制作暂时修复体
- 在模型上制作正中定位装置，并用单体与暂时修复体相连
- 以正中定位装置引导暂时修复体的就位和重衬
- 检查咬合，修整，抛光

重　衬

通常会在口内对暂时修复体进行一次或多次的重衬处理[66-68]。不论是在牙体预备前还是预备后，用间接法制作暂时修复体，其边缘的准确性在重衬后明显高于重衬以前[69-75]。重衬时在牙龈沟内放置排龈线有利于准确辨认边缘位置[1,31,76-77]。在对暂时修复体的内面进行喷砂和用单体湿润以后，在冠内放入拉丝期的自凝树脂（图2-19a~图2-19c）。用水湿润口内基牙的表面，当调和好的树脂失去光泽时（面团期）将暂时冠戴到基牙上（图2-19d）。不建议在基牙表面使用分离剂（如凡士林凝胶等），这会阻碍树脂的聚合反应。

所有重衬时溢出暂时冠的多余树脂不太容易附着在暂时冠的边缘上，因此在树脂聚合前非常容易被彻底清除（图2-19e~图2-19j）。其唯一的原因就是以MIT法制作的暂时修复体，牙体预备的边缘位置在暂时修复体的组织面上。

在重衬初期，由于树脂存在可塑性，必要时仍可以对暂时修复体进行少量的改动以及殆面塑形。先将暂时修复体向脱位方向滑动（2~3mm），再重新戴入，同时用气和大量的水小心地喷洒在暴露的基牙表面上（图2-19k和图2-19l）。此步骤每15~20秒重复一次，目的是尽可能减少聚合时产热的刺激，并且去除掉单体对于牙髓和牙龈的刺激[36-37,68,78-80]。

大量的水不仅抑制了温度的上升，并且增加了重衬材料的工作时间，迅速发现可能黏附在基牙表面或黏附在倒凹处的树脂材料，都要在聚合完成前去除及修整[72]。

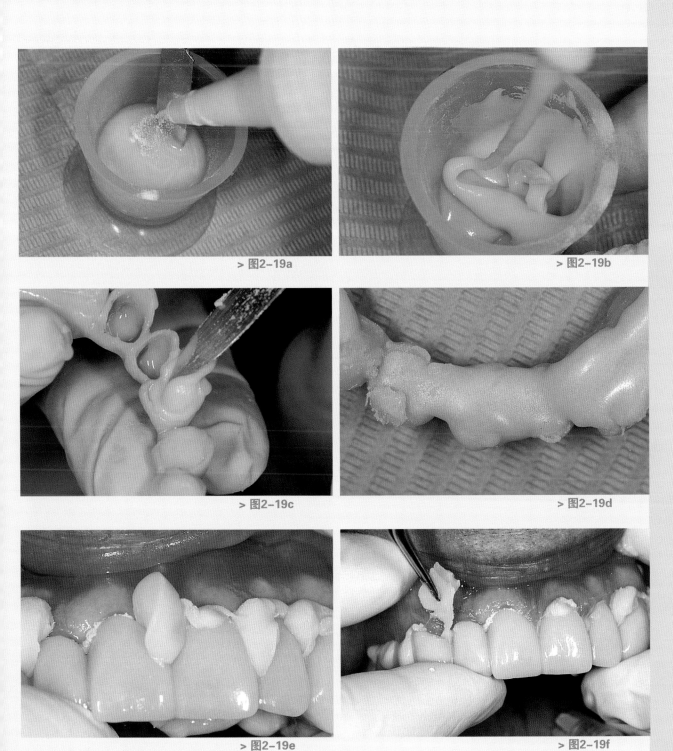

> 图2-19a

> 图2-19b

> 图2-19c

> 图2-19d

> 图2-19e

> 图2-19f

图2-19 （a和b）调和甲基丙烯酸甲脂树脂用于重衬，将粉末倒入盛放单体的容器中调和均匀，静置到拉丝期取出应用。（c）先用单体湿润树脂暂时冠内部，再将调和好的树脂放在暂时修复体组织面上。（d~f）当重衬材料变得不透明和没有黏性时，将暂时修复体放入口内，然后去除多余的树脂材料。

当树脂处在面团期时，可以将暂时修复体从口腔内取出，检查重衬边缘的准确性。如果发现牙体预备边缘辨识不清和不准确等情况，可以在牙齿的边缘区添加液状树脂并再次将暂时修复体戴入患者口内，直到树脂聚合完成[35,41,50,79]。

边缘密合和机械固位 如果把暂时修复体提前从口内取出会产生意料不到的变形，严重的边缘不密合[46,48,50,79]。其后果会造成：①易发生基牙龋坏，影响牙髓活力；②造成生物性整合缺失；③降低暂时修复体的机械固位[40-41]。重衬使用的树脂类型也会影响暂时修复体边缘的密合准确性[29,49]。作者使用了超过20年的聚甲基丙烯酸（Coldpac Tooth Acrylic, Motloid），特别是和复合树脂材料相比，

已经证明能够保证暂时修复体的良好边缘密合性[49]，由于它是收缩型甲基丙烯酸酯，同时具有令人满意的机械固位力[65]。然而，如果发现重衬完成后的暂时修复体边缘仍不密合，其暂时冠内部要再次磨出适当的空间，留出放入新鲜树脂的间隙，再次进行重衬。为防止出现咬合升高的风险，可以在暂时冠的腭侧钻出小孔，重衬时让多余的材料流出[81]。为了完成暂时修复体的聚合反应，增加整体抗力和减少气泡，将暂时修复体浸泡在压力锅内的（2个大气压；最大2.5个大气压）热水中（30℃左右）2~3分钟[49,82-83]。如果暂时修复体机械固位力差，把它浸泡在热水中（45~50℃）能产生轻度聚合收缩，有利于增加固位力。

图2-19（续） （g和h）在去除使用MIT法制作的暂时修复体多余的重衬材料时，不必担心影响边缘的准确性，因为牙体预备的边缘在暂时冠内部。（i~l）为了避免暂时修复体树脂聚合时温度升高刺激牙髓，可以用水-气混合喷洒冲洗基牙，每隔15~20秒将暂时修复体向脱位方向少量滑动，直到完成重衬过程。

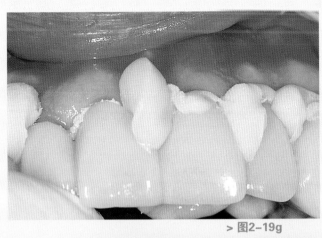

> 图2-19g

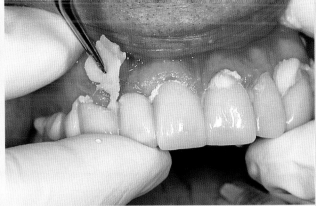

> 图2-19h

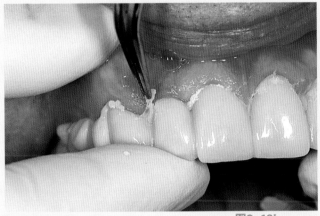

> 图2-19i

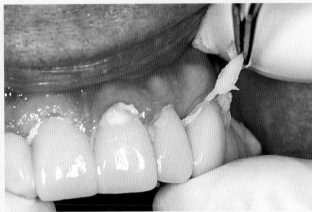

> 图2-19j

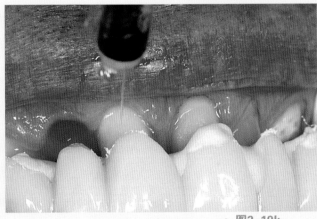

> 图2-19k

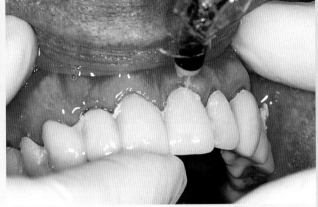

> 图2-19l

重 衬

步 骤

- 戴入树脂暂时修复体，检查咬合关系和暂时冠边缘的过度伸展情况
- 对暂时冠内部喷砂处理并用单体湿润
- 在暂时冠内放入重衬树脂材料
- 当树脂材料达到拉丝期时，将暂时修复体放到湿润的基牙上
- 去除多余的重衬材料
- 每隔15~20秒将暂时修复体向脱位方向少量滑动，在口内等到暂时修复体的树脂完全聚合后取出
- 检查咬合，完成，抛光

修 整

以MIT制作的暂时冠有两个特征：颈部外形过大和冠边缘内部的容器作用，都使医生很容易实现暂时冠在重衬以后良好的密合性。如果重衬材料能正确突入龈沟内，向牙体预备边缘的龈向伸展，能够在暂时修复体上观察到没有进行过牙体预备的牙根部分。有时医生会错误地认为这种伸展超越了边缘界限而表示不满。有时医生会用铅笔标记更向根方的扩展线，并把暂时冠重衬的边缘也延伸到此位置，这种方法是不正确的，会造成暂时修复体的过度伸展，侵犯牙周生物学空间，并无法取出多余的粘接剂，刺激牙龈引起炎症。

因此，医生必须特别注意边缘修整阶段，用钻针去除暂时冠过度伸展的部分，直至达到真正的牙体预备边缘（图2-20a~图2-20f）。

将暂时修复体再次戴入口内，核对边缘长度，用铅笔的横线标记出过长的部分，用铅笔的纵线标出过度凸起的部分（图2-20g~图2-20j）。最好使用火焰状车针在邻接区修整唇颊侧和舌侧形态。用片切盘可以很好地分开牙齿，达到美观的外形（图2-20k~图2-20m）。

有经验的医生可以仔细小心地使用反角度手机（红圈）和金刚砂钻针直接在口内对暂时修复体的颈部外形进行更细微的调整，要特别注意不要损伤基牙预备体和周围的牙周组织（图2-20n~图2-20s）。可以重复多次地将暂时修复体向脱位方向少量滑出1~2mm再戴入，来确定修整的效果。

图2-20 （a~f）用MIT法制作的暂时修复体由于加大了颈部1/3的体积，在重衬以后水平向显得过突（出现台阶样外观），并且垂直向过度延伸使重衬材料进入到牙龈沟内。这些问题可以使用安装在直机头上的钻针在口内进行修改。为了去除水平向过突的台阶，车针最初与暂时修复体的轴壁近似垂直，然后逐步降低角度，直到最终与牙齿的轴壁接近平行。医生要特别注意确保真正的暂时冠边缘密合，同时去除重衬时流到牙龈沟内的多余树脂。如有多余树脂存留，会侵入牙龈生物学空间，引起牙龈炎症。

162

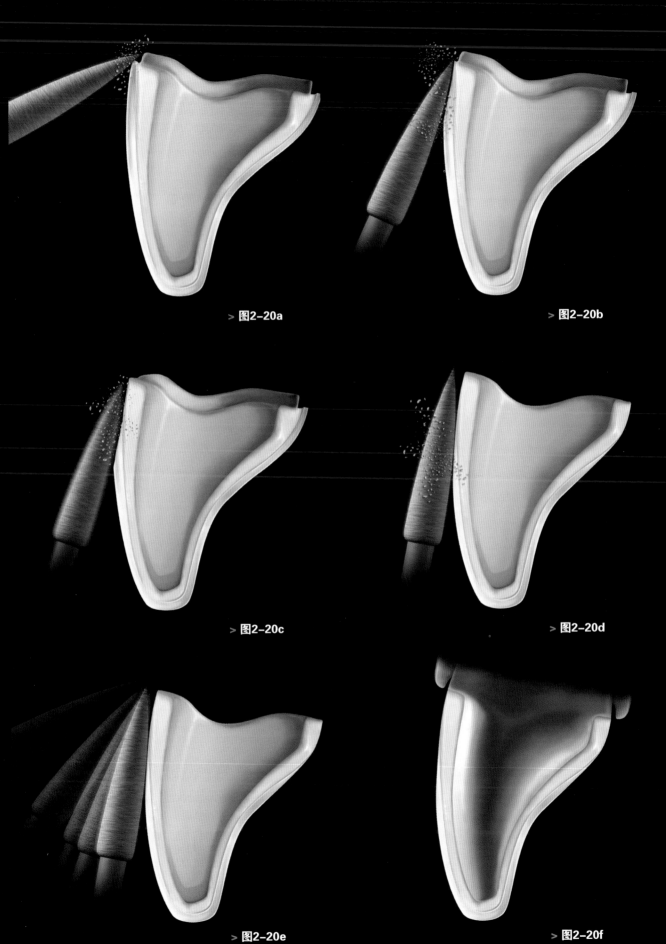

> 图2-20a

> 图2-20b

> 图2-20c

> 图2-20d

> 图2-20e

> 图2-20f

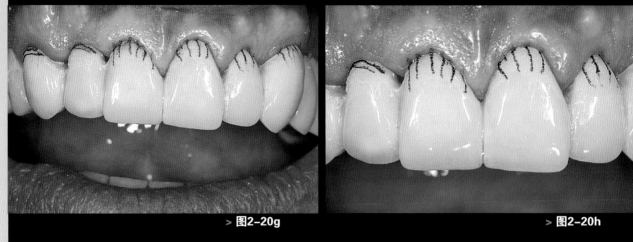

> 图2-20g

> 图2-20h

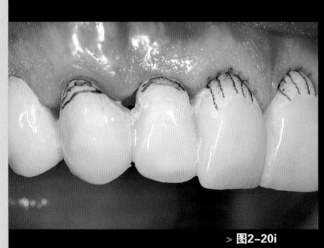

> 图2-20i

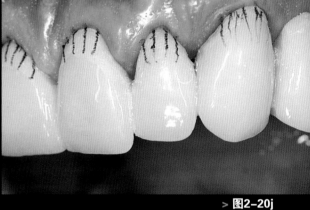

> 图2-20j

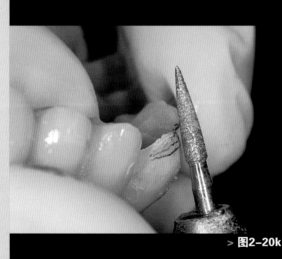

> 图2-20k

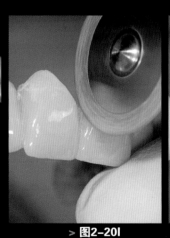

> 图2-20l

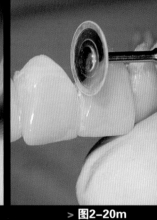

> 图2-20m

图2-20（续） 把暂时修复体戴入口内，用铅笔的横线标记出暂时冠颈部水平向过长的部分。（g~j）用铅笔的纵线标出过度凸起的部分。（k）取下暂时修复体，把车针安装用直机头上进行必要的磨改。（l和m）为了在前牙区段获得理想的美学效果，用金刚砂细车针修整前牙的邻间隙。（n~p）在口外完成这些修改后，有经验的医生会在口内仔细进行进一步微细的修改，将暂时修复体反复戴入和取出检查，注意去除与预备体和周围牙周组织之间的干扰。（q~s）使用尖头探针，检查边缘密合度、有无悬突，以及暂时修复体的形态轮廓。

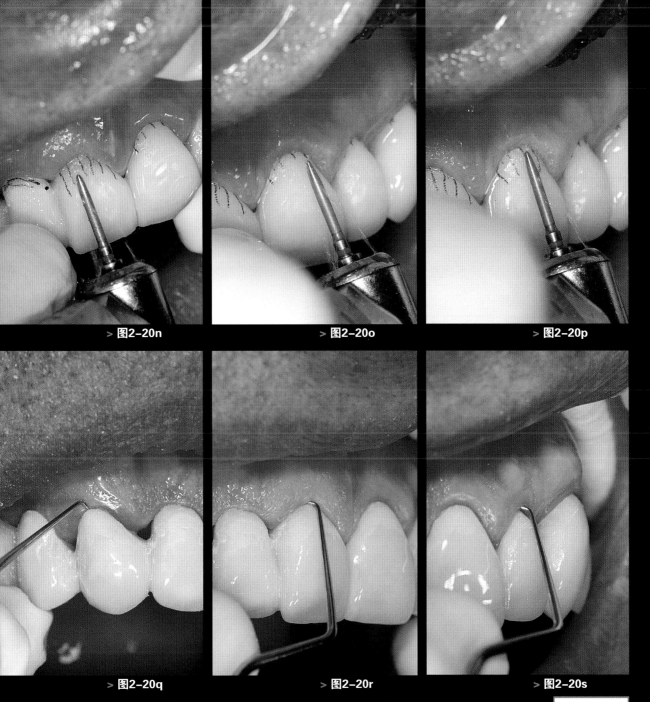

> 图2-20n

> 图2-20o

> 图2-20p

> 图2-20q

> 图2-20r

> 图2-20s

→ ...接193页

暂时修复体的修整

步　骤

- 确认预备体边缘
- 去除过度伸展的颈部边缘至牙体预备的终止线
- 在口内检查就位情况，并用铅笔进行标记
- 把钻针安装在机头上进行调改

再次修整边缘

类似盐和胡椒末的应用技术

如果暂时修复体被修整以后在某些区域的边缘仍不密合，可以使用类似盐和胡椒末的应用技术对暂时修复体的边缘进行再次重衬修整（图2-21a）。先对需要再次修整的暂时冠边缘喷砂处理，用毛笔沾上少量单体后再沾上少量树脂聚合体粉末混合成糊状，涂布到需要再次修整的暂时冠边缘区。由于甲基丙烯酸树脂的疏水性，在添加树脂前要将局部暂时冠边缘彻底干燥。当树脂材料聚合完成以后，对重衬的局部边缘再次修整和抛光。

流动树脂

由于光固化流动树脂的使用非常方便，常在暂时冠边缘直接添加光固化流动树脂取代类似盐和胡椒末使用方法进行再次修整（图2-21a和图2-21b）。如果发现有几处边缘不完善时应用光固化流动树脂的优势更明显。由于流动树脂聚合的速度极快，医生可以在很短的时间内进行数次边缘修整，直到取得良好的边缘密合度。在口内完成光固化流动树脂的初步聚合后（约12秒），将暂时修复体从口内取出，在口外完成最终聚合。为了避免暂时冠边缘断裂，所选择的流动树脂最好与制作和重衬暂时冠材料的弹性模量相同。对于需再次边缘修整的区域使用粘接剂和喷砂处理都很有效。最好使用金刚砂车针而不使用钨钢钻针完成边缘修整，以减少振动造成的后添加材料的分离（图2-21c~图2-21e）。

图2-21 （a和b）当存在数个局部的暂时冠边缘缺陷时（边缘过短、外形轮廓不足、裂纹等），不需要对整个暂时冠再次重衬处理。可以选择使用光固化流动树脂替代以往的树脂材料，注射在位于口内的暂时冠边缘上。流动树脂初期固化后（约10秒），从口内取出暂时修复体，完成最终的光固化聚合。医生要确保光照能覆盖整个边缘区域。（c~e）逐步改变修整过程中钻针的角度，首先去除颈部台阶，然后完善轮廓外形，在短时间内可以达到良好的暂时冠形态和边缘密合性。

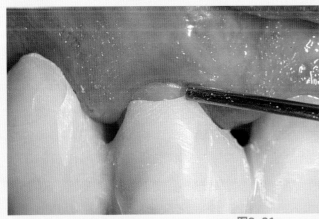

> 图2-21a

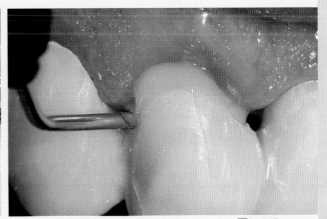

> 图2-21b

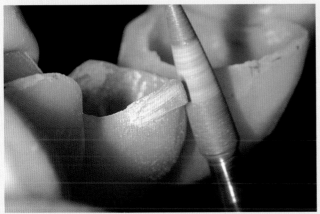

> 图2-21c

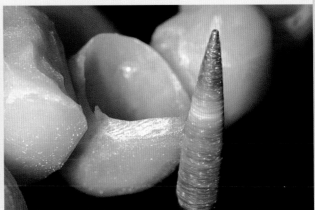

> 图2-21d

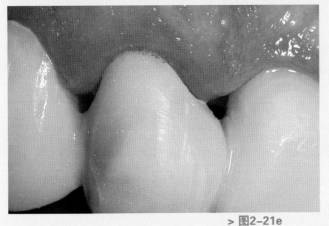

> 图2-21e

再次修整暂时冠边缘

步　骤

- 对需要再次修整的暂时冠边缘处喷砂处理
- 暂时修复体口内就位
- 用流动树脂加在需要修整区
- 在口内光照初步使添加的流动树脂聚合（约10秒）
- 在口外光照使添加的流动树脂完全聚合（15~20秒）

上色和上光

在技工室[84]，所选用制作暂时冠和重衬树脂的稳定性[81]，是保证患者在口内较长期戴用暂时冠能保持美观效果的一个重要因素。尽管现在许多丙烯酸树脂含有稳定剂，但是接触到食物中的色素（如茶和咖啡等）时，由于材料内部存在的小孔，会造成色素的沉积和颜色改变。在此方面，临床应用证明甲基丙烯酸甲酯树脂的颜色是最稳定的，很少发生着色[84-85]。

如果暂时冠的厚度特别薄，它们的最终颜色不仅取决于在技工室所选择的暂时冠树脂颜色，同时也取决于重衬树脂的颜色，这些颜色都要与医生需要修复的颜色一致。为了使暂时修复体达到美观效果（图2-22a~图2-22e），在完成修整和采用抛光粉抛光以后，可以在暂时修复体表面增加颜色并用特殊的丙烯酸封闭剂固定（Palaseal，Heraeus-Kulzer）[86]，封闭剂需要使用紫外线烘箱照射聚合（图

2-22f）。在暂时冠的邻间区域需要上光处理，这是一个用抛光轮很难到达的区域，医生要非常注意避免将此区制作的过厚，不能影响这些区域的清洁能力。当暂时冠的美观效果令患者满意以后，其美观效果并不一定能长久持续（图2-22g和图2-22h）。较好的解决方法是将暂时修复体在口内先应用一个较短的时间（2~4周），或在进行相关治疗时（如牙髓治疗、牙周手术、种植手术），把暂时修复体取出重新上光上色处理。如果在暂时修复体中同时存在固位体和桥体时，丙烯酸树脂的厚度明显不同，对暂时修复体一种基本的上色方法是将丙烯酸色素添加到重衬糊剂中，进行混合而改变颜色（图2-23a~图2-23m）。另一个常用的解决方法是将桥体内部磨空，达到与暂时冠相同的均一厚度。然后加入等量混合好颜色的重衬材料，使其得到与暂时冠相同的颜色。

图2-22 （a和b）患者的笑线属于低位笑线，想更换前牙区域的旧修复体。（c和d）先在技工室制作完成暂时修复体，戴入口内，检查就位情况。（e）嘱患者咬合在MI位进行重衬处理，去除多余重衬的树脂。（f）完成修整后，对暂时修复体表面上色，以封闭剂固定。（g和h）最初戴入口内时，暂时修复体表面光亮，但2个月后亮度减弱。

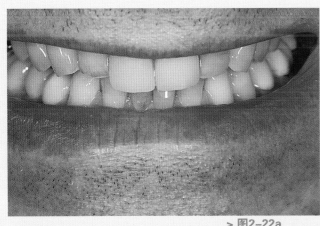

> 图2-22a

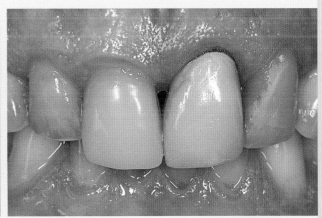

> 图2-22b

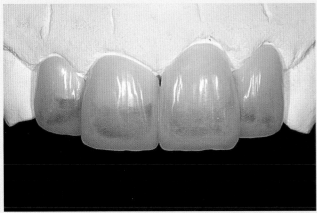

> 图2-22c

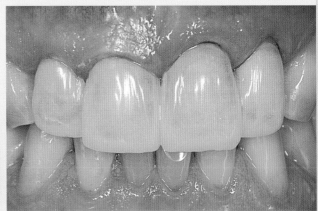

> 图2-22d

169

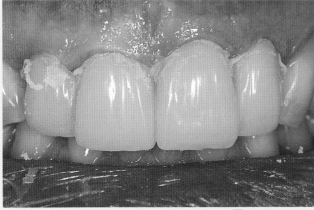

> 图2-22e

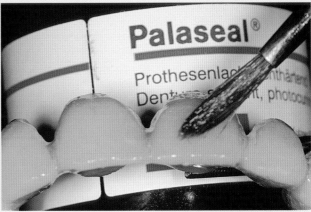

> 图2-22f

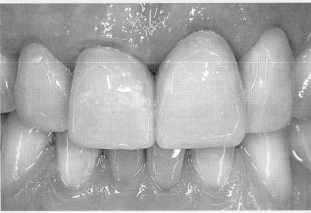

> 图2-22g

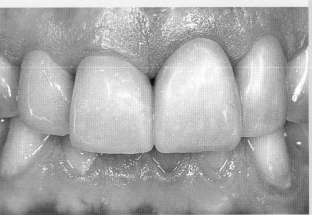

> 图2-22h

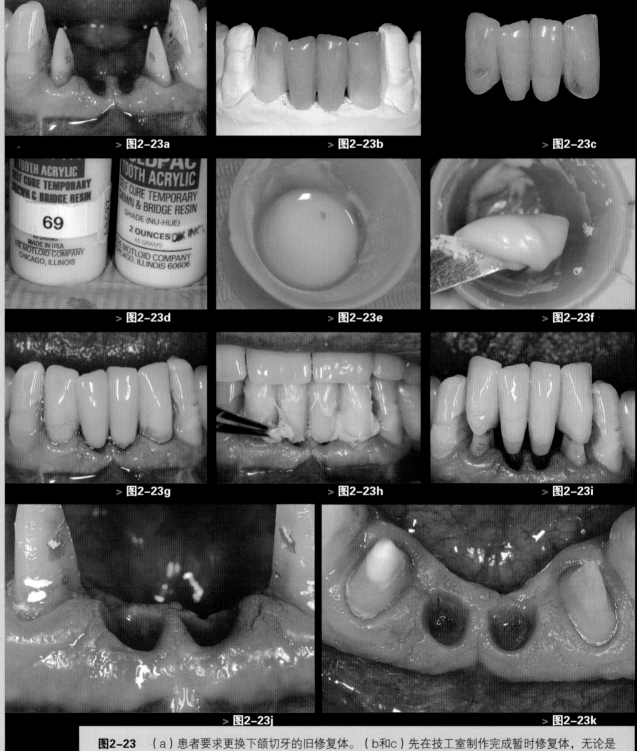

> 图2-23a

> 图2-23b

> 图2-23c

> 图2-23d

> 图2-23e

> 图2-23f

> 图2-23g

> 图2-23h

> 图2-23i

> 图2-23j

> 图2-23k

图2-23　（a）患者要求更换下颌切牙的旧修复体。（b和c）先在技工室制作完成暂时修复体，无论是放置在石膏模型上或取下单独放置时，中切牙和侧切牙的颜色差距都很明显，这是由于暂时冠戴在基牙上以后，中间的牙齿和其他牙齿的树脂暂时冠相对厚度不同而造成。（d~f）为了减少颜色的差异，在调和重衬糊剂时，把颜色添加到牙本质和牙釉质区域，加大颜色的饱和度。（g）先把没有进行重衬的暂时修复体戴入口内，确定中切牙与侧切牙间的颜色差异。（h）重衬处理。要求患者闭合上下唇，诱导患者的咬合使暂时修复体达到正确位置。（i）去除多余的重衬材料，进行打磨和抛光后，4颗牙齿的颜色差异很小。（j~l）在原有牙齿的位置上，暂时修复体的外形设计与制作良好，对拔牙区进行了适当的设计成形以后，暂时修复体的美观和生物性均达到了完美整合。（m）最终修复体达到了令人满意的治疗结果。

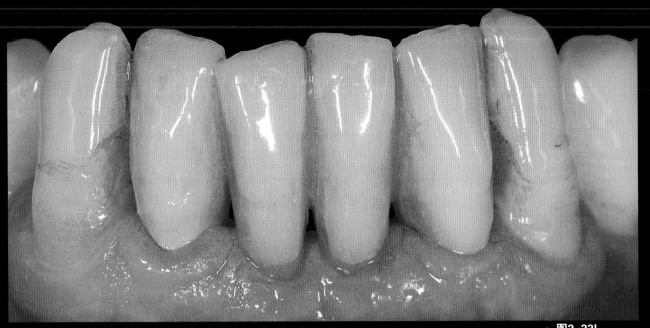

> 图2-23l

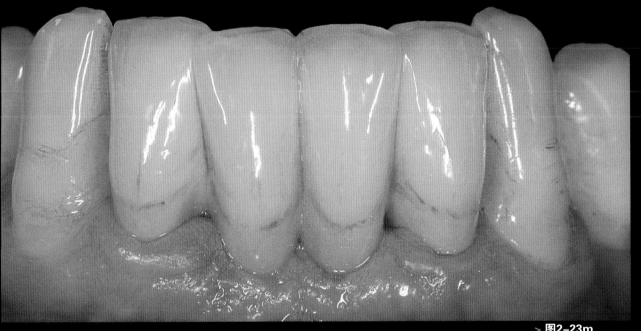

> 图2-23m

上色和上光

步 骤

- 认真选择重衬糊剂的颜色以达到修复所需颜色
- 用橡皮轮和石英砂对暂时修复体的外表面进行修整抛光处理
- 在暂时修复体表面进行个体特征性的上色，用树脂涂料上光处理
- 2~4周以后或在进行其他治疗时，可以再次进行上色处理

粘 接

粘接暂时修复体时，必须在修复体与预备体之间取得良好的密合度，防止产生微漏和对牙髓的刺激[65,87]。用于暂时修复体的基本粘接材料通常是：

- 氧化锌丁香油
- 不含丁香油的氧化锌
- 氧化钙
- 甲基丙烯酸

然而所有这些暂时性粘接材料应使临床医生在需要时能很容易地取下暂时修复体。这些暂时性粘接材料还应能保证暂时修复体在正常咀嚼时的稳定性。由于这两个目的是相反的，因此要根据患者的具体情况选用不同种类的粘接剂。

毫无疑问，氧化锌丁香油类水门汀被应用得最多，特别是基牙仍是活髓的情况，这是因为丁香油的抗菌特性可以降低基牙的敏感度[87]（图2-24）。但是在粘接暂时修复体需要重衬时，丁香油会影响丙烯酸的聚合[22,88]。即使是最广泛应用的水门汀，如TempBond（Kerr），也有此缺点。

如果在颈部使用诸如凡士林这种有颜色的润滑剂，可以防止暂时修复体的局部黏附上水门汀，更容易去除多余的水门汀，也可以节省大量临床时间（图2-24c~图2-24h）。需要注意的是不要将凡士林混入水门汀粘接剂，以免降低粘接强度。

图2-24 （a和b）最常用的暂时性水门汀粘接剂是氧化锌糊剂，有含丁香油和不含丁香油的两种粘接剂。（c~e）在暂时修复体暂时粘接以前，最好的方法是沿着暂时修复体外表面的颈部边缘涂布有颜色的润滑剂，很容易去除多余的暂时性粘接剂。（f）这样可以降低水门汀暂时粘接剂遗留在牙龈沟内的风险，改善暂时修复体的生物相容性，在暂时粘接2周后可以证实这一效果。（g和h）取出暂时修复体以后，显示牙龈组织的边缘和外形都很健康，没有残留的暂时粘接剂。

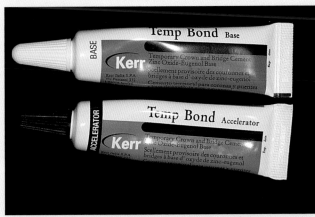

> 图2-24a

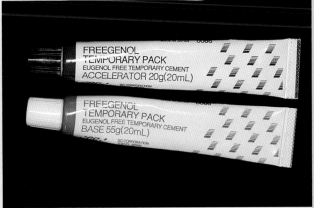

> 图2-24b

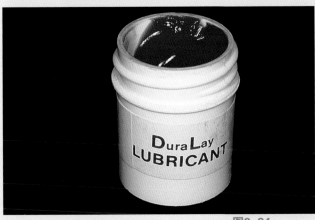

> 图2-24c

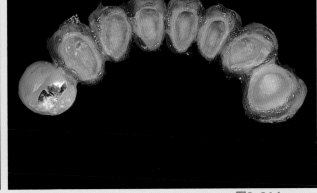

> 图2-24d

173

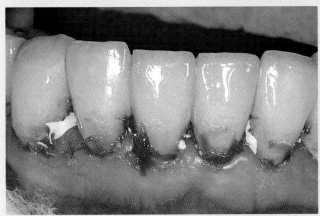

> 图2-24e

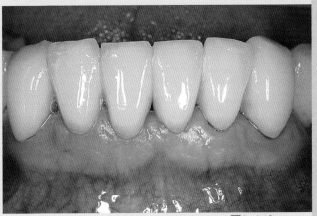

> 图2-24f

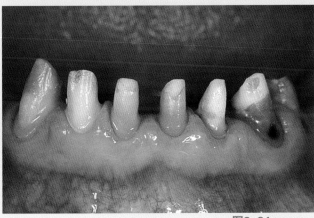

> 图2-24g

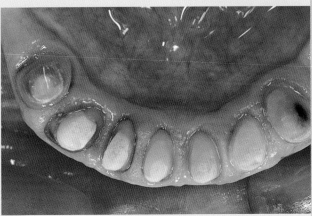

> 图2-24h

有些学者[87,90]建议对暂时修复体定期检查以避免微渗漏发生。本人认为这并不必要，并相信只要经过良好的重衬和边缘修整，口腔内的修复体已完成了最终的树脂聚合反应，就不会有微渗漏产生。

通过正确重衬和具有精确边缘的暂时修复体能达到良好的固位，再通过精细的咬合调整就可以避免暂时修复体的脱落和破损。临床观察已证明，如果暂时修复体在口内达到稳定，取出暂时修复体时，暂时粘接水门汀的分布均匀并且颜色正常（图2-25a和图2-25b）。如果暂时粘接应用的水门汀严重变色或消失，则表明发生了微渗漏。有时尽管采取了所有改善措施，但暂时修复体仍多次脱落，或在口内应用超过很长时间（>3个月），最好使用永久水门汀（聚羧酸或磷酸锌水门汀）与一部分分离剂（如凡士林）混合进行暂时粘接。尽管这会降低永久水门汀粘接材料的强度，但会在取出暂时修复体时减小患者的不适感。

为了尽快又细致地取下暂时修复体，建议使用头部有小凸起或头部粗糙并有60°角的钨钢钳子。应用这种钳子，在去除下颌和上颌后部的暂时修复体时特别有效（图2-25c和图2-25d）。不论任何时候都不应使用锤子敲击，这会造成患者的不适，并且很容易造成暂时修复体的破损。

图2-25 当把暂时修复体从口内取出时，暂时水门汀粘接剂常存留在暂时冠内。（a和b）暂时水门汀粘接剂的颜色不应有变化，这证明没有边缘渗漏。（c和d）取出暂时修复体时，特别是在后牙区段，使用头部有60°角并有粗糙面的止血钳非常有效。

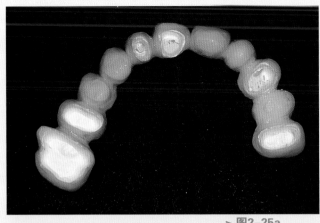

> 图2-25a

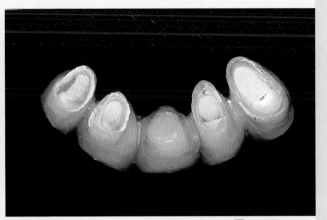

> 图2-25b

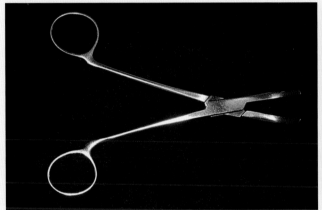

> 图2-25c

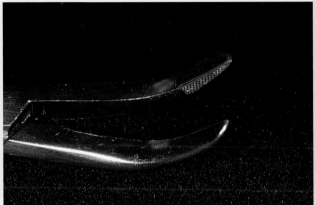

> 图2-25d

暂时粘接

步　骤

▪ 使暂时修复体在功能运动时保持稳定
▪ 必要时容易取下暂时修复体

建　议

▪ 通过重衬和再次修整后达到良好的边缘封闭，避免脱粘接
▪ 仔细检查咬合防止暂时修复体的折断和脱落
▪ 粘接剂的选择主要根据修复体在口内保留的时间和粘接剂的类型
▪ 在修复体外表面的颈部边缘涂布有色凡士林，易于去除多余的粘接剂
▪ 当取出暂时修复体后，放入新的粘接剂前要检查有无漏孔

部分覆盖型修复体

短期应用的暂时修复体

微创修复技术（嵌体、高嵌体和贴面[91-92]），具有下列不可否认的临床优点，如：保存健康的牙体组织，加固剩余牙体壁[93]，保留牙髓活性。暂时修复体在这些病例中达到稳定是非常困难的，这是因为牙体预备的特殊设计，其机械固位力与全冠修复相比非常不足。因此暂时修复体仅短时间在口腔内保留到最终修复体完成和粘接以后。

后牙区段

以复合树脂或陶瓷材料制成部分修复体粘接在后牙区段的修复方法应用已越来越广泛。

暂时嵌体

如果嵌体修复时的牙体预备扩展不伤及牙髓，可以使用不含丁香油的氧化锌糊剂充填保护牙体预备后的洞型（图2-26），这种方法以往得到了广泛应用。然而如果牙本质中存在丁香油会妨碍对最终修复体的粘接，降低最终粘接固位力[94]。过去这些年来，开始在嵌体牙体预备以后使用暂时性树脂修复体。把成形期的树脂压入牙体预备后的洞型内并光照固化（图2-27）。它在很短的时间内对剩余牙体组织提供足够的保护，所以它只被用在制作完成和粘接最终修复体前的几天内（最多1周）。另一方面，如果最终嵌体需要较长的时间才能够制作完成，就应该使用丙烯酸树脂嵌体。可以使用预先准备的醋酸酯模板以直接法制作丙烯酸树脂嵌体（图2-28）。与传统的暂时冠类修复体相比较，修整这种暂时嵌体更为困难，需要更多的时间和更仔细的操作，特别是修整殆面和邻面。使用树脂类暂时粘接剂，让暂时修复体达到良好的稳定性，并且可以在口内保留较长的时间。

图2-26 （a）以往可采用不含丁香油的氧化锌糊剂进行充填来保护牙体预备后的洞型。（b）去除暂时充填材料，窝洞表面用抛光杯和浮石膏清洁后，粘接最终嵌体。

图2-27 （a）现在使用丙烯酸树脂作为暂时充填体更广泛。（b和c）由于丙烯酸树脂比较坚固，用尖锐器械很容易把它从窝洞内取出，然后粘接永久修复体。

图2-28 （a）在去除旧充填体而代之以嵌体修复和进行牙体预备前，先制取印模，灌制石膏模型，并制作醋酸酯模板。（b）用直接法，在口内使用醋酸酯模板制作树脂暂时修复体。（c和d）暂时修复体的树脂聚合后，从模板中把它取出。研磨抛光后再放置入口内。

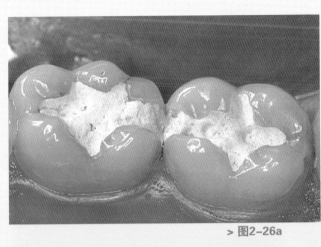

> 图2-26a

> 图2-26b

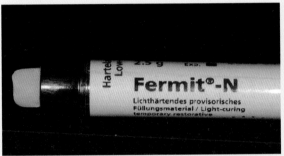

> 图2-27a

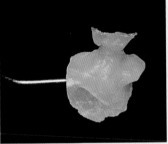

> 图2-27b

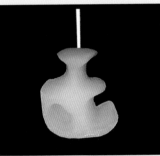

> 图2-27c

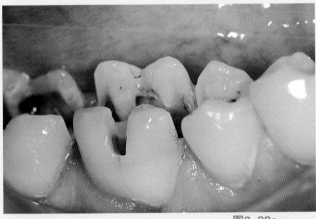

> 图2-28a

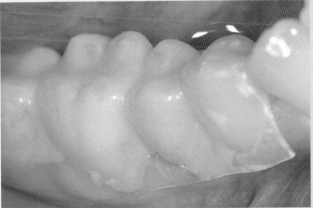

> 图2-28b

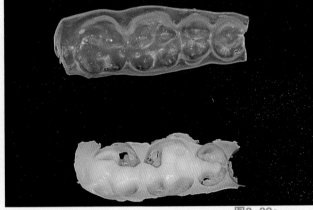

> 图2-28c

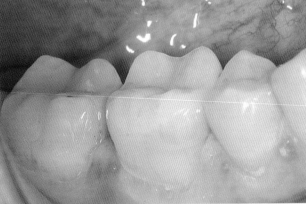

> 图2-28d

暂时高嵌体和超嵌体

以部分修复体治疗后牙缺损时，如果需要覆盖一个或多个牙尖（高嵌体），或是覆盖整个殆面，但不伸展到颈部边缘区（超嵌体）时，需要应用暂时修复体，像全冠一样可以使用直接法或间接法进行高嵌体和超嵌体的制作。与普通嵌体相比较，高嵌体的边缘及牙体预备的终止线更容易被识别和修整，因为高嵌体和超嵌体的边缘向洞缘线外伸展较多，特别是在殆面水平的伸展，与全冠的修整技术相同。然而医生在修整暂时高嵌体的表面包括修整覆盖洞型的牙尖时会比较困难，最好利用放大镜。

基牙的有限高度会降低高嵌体和超嵌体的机械固位，易造成暂时嵌体的脱落。而最终修复体不存在此问题。即使它缺乏机械固位力，只要合理使用粘接技巧，高嵌体和超嵌体仍可应用很长时间[96,99]。而暂时高嵌体不能使用粘接剂粘接，因为粘接剂很难被彻底清除干净，妨碍最终修复体就位的密合性。必要时可将相邻牙齿连在一起，并有效利用它们之间的倒凹增加固位。有些病例在制取最终印模前对牙本质采用了"双粘接"（dual bonding）技术处理[100]，但不建议使用这种以甲基丙烯酸为基质的暂时粘接剂。因为这些粘接剂很容易与暂时修复体的残屑发生意外粘接，或粘在预备过的牙体表面上，这些都不容易彻底清除。最好使用不含丁香油的氧化锌暂时粘接剂，以免丁香油对最终粘接聚合产生不利影响。总之，无论使用是否含有丁香油的氧化锌粘接剂，或使用树脂基质的粘接剂，在最终粘接前，都要彻底仔细地清理窝洞，以免降低最终修复体的粘接强度（图2-29）[91,101-102]。

图2-29　（a）3个高嵌体暂时修复体应用了不含丁香油的氧化锌粘接剂完成粘接。（b）由于暂时粘接剂不透明，很容易分辨它与牙龈的边缘界线。（c和d）几天后，去除暂时修复体，放置橡皮障，彻底清洁基牙，粘接瓷嵌体。（e和f）修复体的侧面观和殆面观显示了良好的美观性。

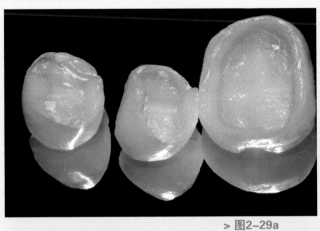

> 图2-29a

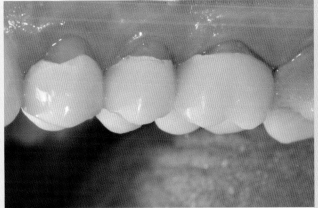

> 图2-29b

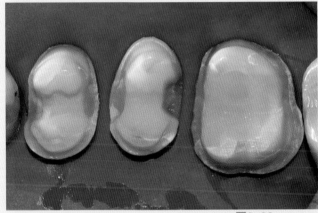

> 图2-29c

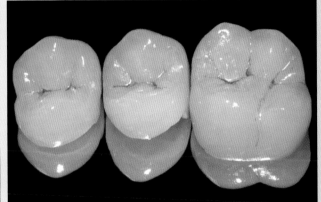

> 图2-29d

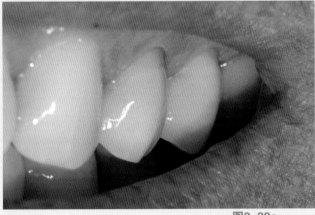

> 图2-29e

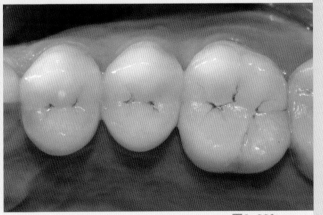

> 图2-29f

临床上暂时修复体就位

嵌体-高嵌体

建 议

- 计划在短时间内制作完成最终修复体
- 嵌体： 　　　- 使用光固化树脂材料临时充填窝洞
- 高嵌体： 　　- 使用直接或间接法制作树脂暂时修复体
- 使用不含丁香油的水门汀粘接

前牙区段

可以使用陶瓷或树脂制作前牙区段的修复体，陶瓷的美观效果无疑能够保持更长时间的稳定性[103,107]。

暂时贴面

原本瓷贴面技术不涉及暂时修复[108]，因为牙体预备的深度伸展仅限于釉质内，而且仅在唇颊面。但由于临床上瓷贴面的修复效果好[109-113]，使其适应证逐步扩大[114-115]，目前，瓷贴面修复时，牙体预备的范围已可以扩大到邻面、切端或舌侧。像高嵌体一样，一般可以使用直接法或间接法，以自凝丙烯酸树脂制作和重衬暂时树脂贴面，因为丙烯酸树脂具有比复合树脂更好的弹性，复合树脂更硬，因而比较脆。由于牙体预备的范围扩大，暂时修复体重衬处理后可以获得较好的机械固位力，特别是修复涉及相邻的几颗牙齿，牙齿间的微小倒凹可以得到利用。需要强调的是：如果需要改变牙齿的位置和形态，暂时贴面的应用是非常重要的。为了使暂时贴面达到最大的稳定性，一般采用点酸蚀技术[116]进行暂时粘接，即：用磷酸酸蚀釉质表面上一个很小的区域，然后用流动树脂或复合树脂粘接暂时贴面（图2-30）。虽然这个方法可以使暂时贴面在口内保留较长的时间，但多余的粘接剂很难去除。如果不能完全去除多余的粘接剂就意味着瓷贴面不能达到良好就位。因此，建议使用暂时粘接剂，这需要安排好时间，使最终修复体在最短的几天内制作完成。在暂时贴面的粘接剂中，应用即使不含丁香油的水门汀也并不理想，可能会因为暂时贴面的厚度较小，使不透明的粘接剂透露出来（图2-31），影响美观。因此，最好使用树脂类的暂时粘接剂（Provilink，Ivoclar Vivadent），因为它的透明性好，粘接后可以达到很好的美观效果。最好使用光固化树脂对暂时贴面上色上光处理（见第168~第171页），避免使用机械抛光所造成暂时贴面的厚度降低。

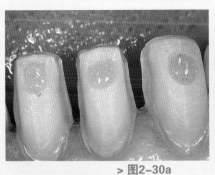

> 图2-30a

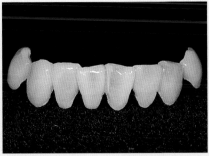

> 图2-30b

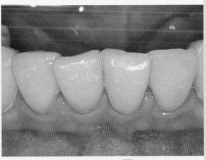

> 图2-30c

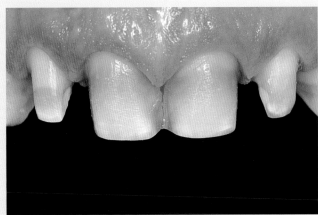

> 图2-31a

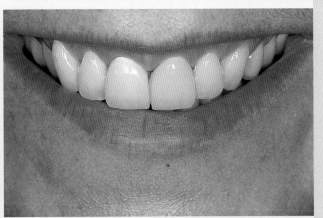

> 图2-31b

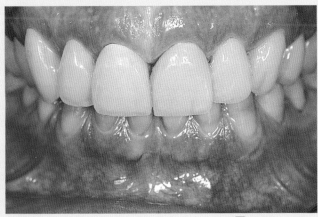

> 图2-31c

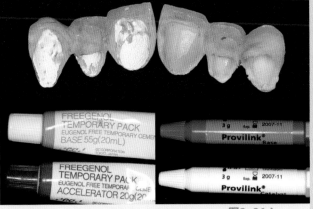

> 图2-31d

图2-30 （a~c）为了保证暂时贴面达到最大的稳定性，在每一颗牙齿的釉质上选择一个区域进行酸蚀（点酸蚀技术），然后用流动树脂粘接暂时贴面。

图2-31 （a）对前牙区域进行修复，包括了贴面和全冠的牙体预备。分别制作左右两个从中切牙到尖牙的暂时修复体，用暂时树脂粘接固定。右侧的暂时修复体脱落后，在另一个诊所用氧化锌粘接剂粘接。（b~d）由于暂时修复体的唇侧较薄，右侧修复体显露出明显的不透明性，与左侧相比差别很明显，显示出两种粘接剂明显的颜色差别。

另一个造成暂时贴面不稳定的因素是口腔功能运动时不协调的咬合关系。当前伸和侧方咬合时，修复体受力过大显示不稳定，会发生脱落或破损。

保护器 解决这一问题的方法是当患者戴入暂时贴面后，使用醋酸酯透明模板作为保护器对暂时贴面加以保护，特别是夜间，将𬌗力分布到牙弓内的所有牙齿上（图2-32和图2-33）。患者戴用醋酸酯透明保护器，即使在白天也不会有太多的美观顾虑。然而安排好复诊时间，与技师通力合作，尽可能减少瓷贴面的制作时间，对维持暂时贴面短期内的稳定应用至关重要，这比如何制作和粘接暂时贴面更重要。

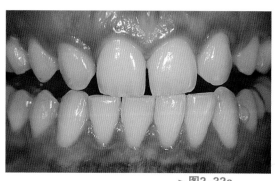

> 图2-32a

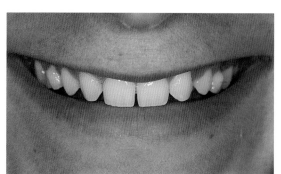

> 图2-32b

图2-32 （a和b）此患者在其他诊所进行正畸治疗后来到诊室，要求改善前牙的外观，将尖牙改型为侧切牙，将第一前磨牙改型为尖牙。（c~g）为患者制作6个树脂暂时贴面，用暂时树脂粘接剂固定，在侧方运动时检查，证实能达到正常咬合功能。（h）为避免暂时贴面的脱落，要求患者佩戴醋酸酯透明模板。醋酸酯透明模板可以保证丙烯酸修复体的稳定，满足患者要求几周后再戴入永久瓷贴面的要求，以便对牙齿的长度外形进行评估。暂时修复体在口内应用6周以后失去了原有的光泽。（i）然而暂时贴面的功能得到了良好维护。

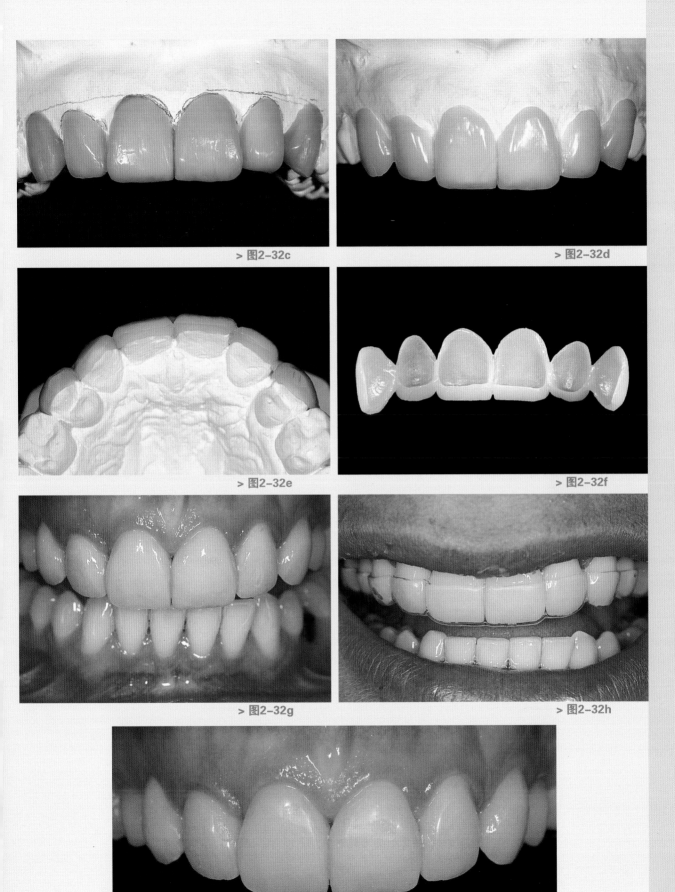

> 图2-32c

> 图2-32d

> 图2-32e

> 图2-32f

> 图2-32g

> 图2-32h

> 图2-32i

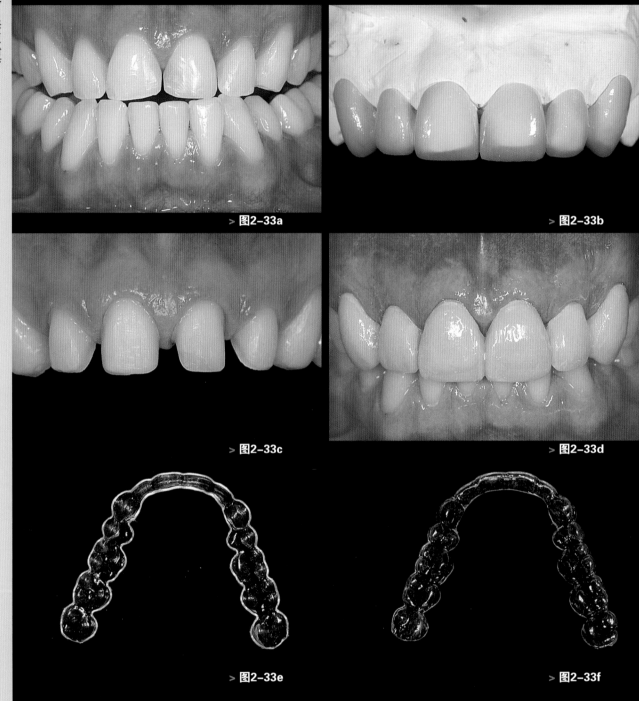

> 图2-33a

> 图2-33b

> 图2-33c

> 图2-33d

> 图2-33e

> 图2-33f

184

图2-33 （a和b）为了准备为患者重建修复6颗上前牙，先制作了包括1个全冠和5个贴面的树脂暂时修复体。（c和d）完成牙体预备以后，把暂时修复体用暂时树脂粘接剂固定。（e和f）为了保证暂时修复体能达到最大的稳定性，在口腔内制取印模，灌注出石膏模型，在石膏模型上制作醋酸酯透明模板，要求患者一直佩戴透明模板，直到制作完成最终的修复体。如果需要患者在口内佩戴较长时间的暂时修复体，此方法可以维持暂时修复体良好的稳定性。（g）由于患者自身的健康原因，暂时修复体的试用期长达8周，暂时修复体的表面光泽消失。（h）醋酸酯透明模板在前伸运动时保护了暂时修复体，避免了它们的脱落和破损。（i）最终的6个修复体表现了良好的整体完美性。

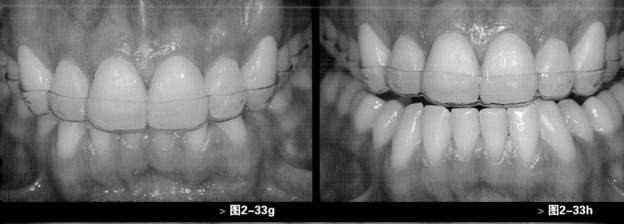

> 图2-33g   > 图2-33h

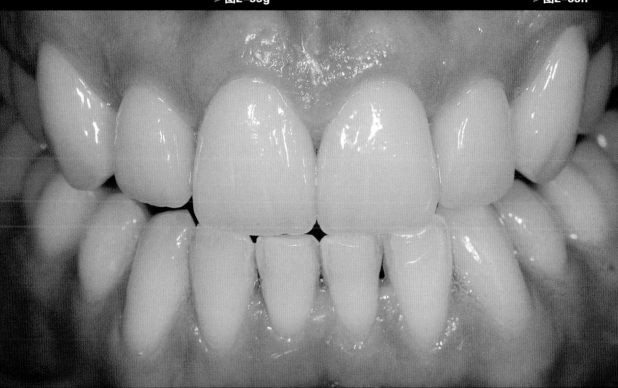

> 图2-33i

临床上就位暂时修复体

贴 面

建 议

- 计划在短时间内制作完成最终修复体
- 使用直接法或间接法制作树脂暂时修复体
- 利用相邻贴面预备体之间的倒凹增强固位
    - 固位力好时： ——→ 使用暂时树脂水门汀粘接
    - 固位力不好： ——→ 使用"点状酸蚀"技术，以流动树脂粘接
- 患者戴入保护性醋酸酯透明模板

长期暂时修复体

第一副暂时修复体

有时患者的暂时修复体需要在口内戴用较长时间，特别是需要联合牙髓治疗、正畸治疗、修复前咬合重建、牙周治疗或外科种植修复（图2-34a~图2-34f）的病例。

完成这些治疗可能需要多次[104-105,107]在口内去除暂时修复体，暂时修复体自身脱落和破损的可能性会随着就诊次数的增加而增加。

第一副暂时修复体通常是在口内的第一次就位，很可能要在口内维持较长的一段时间。

以作者的经验，第二副暂时修复体很少在美观-功能方面对第一副暂时修复体进行大量的改动。实际上，由于已在制订修复治疗计划时很仔细的设计分析，在大多数病例中对第二副暂时修复体的改动很小。医生只需要在第一副暂时修复体上添加或去除一些树脂就可以完成修改。

第二副暂时修复体

只有少数特殊情况下，会根据具体情况对暂时修复体进行加固或不加固的处理，用第二副暂时修复体取代第一副暂时修复体。

对于某些复杂的口腔固定修复的美学重建病例，由于治疗的难度和变化的范围很大，所有设计的美观和功能变化不一定能在第一副暂时修复体中全部体现。此时医生会决定制作第二副暂时修复体。

图2-34 （a和b）此患者有严重的牙周病，希望解决上颌前牙之间存在的间隙等美观问题。（c和d）上颌牙弓的修复重建的第一步是在牙体预备以前设计暂时修复体的位置，并制作完成暂时修复体。（e和f）在牙体预备以后考虑到修复重建的目的，拔除了右上中切牙，戴入暂时修复体。

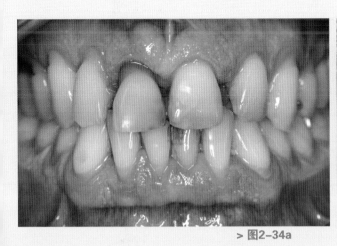

> 图2-34a

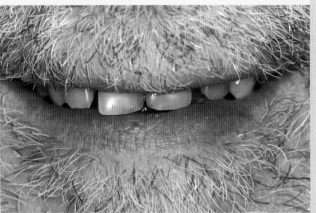

> 图2-34b

第一副暂时修复体

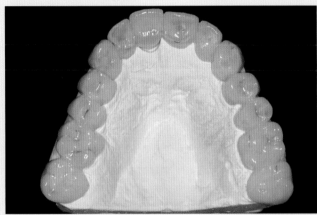

> 图2-34c

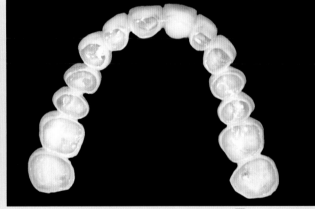

> 图2-34d

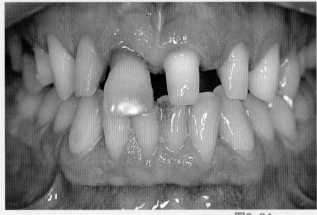

> 图2-34e

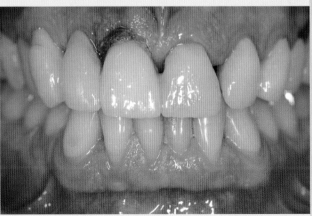

> 图2-34f

为了制作第二副暂时修复体，技师从医生处获取了复制第一副暂时修复体的模型，和一个写有需要修改暂时修复体信息的技工单。

医生还要制取一个牙体预备后的模型，技师根据此模型用本书上述提到的方法（图2-34g）（见第104页），制作新的暂时修复体。用MIT法制作的第二副暂时修复体，颈部1/3区的外形加大使它们便于在口内就位和修改重衬。

加固第二副暂时修复体

在暂时修复体内部进行加固，对于需要增加暂时修复体的结构强度时非常有用。当修复体存在多个桥体，或在后牙区段需要经过分根手术去除一部分牙根时，将要求"加固"第二副暂时修复体为咬合力提供更大的支持。在种植修复治疗时也同样需要"加固"第二副暂时修复体。在骨整合阶段（承受负荷前），种植区附近广泛的无牙区域就需要由剩余的天然牙支持的加固的暂时修复体。患者已加固的暂时修复体除了要保证足够的抗力和必需的稳定性外，还要满足美观需求。用不同的纤维（如玻璃纤维、碳纤维、Kevlar、聚酯纤维、聚乙烯纤维）在内部加固暂时修复体[117-119]的丙烯酸树脂结构，尽管有人对于他们的有效性仍有些怀疑。用多种不同方法进行的内部金属加固更为有效（图2-34h~图2-34k）[7,42,44,52,56,60,62,68,120-121]。

188

加固第二副暂时修复体
适应证
▪ 第一副非加固的暂时修复体反复折断
▪ 基牙短小使暂时修复体邻面缺乏足够的厚度
▪ 在较长的无牙区存在多个相邻的桥体
▪ 修复体存在悬臂梁
▪ 需要较长的时间佩戴暂时修复体（6~12个月）
▪ 存在过大𬌗力

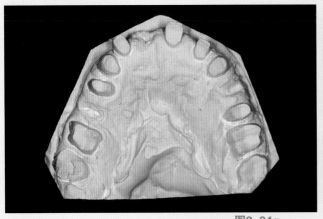

> 图2-34g

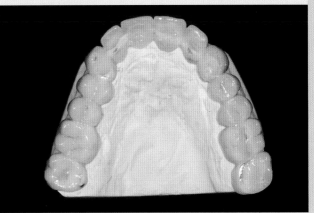

> 图2-34h

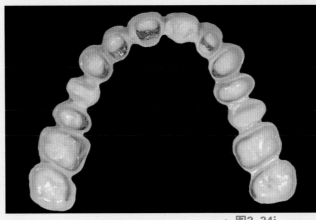

> 图2-34i

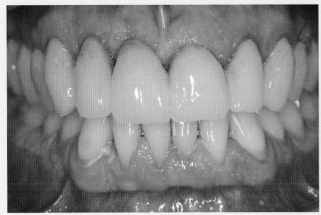

> 图2-34j

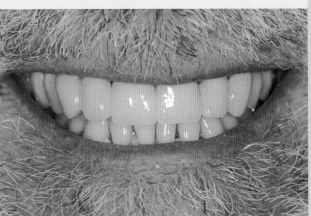

> 图2-34k

图2-34（续） （g~k）为患者制取完成了牙体预备的基牙的印模，技师在石膏模型上制作加固的第二副暂时修复体。由于内部加入了金属结构，其持久性足以保证患者完成牙周的系统治疗。

铸造加固

以作者的观点：尽管使用金合金[14,68,122]对暂时修复体进行加固具有不可否认的优点，但是使用非贵金属合金对暂时修复体进行加固最常见。贵金属合金的弹性较好，与丙烯酸树脂结合良好，降低了破损的风险。相反，如果使用更强壮的非贵金属合金，由于两种材料彼此间弹性差别较大，易造成树脂从金属结构上的脱离。

金合金的另一个优点是它良好的延展性。当暂时修复体出现就位困难时，基牙与金属结构间可能存在干扰[可以使用硅橡胶膏（Fit Checker）进行识别]，由于金合金较软，且延展性好。可以很容易进行修正，使暂时修复体顺利就位。

制作方法

在完成了牙体预备的石膏模型上制作金合金铸造支架（图2-35a），并要参考从第一副暂时修复体取得的硅橡胶模板（图2-35b），这样可以正确设计加固的位置（图2-35c和图2-35d）。在前牙区段，加固位置通常放在舌侧和邻面，不放在颊侧（图2-35e~图2-35h）。因为如果暂时修复体颊侧表面的形态发生任何变化，都会降低丙烯酸树脂的厚度，显露内部金属结构，对美观产生不利影响。在后牙区段的加固位置要扩展到颊侧，特别是要扩展到邻近一个或多个缺隙的基牙处。以环状结构加固能保证此区域在承担咬合力时有足够的抗力。然而要注意避免把金属加固材料覆盖在基牙殆面上，由技工室预先确定基牙的高度会使暂时修复体就位困难。要注意用金属加固时不能使单个基牙体积过大，而且只能在牙体预备完成后才可制作需加固的暂时修复体。这样就避免了暂时修复体过大和口内牙齿的轴壁干扰暂时修复体就位。

图2-35 （a和b）借助以诊断蜡型复制的硅橡胶模板，在牙体预备后的石膏模型上制作加固的第二副暂时修复体。根据硅橡胶模板，技师可以评估最终修复空间的大小，即最终修复体的金属结构和树脂的总厚度。（c）先制作加固结构的蜡型，再铸造成金合金。技师铸造后的加固结构组织面磨除少许，把它固定在石膏模型上，注意避免加固结构直接与基牙接触。（d）先使用光固化不透明层制作暂时修复体基底，要与基牙留有少量间隙，以便就位和重衬。（e）使用PSC法对丙烯酸树脂加压及热处理。（f~h）金属结构的位置仅限于前牙区的舌侧，而金属结构在磨牙和尖牙上要伸展到基牙的4周，以支持咬合负荷。

190

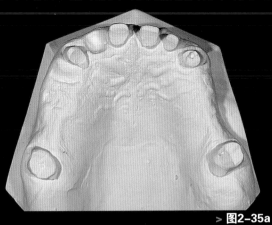

> 图2-35a

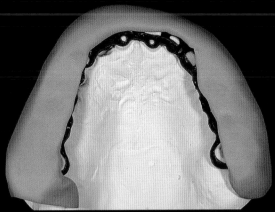

> 图2-35b

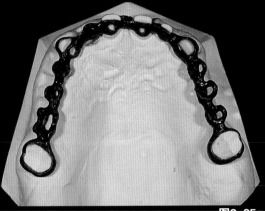

> 图2-35c

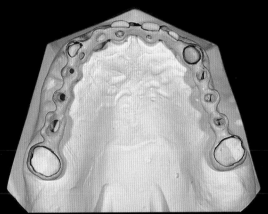

> 图2-35d

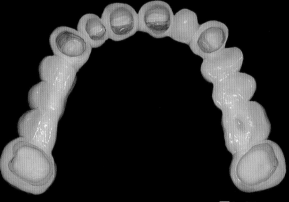

> 图2-35e

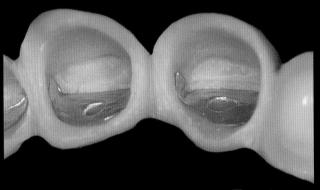

> 图2-35f

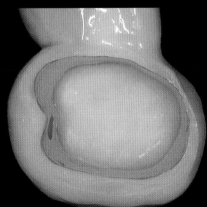

> 图2-35g

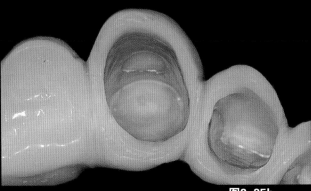

> 图2-35h

种植治疗的暂时修复体

种植修复治疗一个或几个缺失牙齿的技术方法应用越来越广泛。可以在种植体承受负荷（非种植支持）之前，或在植入的种植体承受负荷后（种植体支持）制作暂时修复体。

非种植体支持的暂时修复体

在种植体能够支持暂时或最终修复体以前，常用非种植体支持的暂时修复体来满足患者的美观和功能需要。可以把它们分为两类：

- 可摘暂时修复体［黏膜支持式和（或）牙支持式］
- 固定暂时修复体（牙支持式）

可摘义齿类的暂时修复体

对于牙列缺损或牙列缺失需进行种植治疗的患者，如果不能使用固定的暂时修复体，就只能先使用可摘义齿类的暂时修复体；当种植体植入以后要使用特殊的弹性材料对可摘暂时修复体进行重衬处理。种植后即使采用了缓冲树脂基托的措施，树脂基托的压迫仍会对骨整合产生不良影响，尤其是采用植骨手术增加了骨组织的体积时，还会影响新骨的形成。因此应尽可能使用牙支持式的可摘局部义齿作为可摘暂时修复体。

固定义齿类的暂时修复体

固定义齿是非常理想的暂时修复体，因为它可以避免压迫正常的软组织。用于种植治疗的固定暂时修复体有以下类型：

- 天然牙支持的暂时修复体
- 树脂粘接的暂时修复体
- 正畸方式的暂时修复体

天然牙支持的暂时修复体

天然牙支持的暂时修复体一般用于传统的固定义齿修复，当治疗计划涉及与种植体相邻的天然牙时也会使用这种方式（图2-36）[123-124]。由于天然牙支持的暂时修复体在口腔内很稳定，特别是从心理角度考虑，对患者是一个非常理想的选择。医生很容易在口腔内戴入和取出暂时修复体，简单和便捷。当修复区域的跨度很大或是单端固定修复缺失牙时，要用金属支架加固暂时的固定义齿修复[125]。当患者戴用暂时修复体等待种植体能够承担负荷的期间，医生可以在某些病例利用将要拔除的牙齿作为暂时固定修复的基牙。

→ ...接165页

非种植体支持的暂时修复体

天然牙支持的暂时修复体

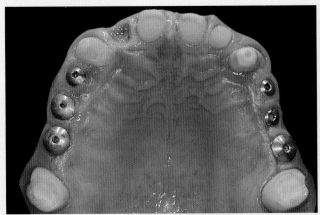

> 图2-36a

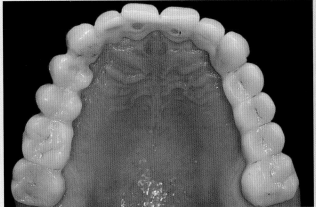

> 图2-36b

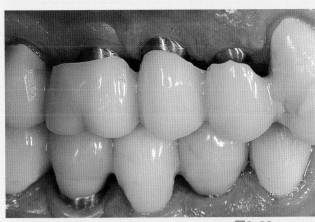

> 图2-36c

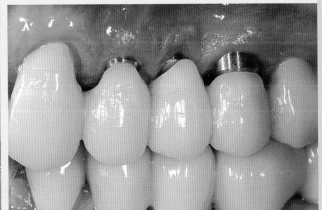

> 图2-36d

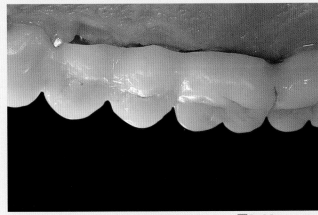

> 图2-36e

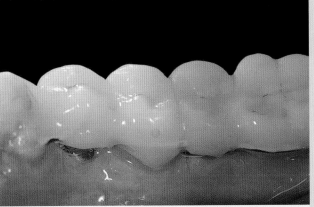

> 图2-36f

→ ...接202页

图2-36 （a）作为上颌全部牙弓重建修复的其中一部分，在上颌后牙区段植入种植体，同时放置愈合基台。
（b）为了避免对骨整合的不良影响，由天然基牙支持加固的暂时修复体，暂时修复体与种植基台没
有任何接触。（c~f）上下颌的侧面和舌面观显示暂时的固定修复体已有效关闭了缺牙间隙，又没有
与钛基台发生任何接触。

树脂粘接的暂时修复体

如果患者的前牙区段有缺失，有时可以使用树脂粘接的暂时修复体。如果不希望利用相邻的天然牙对缺隙进行传统的固定桥修复，或在进行了骨移植和（或）软组织移植后不希望对新成形的组织产生压迫时，此种修复方法对患者而言既美观又特别舒适（图2-37a~图2-37f）[127-128]。这种方法的缺点是需要在不同的外科和修复治疗阶段费时费力地去除修复体，一旦发生脱粘接，患者可能也会感到不悦。为了寻求对牙体组织的无创治疗以及使粘接性暂时修复体能够应用一个虽然较短但必要的时间（几个月），一般设计应用基牙舌侧的翼板式粘接固位体，但不对基牙的舌侧进行任何牙体预备。如果基牙聆面具有较大的修复空间，可以把暂时粘接固位体延伸到基牙的聆面上。有时，在基牙聆面上设计应用树脂聆垫，在粘接暂时义齿就位的同时，暂时性地升高VDO，在上下牙弓之间建立新的咬合平衡接触，防止出现前牙的唇侧倾斜（图2-37g~图2-37j）。

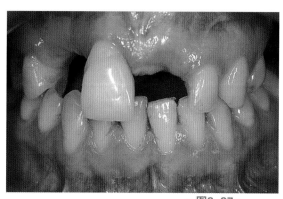

> 图2-37a

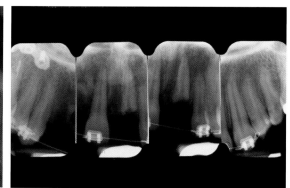

> 图2-37b

图2-37　（a和b）此年轻患者由于外伤造成了几颗上颌牙齿的脱落。（c~e）为了修复前牙区段，通过自体骨移植和人工骨材料植入手术Bio-Oss（Gerstlich Pharma）增加了骨厚度，准备植入种植体。为了避免对手术区域的压迫和避免对邻牙进行不必要的牙体预备，设计使用了暂时树脂粘接桥。（f~j）由于上颌前牙缺隙区与下颌切牙之间的修复空间有限，必须在粘接暂时粘接桥的同时戴入下颌的树脂聆垫，达到均匀增加咬合高度，为粘接桥留出修复空间，防止前牙的唇侧倾斜的目的。暂时粘接桥和下颌聆垫会产生一定的磨耗，作为参考指导完成最终的种植修复。

天然牙支持的暂时修复体

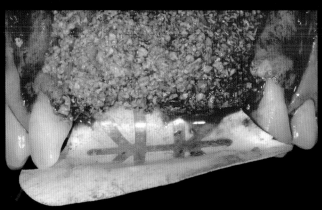

> 图2-37c

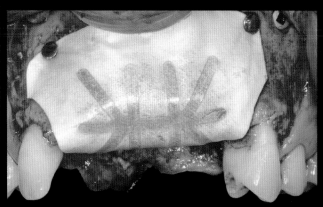

> 图2-37d

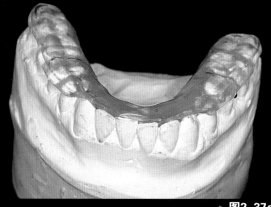

> 图2-37e

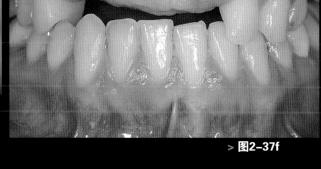

> 图2-37f

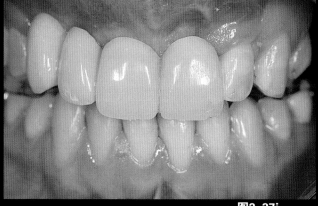

> 图2-37g

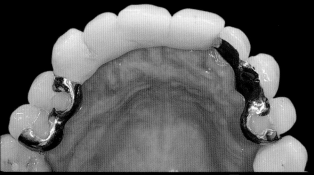

> 图2-37h

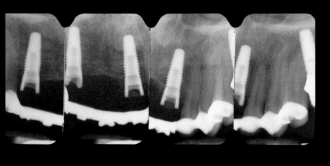

> 图2-37i

> 图2-37j

正畸方式的暂时修复体

当计划采用种植修复技术修复前牙区1~2颗缺失牙时，在种植体能够支持暂时修复体应用前，可以在手术前或手术后快速制作出类似正畸方式的暂时修复体（图2-38a~图2-38l）。用金属丝借助带环粘接在缺隙的邻牙上，与在无牙区放置的人工牙连接，仅实现美观和发音的目的[129]。这种方法简单、便捷，而且价格便宜，但因为其稳定性有限只能临时使用。

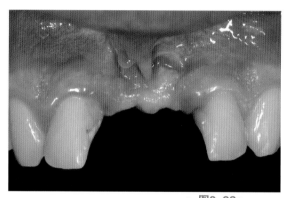

> 图2-38a

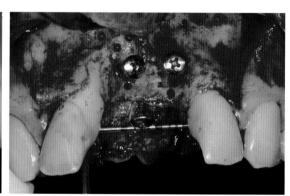

> 图2-38b

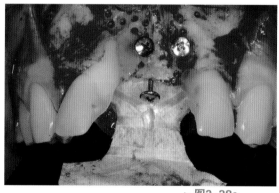

> 图2-38c

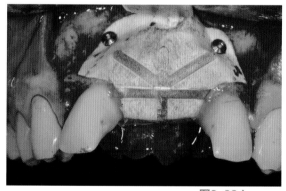

> 图2-38d

图2-38 （a~d）此患者由于外伤缺失了两颗中切牙，先通过外科手术增加了骨的高度和宽度，放置了定位强化生物膜，用特殊螺栓支持固定。（e~h）为患者制作正畸方式的暂时修复体，用正畸弓丝将两颗人工牙固定在侧切牙上。（i~k）约7个月后，去除定位生物膜，通过骨组织再生技术已增加到足够的种植骨量，植入了2颗种植体（Noble Perfect，Noble Biocare）。（l）尽管使用了很细的种植体（直径3.5mm），因两颗侧切牙之间的距离有限，不太可能维持水平向的生物学空间，正常的生物学空间为：天然牙与种植体之间的距离>1.5mm，种植体之间的距离>3.0mm。

正畸方式的暂时修复体

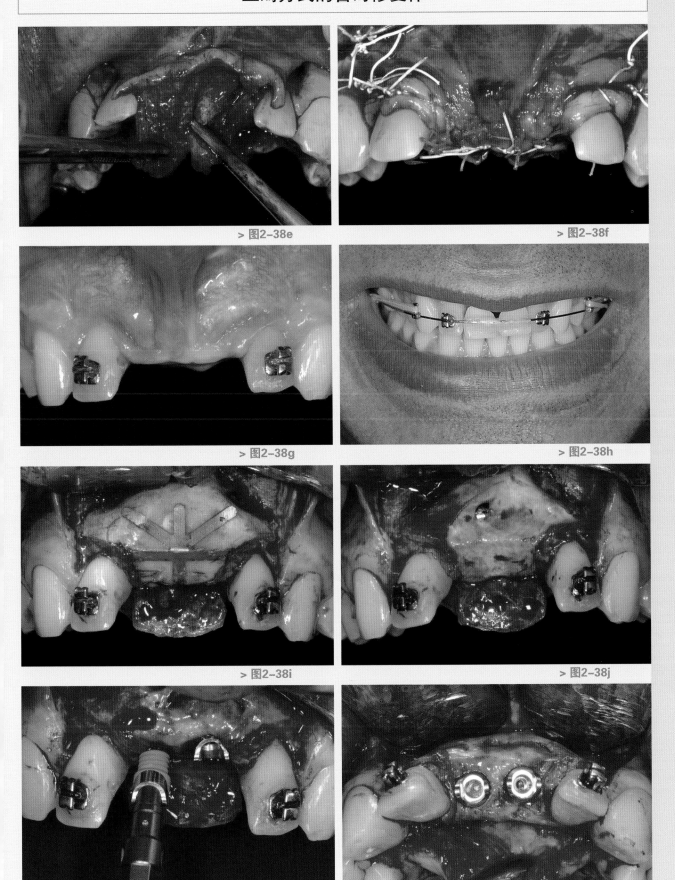

> 图2-38e

> 图2-38f

> 图2-38g

> 图2-38h

> 图2-38i

> 图2-38j

> 图2-38k

> 图2-38l

正畸方式的暂时修复体

较长期应用的暂时修复体

种植体支持的暂时修复体

种植体支持的暂时修复体直接由种植体承受负荷，其戴入时间要根据每个病例的情况而定。暂时修复体的作用除了修复缺失的牙齿，保证患者的正确咬合，正常发音和达到美观功能以外，因它们直接与种植体的颈部相连，可以促进形成理想的牙龈结构，对软组织的愈合和生长发挥着重要作用，戴入暂时修复体后，种植体与修复基台上暂时和最终的修复体相连（图2-38m~图2-38v）。对患者使用特定的手术方法（在手术位点使用减小直径的骨钻，种植体植入在骨内的两层皮质中），以及使用特殊设计的种植体使其达到初期骨整合，能够满足即刻负荷种植体的修复功能。即使在种植手术后由于骨组织的再调整，机械性的整合会使种植体的稳定性降低，但表面粗糙的种植体有利于快速形成骨整合，维持它们在骨组织中的高度稳定。医生必须考虑下列几个因素：牙弓内种植体的位置和数目，将它们稳定连接在一起的可能性，静态和动态下的咬合状态，确定何时让种植体负重。

根据种植体植入和开始修复间的时间跨度，做出以下定义：

- 延期负荷：根据种植部位，在种植体植入3~6个月，戴入暂时修复体（图2-38w~图2-38ff）
- 即刻负荷：在植入种植体的同时戴入暂时修复体，常在48小时之内[130,134]
- 早期负荷：在即刻负荷和延期负荷之间的时间段内戴入暂时修复体

延期负荷的种植修复效果最可靠，而即刻负荷的种植修复效果已经过了很多临床试验观察，成为一种比较成熟的方法。根据风险评估和由于即刻修复表现出的优点，临床很少选择早期负荷种植技术。因此，本书此后不再对早期负荷种植技术进行特别讲述。

图2-38（续） （m和n）通过牙周手术（外科手术由Massimo Simion教授完成），在牙冠的位置转入并缝合组织瓣，为修复治疗提供更多的软组织量。（o和p）种植术后8个月左右进行二期手术，放入愈合基台。（q和r）去除两个愈合基台，制取印模。（s和t）用硅橡胶材料代替人造石，复制以临床印模灌注的石膏模型，使技师可以找到最佳的穿龈路径。（u和v）在钛基台安放到种植替代体的头部以后，在技工室制作两个暂时修复体。

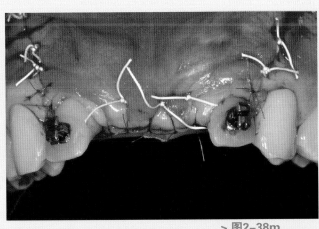

> 图2-38m

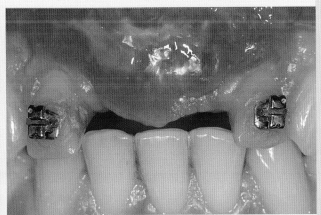

> 图2-38n

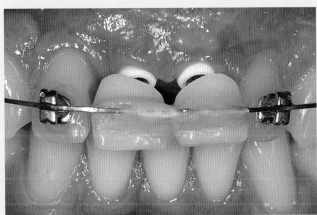

> 图2-38o

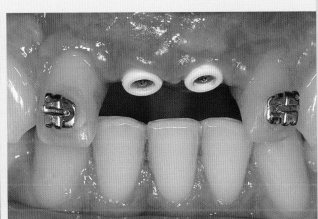

> 图2-38p

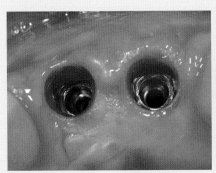

> 图2-38q

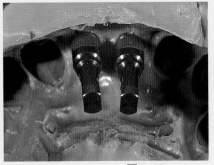

> 图2-38r

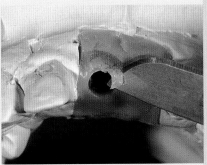

> 图2-38s

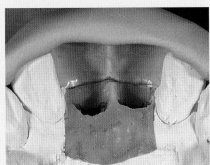

> 图2-38t

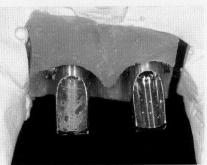

> 图2-38u

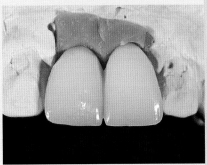

> 图2-38v

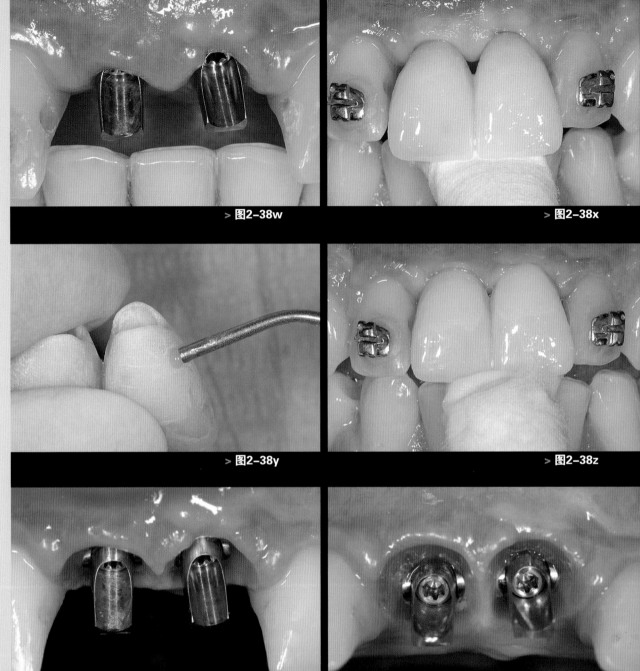

> 图2-38w

> 图2-38x

> 图2-38y

> 图2-38z

> 图2-38aa

> 图2-38bb

图2-38（续） （w和x）把两个钛基台转移到口内的种植体上，使暂时修复体就位，可以看到，由于软组织量比较大，暂时冠的边缘比侧切牙的冠边缘更偏向冠方。（y和z）在暂时修复体颈部的一些特定区域添加流动树脂，使用压迫方法，改善牙龈位置和牙齿邻间区域的形态。（aa和bb）1个月以后，取出暂时修复体检查软组织情况，显示软组织健康，形态良好。（cc~ff）这表明此病例牙周手术和修复前的口腔不良状态已大为改善。虽然缺隙的修复空间有限，但暂时修复体已表现出良好的整体美观效果，中切牙的覆盖略大于侧切牙，表现出了自然的外观和活力。

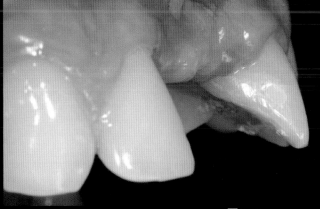

> 图2-38cc

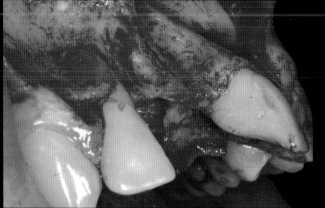

> 图2-38dd

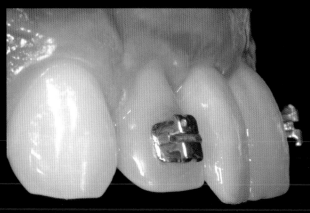

> 图2-38ee

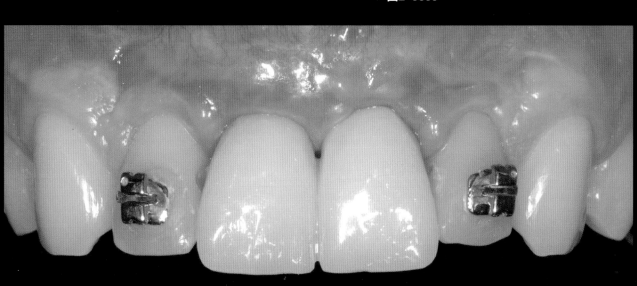

> 图2-38ff

种植体支持的暂时修复体

■ 延迟负荷 ■
暂时修复体

从理论上讲，最好在放入最终基台之前先使用暂时基台。然而在日常修复操作中，特别是在对美观要求不高的后牙区，穿龈通道很窄，牙龈形态变化很小时，可以在牙列缺损患者的口内直接放入最终基台。因为如果采用这种方法在暂时期间（provisional phase）只需一副暂时修复体，节省时间和费用，不需要在大范围修复或进行前牙区段修复时制作第二副暂时修复体。

在最终基台上的暂时修复体

把暂时修复体和最终基台一起送给临床医生（图2-39）。在临床上完成对暂时修复体的边缘和咬合调整后，进行粘接，必须彻底去除残留在种植体周围和龈沟内多余的水门汀粘接剂。后牙区段的种植基台通常比较浅，把边缘设计为与龈缘平齐或略低于龈缘，就很容易去除多余的水门汀。

将暂时修复体直接放置在最终基台上，再放入口内，这将避免每次将最终基台取下送到技工室时对结合上皮的破坏，并防止了伴随软组织退缩而造成的任何生物性破坏。

→ ... 接193页

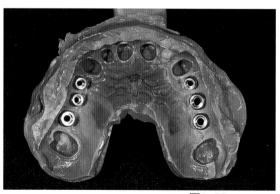

> 图2-39a

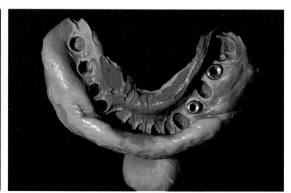

> 图2-39b

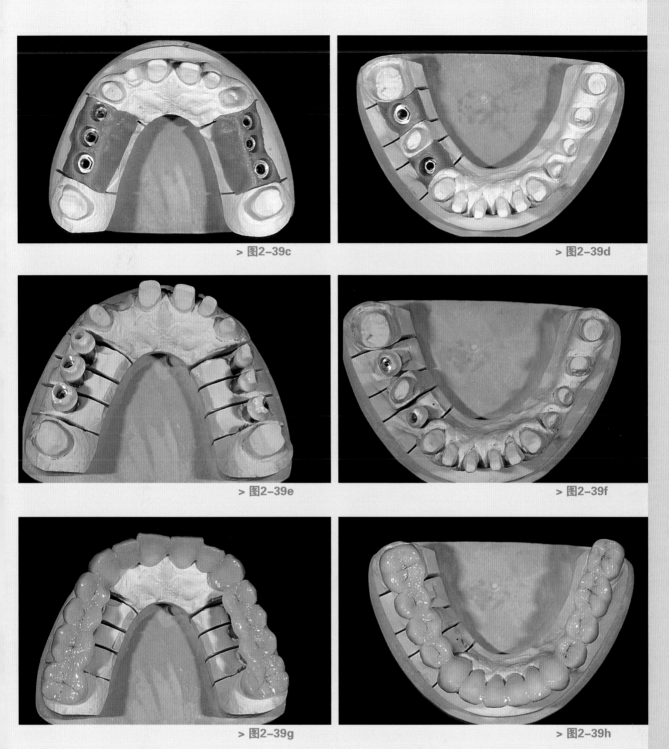

> 图2-39c

> 图2-39d

> 图2-39e

> 图2-39f

> 图2-39g

> 图2-39h

图2-39 （a和b）当骨整合完成以后，制取种植体头部的印模和氧化锆个别基台，并制取天然牙基牙的印模
以便制作暂时修复体。（c和d）在石膏模型上，在种植体的周围用硅橡胶材料复制牙龈软组织。
（e～h）制成氧化锆基台（Procera，Noble Biocare）后，再制作新的暂时修复体。

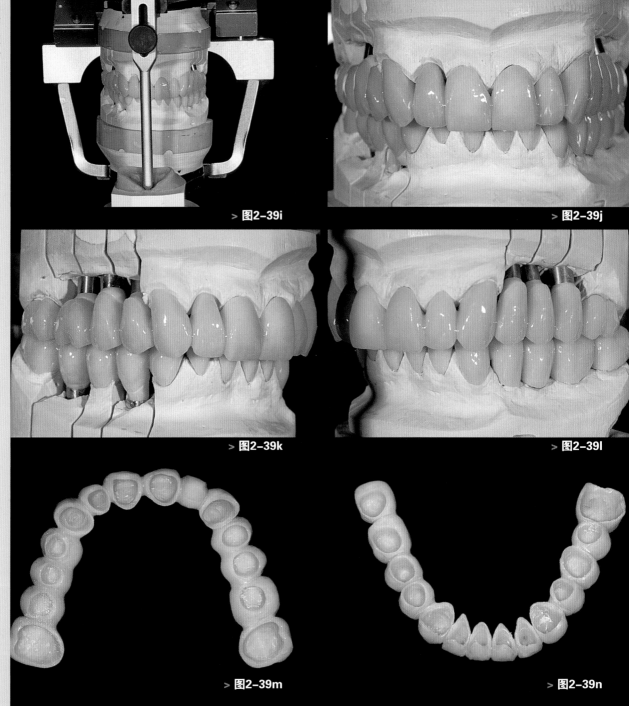

> 图2-39i

> 图2-39j

> 图2-39k

> 图2-39l

> 图2-39m

> 图2-39n

图2-39（续）　（i和j）把暂时修复体上验架，表现出良好的咬合关系。（k和l）从侧面观可见到氧化锆个别基台。（m和n）完成牙体预备以后，准备对以MIT法制作的暂时修复体进行重衬。（o~u）暂时修复体经过重衬后达到了良好的咬合稳定性。尖牙顶点为均匀的点接触，前伸时，适当的前牙切导可使后牙脱离咬合接触。（v）患者微笑时显示出很好的美观效果。

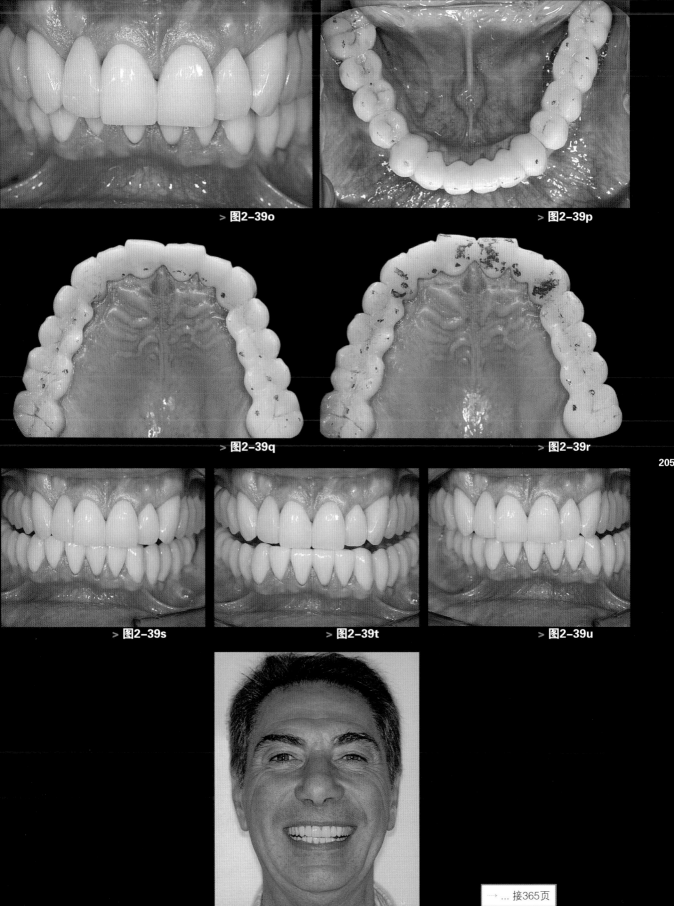

> 图2-39o

> 图2-39p

> 图2-39q

> 图2-39r

> 图2-39s

> 图2-39t

> 图2-39u

→ ... 接365页

■ 延迟负荷 ■
第一副和第二副暂时修复体

复杂病例和前牙区段的修复体

有时，在临床上制作最终修复体时必须使用暂时基台。

暂时基台上的第一副暂时修复体

对于无牙颌（图2-40a~图2-40g）患者和一部分前牙区需要修复重建的病例，在最终修复体戴入口腔以前，调整软组织的形态位置，检查美观，发音和咬合状态是必不可少的步骤。无论是塑料或金属的标准暂时基台，非常适宜与丙烯酸树脂相结合，因为很容易对它们进行调整以满足特殊的临床需要[135]。

在技工室改善暂时修复体的形态和位置以后，把它们用螺栓固定在种植替代体上，如果有可能，最好将螺栓开口放在殆-舌侧（图2-40h~图2-40m）。特别是种植体暴露以后，而牙龈还没有完全恢复到健康状态时，暂时修复体的颈部形态应比较

平坦。必要时，通过在暂时修复体上添加或去除一部分树脂，调整暂时修复体与黏膜交界部分的出龈形态[136]。

对暂时修复体完成所有的美观和咬合调整，同时牙龈边缘和种植体之间龈乳头的健康已经稳定以后，可以直接制取种植体上部的印模，制作最终基台，并在最终基台上制作第二副暂时修复体。

最终基台上的第二副暂时修复体

根据临床医生关于修改第一副暂时修复体美观和功能的具体要求制作第二副暂时修复体，同时制作最终基台。把合适的最终基台固定在口内，以免在最终修复体制作完成后再次对其取出调改，造成结合上皮的剥脱。将第二副暂时修复体放置在最终基台上还能够评估软组织的生物学反应，并在完成最终修复以前进行必要的美观-功能调整（图2-40n~图2-40s和图2-41）。

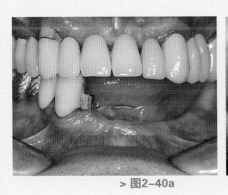

> 图2-40a

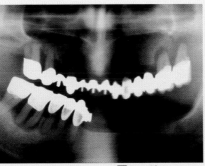

> 图2-40b

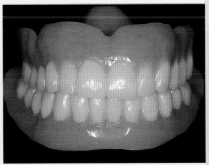

> 图2-40c

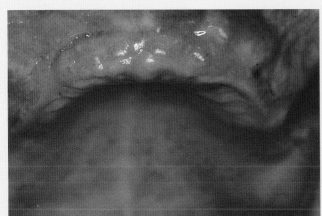

> 图2-40d

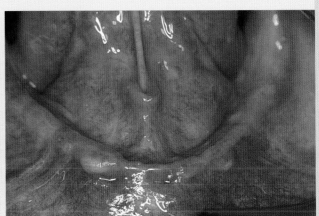

> 图2-40e

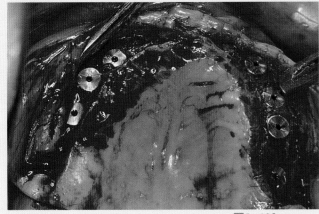

> 图2-40f

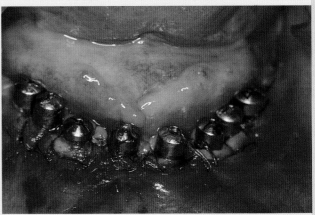

> 图2-40g

图2-40 （a~c）在拔除了原有旧义齿的基牙后，用全口义齿进行暂时修复。（d~g）6个月后软组织状态已稳定，分别在上下颌植入种植体。

■ 在暂时基台上的第一副暂时修复体 ■

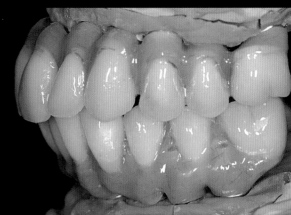

> 图2-40h

> 图2-40i

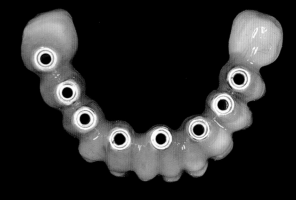

> 图2-40j

> 图2-40k

1995年

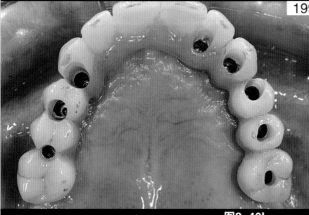

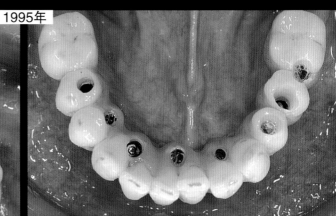

> 图2-40l

> 图2-40m

图2-40（续） （h~m）完成骨整合手术后，制作第一副暂时修复体并用螺栓固定在种植体头部，尽可能恢复如前所述的美观-功能指标。（n~q）牙龈组织健康的形态位置稳定后，制作个别基台（UCLA），并在个别基台上制作完成第二副暂时修复体，对美观-功能状态进行少量调改。（r和s）把第二副修复体固定在口内，直到最终修复体制作完成。

■ 在最终基台上的第二副暂时修复体 ■

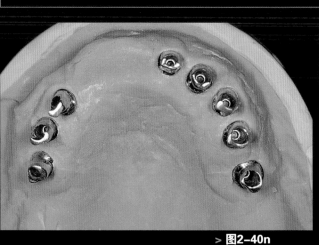

> 图2-40n

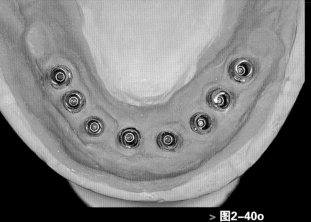

> 图2-40o

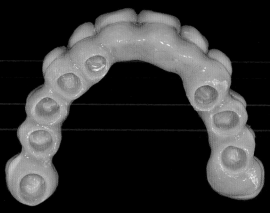

> 图2-40p

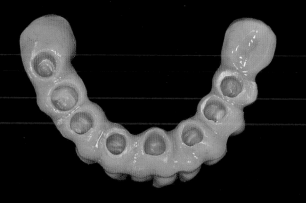

> 图2-40q

209

1996年

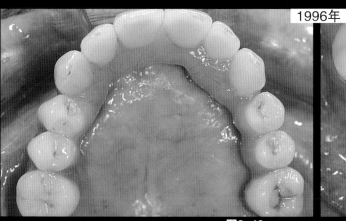

> 图2-40r

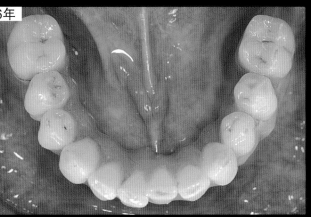

> 图2-40s

→ ... 接470页

→ ...接第1卷275页

2000年

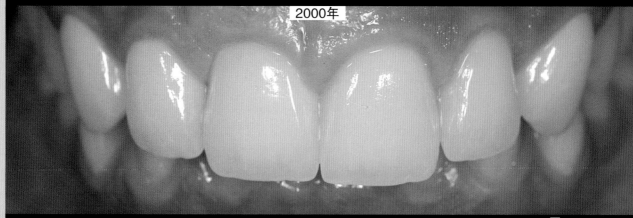

> 图2-41a

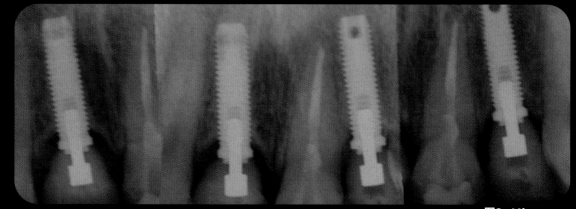

> 图2-41b

2004年

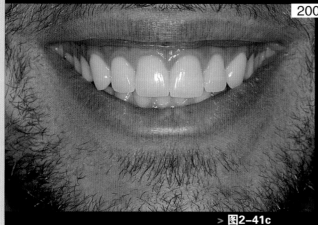

> 图2-41c

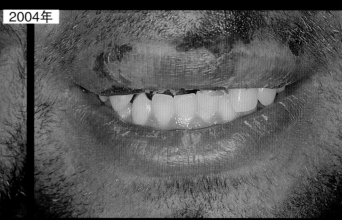

> 图2-41d

图2-41 （a~d）这名患者几年前因交通事故进行了常规种植修复，此后又因再次发生摩托车事故而外伤到口腔诊室就诊。（e和f）口内检查：上颌的3个旧修复体和相关基牙折断，包括2颗天然牙齿（右侧切牙贴面和左中切牙全瓷冠）和1颗种植牙齿（右上中切牙基台和全瓷冠）。

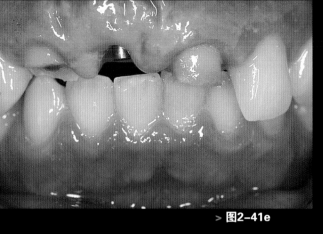

> 图2-41e

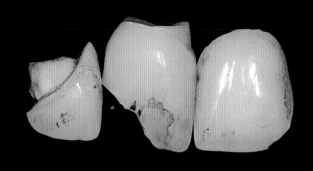

> 图2-41f

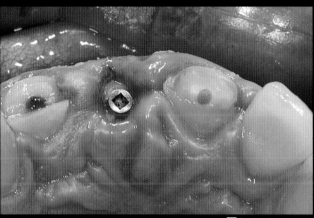

> 图2-41g

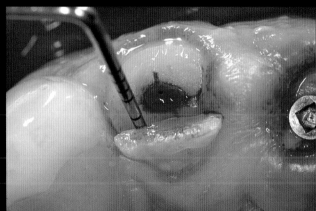

> 图2-41h

211

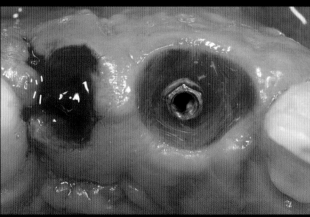

> 图2-41i

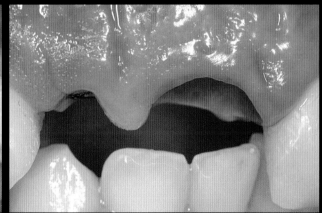

> 图2-41j

图2-41（续） （g~i）𬌗面观显示侧切牙已经纵向折裂，无法保留，因此拔除了折断的牙齿，进行即刻种植（一段式技术），选用3mm高的愈合帽（外科手术由Sascha A. Jovanovic医生完成）。（j）图像显示：此阶段在上颌中切牙与侧切牙之间的龈乳头已经达到了理想高度，因为刚拔除的牙齿区仍保留有结缔组织附着存在。

■ 在暂时基台上的第一副暂时修复体 ■

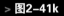

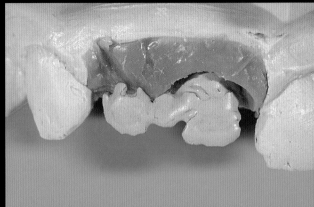

> 图2-41k

> 图2-41l

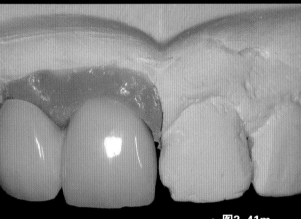

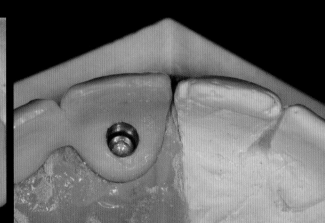

> 图2-41m

> 图2-41n

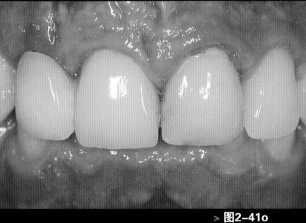

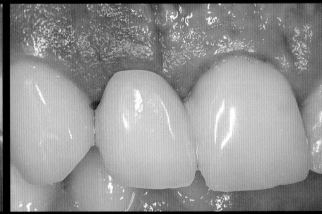

> 图2-41o

> 图2-41p

图2-41（续） 先把左上中切牙的暂时冠就位戴好，对右侧上颌侧切牙刚植入的种植体不要施加任何负荷，把两颗牙冠的暂时联冠连接在由种植体支持的右上中切牙的暂时钛基台上。（k）暂时修复体类似单端桥要有金属结构加固。（l~n）对加固用的金属结构涂布遮色层以后，在石膏模型上完成暂时修复体的制作。（o和p）修复体戴入口内，修复效果很好。

■ 在最终基台上的第二副暂时修复体 ■

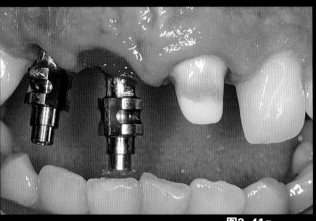

> 图2-41q

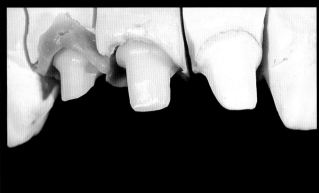

> 图2-41r

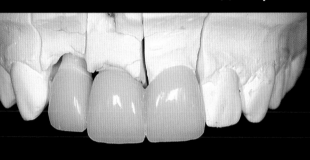

> 图2-41s

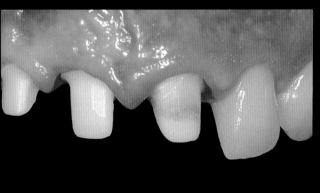

213

> 图2-41t

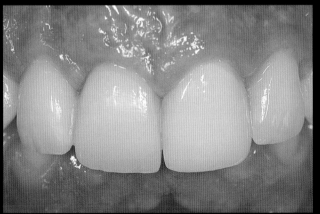

> 图2-41u

> 图2-41v

→ ... 接315页

图2-41（续） 近距离仔细观察愈合基台和暂时修复体对保留龈乳头的作用。（q和r）制取种植体和天然基牙的印模，制作完成最终氧化锆基台。（s和t）新的暂时修复体由天然牙和种植体支持。（u和v）口内观，氧化锆基台有利于维持牙间乳头高度的稳定，暂时修复体的照片显示出良好的修复重建效果并良好地维持了牙龈的高度水平。

种植体支持的暂时修复体

即刻负荷

种植体支持的暂时修复体的即刻负荷根据美观和功能可以分为下列几种类型：

- 用于口腔内的局部区域，单个或多个缺牙区域的种植体支持的暂时修复体[137-143]
- 用于全牙列种植修复的暂时修复体[131,144-151]

必须仔细地选择进行种植后要即刻负荷的病例。只有患者明确了即刻负荷种植修复毋庸置疑的美观优势和风险，理解它的修复效果与骨整合无关但与牙龈边缘[137]的稳定性有关，而且随着时间的推移，颊侧骨组织有可能变平坦这些特点以后[152-153]，这些特殊病例才可以进行即刻负荷的种植修复。种植体植入后必须实现初期稳定性，可参考其植入时的扭矩水平（>32Ncm）或谐振频率分析［种植稳定系数（ISQ）>60~65］进行评估。

单颗种植体和全牙列种植修复一样，常使用螺栓固定暂时修复体。螺栓通入路径通常放在𬌗面腭侧区域，这样在戴入和取出暂时修复体时不需要使用粘接剂，以免不易彻底清除多余的粘接剂[135]。

单颗种植体–立即行使功能

在种植体植入的同时戴入暂时修复体，特别是种植修复前牙区段时，主要为了满足患者的美观和发音要求（图2-42a~图2-42d）。由于在技工室对暂时修复体的颈部进行过完美的设计，丙烯酸修复体能够支持种植体周围的软组织，在整个种植后的愈合阶段维持良好的牙龈贝壳状曲线形态和牙龈乳头高度（图2-42e和图2-42f）[137,154-155]。

暂时修复体在静态和动态功能状态下都应该无咬合接触，确保轴向负荷或剪切移位力不会影响骨整合过程（图2-42g和图2-42h）。需要注意的是，往往在骨整合还没有完全完成时，患者会不经意地在种植治疗的牙齿上施加负荷。

图2-42 （a和b）此患者右上侧切牙的颊侧壁折断并向根方扩展，因此已无法保留。（c和d）在拔除患牙的同时进行即刻种植修复，种植体比邻牙牙根更向根方延伸约3mm。（e和f）种植手术后，暂时修复体靠螺栓固定在种植体的头部，只发挥美观和发音功能（即刻功能负荷）。6个月后，可以观察到邻间隙的龈乳头仍维持在适当的牙龈高度水平，与种植手术前相比没有变化。（g和h）为了降低即刻戴入暂时修复体的风险，特别要注意避免任何情况下的咬合接触。

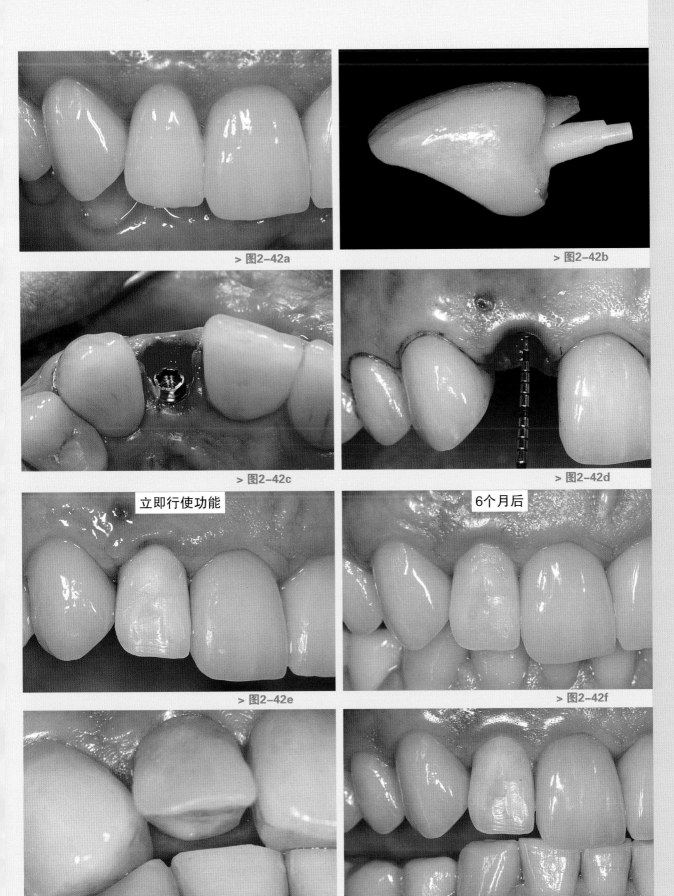

> 图2-42a

> 图2-42b

> 图2-42c

> 图2-42d

立即行使功能

6个月后

> 图2-42e

> 图2-42f

> 图2-42g

> 图2-42h

通常在技工室根据种植体植入前所制取的印模，准确制作即刻负荷的单个种植暂时修复体，按照设计恢复其良好形态和轮廓（图2-43），像在天然基牙上进行重衬的方式一样，把制作好的基台与种植体的头部连接以后，在口内对种植暂时修复体进行重衬。唯一要注意的是为了保证将暂时修复体用螺栓固定在种植体上，重衬材料不能妨碍螺栓就位。暂时修复体经过重衬后在口外抛光，并在结束外科种植手术后在种植体上就位。如果对暂时修复体的外形进行任何修整需要旋紧或松开螺栓时，要用手指握紧修复体，以免将旋转

螺栓的扭力传导到种植体，同时要避免旋紧螺栓时用力过大。另一种制作暂时修复体的方法是在尽快植入种植体以后，用树脂"封闭"愈合帽并转移到修整好的外科模板内。把固定好愈合帽的模板放回以前制作外科模板的石膏模型上。技师在技工室根据此位置制作好暂时修复体。由于需要制作时间的原因，一般在植入种植体后24~48小时内戴入修复体[156]。

等待4~6个月后，制取最终种植修复体的印模。

单颗种植体–立即行使功能

一次手术

▪ 增加患者的舒适感
▪ 理想的形态和轮廓
▪ 容易处理暂时修复体
▪ 即刻支持种植体周围组织

警 示

▪ 患者没有口腔异常功能，没有深覆𬌗
▪ 种植体植入后必须实现初期稳定性（>35N）
▪ 确认颊侧骨厚度不少于2mm
▪ 检查颊侧骨–种植体间的距离（<2mm）
▪ 口腔动态和静态状态下均要避免𬌗接触

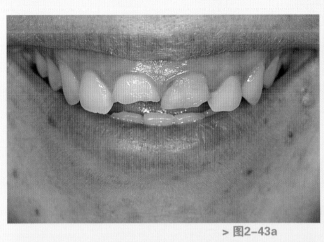

> 图2-43a

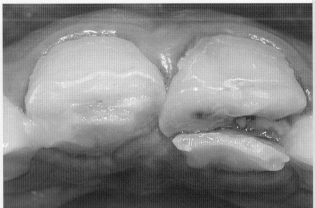

> 图2-43b

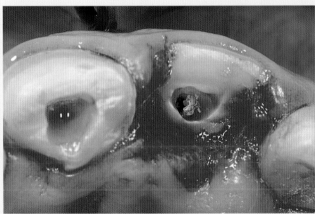

> 图2-43c

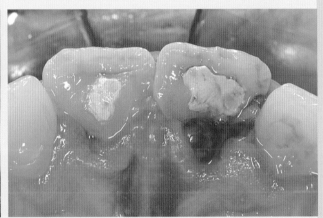

> 图2-43d

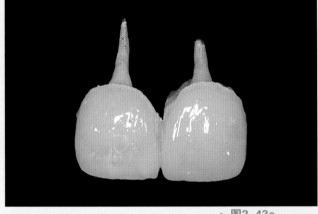

> 图2-43e

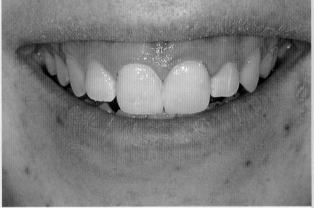

> 图2-43f

图2-43 （a）此年轻患者因外伤发生中切牙的折断。（b）殆面观左上中切牙已经纵向折断，无法保留。（c和d）取出牙齿断片，进行牙髓治疗。（e和f）戴入两颗中切牙的树脂暂时联冠，重衬处理后，由于采用了两个根管桩，在口内获得了较好的稳定效果。

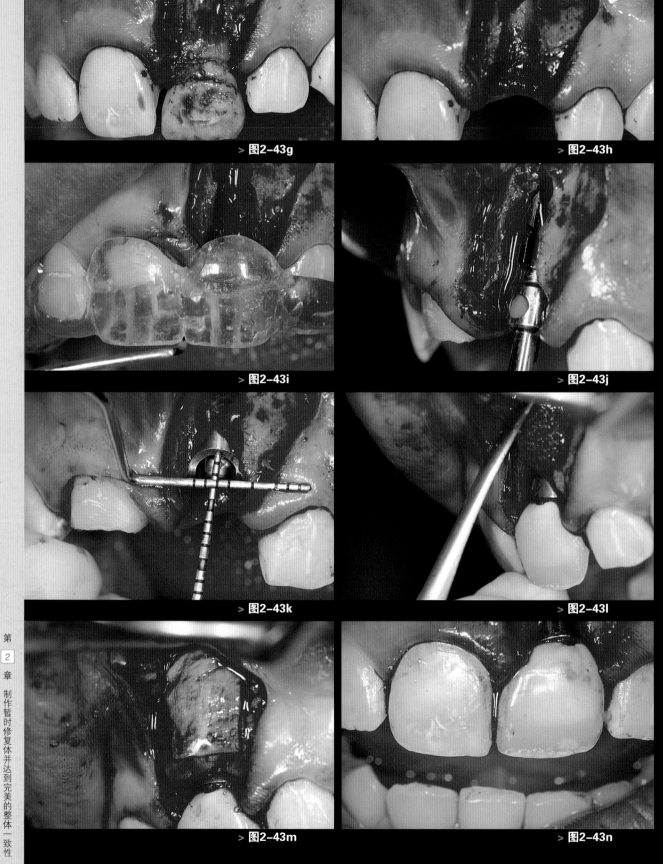

> 图2-43g

> 图2-43h

> 图2-43i

> 图2-43j

> 图2-43k

> 图2-43l

> 图2-43m

> 图2-43n

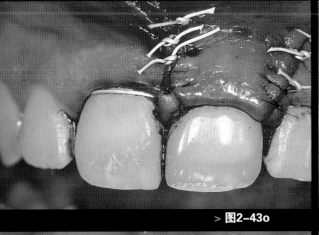

> 图2-43o   > 图2-43p

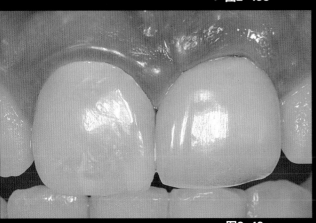

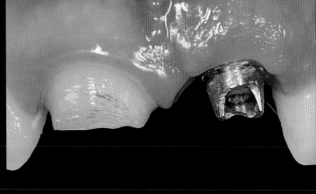

> 图2-43q   > 图2-43r

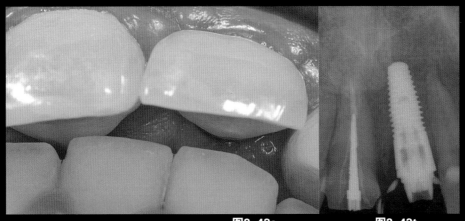

> 图2-43s   > 图2-43t

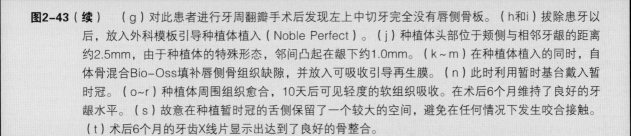

图2-43（续） （g）对此患者进行牙周翻瓣手术后发现左上中切牙完全没有唇侧骨板。（h和i）拔除患牙以后，放入外科模板引导种植体植入（Noble Perfect）。（j）种植体头部位于颊侧与相邻牙龈的距离约2.5mm，由于种植体的特殊形态，邻间凸起在龈下约1.0mm。（k~m）在种植体植入的同时，自体骨混合Bio-Oss填补唇侧骨组织缺隙，并放入可吸收引导再生膜。（n）此时利用暂时基台戴入暂时冠。（o~r）种植体周围组织愈合，10天后可见轻度的软组织吸收。在术后6个月维持了良好的牙龈水平。（s）故意在种植暂时冠的舌侧保留了一个较大的空间，避免在任何情况下发生咬合接触。（t）术后6个月的牙齿X线片显示出达到了良好的骨整合。

→ ... 接322页

单颌或双颌牙列缺失的修复重建–即刻负荷

与牙列缺损的种植修复不同，全牙弓种植修复的暂时修复体在提供咀嚼功能的同时，必须要满足美观和发音功能的要求（图2-44）。这种情况才是真正的"即刻负荷的种植修复"。因此必须让暂时修复体达到足够的咬合稳定[157-161]，暂时修复体必须是多点均匀地接触，同时还要建立一个可以不大但是适当的切导，前伸运动时后牙区脱离殆接触[162]。

借助于种植手术前制作的个别印模托盘，在外科种植手术后可以直接制取用于制作暂时修复体的印模。在技工室制作完成暂时修复体（可以使用金属结构加固[132,163]），把它们粘接在口内基台上。另一种方法是将患者原有的旧全口义齿定位在特定的基台处重衬，改造为以螺栓固定在种植体上的固定全口义齿[164,166]。在这种情况下，种植手术后要等待足够的时间，确保完成骨整合和软组织愈合（>6个月）以后，再制取最终印模完成最终修复体的制作。现在已有软件用于处理CT扫描图像，借助于立体光刻图像技术，制作外科手术模板，根据修复和外科的需要确定种植体的位置（图2-45和图2-46）。

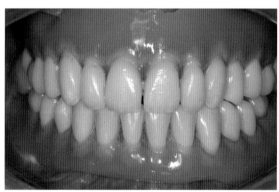

> 图2-44a

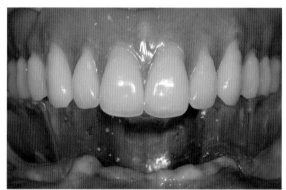

> 图2-44b

图2-44 （a）口内观：以往的旧总义齿，稳定性和美观效果都很差，牙齿的形态和排列都有问题。（b）在理想的殆关系下试戴新的上颌总义齿，通过透明转移模板定位在正确的VDO位置，在模板上清楚地标明了易于辨认的种植体位点。（c）临床观察种植体的就位装置，与丙烯酸树脂的外科导板相连。（d）将模板与主工作模型组装在一起，借助印模，检查种植体的位置，根据准确的殆记录上殆架。（e）种植体植入手术以后48小时，用螺栓把多伦多义齿固定在下牙弓上（外科治疗由Marco Redemagni医生和Tom Abbondanza先生共同完成）。（f）上下颌义齿的前牙用瓷人工牙修复，后牙用树脂人工牙修复。（g）图像显示戴入种植总义齿后1个月的临床情况。术后6个月，由于软组织的收缩，把总义齿取下来进行重衬处理。（h）图像证明种植体周围组织健康。（i）图像为重衬后的下颌总义齿，上下颌后牙区的树脂人工牙已经被更换为瓷人工牙。（j）种植修复术后的6个月拍摄曲面断层片进行复查。

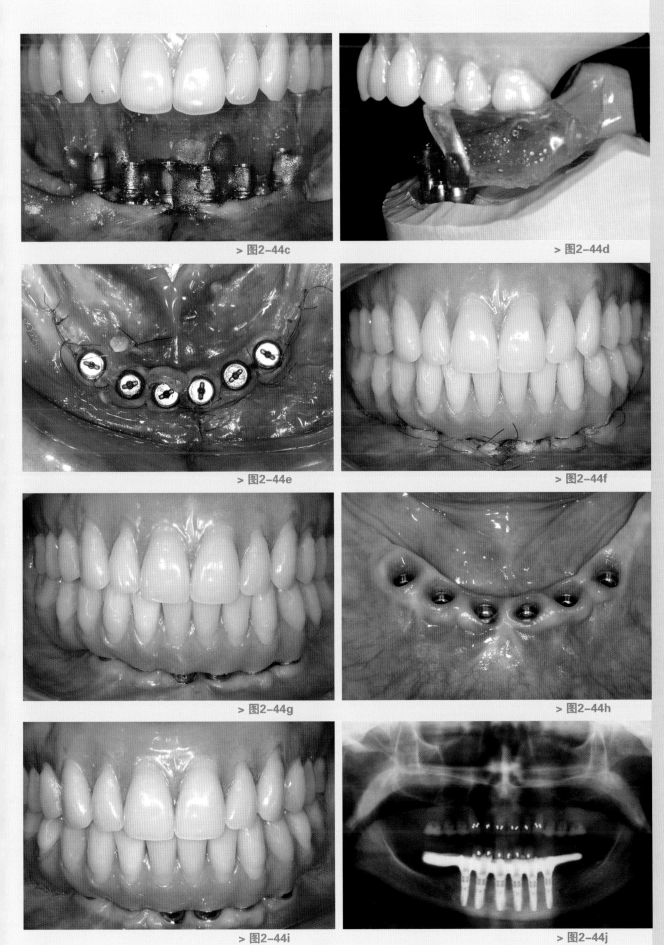

> 图2-44c

> 图2-44d

> 图2-44e

> 图2-44f

> 图2-44g

> 图2-44h

> 图2-44i

> 图2-44j

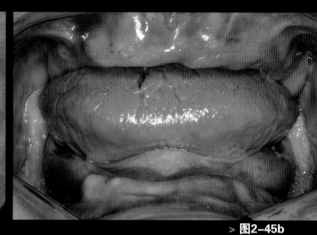

> 图2-45a

> 图2-45b

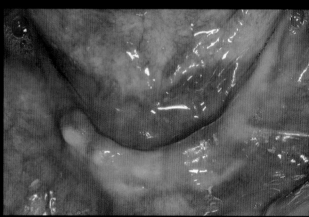

> 图2-45c

> 图2-45d

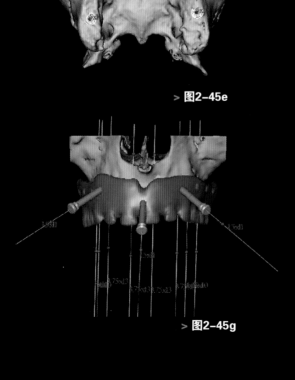

> 图2-45e

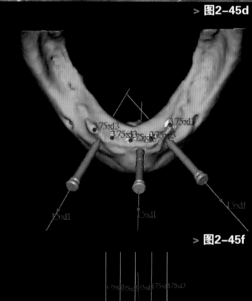

> 图2-45f

> 图2-45g

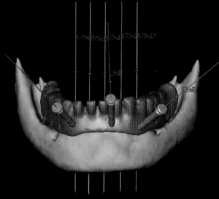

> 图2-45h

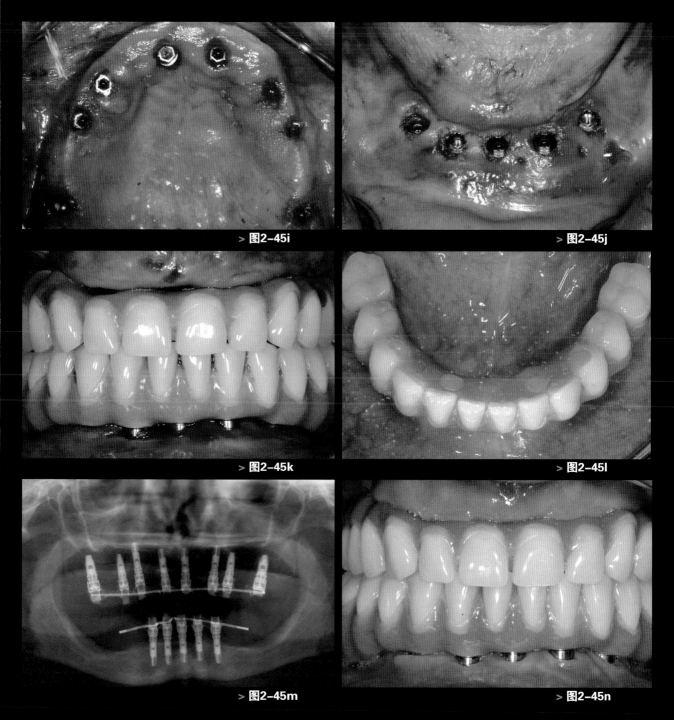

> 图2-45i

> 图2-45j

> 图2-45k

> 图2-45l

> 图2-45m

> 图2-45n

图2-45 （a~f）患者原有全口总义齿，要求重新进行固定修复重建。先用CT分析上下颌牙弓，决定进行种植修复。制订放置种植体的治疗计划（上颌计划应用8颗种植体，下颌5颗），为了使修复体就位，要特别注意种植体间的平行度，确保修复重建的理想位置。（g和h）为了正确定位种植体，根据最终设计计划（Noble Guide），利用立体光刻图像技术制作了两个外科手术导板。（i~l）把种植体植入口内后，用螺栓固定暂时修复体，暂时修复体的内部以金属结构加固。（m和n）当暂时修复体正确就位以后，对所使用的特制可扩展基台拍摄X线片，确定基台的就位情况。种植愈合期内要求患者定期免费复查。

> 图2-46a

> 图2-46b

> 图2-46c

> 图2-46d

> 图2-46e

> 图2-46f

> 图2-46g

> 图2-46h

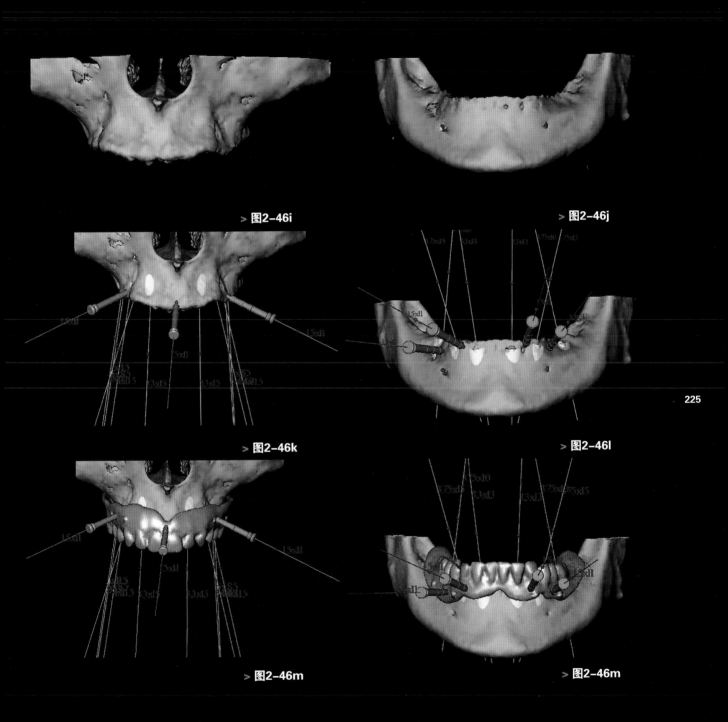

> 图2-46i

> 图2-46j

> 图2-46k

> 图2-46l

225

> 图2-46m

> 图2-46m

图2-46 （a~f）这名患者存在严重的牙周疾患，口内的残余牙齿无法保留，拔除所有患牙后，以上下即刻总义齿先行修复，做好后续种植修复重建的准备。（g和h）戴用即刻总义齿一定时间以后，对即刻总义齿重衬处理，使它们与黏膜良好适合并获得足够的稳定性。（i和j）上下颌牙弓的CT检查可以深度分析软硬组织的解剖结构，然后制订最终种植修复计划、（k~n）由于此患者牙槽骨的骨量和骨质都很差，决定在立体光刻外科导板的引导下（Noble Guide），在上颌种植10颗种植体，在下颌种植6颗种植体。

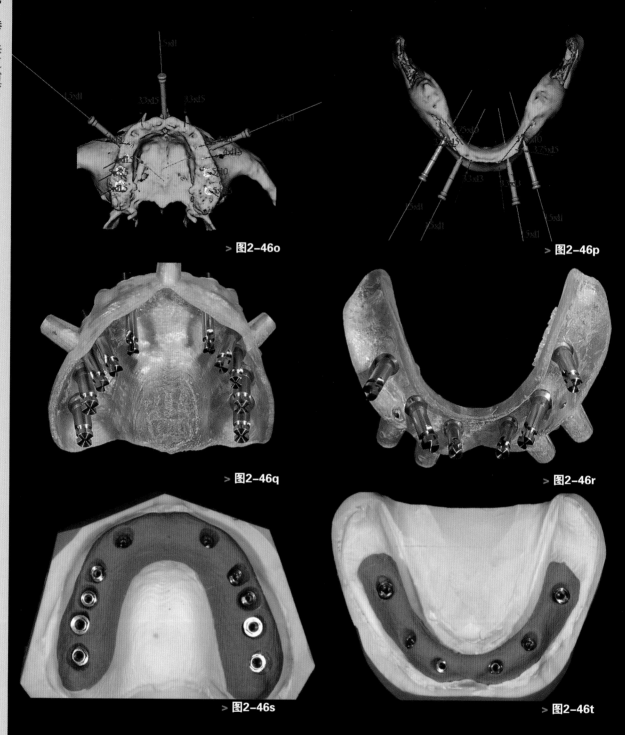

> 图2-46o

> 图2-46p

> 图2-46q

> 图2-46r

> 图2-46s

> 图2-46t

图2-46（续） （o和p）根据设计使每一颗种植体的植入位置与将来牙齿理想的位置相对应。（q~t）在模板上定位放置种植替代体，这表明在口内实际植入种植体前就可以制成主工作模型。（u~x）制作暂时树脂基台，达到理想的平行度和外形轮廓，然后使用CAD/CAM技术制作个体化氧化锆基台（Procera，Noble Biocare），它们能达到最好的美学效果以及修复体与种植体周围组织的完美整合。（y~bb）种植手术后，当日戴入树脂暂时总义齿修复体，要保证患者的舒适度，同时实现对周围组织的适当调整。

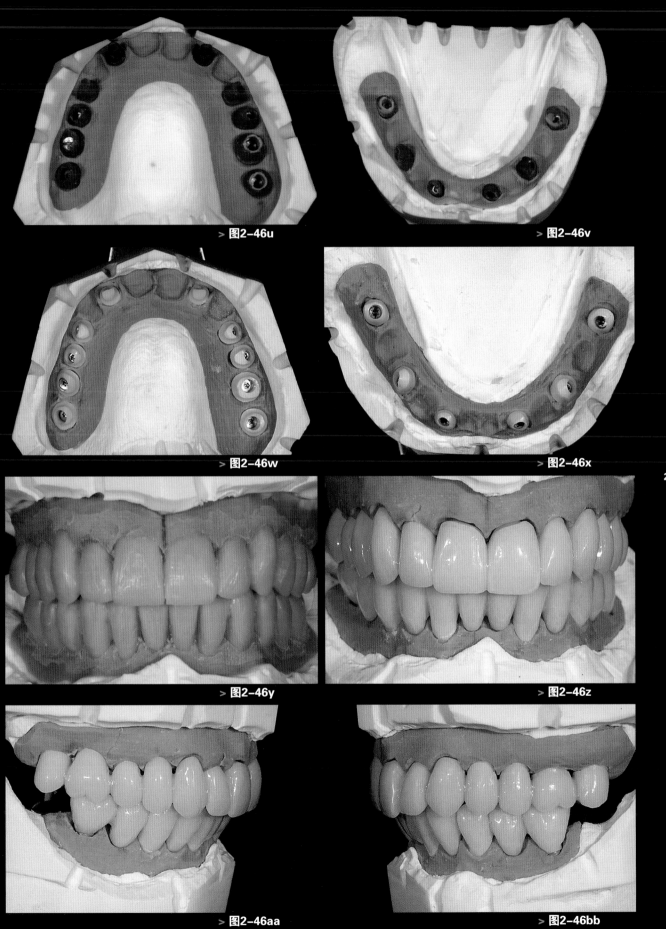

> 图2-46u

> 图2-46v

> 图2-46w

> 图2-46x

> 图2-46y

> 图2-46z

> 图2-46aa

> 图2-46bb

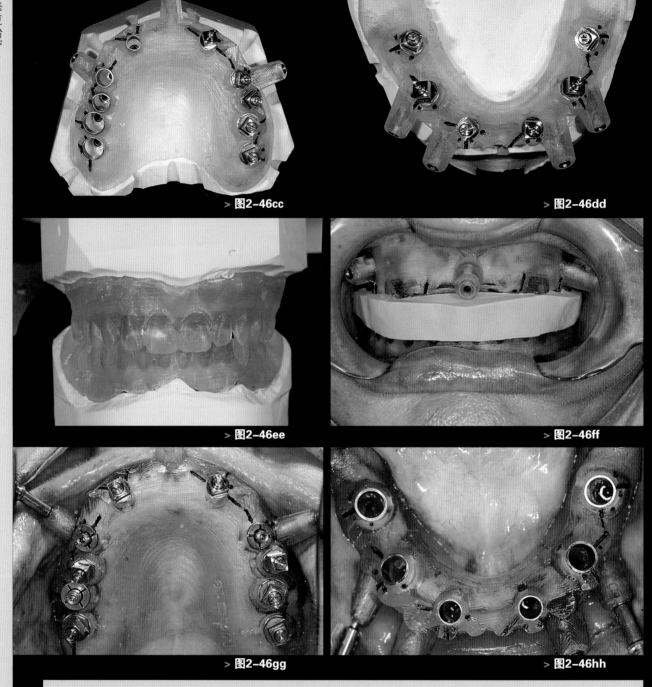

> 图2-46cc

> 图2-46dd

> 图2-46ee

> 图2-46ff

> 图2-46gg

> 图2-46hh

图2-46（续）　（cc和dd）由于有目的地画出了特殊的参考点，外科手术导板可以使六角种植体正确就位，保证基台也正确就位。（ee）对上下两个即刻总义齿进行复制，在CR位和正确的VDO位上殆架、利用交互上殆架技术，通过交替使用并调整外科导板，把对颌总义齿的立体光刻复制品安装在殆架上。为了在口内将外科手术导板准确就位，制作硅橡胶指导印模标志。（ff）图像显示：借助下颌总义齿的立体光刻复制体的硅橡胶指导印模标志，在口内稳定上颌外科手术导板。（gg和hh）可以看到，带有种植体的手术导板就位（外科治疗由Stefano Gori和Giampiero Ciabattoni医生共同完成）。（ii~ll）正面观比较种植手术前和放置个性化氧化锆基台以后的图像，显示所谓的不翻瓣技术造成的创伤性最小。（mm和nn）殆面观察即刻粘接的暂时修复体，在修复体上没有需要传统螺栓固定的孔腔，保留了后牙原来发育形成的理想解剖形态，咬合也更稳定。（oo）外科种植手术结束以后，对上下即刻总义齿修复体进行重衬，抛光，检查咬合状态，保证它们在CO位的牙齿接触是点状、均匀的。（pp）在最终的X线片上显示六角种植体和基台吻合良好。（qq~tt）1周后，可以对种植修复的整合疗效进行总体评价，与原旧的常规总义齿相比，新总义齿的美观和功能明显改善。

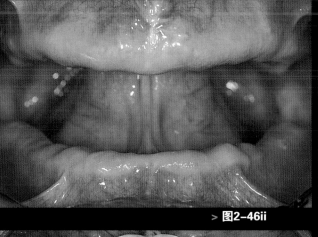
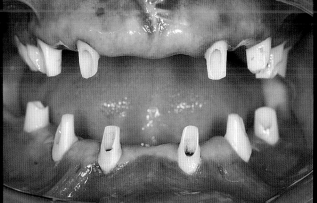

> 图2-46ii
> 图2-46jj

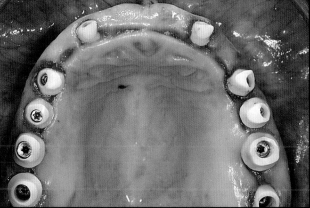
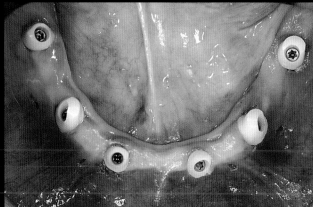

> 图2-46kk
> 图2-46ll

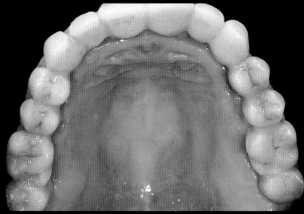
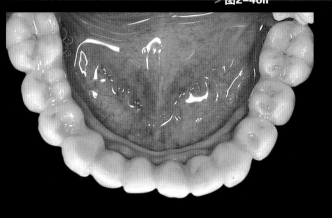

> 图2-46mm
> 图2-46nn

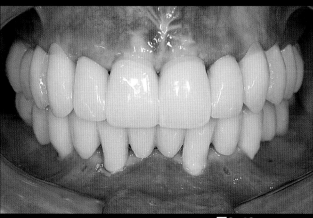
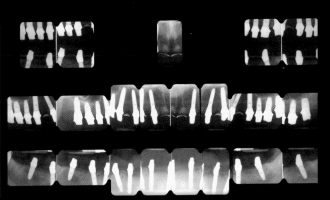

> 图2-46oo
> 图2-46pp

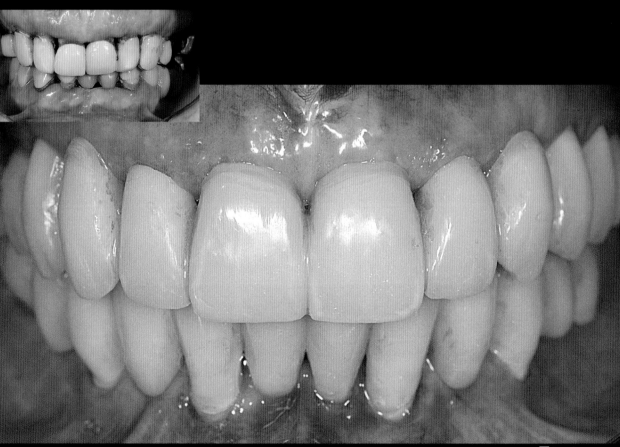

> 图2-46qq

> 图2-46rr

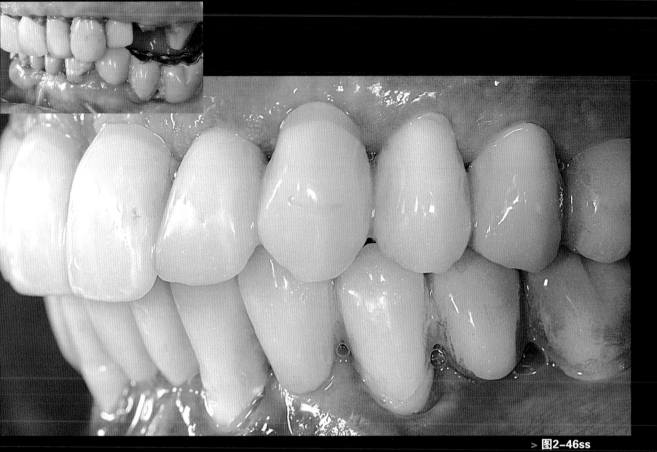

> 图2-46ss

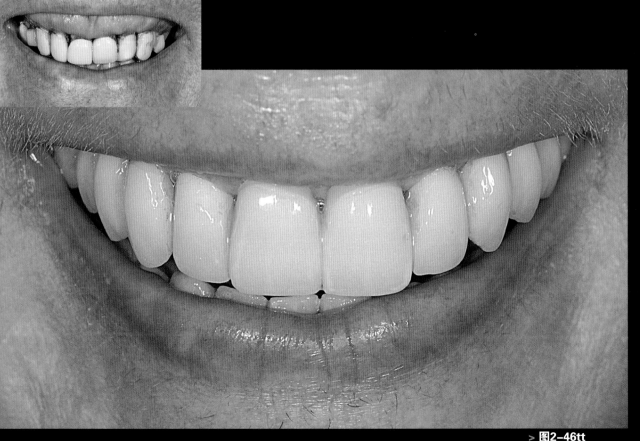

> 图2-46tt

暂时修复体——总结

此前所介绍的关于各种暂时修复体的制作、就位和重衬技术是为了让修复体[7,167,169]能够满足良好的美观、功能和生物性三方面的要求，并且保证达到足够的稳定性，使暂时修复体能在口内维持应用较长的时间。

美学一致性

医生将所有特别的信息借助技工单转达给技师，暂时修复体应该反映了所有需要的美观修改内容。当暂时修复体正确地在口内就位，医生通过对唇颊侧细节和发音的分析，确保达到所有最佳的美观指标。当说话和微笑时，切缘平面一定与水平面平行[170-173]（图2-47a），并且切缘曲线与下唇的自然曲度相协调[170-172]（图2-47b）。息止颌位时，根据患者的性别和年龄，上切牙显露出1~5mm不等[174-175]。仔细分析牙体和牙龈情况，防止牙齿排列不协调。特别在前牙区段，一定要注意中切牙与侧切牙的比例，保证上中切牙的主导作用以及从中切牙到尖牙的切缘[176-177]间角逐渐增大。在设计暂时修复体的牙齿位置和排列时，侧切牙的位置要位于从中切牙到尖牙的颈缘假想连线与切缘的假想连线之内。

尽管已经传递给技师足够的信息用以制作第一副诊断蜡型和醋酸酯透明模板，医生仍需要对暂时修复体的形态、轮廓和牙齿排列进行修改，特别是对修复重建需要改善的方面较多的病例。通过临床医生的修改，可以使暂时修复体更加完善，对最终修复体起到很好的样板作用。

美观（小结）

要　求
▪ 让切缘平面与水平面平行
▪ 切端连线与下唇曲线相协调
▪ 息止颌位显露适度的上牙牙体组织
▪ 从上中切牙到尖牙的切缘间角逐渐加大
▪ 牙齿理想的形态，比例，轮廓和排列

→ ...接111页

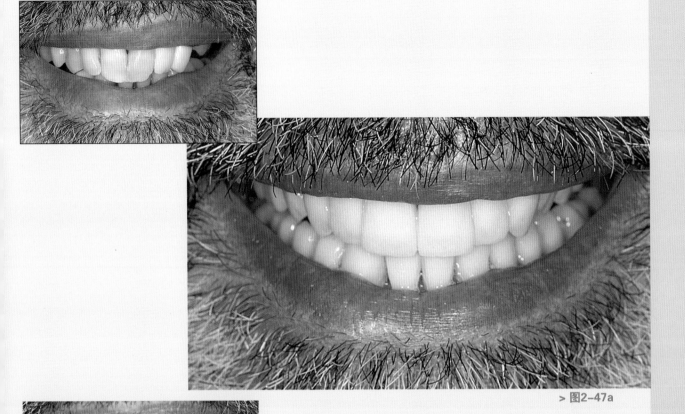

> 图2-47a

233

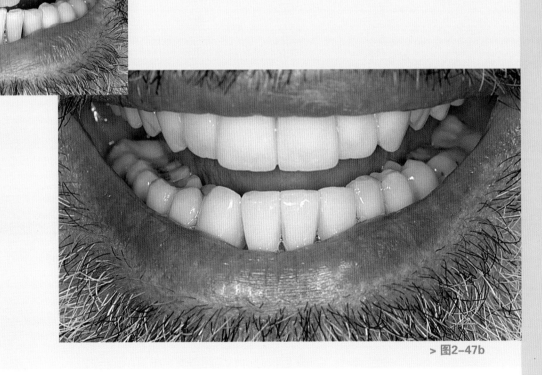

> 图2-47b

图2-47　（a）患者对自己的微笑外观不满意，主要问题为上颌中切牙的覆盖过大。他对暂时修复体的位置的整体和谐度非常满意。（b）很显然，原来的𬌗平面向左侧下颌倾斜，进行适当的弥补调整后先完成蜡型制作，然后再复制成树脂暂时冠。

功能

𬌗稳定 暂时修复体必须达到稳定的咬合状态，后牙区要达到点状、同步和均匀的𬌗接触（图2-47c）；前牙区接触要轻，运动时不能引起中切牙的移动或震颤（图2-47d）。

正中关系 暂时修复体必须达到正确的CR位置和VDO位置，特别是在全牙弓修复时。前面已充分讲述了如何将口内𬌗记录准确地转移到𬌗架上（144~157页）。此时要确保暂时修复体在CR位置的绝对稳定，达到此位置时没有前伸和侧方的咬合干扰。

垂直距离 如果改变需要患者原有的VDO，可以通过让患者发M和S音进行检查。出现肌肉收缩和疼痛表明患者很难适应升高的新VDO高度。需要向患者解释，由于身体的适应机制，2~3天后上述不适会有所缓解。然而，在制取最终印模前要确保没有任何肌肉不适与疼痛的感觉。

切导 要检查覆𬌗和覆盖，确保实现了合适的切导，在前伸时后牙脱离𬌗接触，使咀嚼肌完全放松，给颞下颌关节（TMJ）尽可能小的负荷（图2-47e~图2-47h）。

暂时修复体

功能修复重建		
要　求		
▪ 𬌗稳定：	牙齿点状、同时、均匀分布的𬌗接触 前牙区无移动或震颤	
▪ 垂直距离：	正确发M和S音 没有肌肉疲劳和疼痛	
▪ 前导：	适当的覆𬌗、覆盖 在后牙区段没有𬌗干扰	

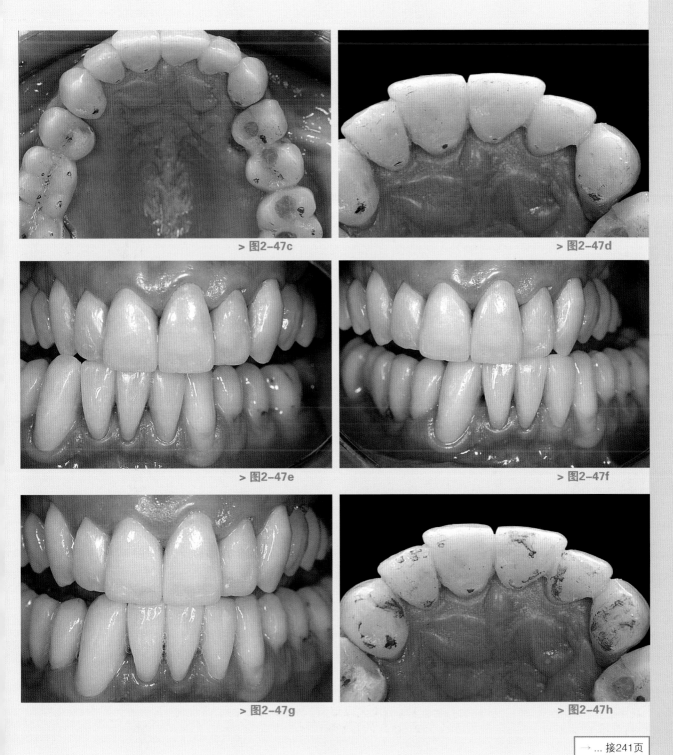

> 图2-47c

> 图2-47d

> 图2-47e

> 图2-47f

> 图2-47g

> 图2-47h

→ ...接241页

图2-47（续） （c）检查上颌制作完成的暂时修复体，达到点状、同时、均匀的殆接触，表明实现了良好的咬合稳定效果。（d）在上颌前牙舌隆突区形成轻殆接触，不应产生震颤，建立正确切导的起点。（e~h）下颌运动时仅涉及尖牙和切牙，在前伸和侧方运动时，后牙不发生接触，以此避免咀嚼肌和TMJ承受过度负荷的危险。

有关本书各章节参考文献，请扫描二维码，关注后输入gd2浏览

236

Mauro Fradeani

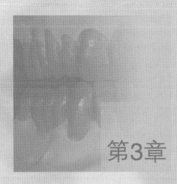

第3章

暂时修复体与最终预备体的生物学完整性

暂时修复体制作完成、试戴准确之后，美学和生物学功能均应符合要求。在进行最终牙体预备之前，一定要用外科或非外科方法恢复、维持良好的牙周健康状态。在牙龈组织健康的前提下，暂时修复体不仅可以制作得完整、准确，而且在天然牙或种植体上，牙齿–牙龈复合体都呈现良好的状态。

目的：在进行最终牙体预备之前重建并维持牙龈组织的完整性。

3 暂时修复体与最终预备体的生物学完整性

软组织

在义齿修复中，任何治疗开始之前，牙周组织健康对确保牙龈缘的稳定性至关重要[1-2]，而后者还能保证修复体边缘的稳定性[3]。探诊时牙龈组织如果不出血，即代表牙龈没有炎症。

牙周组织的生物形态

一般来讲，牙龈结构不是呈扁平状的厚牙龈就是呈扇贝状的薄牙龈。在具有薄牙龈形态的患者中，临床操作尤其要注意避免损伤牙龈，以免出现牙龈退缩现象。

解剖结构

具备了有关牙周组织解剖结构的知识，医生对这些敏感区域的生物学损伤就可能降到最小化。Gargiulo[5]通过组织学研究发现牙齿和其支持组织之间的关系（图3-1a），即结缔组织的附着水平和上皮附着水平的平均值分别为1.07mm和0.97mm，上皮附着水平存在更多的差异[6-7]。在健康牙列中，由结缔组织和上皮附着共同构成的解剖结构能更长久和稳定[8]。

牙龈沟

Gargiulo[5]在研究中发现，牙龈沟的平均探诊深度是0.69mm。而临床上，我们发现即使同一颗牙不同部位的探诊深度也各不相同，前牙区邻面的健康牙龈沟的探诊深度（1.0～3.0mm）明显大于唇侧部位探诊深度（0.5~1.0mm）[10]。

修复过程中影响生物学健康的风险因素

在修复治疗中，牙体预备、排龈、印模制取、暂时修复体重衬、多余水门汀的清除不当都会直接对牙周组织造成损害。这些和操作相关的创伤会引起炎症反应，如果炎症发生在上皮附着区域内损害可能是可逆的[11]，但如果侵犯了结缔组织附着，就会对牙周组织造成不可逆的损害[12]。相对于机械刺激造成的直接损害，间接损害都是由菌斑堆积引起的，而不正确的修复体外形和其粗糙表面更加剧了菌斑的堆积。因此，只有所有的操作都做到准确无误才能保证最终修复工作得以完美完成，也才能保持牙龈组织的健康及修复体精确的生物学完整性（图3-1b和图3-1c）。

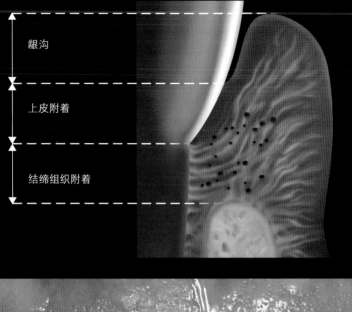

龈沟

上皮附着

结缔组织附着

> **图3-1a**

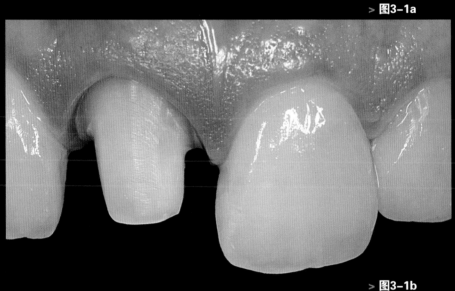

> **图3-1b**

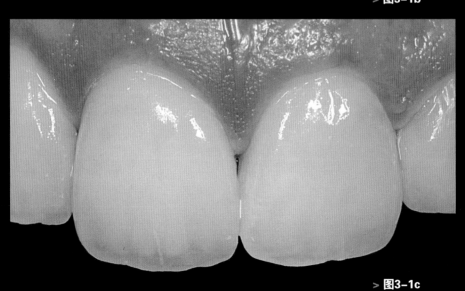

> **图3-1c**

图3-1 （a）牙周复合体的示意图，包括牙龈沟、上皮附着、结缔组织附着。（b和c）如果在牙体预备、最终的印模制取、暂时修复体重衬的操作中医生都很仔细，没有损伤到上皮附着，更重要的是没有损伤结缔组织附着，戴牙后的牙龈组织就会呈现出良好的健康状态。

生物学完整性

暂时修复体

危险因素

　　暂时修复体（图3-2a和图3-2b）不能影响软组织的健康，健康软组织的表现为探诊时不出血（图3-2c）（见第1卷第6章第210~第215页），这是进行修复治疗的前提。在暂时修复体戴用的全过程，需要保证牙龈组织健康，尤其涉及其他治疗（如牙体牙髓治疗、牙周治疗、种植等），或者需要较长时间来验证、修改暂时修复体以满足美学和功能要求的时候，这个过程会很长（图3-2d~图3-2h）。

　　很多学者经过研究[13-16]得出这样的结论：即暂时修复体几乎都不可避免地会引起牙龈炎症和牙龈退缩，但等到最终修复体戴入后，牙龈炎症和退缩的现象会减少或消失，但这一结论还没有充分的依据。事实上，暂时修复体边缘部位牙龈炎症发生的初始阶段，不能简单归因于使用了丙烯酸树脂这种材料，至少在大多数患者中

不是这样，大部分都是由于医生对暂时修复体的外形、边缘适合性和外形光滑度检查不足或处理不当造成的。

　　从生物学角度来讲，和最终修复材料相比，丙烯酸树脂似乎不可能制作出令人满意的暂时修复体表面，但是临床上制作精确的暂时修复体也可以保持牙龈组织的健康。书中已提到过（见第2章第158页），在暂时修复体的制作过程中，一个相当大的风险是重衬时丙烯酸树脂聚合发生放热反应，为了控制温度升高一定要在修复体和基牙上充分使用三用枪的高压空气和水流降温。

　　影响暂时修复体生物学完整性的另一个因素是部分游离出来的单体会滞留在软组织上。尽管它们的量很少，而且聚合反应也已经完成，但偶尔还是会出现过敏现象，如急性接触性口炎[18-19]。使用自凝塑料进行重衬也会出现类似情况[17]。

图3-2　（a和b）如果预成暂时冠的适合度良好，重衬后，暂时修复体就具有令人满意的生物完整性。（c和d）即使粘接完成后牙龈组织看起来有些红肿，但探诊不出血，意味着牙周组织处于健康状态。（e）检查下颌预成暂时修复体的就位情况，重衬、戴入。（f~h）此病例中的基牙牙体预备边缘选择了龈上水平的边缘，达到了修复体的生物学完整性。

→ ... 接235页

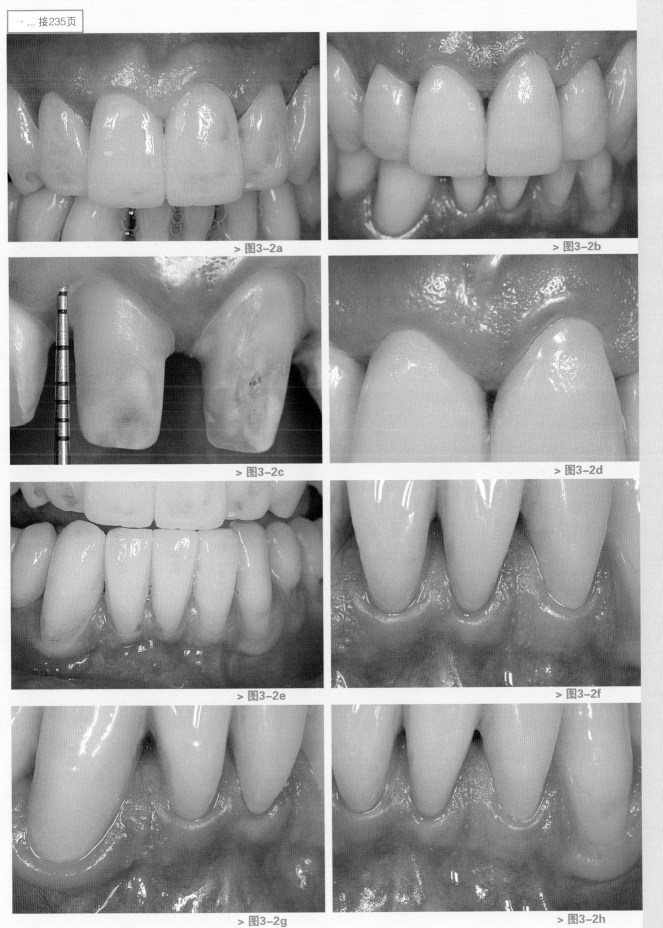

> 图3-2a

> 图3-2b

> 图3-2c

> 图3-2d

> 图3-2e

> 图3-2f

> 图3-2g

> 图3-2h

241

→ ... 接347页

患者常常因为原来的修复体不合适（图3-3a）而要求重新进行修复治疗，原来的旧修复体常造成软组织的炎症反应（图3-3b和图3-3c）。炎症比较表浅时，患者需要进行早期的牙周治疗（图3-3d和图3-3e）才能明确放置暂时修复体的位置（图3-3f和图3-3g）。

有些患者的暂时修复体需要在口内戴用一段时间，直到牙龈状况有所好转。将暂时修复体修改出理想的外形以增加暂时修复体的边缘适合性，有助于牙龈健康状态的好转。对暂时修复体的检查一定要从牙周的角度进行，首先检查修复体外形适合性并检查患者控制菌斑的能力。牙周软组织完全愈合一般需要4～8周的时间[20-22]（图3-3h和图3-3i），牙龈组织稳定后才能开始牙体预备和终印模制取，这意味着修复过程将延后，直接影响最终修复体完成的时间。某些患者龈下边缘部位有龋齿病变，为了恢复正确的软硬组织结构，这时需要与外科-牙周专业联合治疗，更延长了暂时冠的戴用时间。

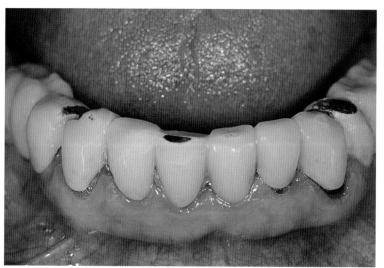

> 图3-3a

图3-3 （a~c）修复体美学功能、生物学完整性较差，邻间隙不足，经常会引起牙龈组织的炎症反应，去除原有的修复体后很容易看到。（d~i）用合适的工具进行牙周初步洁治后，新的暂时修复体准确重衬、戴入后大约4周，牙龈组织健康明显改善。只有当炎症全部消除后，医生才能开始最终的修复治疗。

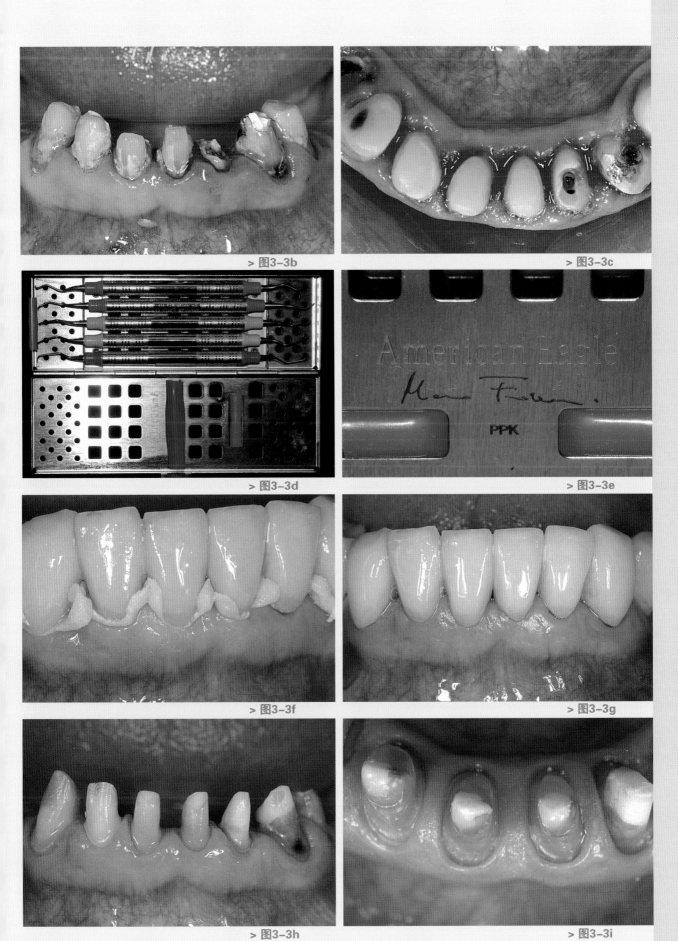

> 图3-3b

> 图3-3c

> 图3-3d

> 图3-3e

> 图3-3f

> 图3-3g

> 图3-3h

> 图3-3i

牙龈缘的稳定性

为了达到理想的美学效果，在修复治疗的全程中一定要注意牙龈边缘的健康稳定性。除了制作暂时修复体所用的丙烯酸树脂外，修复过程中的其他步骤也有直接影响软组织健康的危险因素。

边缘的密合性

当已有的旧修复体外形过突、边缘又不够密合的时候（图3-4a~图3-4c），恢复牙龈健康的关键是要对暂时修复体颈部边缘进行重新设计（图3-4d）。这些患者的暂时修复体重新设计，制作非常重要。即使丙烯酸树脂材料的表面结构不是很理想，但仍要使暂时修复体达到边缘密合，使患者方便清洁，防止菌斑堆积引起炎症。只有组织健康状况明显改善（图3-4e和图3-3f），以及没有修复前需要进行外科治疗的牙周损害以后，才能开始最终的修复工作（图3-4g）。

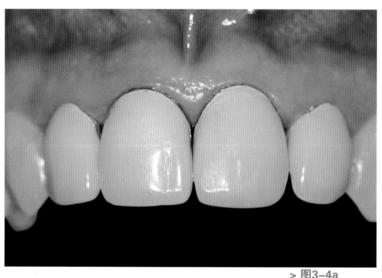

> 图3-4a

图3-4 （a）这名年轻患者需要重新制作4个前牙修复体，多年前在其他诊所制作完成了现有的修复体。（b和c）去除旧的修复体，组织的炎症反应非常明显，尤其在邻间隙部位，牙间乳头明显受到损伤。（d~f）为了美观需要将预备体的边缘放在牙龈沟内。不过，可以观察到修复体恢复了良好的完整性和合适的位置后，牙龈健康状况明显改善。（g）理想的暂时修复体外形有助于获得良好的牙龈健康，并能保持到最终修复体戴入以后，证明此暂时修复体具有良好的生物学外形完整性。

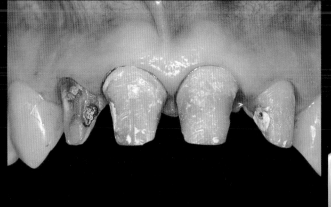

> 图3-4b

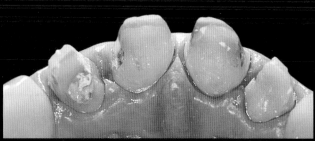

> 图3-4c

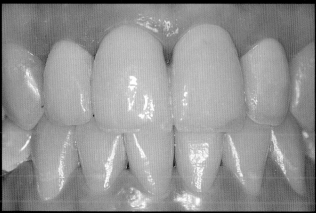

> 图3-4d

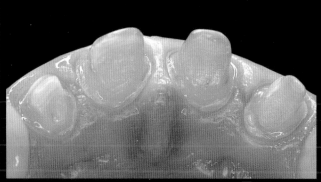

> 图3-4e

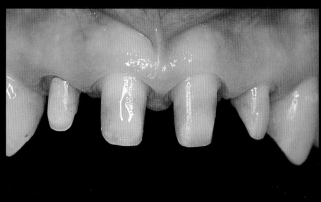

> 图3-4f

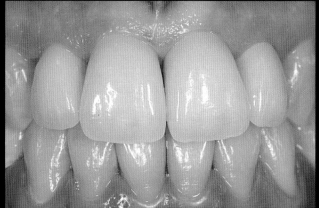

> 图3-4g

修复体外形的稳定性

要 求

- 理想的边缘适合性
- 足够的外形体积
- 暂时修复体良好的抛光效果
- 多余水门汀的完全清除

修复体的外形

修复体的外形决定了牙周的健康状况[23-27]。暂时修复体除了达到边缘密合性之外，在邻间区和颊舌向还应具备理想形态，满足其在颈缘水平完整性的要求。因为要清洁到修复体的各个部位，只有当修复体具有理想的形态，才有利于患者清洁从而维护牙龈健康[28]。

邻间隙的外形

如果牙齿之间有过大的间隙需要关闭时（如先天缺失牙）（图3-5a和图3-5b），就要对间隙两侧修复体的外形凸度进行调改（图3-5c和图3-5d）。首先要将基牙牙体预备到牙龈沟水平（图3-5e和图3-5f）（参照第304页）。暂时修复体在水平向上不能有任何悬突（台阶）产生，达到良好的边缘密合性。外形改变局限在垂直方向上时（如外形过突）（图3-5g）软组织还能耐受，但在两个牙根距离得很近的区域，即使一个微小的悬突也会造成菌斑堆积，影响牙周组织健康，造成牙槽骨结构倒置[29]。

口腔健康状态的维护 在单个修复体中，常推荐患者使用牙线清洁邻间隙，而在固定桥修复后，需要用特殊工具才能维护口腔健康。在前牙区使用超细牙线可以有效预防"黑三角"的出现，而经常使用牙间隙刷则容易损伤牙龈，降低牙间乳头的高度，形成不美观的前牙"黑三角"区。在美观要求不高的后牙区，牙间隙刷是非常有效的清洁工具。在牙龈扇贝状结构不明显，或牙间乳头呈扁平状的前牙区使用牙间隙刷也非常有效。

图3-5 （a）此患者上颌侧切牙先天缺失，对多年前在其他诊所制作的旧修复体不满意。（b）旧修复体去除后，由于侧切牙缺失，中切牙明显向远中移位，患者要求去除旧修复体改善美观，拒绝修复前的正畸治疗。（c和d）把两颗中切牙的暂时修复体分开制作，对修复体的近中部位分别进行调改，通过临时冠的形态促进牙龈乳头的成形。（e和f）尽管修改过程潜在风险，设计暂时修复体的边缘形态位置一定要遵循维护已有健康牙龈的原则。（g）由于患者的家庭维护做得很好，最终的修复体仍然延续了暂时修复体所保持的良好生物学稳定性。

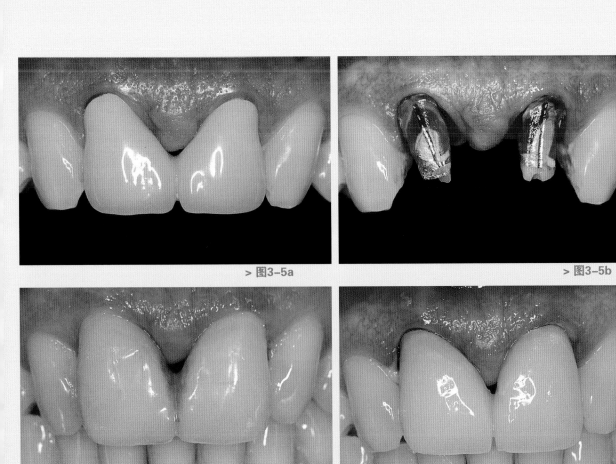

> 图3-5a

> 图3-5b

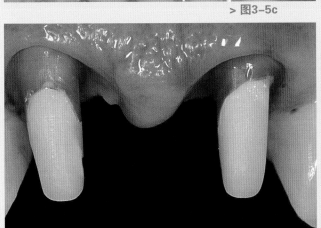

> 图3-5c

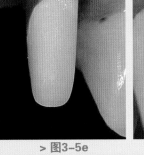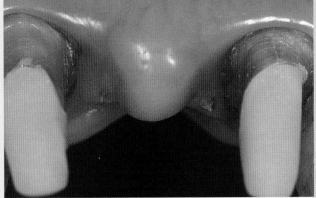

> 图3-5d

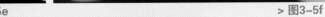

> 图3-5e

> 图3-5f

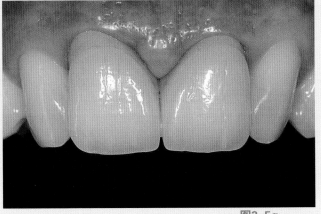

> 图3-5g

颊侧外形

薄牙龈的生物学形态　很多文章都对牙龈形态和修复体颈部外形的关系进行了探讨[4,30]，研究发现修复体的颊舌径往往要大于原有的天然牙[31]。当颊侧牙龈形态较薄（图3-6a）或边缘位于牙颈部时，常发生牙体预备量不足导致的修复体颈部1/3过突而造成菌斑堆积的现象，并导致伴有牙龈退缩的炎症发生[32-34]。在这些区域，建议暂时修复体唇颊侧略平坦（图3-6b~图3-6d），避免出现牙龈退缩[4,35]。关于预备体的水平向形态（刃状或肩台），以技师能够制作出足够厚度的修复体为宜（图3-6e~图3-6h）。

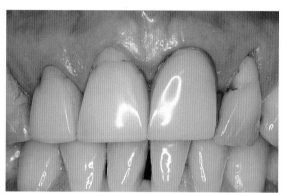

> 图3-6a

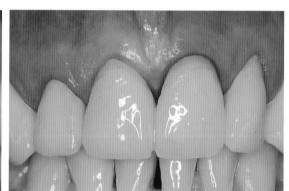

> 图3-6b

图3-6　（a）为此患者拆除6个不合适的前牙全冠修复体，包括两侧的中切牙、侧切牙、尖牙。（b）在基牙牙体预备完成后，重衬暂时修复体，边缘重置，完成暂时粘接。（c和d）不管操作中有多仔细，在临床操作的第一阶段，尤其是在牙龈形态比较薄的患者中，都会出现牙龈刺激症状，如果各个步骤都能合理操作，这种刺激会在若干天后消退，仅留下一些小间隙。（e~h）尽管具有薄牙龈形态的患者发生牙龈退缩的风险很大，但如果修复中所有的操作均能保证良好完成，那么戴用最终修复体时，牙龈就能获得令人满意的完整性，戴用12年后仍然保持得很好。

薄牙龈的形态

暂时修复体戴入后

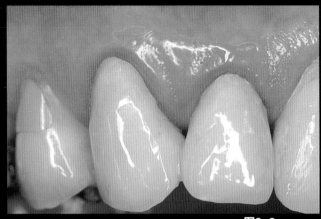

> 图3-6c

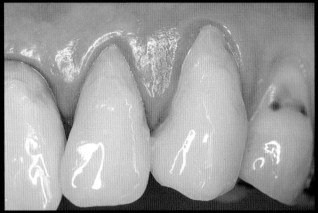

> 图3-6d

最终修复体的粘接

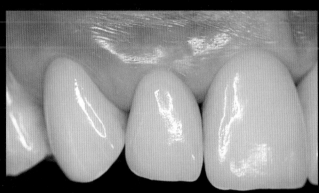

> 图3-6e

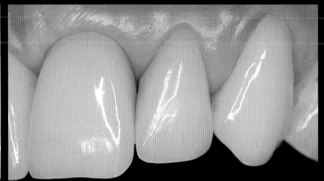

> 图3-6f

12年后的修复体及其牙龈状态

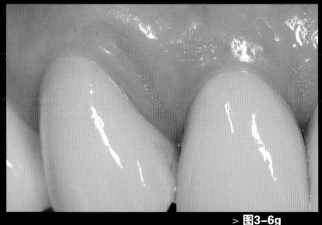

> 图3-6g

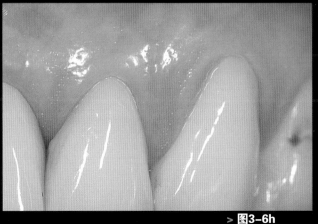

> 图3-6h

厚牙龈的生物形态 在具有厚牙龈形态的患者中（图3-7a），暂时冠从龈沟到颈部1/3最好设计成略凸的形态，这种形态对牙龈组织会有更好的支持作用（图3-7b～图3-7f）。观察研究发现患者[14,36]的一些修复体对唇侧软组织支持不足，往往出现牙龈红肿或塌陷[37]。相反，在较厚的牙龈形态中出现台阶时，会造成牙龈水平向冠方过度伸展、菌斑堆积和牙龈炎症。一些患者的牙周损害表现出的不是牙龈退缩，而是在探诊时发现骨内袋。

修复材料的表面特性

修复材料的表面性质会影响菌斑形成，以及和菌斑相关的牙龈炎症[38-40]。研究发现修复体所用的材料不同，菌斑的堆积量也明显不同[41-45]。但从临床角度分析，修复材料并不是牙龈炎症的始动因素。尽管树脂表面光滑程度与烤瓷材料无法相比，材料内部存在较多孔隙[29,46]（图3-8~图3-13），但事实上，只要临时冠的边缘密合度好，有适当的外形凸度，有良好的抛光面，暂时修复体依然能获得良好的生物学完整性。

过量的水门汀粘接剂

完成暂时冠粘接以后，医生应该彻底清除所有的残余水门汀，因为水门汀很容易损害牙龈组织健康[47]。水门汀粘接后（见第2章第172页）1周的常规复查，尤其是需要修复重建的复杂病例，要确保所有的残余水门汀均被清除。基牙和暂时修复体之间只要存有暴露的多余水门汀，其不规则和粗糙的表面都会造成菌斑堆积[48-52]。医生应该用洁治器仔细刮除多余水门汀，同时注意不要破坏修复体的生物完整性或将其修复体表面刮粗糙。

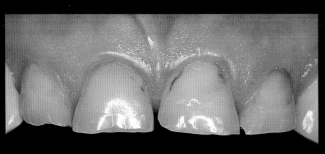

> 图3-7a

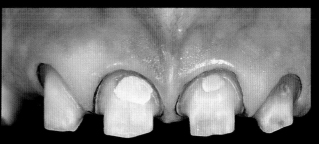

> 图3-7b

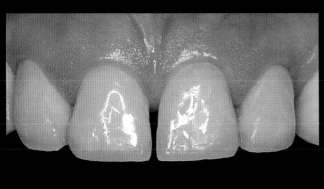

> 图3-7c

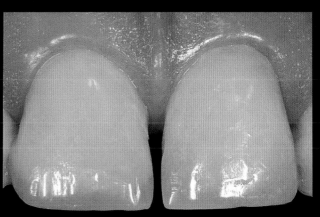

> 图3-7d

251

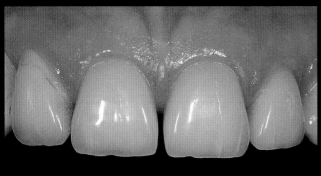

> 图3-7e

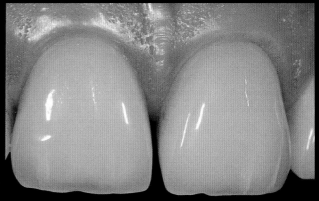

> 图3-7f

图3-7 （a）患者具有较厚的牙龈形态，前牙切缘重度磨耗，需要修复重建。（b~d）设计牙体预备完成后的终止线放在龈沟内，戴入暂时修复体，即使近距离观察，修复体和周围组织的生物学完整性也很好。（e~f）所有的修复步骤都仔细完成才能保证理想的生物学完整性，此效果应一直保持到最终修复体戴入之后。

厚牙龈的形态

戴入暂时修复体	1个月后

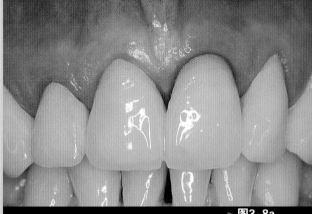

> 图3-8a

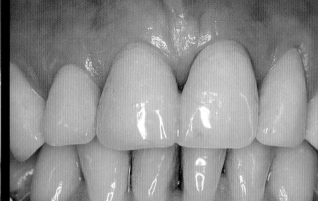

> 图3-8b

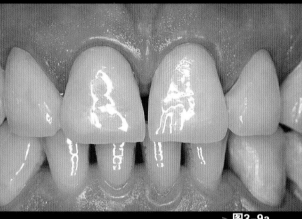

> 图3-9a

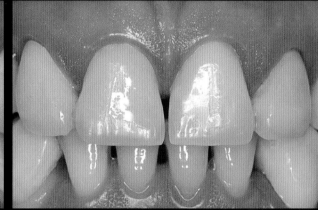

> 图3-9b

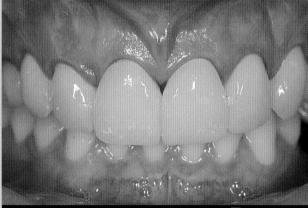

> 图3-10a

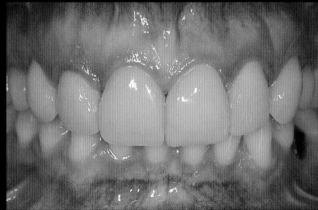

> 图3-10b

图3-8 ~ 图3-13　（图3-8a，图3-9a，图3-10a，图3-11a，图3-12a，图3-13a）对暂时修复体的位置时行调改的过程中可能会对软组织造成轻微的刺激。但只要边缘密合、颊侧和邻面的外形适当。这种刺激现象只是一过性的。暂时修复体的光洁度也很重要，尤其在边缘部位，应仔细去除残余的水门汀。

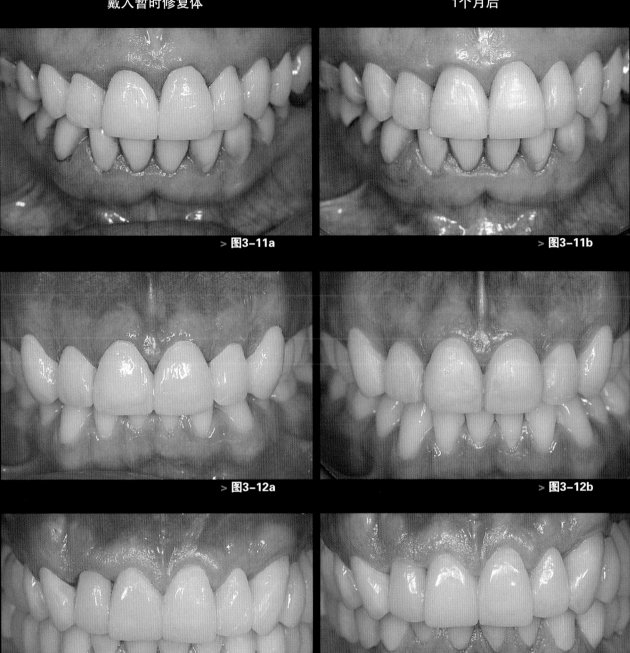

> 图3-11a

> 图3-11b

> 图3-12a

> 图3-12b

> 图3-13a

> 图3-13b

图3-8～图3-13（续）（图3-8b，图3-9b，图3-10b，图3-11b，图3-12b，图3-13b）1个月后暂时修复体-牙龈具有良好的生物完整性，修复体边缘非常清晰。

修复前的外科手术

临床适应证

暴露健康的牙体组织

在修复过程中用外科手术暴露修复需要的健康牙体组织是很重要的[6,53-56]。在基牙根方存在病变时（如基牙龋坏或冠根折，根裂或牙根的冠方1/3有外吸收），如果直接进行修复，在操作中缺乏足够的可视性，常需要借助外科手术暴露出健康的牙体组织。

牙冠延长术

修复前外科手术是为了获得足够的牙冠长度[56]，一般基于美学或生物学目的需

要将临床牙冠延长（如牙龈水平轻微不对称也可通过牙冠延长手术改善）（图3-14），例如为了完全暴露并去除牙龈下方过度延伸的充填体，以及为了获得合适的肩台或增加基牙的固位等目的。但存在以下不良解剖因素时属于手术禁忌证：

- 牙根长度较短
- 牙周支持组织不足
- 冠根比不理想
- 根分歧暴露

在进行牙周外科治疗的修复病例中，手术前应先戴入暂时冠，基牙预备后和其周围的间隙在牙周手术中观察得更清楚，便于手术时探诊和操作。

修复前的外科手术		
适应证		
▪ 暴露健康的牙体组织的原因：	▪ 冠根龋	
	▪ 冠根隐裂	
	▪ 牙根的冠方1/3弯曲	
	▪ 牙根的冠方1/3的内吸收或外吸收	
▪ 临床冠延长的原因：	▪ 美学原因：牙龈不对称	
	▪ 生物学原因：以前的旧修复体侵犯了结合上皮附着	
	▪ 固位因素：基牙过短	
	▪ 生物机械因素：牙本质肩领效果不足	
	▪ 机械因素：修复体连接部位空间不足	

→ ... 接153页

病例3

> 图3-14a

> 图3-14b

> 图3-14c

> 图3-14d

255

> 图3-14e

> 图3-14f

病例3→ 在第331页仍有图

图3-14　（a~c）患者的左右侧牙龈轻微不对称。通过右侧尖牙和中切牙的唇侧去骨术及右上侧切牙的内斜切口牙龈成形术加以纠正（牙周外科手术由Roberto Pontoriero医生完成）。（d）即使戴用了暂时冠也可以看到手术后获得的牙冠延长的情况。（e）大概在3个月后进行最终修复的牙体预备，加深牙体预备边缘，牙体预备的终止线位于牙龈沟内。（f）3周后，制取终印模，放置排龈线的基牙，可以看到基牙根方组织，手术后的牙龈水平线协调一致。

牙周外科治疗

可以根据手术目标、临床病例的特点选择不同的牙周外科手术方式以暴露出足够的牙体组织。牙龈缘根方小范围的龋坏或折裂由龈下入路手术，创伤较小。术中或术后应立即对缺损区进行树脂充填治疗，以防牙龈向冠方生长影响牙周组织愈合[56]。对于因被动萌出[57]形成的牙龈缘轻微不对称的病例，有时可通过微创外科手术予以纠正，例如内斜切口的牙龈切除术[58]或局限在颊侧区域的去骨术[58-60]。在需要暴露更多健康牙体组织或临床冠需要延长的病例中，手术需要扩展到邻间区域并辅以根向软组织复位瓣手术[61-64]（图3-15a~图3-15f）。总体来讲，根据患者的需求不同，医生可选择如下手术方式：

- 内斜切口的牙龈切除术（伴有或不伴有附着龈切除）
- 颊侧区域的外科去骨术
- 周围组织的外科去骨术

牙周外科术后监测

术后监测是获得良好外科治疗效果的基础。

> 外科手术后，尤其进行了牙槽骨切除术后，对暂时修复体边缘和形态进行调改时，不能干扰牙龈缘向根方的生长。暂时修复体与各邻牙之间的形态也不能改变，以免影响牙龈乳头向冠方生长。

暂时修复体上唯一可修改的地方是对应基牙上有龋坏的部位。去净龋坏组织后，在软组织上皮贴附之前，暂时修复体要快速"占据"健康的牙体组织的区域。根据患者的情况及选择的术式，医生要为患者制订长期的复查计划，监测牙周组织愈合及成熟的情况。第一个月的复查要每1周1次，第二个月起每2周1次，如手术愈合需要更长的时间，每月复查1次。

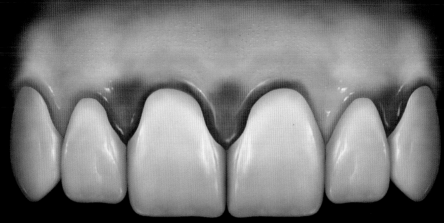

> 图3-15a

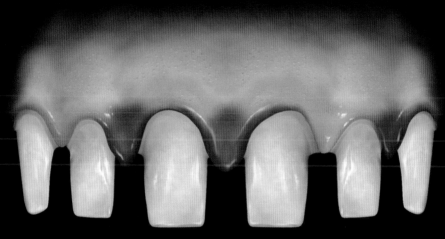

> 图3-15b

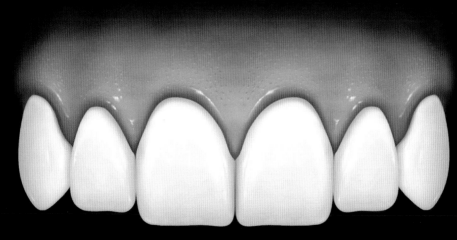

> 图3-15c

图3-15 （a和b）照片中显示了此病例相当严重的牙龈炎症反应，由修复体边缘不密合和外形不理想造成，去除修复体后，观察得更清楚。（c）对边缘位置进行精确调改后的暂时修复体有望获得健康的牙龈状态。应告知患者每天必须严格保持口腔卫生，并遵守来医院或诊所复查的一系列医嘱。考虑到牙龈形态已经有所改变，要给予患者特殊指导以便有效清除牙菌斑。

医生要告知患者详细的日常口腔卫生保健过程以及在口腔诊室内复诊的检查结果，督促患者对自己的口腔卫生负起责任，保持最大的依从性。画出牙龈水平的新的形态图，并给予患者如何有效去除菌斑的特殊指导。

牙周组织愈合的平均时间

根据牙周手术方式不同，牙冠方的牙龈从生长到牙周组织完全愈合的时间也不同（见第1卷第6章第218～第222页）。对只做内斜切口纠正牙龈形态轻微不对称的患者，通常等待6周就足够了，但如果切除了部分附着牙龈，愈合的时间稍长。如果是限于颊侧区域的去骨术，需要更长的愈合时间，通常大于3个月。如果患者做了牙齿周围的去骨术和根向翻瓣术，牙龈组织愈合的时间在6~12个月[56-69]。只有在上述愈合时间之后才能认为牙龈冠方组织已完全愈合。

组织愈合、成熟的平均时间

- 伴有或不伴有附着龈切除的内斜切口牙龈切除术→6~10周
- 颊侧部位的去骨术→3个月*
- 牙周围去骨术→6个月*

*监测中要考虑患者个体差异

图3-15（续） （d）制作合适的暂时修复体可以改善牙龈健康，对于牙周手术前的准备是非常重要的。如果牙龈瓣向上生长，聚集在暂时修复体的龈缘下部位，暂时修复体的边缘将无法"占据"理想的健康牙体组织区域。牙龈瓣的位置提高以后，和下方的骨水平存在微小差异，牙周支持组织微小的缺损也很容易被察觉。（e和f）用球形裂钻或合适的外科器械修整牙齿颈缘下方的骨面，牙龈瓣向根方在牙槽嵴水平定位缝合，小心暴露邻面区域。注意在预备体边缘和术后新的牙龈缘之间保持较大的距离，对暂时修复体边缘进行重衬后要使它具备准确的形态。

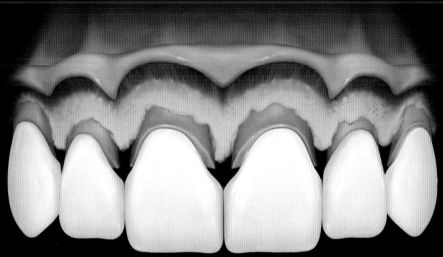

> **图3-15d**

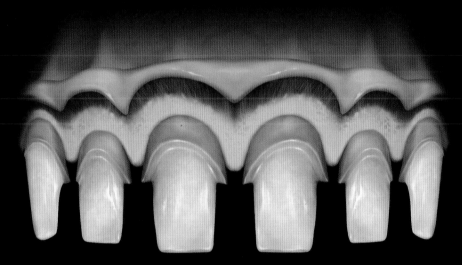

> **图3-15e**

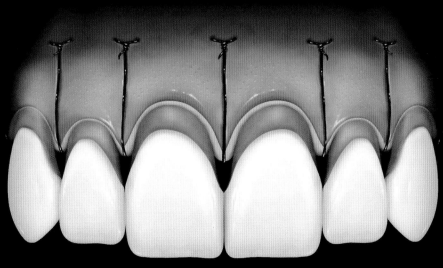

> **图3-15f**

牙周组织再生的影响因素

以上所述的时间是牙周组织愈合的平均时间。除了时间因素之外，还要考虑牙周生物学形态和个体差异的影响（图3-15g ~图3-15i）。

牙周生物学形态在患者冠方组织的再生中扮演了重要角色。牙周术后很长一段时间，观察牙龈组织的冠方再生水平，较厚牙龈患者显著高于较薄牙龈患者的冠方再生水平[56]。

对临床医生来讲，进行牙体预备、终印模制取、对暂时修复体重衬以前，常常要考虑牙龈的生物学形态。

除了牙龈生物学形态的影响以外，个体差异也会导致牙周组织的再生速度、效果不同，而这些因素往往无法预测。因此，在手术后牙周组织愈合的过程中，建议医生对患者进行细致的监测，特别是在邻间隙部位，因此处冠方牙周组织再生量更多，愈合时间也会更长[69-70]。

人们测量了牙槽骨嵴顶和邻牙间接触点的距离并提出了标准值，这些标准值可以用来准确预测牙间乳头的愈合情况[71]。但是，如前所述，牙周的生物学形态不同，个体之间存在差异，牙根之间的距离也不尽相同，牙根近似于圆锥形的形态等都会影响冠方牙周组织的再生。因此，最好在临床上对每一位患者都进行追踪复查，评价其牙周组织再生过程中的牙龈水平变化，明确牙龈的愈合时间，然后再进行最终修复体的牙体预备和暂时修复体的重衬处理。这样做可以避免对牙周组织再生预测的不准确性，尤其重要的是，如果牙周组织未完全愈合即采用永久修复体关闭了邻牙间隙，就干扰仍在生长的牙龈组织，导致牙龈退缩发生影响前牙的美观。

即使超过了上述建议的愈合时间，考虑到牙周组织再生未必完全结束，最好在牙齿邻间部位留出一个小间隙。因为在临床上经常会发现牙龈组织向冠方的生长趋势更强，即使在戴入最终修复体以后，修复体周围的牙龈还能继续改建、重塑，最终关闭遗留的小"黑三角"间隙。

图3-15（续） （g）外科手术后10天，基牙周围有少量的骨吸收，通过牙周治疗后，能观察到基牙颈部周围粉红色菲薄的嵴顶边缘。（h和i）图像显示大约1个月后的牙龈组织再生状态，术后6个月时牙龈组织再生的情况。

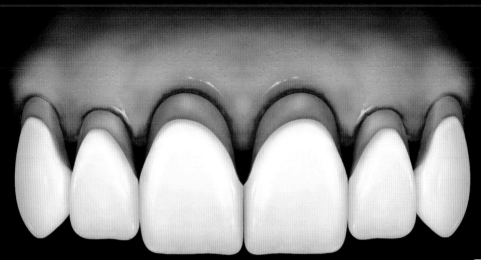

> 图3-15g

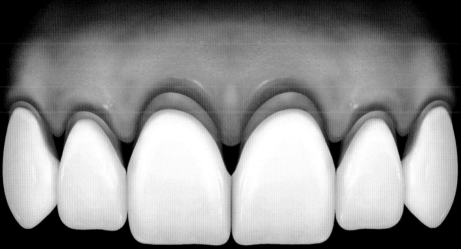

261

> 图3-15h

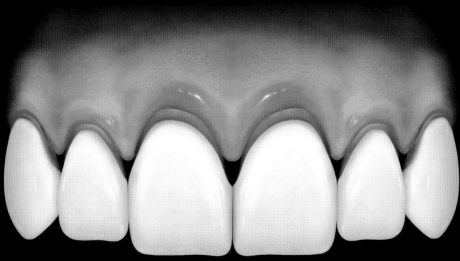

> 图3-15i

牙周组织愈合的指征

下列指征可以为牙周组织愈合的程度提供参考：

- 牙龈呈现典型的粉红色
- 出现点彩（在手术前该位置就存在点彩的患者）
- 牙龈沟改建良好，探诊可及
- 牙龈缘的稳定性

可以通过多次测量上述讨论过的牙齿–牙龈参考点来检查牙周组织愈合的稳定性。记录下所有数值并进行自身对照，如果测量数值在一段时间内保持稳定，表明牙周组织愈合比较稳定。

这些参数可以指导临床医生判断牙周组织最终愈合的时间，指导确定进行牙体预备和重衬暂时修复体的最佳时间（图3–15j ~ 图3–15m）。

重衬和最终阶段的修复

后牙区　由于大多数后牙区的修复体一般不易被看到，患者对这些区域的美观性一般不敏感。但是，我们建议对所有部位的牙周组织愈合情况都进行观测。以减少患者就诊次数，加快最终修复的进展；即使尚未达到完全愈合的时间。3 ~ 4个月的时间对软组织的愈合也足够，这时医生可以进行最终的修复操作。在后牙区，需要把修复体的边缘放在齐龈水平或龈上水平，为牙间乳头留出足够的冠方延伸空间，但预留空间不能过大以免造成食物嵌塞。因为后牙区釉牙本质界（CEJ）呈现扁平的外形，牙周组织生长受到限制。为了清洁牙间区域，推荐使用直径逐渐减小的牙间隙刷，以适应逐渐愈合的牙龈组织形态。

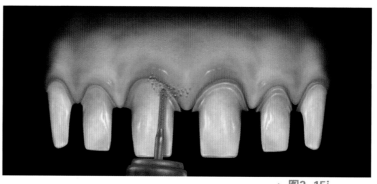

> 图3–15j

图3–15（**续**）　（j和k）牙龈组织一旦愈合（6 ~ 12个月），就要将基牙预备到新的牙龈缘水平。（l和m）之后立刻进行暂时修复体重衬，注意在邻牙间预留出小的空间，以便这些特殊部位日后能够与继续改建的牙龈组织相适应。

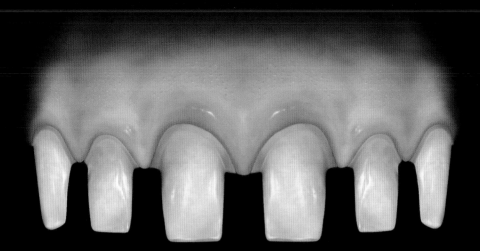

> 图3-15k

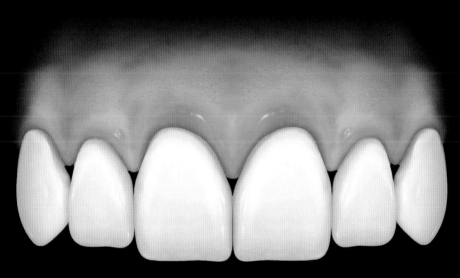

> 图3-15l

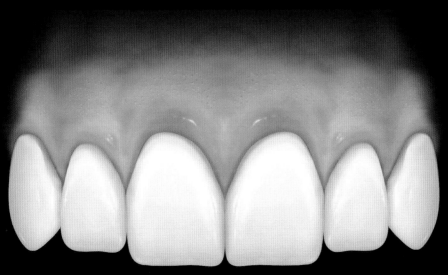

> 图3-15m

前牙区 前牙区要优先考虑美观，一定要等到牙周组织稳定后再进行修复，主要有两个原因：

- 可以将修复体的边缘隐藏在龈沟内
- 可以准确关闭牙齿之间的间隙

在前牙区，应注意监测牙周组织愈合的情况。在牙周组织愈合的过程中，暂时修复体的接触点要和牙龈缘保持一定的距离，而不能用修复体关闭牙齿之间的"黑三角"，以免影响日后牙龈组织继续生长。这样做会有一些患者，尤其是笑线位置比较高的患者会抱怨美观和发音问题。尽管曾被告知需要很长一段时间才能进行最终修复，但他们也可能会坚持让医生寻找更舒适美观的解决方法。此时，医生不能对基牙进行根向牙体预备或重衬暂时修复体边缘，以免在牙周组织再生的末期，尤其在龈边缘部位，修复体刺激牙龈乳头生长进入狭窄的牙间隙中。并要告知患者，2周后去除牙周保护剂后，牙齿之间会出现明显的牙龈退缩。事实上，牙龈缘的位置在牙周手术后1个月，颊舌侧能恢复最终高度的40%，在邻牙间部位能达到60%[56]。

在进行最终修复前，前牙区去骨术后需要等待至少6个月的时间。一旦通过颊侧牙齿–牙龈参照点的方法确认了牙周软组织确实处于稳定状态，医生就可以进行基牙牙体预备及暂时修复体的重衬。注意保留暂时修复体与邻牙之间的一些小邻间隙很有意义，它可以让牙龈组织继续再生以适应冠的边缘形态。终印模的制取需要延迟3~4周，以保证牙龈组织生物结合的完整性。这些小邻间隙虽然比以前减小，但在戴入最终修复体时还要适当保留，以便牙龈组织今后能更好地适应永久修复体的形态（图3-16和图3-17）。

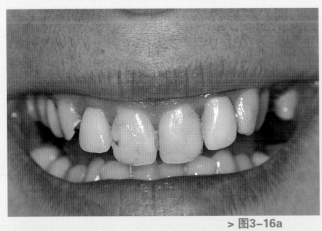
> 图3-16a

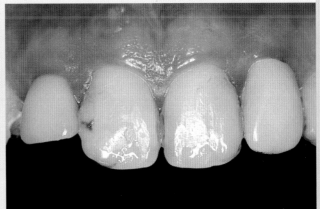
> 图3-16b

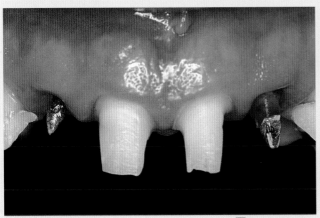
> 图3-16c

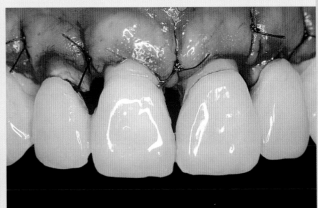
> 图3-16d

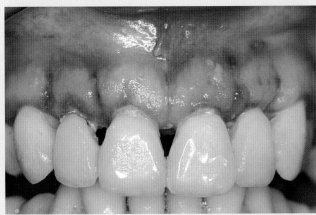
> 图3-16e

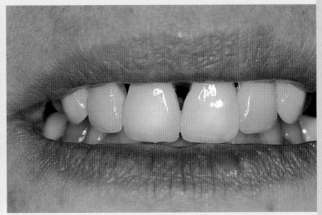
> 图3-16f

图3-16 （a和b）此患者笑线的位置较高，上颌侧切牙的牙冠不美观，中切牙和尖牙的树脂修复存在微渗漏。（c）去除侧切牙上的旧牙冠后，暴露出以前探针探不到的修复体边缘。（d）采用伴有根向复位瓣的去骨手术（牙周手术由Stefano Parma Benfenati医生完成）。通过牙周手术治疗，上颌左右侧的牙龈缘达到对称一致，同时也暴露出修复所需的足够的健康牙体组织。（e）牙周手术后10天，去除牙周保护剂和缝线。（f）在暂时修复体之间留有较大间隙，这肯定会影响美观，但是，还不能对暂时修复体进行修改，以免影响牙周软组织再生。当牙周组织生长上来的时候，患者的不舒适感在第一个月内就会明显减轻。

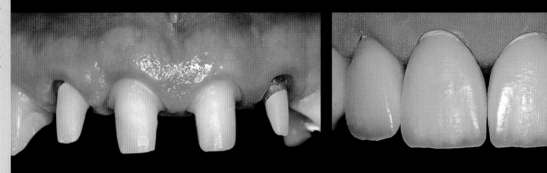

> 图3-16g　　　　　　　　　　　　　　　　　> 图3-16h

术后3个月

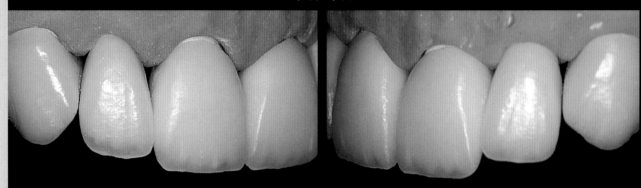

> 图3-16i　　　　　　　　　　　　　　　　　> 图3-16j

术后4个月

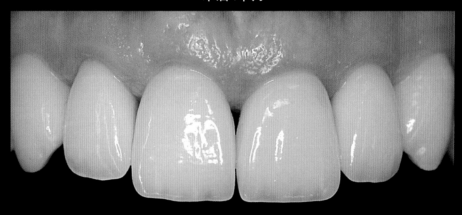

> 图3-16k

图3-16（续）　（g）牙周手术后3个月，患者有一段时间没有前来复诊，可以将牙体预备和取
　　　　　印模的时间提前预约。（h~j）因为牙周组织愈合尚未完成，要告诉技师，保留前牙修
　　　　　复体之间的空间，这样牙周组织再生就能够按照预期设计而适合修复体邻面的空间。
　　　　　（k）牙齿之间的空隙使前牙的美学效果令人产生疑问。（l）前牙咬合时的微笑像暴露
　　　　　出明显的牙齿间隙。（m）但是1年之后，牙周组织继续增生，中切牙之间的间隙明显
　　　　　缩小，外观明显改善。（n）牙周组织和修复体的适合性在3年之后仍然很理想，对最
　　　　　初有疑问的治疗显示了公正的评价。

术后4个月

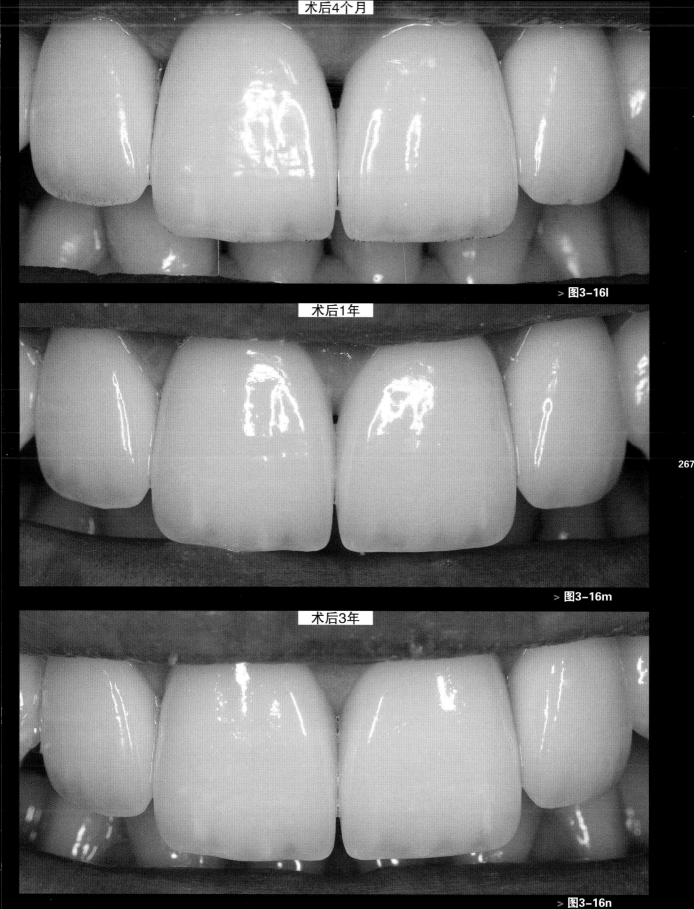

> 图3-16l

术后1年

267

> 图3-16m

术后3年

> 图3-16n

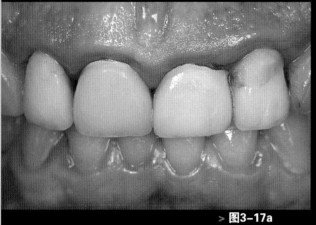

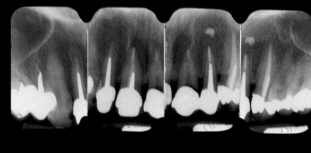

> 图3-17a

> 图3-17b

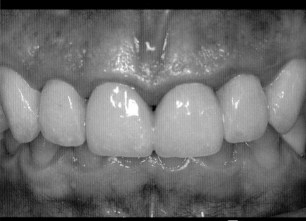

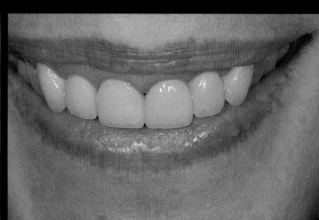

> 图3-17c

> 图3-17d

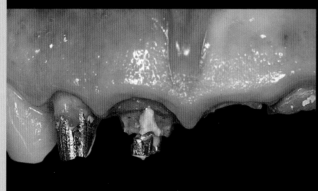

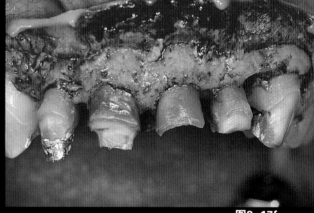

> 图3-17e

> 图3-17f

图3-17　（a和b）患者上颌左右两侧第二前磨牙之间的牙齿需要进行修复治疗。（c~f）去除原有旧修复体后，戴用暂时修复体，基牙需要进行牙冠延长术暴露修复所需要的健康牙体组织（牙周手术由Roberto Pontoriero医生完成）。牙周手术后，新的牙龈缘和暂时修复体边缘之间保持一定距离，以前是互相接触的。（g~j）牙周手术中和手术后1个月、3个月、10个月时牙周组织持续生长的前牙口内像，以暂时修复体作为参照可以看出牙周组织的变化：不仅能看出牙龈组织向冠方生长的情况，还能看出牙齿间隙逐渐闭合的趋势（"黑三角"）。

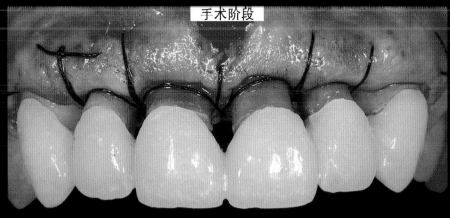

手术阶段

> **图3-17g**

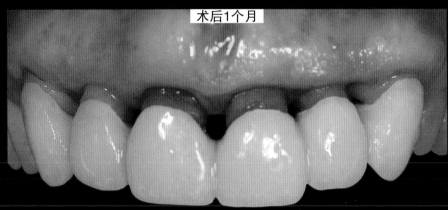

术后1个月

> **图3-17h**

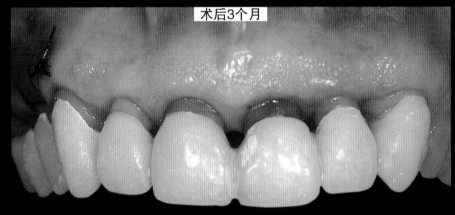

术后3个月

> **图3-17i**

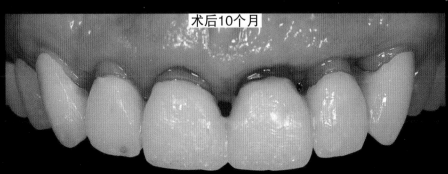

术后10个月

> **图3-17j**

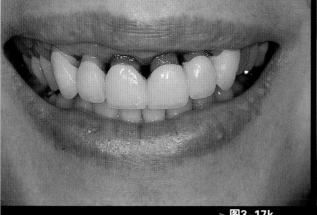

> 图3-17k

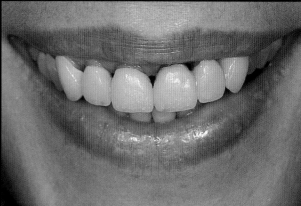

> 图3-17l

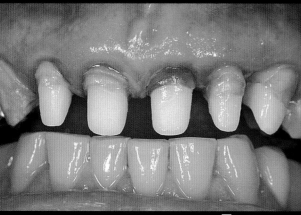

> 图3-17m

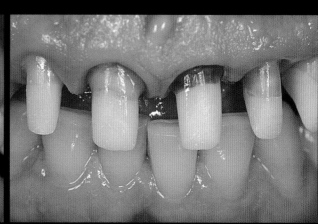

> 图3-17n

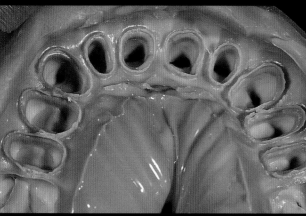

> 图3-17o

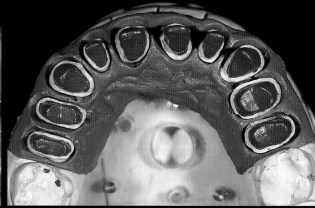

> 图3-17p

图3-17（续） （k和l）通过对比患者术后1个月和10个月的微笑像可以看出牙周组织向冠方有明显生长。（m和n）基本认为牙周组织已完全愈合，拆除暂时修复体对基牙进行牙体预备。（o~q）制取终印模、灌注石膏模型，制作完成10个全瓷修复体。（r~t）尽管粘接瓷修复体的时间距离牙周手术已有1年的时间，仍需保留小的邻间隙，全瓷冠粘接后1年，牙周手术后2年，牙龈组织继续改建生长直至充满全部邻间隙。

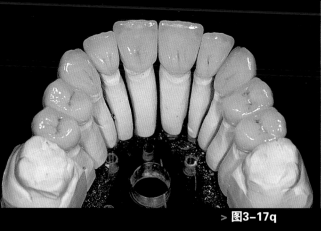

> 图3-17q

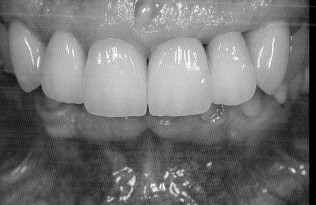

> 图3-17r

术后1年

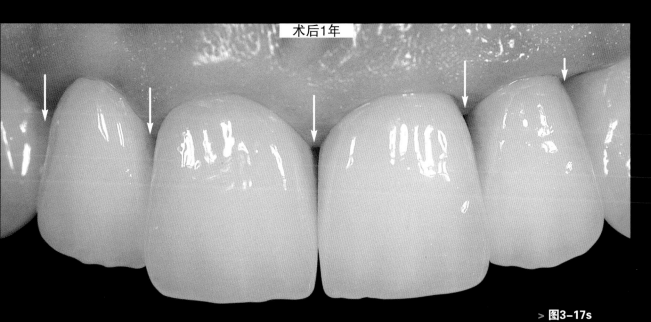

271

> 图3-17s

术后2年

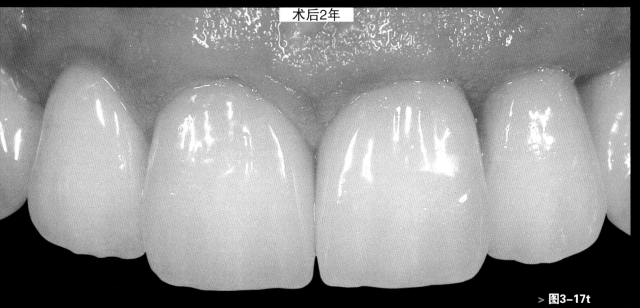

> 图3-17t

修复–牙周联合治疗

修复–牙周联合治疗的目的是：通过牙周手术对牙槽骨和牙龈形态进行重塑，使牙龈退缩到适当的更向根方的水平[72]，延缓牙周疾病的进程，减少牙周病所造成的进一步骨缺损。由于牙根近似锥形的外观，牙龈退缩后牙齿间隙变大，在前牙区和后牙区一般有不同的治疗方法。

后牙区

在后牙区，牙周病造成的骨缺损常累及到根分歧（图3-18a和图3-18b）。根据骨缺损的程度和部位，临床医生需要决定是保留还是拔除患牙以后进行种植修复。但这些部位常常由于不良解剖因素而无法种植，除非先进行上颌窦提升手术，这对大多数医生而言不是常规手术。但通过截根手术把患有牙周病的多根牙（如磨牙）保留下来也是一种治疗选择[73]，在种植义齿修复技术发明前，通过牙周治疗再进行患牙的固定修复是保留后牙的唯一选择。为了满足患者的要求，在患有严重牙周病的病例中，医生经常借助于这种治疗修复

方法，但治疗风险比较大，牙周病复发率也较高。根据已往的经验，先进行根管治疗，满足牙周的剩余支持组织至少达到50%的要求，将桥体单元减径减数等都可以提高治疗的成功率。

暂时修复体的重衬和最终修复体的制作完成

通过牙周手术去除部分骨组织后，如截根手术后（图3-18c），应立刻对暂时修复体进行重衬处理。但暂时修复体的边缘要与牙龈离开适当的距离，与术后的牙齿外形相适应（图3-18d）。如果修复体边缘位于龈缘水平，最终的牙体预备要在术后 4~6个月时进行（图3-18e和图3-18f）。如前所述，医生应将修复体的邻间隙保持开放状态，使患者能够使用牙间隙刷清洁（图3-18g~图3-18n）。如果患者的基牙形态在术后和术前完全不同，医生应指导患者选择使用有效的清洁方法（图3-18o~图3-18r）。

图3-18 （a~c）此患者上颌右侧区段的牙周病患牙有根分歧病变，骨缺损吸收造成牙槽骨嵴顶形态倒置，通过截根手术和牙齿半切除术对患牙进行手术治疗（手术由Roberto Pontoriero医生完成）。（d）截根手术时，对暂时修复体进行重衬，充满截根手术后遗留的间隙；将暂时修复体的边缘向根方移动，但不要干扰牙周组织的生长。（e和f）手术后7个月的图像显示，牙周组织愈合状况良好，可以进行最终的修复治疗。

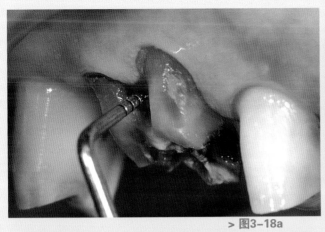

> 图3-18a

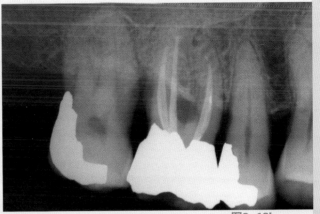

> 图3-18b

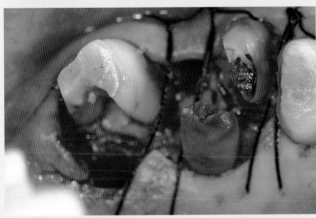

> 图3-18c

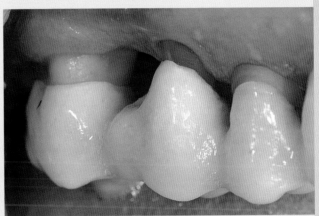

> 图3-18d

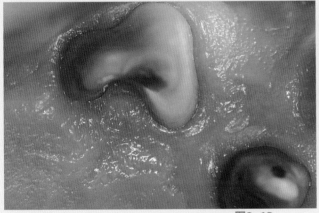

> 图3-18e

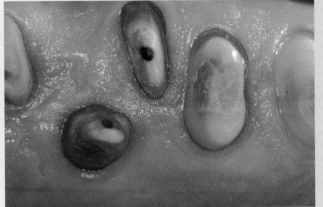

> 图3-18f

后牙区截根术适应证

先决条件

- 患者对龋病不易感
- 理想的牙髓治疗状况
- 合理的牙根长度与形态
- 牙周支持组织≥50%
- 缺牙间隙较小
- 没有口腔异常功能
- 口腔健康维护良好

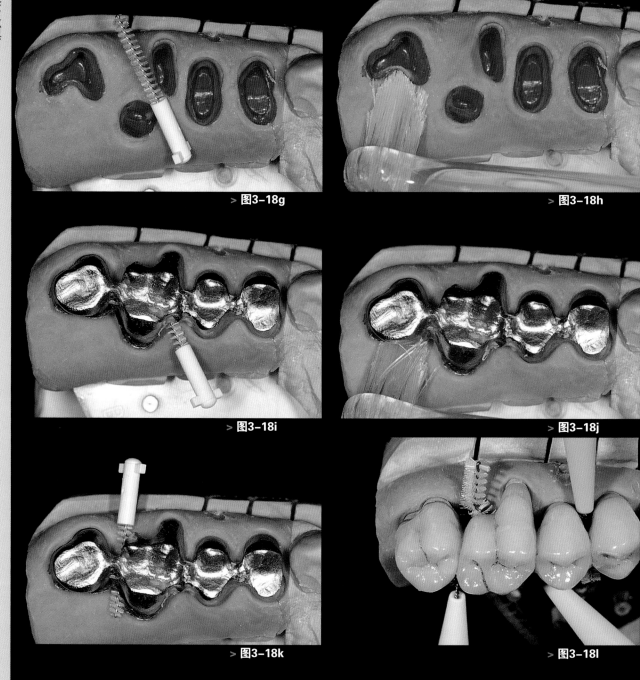

> 图3-18g

> 图3-18h

> 图3-18i

> 图3-18j

> 图3-18k

> 图3-18l

图3-18（续） 制取终印模以后，在技工室灌注石膏模型，并采用相应技术和材料复制软组织形态。（g~l）技师参照患者用牙间隙刷清洁口内暂时修复体的方法，在模型上的邻间隙区先插入牙间隙刷，正确制作固定义齿金属基底桥支架和烤瓷层的邻间隙。（m和n）很容易看出在暂时修复体和金属烤瓷修复体颈部的间隙刷位置转换。（o~r）修复体粘接后经过一段时间，修复体邻面保留的邻间隙确保了患者在家里也能够进行正确的口腔卫生维护，牙龈呈现良好的健康状况。

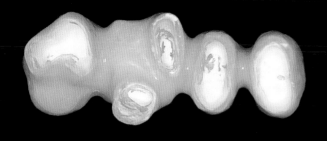
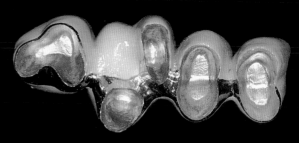

> 图3-18m

> 图3-18n

1995年

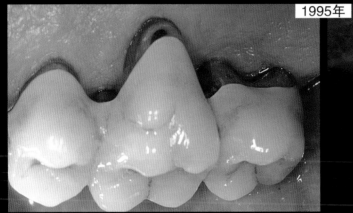
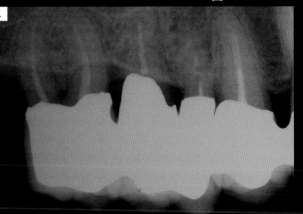

> 图3-18o

> 图3-18p

2007年

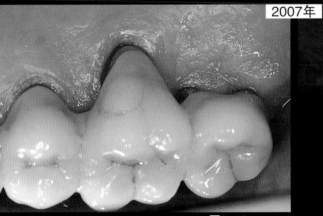
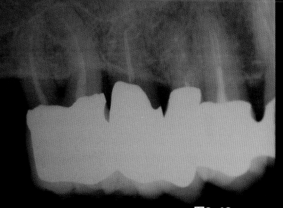

> 图3-18q

> 图3-18r

后牙区截根术的要求

重塑暂时修复体边缘

- 术后愈合阶段将暂时修复体边缘离开手术区2～3mm。
- 指导患者对新的牙根间隙进行有效的健康维护。
- 牙周组织完全愈合后重衬暂时修复体，在牙龈缘的部位重新进行牙体预备。
- 调改暂时修复体与牙根之间的形态便于软组织的健康维护。
- 要求技师将暂时修复体的外形轮廓和外展隙全部复制下来，作为最终修复体的参照体。

前牙区

由于前牙区的牙根呈圆锥形，去骨术后常出现较大的牙齿邻间隙。牙周病患者与进行修复前外科手术的患者相似，牙周治疗后，牙周组织完全愈合需要相当长的时间[37,74-75]。和健康人群相比，牙周病患牙的牙周组织向冠方再生的量较少[56,7]，这可能是由于越接近根方，根间距离越大所造成。如果前后牙齿都要进行外科-牙周联合手术（图3-19a~图3-19c），则先治疗前牙（图3-19d和图3-19e），这样可以赢得更多的牙周组织愈合时间。在这段时期内，应有规律地监测患者牙周组织愈合的情况，并指导他们对手术区进行恰当的清洁，尤其是清洁邻牙之间的部位（图3-19f和图3-19g）。

重衬暂时修复体和完成最终修复治疗

医生应该采用测量牙齿-牙龈参考点的方法判断术后牙周组织的愈合程度和速度（见第262页）。前牙区经过手术后，进行最终治疗前至少还需要6个月的时间，此时最好将修复体的边缘放在牙龈缘水平（图3-19h和图3-19i）。完成外科去骨术和牙冠延长术以后，与以前的暂时修复体边缘位置相比，牙龈缘更偏向根方，这意味着将来患者即使最大限度微笑时，修复体的边缘也不会显露出来，所以没有必要选择很深的龈沟内边缘。Watson[77]发现当患者知道龈下边缘可能会对牙周组织有潜在危害时，更愿意选择对牙周健康有利的龈上边缘，甚至选择边缘显露的设计形式，也不会冒险选择影响修复体生物学一致性的边缘。

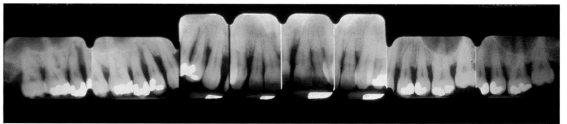

> 图3-19a

图3-19 （a~c）对此患者的上颌牙齿进行修复-牙周联合重建治疗，前牙区先进行了牙周去骨术，以减轻牙周病损（牙周手术由Roberto Pontoriero医生完成）。（d和e）在后牙区，磨牙颊侧根分歧病变I度，通过外科手术对基牙牙周组织进行外形修改，减少根与根之间的外形线弯曲度（形成进出方便的颊舌通道）。（f和g）对暂时修复体进行重衬处理，补偿牙周去骨手术中形成的间隙，只修复水平方向上的缺隙空间，注意不要将修复体边缘向根方推移，这样会影响牙周组织的生长。（h和i）手术后8个月再进行最终的牙体预备。

→ ...接147页

病例2

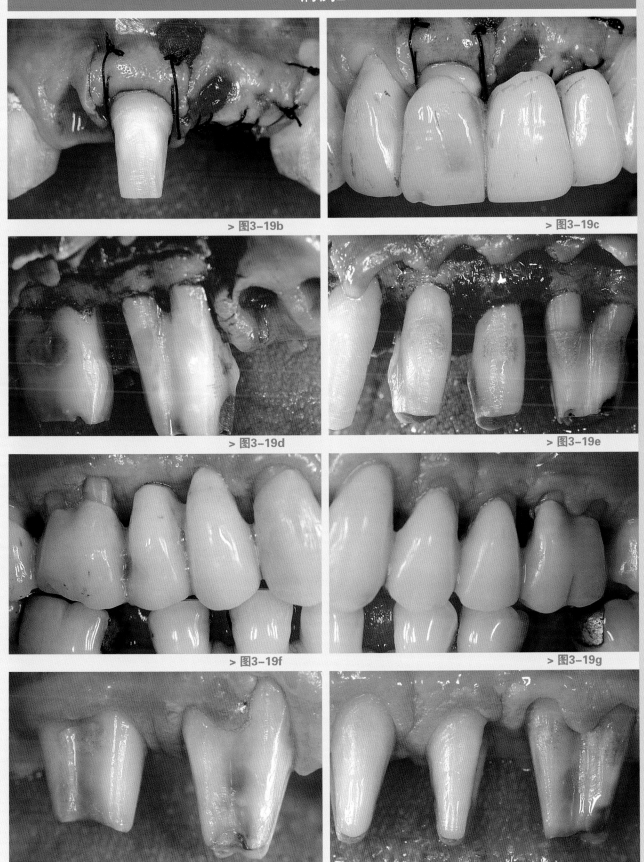

> 图3-19b

> 图3-19c

> 图3-19d

> 图3-19e

277

> 图3-19f

> 图3-19g

> 图3-19h

> 图3-19i

一旦完成最终的牙体预备，医生就可以进行暂时修复体的重衬，此后，大部分邻牙之间的间隙都能被关闭，修复体边缘和新牙体预备终止线相吻合。在重衬时，医生不要使用含MIT的重衬材料。应该将重衬材料压入暂时修复体颈部区域以便在暂时修复体上复制出准确的边缘形态（图3-19j~图3-19o）。如果由于美学或发音的影响，患者要求关闭这些牙齿之间的"黑三角"（图3-20a~图3-20v），医生应该向患者解释保留这些间隙的意义，说明虽然保留了间隙，但却为今后的牙周组织愈合留有余地，这些间隙要遗留较长时间。告知牙周病患者不能使用牙线，因为暂时修复体需要固定在一起，改用清洁下方间隙的牙线来清洁预留的邻牙间隙。也不能用牙间隙刷，因为它们会损伤牙龈乳头并形成牙齿之间影响美观的"黑三角"间隙。

如前所述，需要反复强调的是暂时修复体必须具备生物学完整性，它通过外科手术以及术后对修复体的调改获得。暂时修复体重衬后3~4周制取终印模的时候，还需要对其生物学完整性进行再次检查。

进行最终修复的时间

"非手术"修复病例

- 没有炎症→阶段1：
  - 最终的牙体预备
  - 最终印模制取
  - 对暂时修复体边缘重置并进行重衬

- 仍有炎症→阶段1：
  - 去除旧修复体并进行初步牙体预备
  - 对暂时修复体边缘重置并进行重衬

  阶段2：
  （4~8周后）
  - 最终的牙体预备
  - 制取终印模并对新的暂时修复体进行重衬

"手术"修复病例

- 阶段1 ▪初步牙体预备-暂时修复体边缘重置、重衬
- 阶段2 ▪修复前牙周外科手术
- 阶段3 ▪等待牙周组织愈合（6周至9个月，取决于外科手术的类型）
  ▪最终牙体预备和暂时修复体的重衬
- 阶段4 ▪等待3~4周→制取终印模

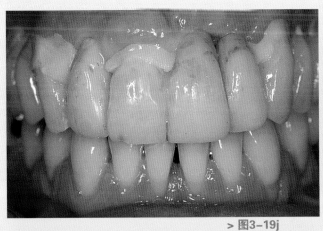

> 图3-19j

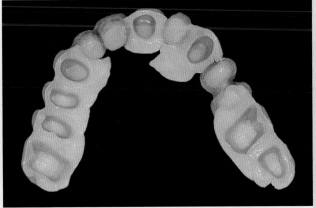

> 图3-19k

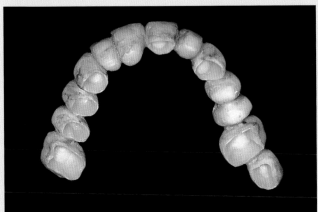

> 图3-19l

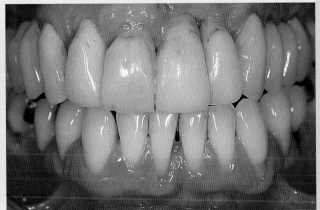

> 图3-19m

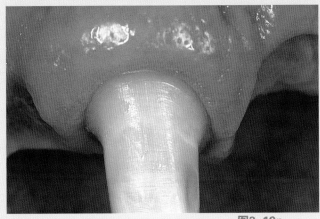

> 图3-19n

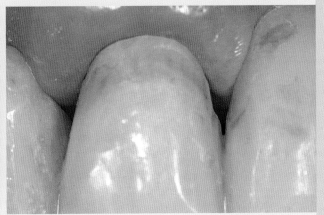

> 图3-19o

病例2 → 接第331页

图3-19（**续**） （j和k）上颌全部牙齿需要进行牙周手术治疗时，由于需要等待牙周组织完全愈合，暂时修复体在口腔内重衬以前在口腔内需持续戴用12个月以上（无法使用含MIT的重衬技术，只能采用传统重衬方法）。因此，为了能将牙体预备的边缘全部覆盖，需要在颈部放置较多的重衬材料直至它们完全聚合。（l和m）边缘修整抛光完成后，在暂时冠外表面上涂布石蜡油，粘接暂时修复体，检查美学效果和暂时修复体的功能。（n和o）保证将右侧上颌中切牙的预备体边缘放在牙龈缘的位置，使修复体的边缘和外形都满足生物学完整性的要求。

→病例来自第1卷第6章见第243页

1996年

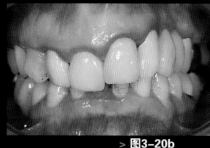

> 图3-20a

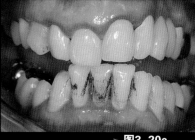

> 图3-20b

> 图3-20c

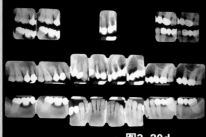

> 图3-20d

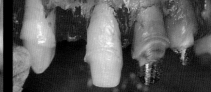

> 图3-20e

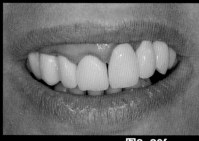

> 图3-20f

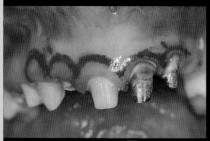

> 图3-20g

> 图3-20h

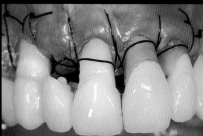

> 图3-20i

图3-20　（a和b）患者主诉前牙不美观，尤其是高位笑线牙齿暴露量多更加剧了不美观，上颌左右两侧中切牙及颈缘水平相当不协调。多年前在其他诊所制作了此修复体。（c）切缘对切缘的口内像显示咬合平面也有缺陷。（d）X线检查表明上下颌前牙区的牙周问题很严重。（e~i）拆除上颌修复体，戴入第一副暂时修复体后，为了减轻牙周病造成的损害，并改善两侧牙龈水平不对称的问题，进行了牙周手术治疗（牙周手术由Roberto Pontoriero医生完成）。（j）牙周外科手术后10天的微笑像显示牙齿长度增加（17~18mm），邻牙间隙也增大。前牙区手术的第10个月，此后完成了后牙区的手术，对上颌切牙的长度进行美学效果和功能评估。（k和l）用铅笔在口内牙齿上标记出需磨短的量，选择用裂钻磨除。（m）切牙切端大约磨短了3mm，颈缘部位牙龈组织逐渐愈合还会向冠方生长约3mm，中切牙大约有11mm长。（n）制取上、下颌藻酸盐印模。（o）在上颌，戴着暂时修复体制取印模和模型，为技师制作诊断蜡型作参照。（p和q）除了要满足美学要求外，依照诊断蜡型制作出来的暂时修复体还要保证咬合稳定。（r和s）戴用第一副暂时修复体进行手术后和第二副暂时修复体对比，从生物学角度，第二副暂时修复体很好地满足了美学、功能的要求。（t~v）龈沟内边缘的闭口像，部分戴入暂时修复体的图像可以看出牙龈组织愈合达到了良好的状态，这在修复体重建最终完成前是非常重要的准备步骤。

> 图3-20j

> 图3-20k

> 图3-20l

> 图3-20m

> 图3-20n

> 图3-20o

> 图3-20p

> 图3-20q

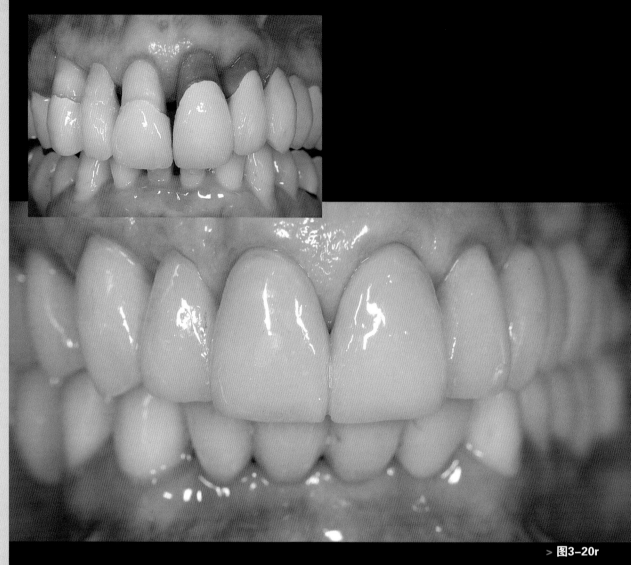

> 图3-20r

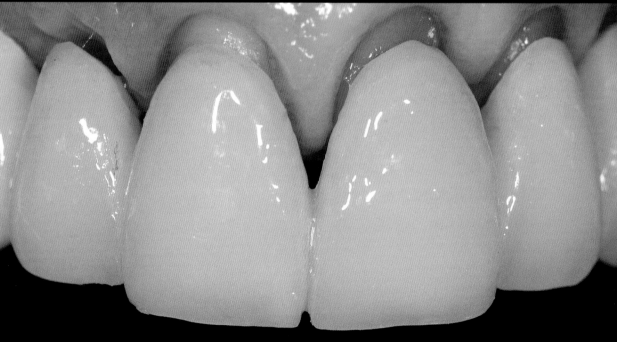

> 图3-20s

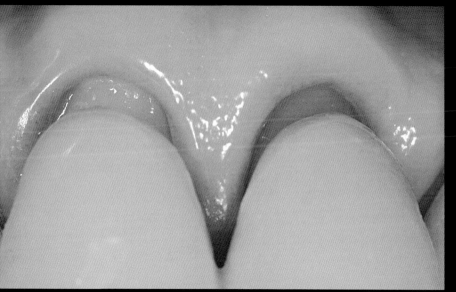

> 图3-20t

> 图3-20u

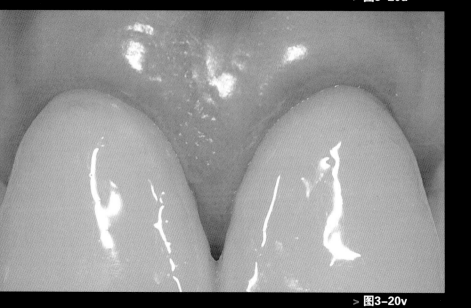

> 图3-20v

最终的牙体预备

牙体预备是重要的临床操作过程，但这个过程是不可逆的，因此在修复治疗过程中要考虑修复体、预备体的固位、抗力及持久性[78-92]。

当需要进行牙体预备的牙齿数量较少时，医生可以将牙体预备、终印模制取、暂时修复体粘接的操作一次完成。但要注意：只有在患者的牙龈健康状态良好，牙齿位置、牙齿长度和（或）修复体的外形不再需要调改的时候才能这样做。

如果还需要对修复体进行美学方面的调改，需要检查修复体对发音的影响，或者需要观察牙龈组织对新的修复体外形的适应性，这些情况下都必须推迟最终牙体预备的时间。所有的病例，包括进行过外科手术的病例在内，戴入暂时修复体时只要完成一个初步的牙体预备（见第2章第96～第99页）。这样可以减轻对牙周组织的损害，因为基牙至少在修复治疗的初始阶段可以保持相对完整的结构。经历过去骨手术的牙周病患者，其牙龈明显向根方

退缩，戴入暂时修复体同时进行初步的牙体预备也很重要（图3-20w）。越向根方的牙根，越近似于锥形，而且牙根的牙轴方向也会发生一定改变，这些都将导致牙体预备后基牙结构的削弱。

对于大多数患者，最终牙体预备完成后至少3周才能制取终印模，修复体边缘放在龈沟内的患者更重要。为了操作准确，牙体预备中最好用硅胶或者醋酸酯类材料在功能性暂时修复体上复制出模板，用来指导最终牙体预备。

修复材料的选择

最终的基牙预备体应该具有足够的修复空间（图3-20x和图3-20y）（见第5章第414～第427页）。暂时修复体在口腔内已戴用了一段时间，不仅能很好地行使功能，而且利用暂时修复体还可以制作出透明模板或硅胶材料的导板，指导医生评估最终修复体的颊舌向厚度。

图3-20（续） （w）牙周手术后10个月，牙龈水平恢复了对称性，基牙预备体边缘距离现在的牙龈缘仍存在一定的距离。（x和y）在此暂时修复体模型上复制出来的导板指导下进行基牙牙体预备，加深龈沟内的边缘，使其界限更加清晰。

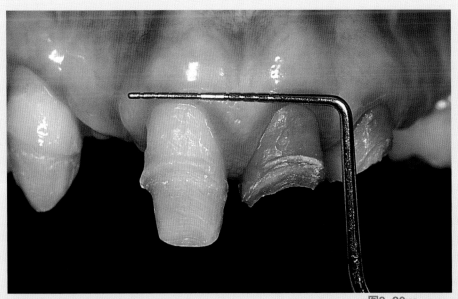

> 图3-20w

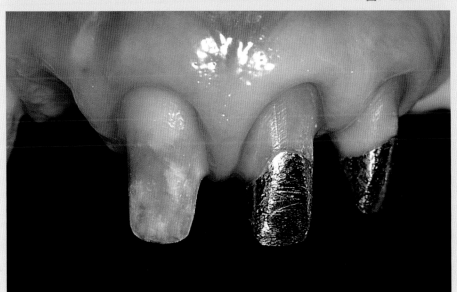

285

> 图3-20x

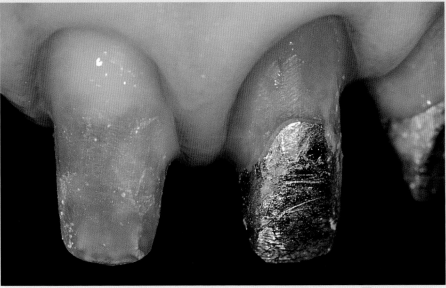

> 图3-20y

牙体预备

牙体预备的厚度

为了保证最终修复体的美学效果，颊侧区域牙体磨除量或修复体的厚度最少也应在1.0~1.5mm（图3-20z和图3-20aa）[93 97]；为了保证修复体的强度，前牙舌侧上方区域在修复体舌侧的厚度至少1.0mm，后牙修复体厚度约2.0mm。这样牙体预备出的间隙和功能性暂时修复体在基牙上重衬后的厚度是一致的，满足了这些标准也能避免制取终印模时再次进行牙体预备（图3-20bb）。

前牙区

颊侧区域

切缘磨除　如果暂时修复体切缘的位置准确，牙体预备前应将暂时修复体取下来，对颊侧颈部的厚度进行测量，如果厚度不足，应对基牙进行牙体预备调整，获得足够的预备体间隙。假如临床上医生没有发现预备体间隙不足，技师按照暂时修复体的切缘位置制作最终修复体时，烤瓷间隙不足，所制作出的修复体颊侧切缘的形态与功能性暂时修复体会较长、较厚。这样的修复体戴入口内后患者不仅感觉异常，发"F"音的时候，切缘还超出下唇的干湿线，引起不适（见第1卷第4章）。试戴修复体时，为满足患者的要求，医生也会被迫磨改过突的修复体颊侧外形，这样做就影响了瓷层的美观和完整性。反之，如果医生注意到了瓷层厚度减小，但是决定不再进行进一步的牙体预备，以免因过量磨除牙体组织，削弱牙齿结构，就会加厚暂时修复体的颊侧轮廓，在口内试戴3~4周，评估患者对这副修改后的暂时修复体美学和发音效果，最后再进行模板复制。

限定颈部厚度　因为丙烯酸树脂的特性，颈部厚度少于1.0mm时很难从丙烯酸树脂的暂时修复体上看出来。如果是金属烤瓷修复体，厚度不足时该部位会显现出遮色层。如果用全瓷材料修复，厚度不足会降低修复体的抗力。

图3-20（续）　（z和aa）在临时牙就位的情况下，无法评估现有修复体厚度是否满足最终修复体的需要。（bb）重衬完成以后，用卡尺测量临时修复体唇/颊的厚度，进而判断现有厚度和最终修复体材料的匹配性。

286

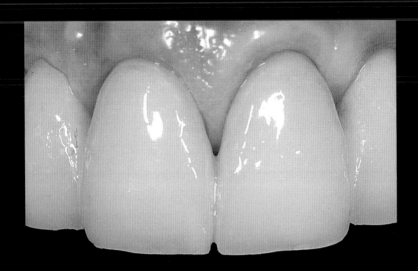

> 图3-20z

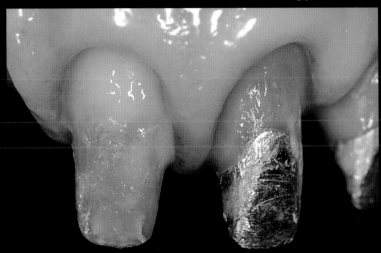

> 图3-20aa

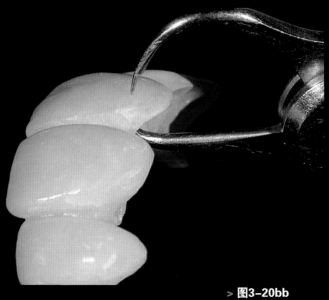

> 图3-20bb

→ 来自第478页病例库

上前牙区域

舌侧 基牙牙体预备完成后，上颌舌侧的理想间隙至少应达到1.0mm。但是，前牙的覆盖、覆𬌗会影响这个间隙的获得。在前牙的舌侧区域，不仅需要检查稳定位置下（MI位或CR位）的咬合间隙，还要评价下颌侧方运动时的间隙，这个间隙在不同位置下会发生一些变化。临床上经常有这样的情况，对作为前导的上颌前牙暂时修复体舌侧窝进行了良好的设计，但戴入几周后，由于丙烯酸树脂磨耗或下前牙过萌，上前牙舌侧间隙已经减小，无法提供足够的前导。因此，首先要对该部位的暂时修复体（图3-21a）进行评估，然后使用球形裂钻对舌侧进行进一步的牙体预备，确认最终修复体的修复空间（图3-21b和图3-21c）。相反，如果间隙不足，最终修复材料不能完全复制用丙烯酸树脂材料制作的舌窝形态，技师就会自主加厚最终修复体的舌侧窝区域（图3-21d），就会彻底改变在前牙暂时修复体上建立的咬合关系，呈开𬌗状态。这样做不仅导致患者无法适应新的暂时修复体，限制了口腔功能，还会引起感觉不适及发音困难，进而发生牙齿松动以及关节疾患[98-101]。医生常在最终修复体粘接后才发现舌侧间隙的牙体预备不足造成的一系列问题，只好通过在口内调磨最终修复体的舌侧形态来解决问题。如果是金属烤瓷冠材料修复，调磨后的金瓷冠很容易暴露出遮色层，与对颌天然牙相比更容易磨损；如果采用全瓷材料修复，全瓷冠的抗力会显著降低。

> 在最终牙体预备后，对暂时修复体进行重衬处理并测量其厚度，可以避免牙体预备间隙不足导致的最终修复体出现美学和强度降低等问题。此外，还能避免3~4周后制取终印模时再次调改暂时修复体（图3-21e和图3-21f）。

图3-21 （a）在最终牙体预备前测量暂时修复体的厚度。（b）舌侧厚度不足，提示舌侧间隙的牙体预备不足，需用球形裂钻加深舌侧窝创造出至少1.0mm的修复间隙。（c和d）牙体预备时，上颌前牙舌侧预备出凹形有助于恢复良好的前导功能，相反，如果间隙不足，就无法获得理想的前导功能。（e和f）前牙基牙在颊舌侧中1/3和切1/3交界处预备好的厚度，要能使瓷冠制作完成以后的总厚度不超过3.5mm。

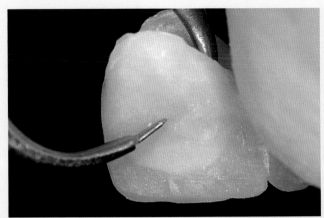

> 图3-21a

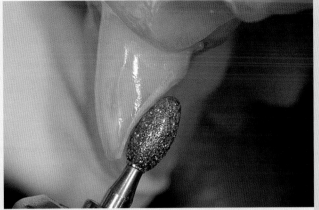

> 图3-21b

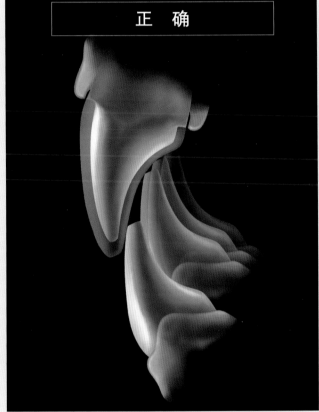

正 确

> 图3-21c

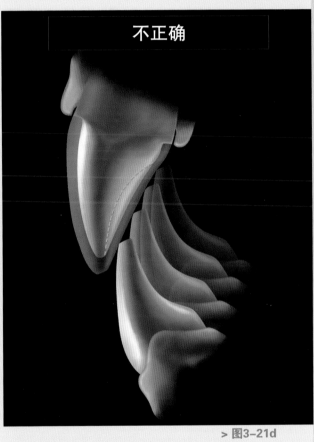

不正确

> 图3-21d

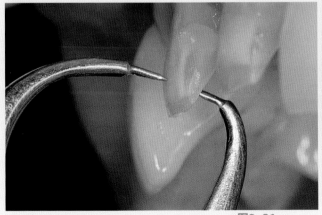

> 图3-21e

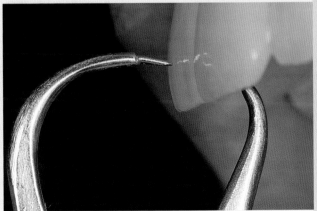

> 图3-21f

牙体预备

边缘形态

修复体的边缘形态会影响美学及抗力效果。所以进行边缘形态选择时要考虑修复的要求。

预备体的边缘形态可以用垂直向（刃状，成斜面，浅凹形肩台）或水平向（深凹形肩台，直角肩台）来描述。预备体边缘形态的选择取决于对修复体的要求和患者的美学需求。

垂直向边缘形态 垂直向边缘形态常用于美学要求不高的患者或区域（例如，笑线位置较低、后牙区的修复、远中舌侧的区域），或需要将多颗牙齿连在一起进行修复的患者，后者进行修复的牙齿大多经过手术治疗，使用这种类型的边缘，不仅可以保留更多的牙体组织，在多颗牙之间也更容易获得共同就位道。但由于这种边缘厚度较薄，其美学效果往往不佳。目前应用很广泛的全瓷材料不宜使用这类边缘。金属–烤瓷冠进行金属颈环修复时，常采用这种边缘类型。

水平向边缘形态 水平向边缘形态的临床应用有增多的趋势，因为无论对全瓷修复体还是金属烤瓷修复体，此类边缘的美学效果都非常好，但与垂直向的边缘相比，需要磨除更多的牙体组织，更容易损伤牙髓健康。

改良的预备体边缘形态 在许多病例中，为了满足美学和生物学原则的要求，保持牙齿结构的完整性，可以选择改良的边缘形态。这种边缘形态不是将牙齿整个均匀磨除，而是在美学要求最高的部位，如：唇颊侧使用水平向的边缘形态类型（深凹形肩台，直角肩台）；其他部位，如：舌侧，使用垂直向的边缘形态类型（刃状，成斜面，浅凹形肩台），这样做更能保护牙体组织完整性（图3-22）。

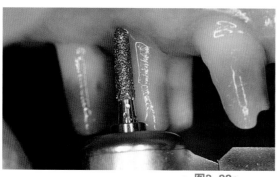

> 图3-22a

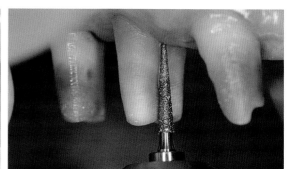

> 图3-22b

图3-22 后牙区基牙的各种边缘形态类型。（a）在能看到的区域（主要在颊侧）多采用水平向的边缘形态。（b）在邻面和舌侧区域，采用能够保留更多牙体组织的垂直向边缘形态。

边缘形态	优 点	缺 点
刃状边缘 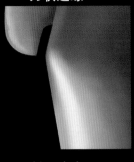	▪ 便于操作 ▪ 边缘易于密合 ▪ 保留更多的牙体组织 ▪ 适于患牙周病的基牙	▪ 边缘难于确认 ▪ 美学效果不佳 ▪ 外形过突 ▪ 可能会升高咬合
斜面肩台 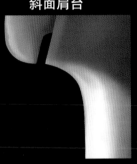	▪ 肩台易辨认 ▪ 保留更多的牙体组织 ▪ 良好的美学效果（深凹形肩台） ▪ 应力不易集中 ▪ 粘接剂易于排溢	▪ 不易操作（U形边缘） ▪ 美学效果不佳（浅凹形肩台） ▪ 边缘不易密合（浅凹形肩台）
90° 肩台 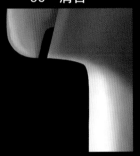	▪ 边缘最好辨认 ▪ 美学效果最佳 ▪ 边缘应力小（圆凹形肩台） ▪ 良好的密合性	▪ 难于操作 ▪ 边缘不易密合 ▪ 粘接剂不易排出
50° 肩台 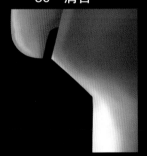	▪ 边缘易于辨认 ▪ 美学效果好 ▪ 边缘易于密合	▪ 难于操作 ▪ 肩台的内角不易确认
带斜面的肩台 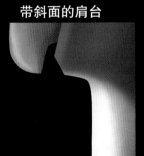	▪ 提高固位力和稳定性 ▪ 边缘易于密合	▪ 难于操作 ▪ 美学效果不佳 ▪ 经过热循环后不稳定 ▪ 可能升高咬合

牙体预备

生物学完整性

为了达到修复体的理想的生物学完整性，在牙体预备阶段需要满足两个基本要素：

- 维护牙髓的完整性
- 维护牙龈的完整性

部分冠预备体

贴面和嵌体-高嵌体 在过去的15～20年间，为了追求保留更多牙体组织的目标，减少牙体预备中的生物学风险，创伤更小的瓷贴面和嵌体修复技术得到了发展。在瓷贴面修复的病例中，牙体组织磨除通常局限于前牙唇侧-切缘的釉质层范围内[102-104]，保留了大量的牙体组织（图3-23），不仅维护了牙髓健康，将边缘设计在龈上也维护了牙龈组织的健康。后牙瓷嵌体和高嵌体也具备同样的优点。

完全预备体

冠类修复体 如果基牙必须进行全冠修复，牙体预备范围将涉及牙齿的360°。由于患者对美学的需求越来越高，医生更多地使用水平向边缘形态的预备体，为了获得良好的修复体外观，同时也为了使冠设计好的外形更易清洁[28,105]。所以基牙的牙体预备都会深达牙本质层，导致更多的牙本质小管暴露，对牙髓健康危害很大。

在修复时，特别是进行金属-烤瓷冠修复的时候，隐藏而不是暴露修复体颈部1/3的边缘会影响牙龈组织的健康。将边缘延伸至龈下容易引起修复体周围软组织肿胀。目前，全瓷冠的应用越来越多，将边缘放在龈上更加可行，对牙周组织的健康也非常有利。

图3-23 此患者先天缺失上颌侧切牙，向本书作者咨询后先进行了正畸治疗，将上颌尖牙移到上颌侧切牙的位置上，创造出足够的后牙种植修复间隙。（a）下一步需要把中切牙间隙扩大，加长临床冠以获得协调的牙齿比例。从口内观察，切牙只能再延长出1.0~1.5mm。（b和c）因为患牙的釉牙骨质界位于龈下，通过内斜切口的牙龈切除术延长了中切牙颈部的长度，保证了牙齿比例的协调（手术由Stefano Gori医生完成）。（d）8周后，中切牙长度延长了1mm。（e）为上前牙制作了6个全瓷贴面，终止线位置的釉质都可见，保证了将来修复体的粘接效果。同时制取两侧第一前磨牙的两个种植体和前牙瓷贴面的印模。（f~l）全瓷贴面修复体（IPS Empress Esthetic，Ivoclar Vivadent，种植基台选用Procera氧化锆全瓷，Nobel Biocare）及种植体的全瓷冠美学效果及功能良好，满足良好的生物学完整性要求。

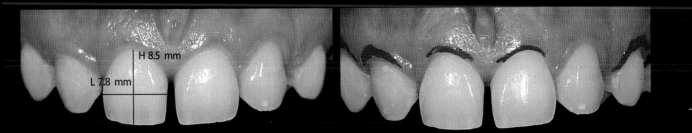

> 图3-23a

> 图3-23b

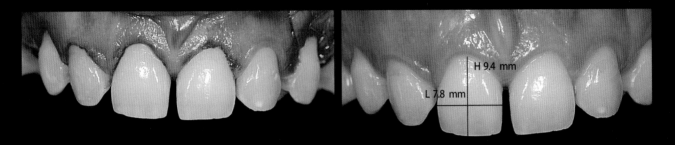

> 图3-23c

> 图3-23d

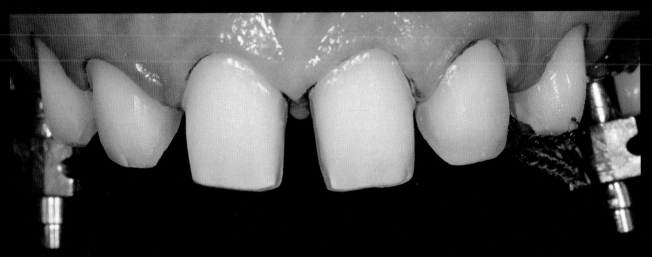

> 图3-23e

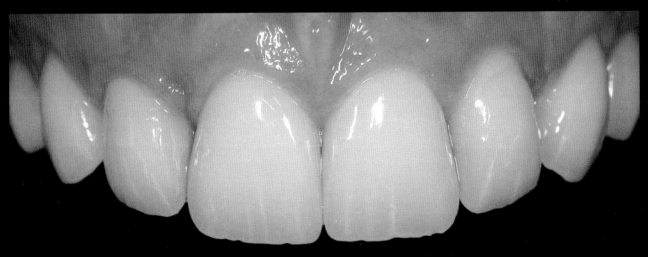

> 图3-23f

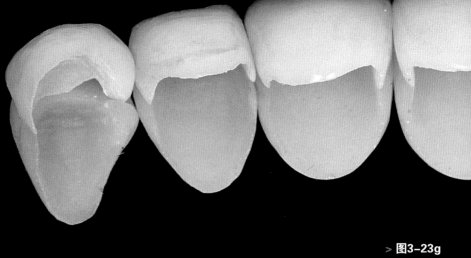

> 图3-23g

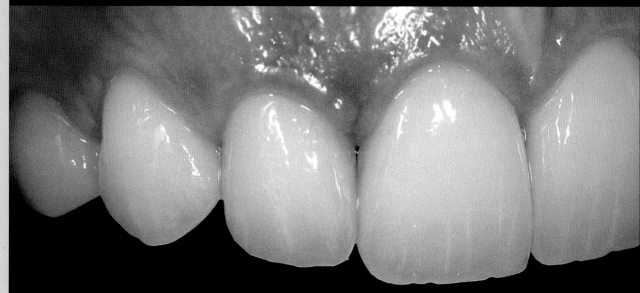

> 图3-23h

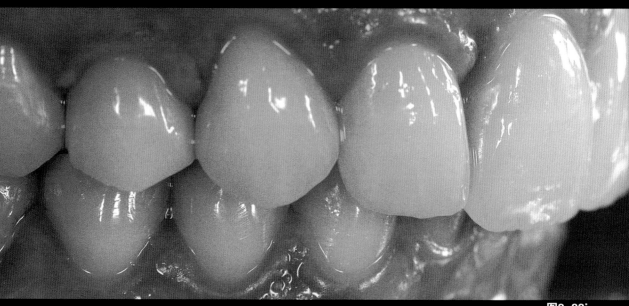

> 图3-23i

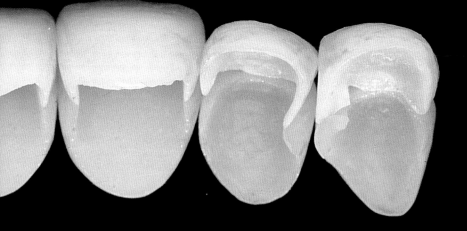

> 图3-23j

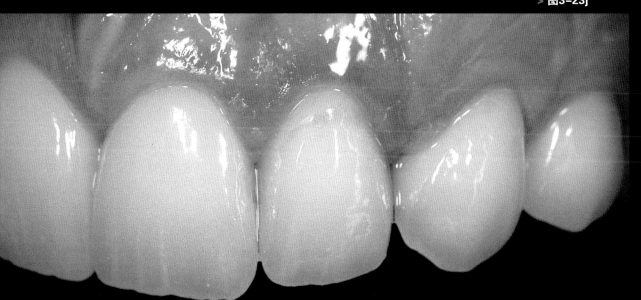

295

> 图3-23k

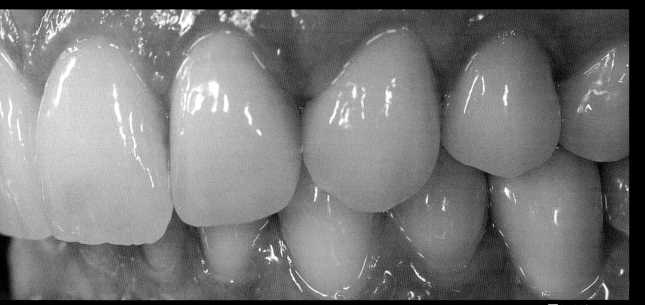

> 图3-23l

牙体预备

牙髓健康

在牙体预备过程中，牙髓活力可能会受到直接或间接因素的危害。其中发生频率最高的有以下几个：因为过量磨除牙体组织造成的意外露髓，细菌的污染，化学材料的腐蚀及牙髓内部温度和压力的增加。牙髓对于温度的增加很敏感，温度增加后牙本质小管液蒸发而且牙髓微循环发生变化，容易造成牙髓损害。牙髓温度超过41℃或42℃即可造成不可逆的损害，甚至发生牙髓坏死[106-107]，下面的内容中将介绍一些预防措施。

关于牙髓的解剖特点 牙髓的形态和解剖特点与牙齿形态及患者年龄有关[108]。对于年轻的患者，牙齿的磨除量建议不超过1.0mm，否则会因为磨除了过多的牙釉质和牙本质而损害牙髓活力（图3-24）。而在前、后牙区相应的切端，殆面的磨除量可以在2.0~2.5mm之间。

在多颗牙齿都需要进行牙体预备的时候，最好顺序磨除所有牙齿的一侧（如邻面），这样不至于集中于磨除一颗牙齿至牙体预备完成出现磨除过量的情况。用这种方法也容易获得基牙之间的共同就位道，并避免了集中进行一颗牙齿的牙体预备可能造成的温度升高（图3-25）。

手机喷水对基牙的保护 从手机喷嘴喷出来的水-气要有一定的压力并能直接导入钻针的尖端（图3-26a）。充足的水-气不仅能控制温度升高，还能够及时清除钻针头上影响切割效率的碎屑，从而降低了磨除过程中对牙髓造成的压力[109-113]。另外助手也可以使用三用枪配合医生操作以减轻对牙髓的刺激。

钻针的形态 尽可能都使用新钻针，尤其是对活髓牙牙体预备的时候，其切割效率更佳。金刚砂钻针切割的性能可靠、效率很高，但在磨除过程中比钨钢钻针更容易产热，使温度上升，对牙髓内的压力也较大[113]。钨钢钻针的优点与它切割效率低的缺点相互抵消，牙体预备时间延长，在手机上增加的压力也更大，这些都不可避免地对牙髓造成损害，所以临床上常不使用该类钻针。

手机的选择 和涡轮手机相比，机身上印有一条红圈的反角度手机不易造成温度升高，有利于保护牙髓的生物完整性[114]。虽然这种手机扭矩高，但控制性很好，在牙体预备的终末阶段操作更精确，常是固定修复中的首选手机（图3-26b）。

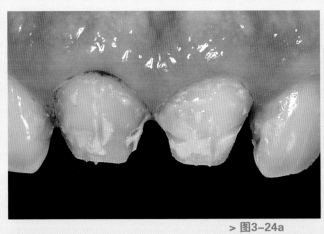

> 图3-24a

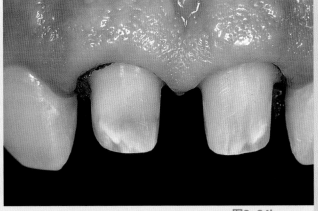

> 图3-24b

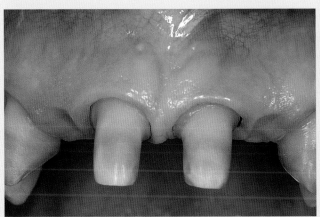

> 图3-25a

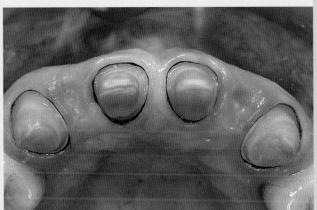

> 图3-25b

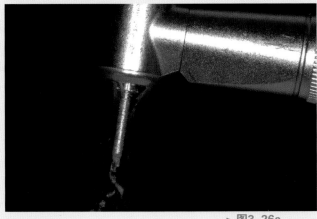

> 图3-26a

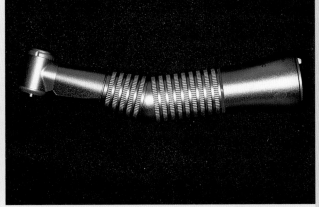

> 图3-26b

图3-24 （a和b）此患者的切牙间隙不足，医生调磨基牙，但没有损伤到牙髓或牙龈组织健康，没有影响基牙的生物学完整性。

图3-25 （a和b）两个基牙的同一侧牙体预备完成后再预备另一侧，控制温度升高，减少牙髓受损的可能性，这种方法在牙体预备多颗基牙时非常实用，也更容易获得共同就位道。

图3-26 （a）医生首先检查手机是否正常工作，尤其是水-气是否能直接喷到钻针头上，控制牙体预备过程中牙髓温度的升高。（b）除了能防止温度过度升高，在牙体预备的终末阶段，比起涡轮手机，印有红圈的反角度手机操作更精确。

牙龈的完整性

预备体边缘的位置直接影响牙龈健康，也是维护牙周健康的决定性因素。修复体的边缘可以放在3个水平上：

- 龈上水平
- 齐龈水平
- 龈下水平

龈上边缘

边缘放在龈上更容易检查，与其他类型的边缘位置相比，操作中的各个环节都更简化。除了美学效果，这一类型边缘的生物学反应最好[115-116]。

对美学效果的影响——修复体边缘可见而患者的美学要求不断增高，修复体边缘的暴露使美学效果不佳。注意：在患者行使日常功能时，如言语和微笑时（见第1卷第3章）[77,117-125]不应看到修复体颈缘。如果选择用全瓷贴面或全瓷冠修复，即使修复体边缘位于龈上，全瓷边缘一般也看不出来（图3-27）。

美学的局限性——前牙之间留有较大间隙时不宜采用龈上边缘。如果患者前牙之间有较大的间隙并准备用修复体关闭，不适于采用龈上边缘。在这些病例中，医生需要将修复体的边缘放置在牙龈沟内，以便使修复体的龈上部分能够改善牙齿的外形，关闭间隙，获得良好的美学效果。

牙龈水平的边缘

将修复体的边缘放在牙龈缘水平仍存在美观问题。与龈上边缘相比，尽管修复体边缘的暴露没有那么多，但修复体的边缘依然可见。此外，对于关闭前牙之间过大间隙的目的，这也不是一个有效的方法。牙龈水平的修复体边缘最好用于后牙区，因为患者对后牙区的美学要求没有那么高。在选择牙龈水平边缘的病例中，操作各环节的要求都比龈上水平要高。需要注意的是，这类边缘虽然不存在边缘向牙龈沟内延伸造成的牙周损害，但是边缘不密合和（或）过突的形态一样会造成龈缘处菌斑堆积，导致牙龈炎症继而造成生物学损害。

图3-27 （a）这名年轻的患者因为胃肠功能紊乱而使牙齿结构受到化学侵蚀而缺损。（b和c）这类患者牙体组织的缺损主要位于舌侧，牙齿需要用全冠修复。

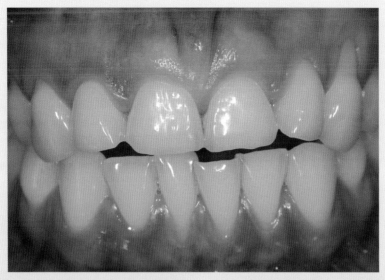

> 图3-27a

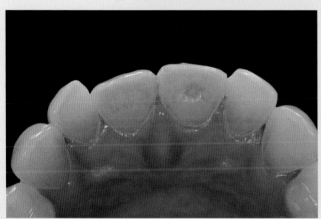

> 图3-27b

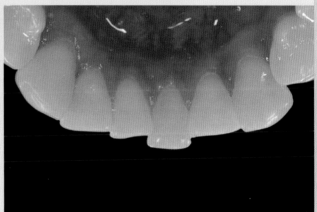

> 图3-27c

龈上边缘

适应证

- 美学要求不高
- 言语和微笑时颈缘位置不可见
- 基牙有足够的固位
- 边缘部位没有充填体或龋坏
- 使用全瓷材料修复

优 点

- 临床操作步骤更简易

- 基牙牙体预备
- 印模制取
- 暂时修复体重衬
- 修复体密合性检查

- 维护牙周组织的健康

缺 点

- 边缘可见
- 不能关闭牙齿之间的间隙
- 机械强度低

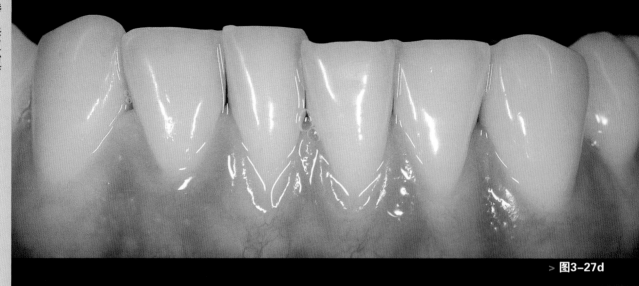

> 图3-27d

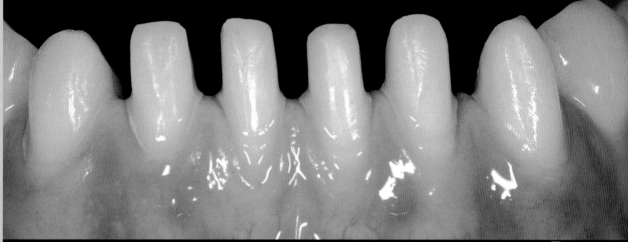

> 图3-27e

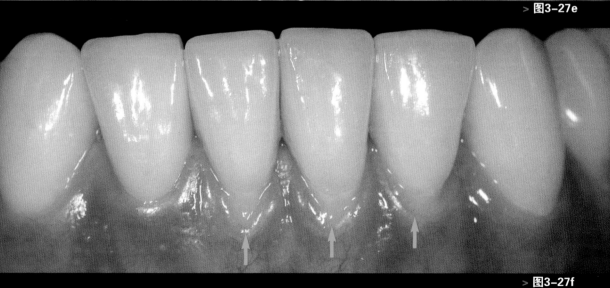

> 图3-27f

图3-27（续） （d）牙体预备前的下颌前牙，牙齿长度相当短。（e）牙体预备边缘的宽度小于1mm，尽量保留了牙体组织。（f）在唇侧的特殊区域，牙体预备的终止线可以放在牙龈缘以上（箭头所示），避免接触到薄而且脆弱的牙龈组织，应用全瓷材料修复，即使边缘位于龈上的修复体也具有良好的美学效果。

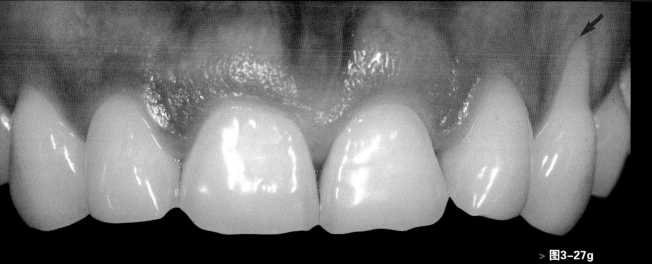

> 图3-27g

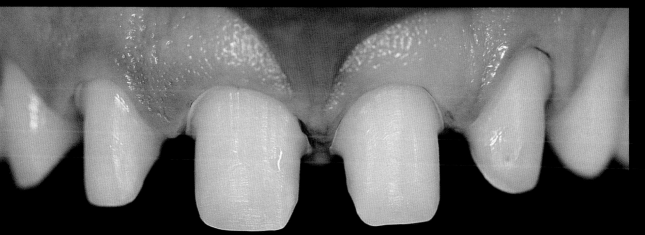

> 图3-27h

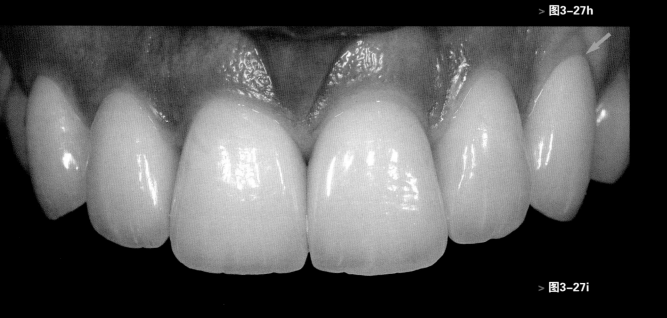

30

> 图3-27i

图3-27（续） （g）上颌前牙长度变短，左上尖牙有明显的牙龈退缩（箭头所示）。（h）所有牙齿预备体都选用龈沟内边缘，除了左上尖牙的颊侧边缘放在龈上位置，防止修复体和薄弱的牙龈组织接触。（i）粘接后，6个前牙的全瓷修复体具备良好的生物学完整性和美学效果。

龈下边缘

侵害生物学完整性

为了更好地隐藏修复体的边缘，医生可以将预备体边缘预备到牙龈沟内。患者的美学要求一般决定了修复体边缘位置的选择，即使其中相当大的一部分患者在大笑时也暴露不出牙龈缘[119-121,125]（见第1卷第3章），但由于基牙机械固位不足，或曾有旧修复体和（或）颈部的龋病位于龈缘之下，这些情况都需要将基牙边缘预备得更深，这样往往会侵犯结合上皮。因此，在这些病例中，建议实施牙冠延长术，既保证牙齿有足够的临床高度又不至于将边缘预备得过深。对人类和动物的研究都表明：牙周组织炎症和修复体边缘在龈沟内的位置之间有极大的相关性[23,42,61,126-138]，证明了修复体龈下边缘的危害。最常见的错误之一就是邻间区牙体预备时磨除过深，使牙周结构不能遵循前牙唇面扇贝状外形的特点（图3-28）（见第1卷第6章）。Valderhaug指出，超过70%的龈下边缘

修复体戴入时修复体边缘不可见，但10年后，由于牙龈退缩，边缘都会暴露。边缘的过深牙体预备，除了侵犯结合上皮造成不可逆的牙周损害外，还能间接引起以下问题：

- 修复体边缘不够密合
- 冠的轴面形态不准确
- 修复体表面粗糙
- 易残留多余的水门汀

由于被牙龈组织掩盖，上述这些缺陷或不正确的操作很难被察觉，更加剧了菌斑的堆积，在龈沟内发生病理性改变引起牙周炎症造成牙周组织损害。根据下方牙槽骨和角化龈的厚度，这些损害可以有不同的临床表现[28,142]。如果牙周生物形态较厚，更容易形成骨内袋，伴有牙龈增生或轻微牙龈退缩（图3-29）[8,35]。如果牙周生物学形态较薄，则更容易发生牙龈退缩，甚至可能退缩到根尖位置[143]。

图3-28 （a和b）牙体预备中常见的错误之一是邻面预备过深，牙周结构不能遵循牙龈的扇贝状外形。

图3-29 （a~d）牙体预备的终止线位置不正确或位于龈沟内的边缘过深，导致明显的炎症反应。

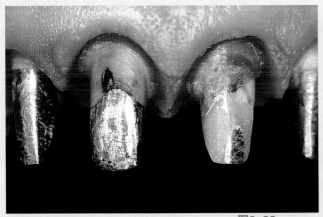

> 图3-28a

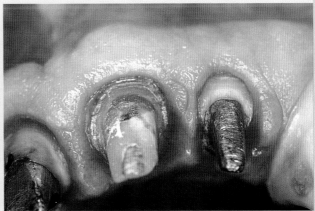

> 图3-28b

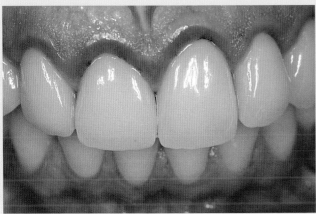

> 图3-29a

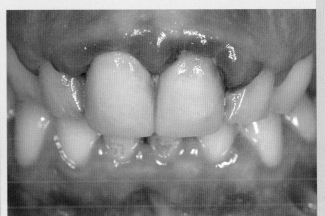

> 图3-29b

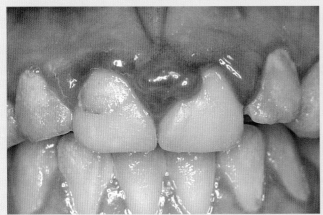

> 图3-29c

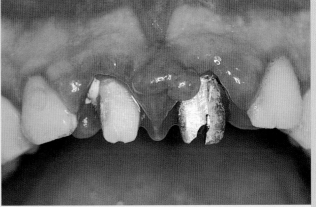

> 图3-29d

龈下边缘

注意点

- 侵犯结合上皮
- 边缘和外形体积不足
- 修复材料和边缘界面粗糙
- 过量的水门汀不易清除
- 龈下菌斑堆积

龈沟内边缘的牙体预备

关于生物学完整性

选择采用修复体的龈沟内边缘时，医生应该将牙体预备仅局限于牙龈沟内，这样才能既不会损伤到结合上皮又不会损害到上皮附着。"颈缘内边缘"或"沟内边缘"指终止线仅位于龈沟内，不会对牙周结构造成任何损害的边缘。在牙体预备阶段，尤其是排龈阶段，不难发现上皮附着被侵犯的情况。上皮层的血管较少，排龈的过程即使侵犯了支持组织，只要修复体边缘合适[127,130,144]这种情况通常也能逆转[11]。富含血管的结缔组织附着被侵犯后，则会导致不可逆的牙龈炎症，造成上皮附着丧失、骨下袋形成[12]。

临床步骤

进行牙体预备之前的牙周组织处于健康状态是非常重要的（见第1卷第6章）[2,8]。以下是从保证修复体生物学完整性的基础上获得美学效果的操作步骤，操作中一定要重视生物学宽度对牙龈组织健康的重要意义。

牙龈沟深度的绘制

掌握了牙龈沟深度的知识可以帮助我们对修复体进行合理的龈沟内边缘设计。牙龈沟的每个部位都需要用牙周探针进行测量（称为牙龈沟深度的定位绘图），除非目前有炎症，否则任何探诊出血都要引起注意（图3-30a~图3-30f）。健康的牙龈沟颊侧部位[9-10]通常探诊深度较浅（0.5~1.0mm），而舌侧（1.0~2.0mm）和邻面（1.0~3.0mm）一般会深一些。颊侧区域由于龈沟浅，在这个部位进行修复时，隐藏修复体边缘比较困难。邻面有较深的牙龈沟，对关闭前牙不美观的"黑三角"间隙是非常有利的。

图3-30 （a~f）在牙体预备龈沟内边缘以前。用牙周探针测量龈沟内深度，选择合适的排龈线直径与类型。探诊不出血显示没有炎症，除此之外探诊时还可测量出上颌中切牙颊侧的龈沟深度约在0.5mm，邻面约7.0mm。数值介于正常值范围中间。医生要注意将排龈线置入牙龈沟的过程中避免施加过大的压力，以保护牙周组织。

→ ...接135页

病例1

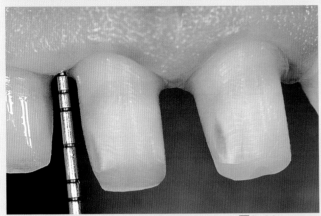

> 图3-30a

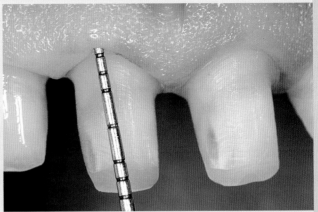

> 图3-30b

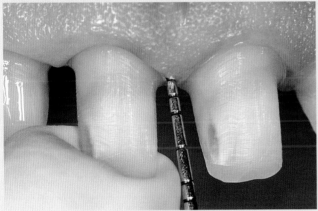

> 图3-30c

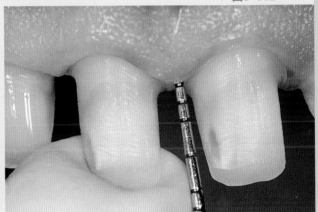

> 图3-30d

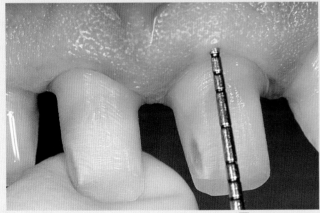

> 图3-30e

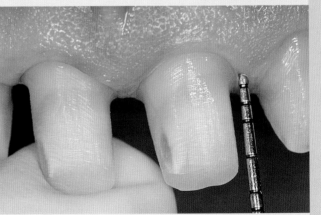

> 图3-30f

龈沟内边缘

优　点

- 可以取得良好的美学效果
- 进行牙齿外形重塑，关闭邻间隙
- 增加机械固位
- 边缘看不见

牙龈水平的牙体预备

一定要对基牙颊舌侧的龈沟深度进行仔细测量，然后再进行最后的基牙牙体预备。醋酸酯透明模板或硅胶模板都对牙体预备的准确性很有帮助（见第2章第96～第99页）。基牙预备终止线的边缘要位于牙龈水平并和龈沟内上皮移行，不能侵犯下方的结缔组织（图3-30g）。

放置排龈线

对牙龈沟的深度进行"定位绘图"之后，选择直径合适的编织类型的牙龈线（Ultrapak，Ultradent）进行排龈（图3-30h）。牙龈组织越健康，探诊深度越浅，选用的排龈线就应该越细。轻压排龈线以免损伤结合上皮附着[10,145]。只有制取最终印模的时候才使用含化学成分的排龈线[146-151]，如果使用排龈线是为了便于进行牙龈沟内边缘的牙体预备，而不是为了制取印模，就不要在排龈线中加入具有化学成分的物质。

放入排龈线既可以短暂收缩牙龈又可以使牙龈沟有轻微的扩张。因此粗略算起来，颊侧的牙龈组织大致向根方退缩了0.2~0.5mm，这个数值和龈沟深度及放入的排龈线有关。在邻面牙龈沟通常更深，要是希望将来戴用暂时冠时取得清晰的边缘，需要再放入排龈线才能获得良好的牙龈组织分离。

排龈后在新的牙龈水平上再次进行牙体预备

排龈后应在新的牙龈水平进行边缘牙体预备（图3-30i）。牙体预备通常局限在颊侧部位，如果修复体形态需要改变，还需预备到邻面区域，舌侧一般不需再预备。进行第二次牙体预备的时候，先放入排龈线可以保护龈沟内上皮并能防止钻针损伤牙龈组织。在牙周生物形态较薄的病例中，颊侧一定不能预备过深，否则会导致不可逆的牙龈退缩。

龈沟边缘牙体预备

步 骤

- 在牙龈缘水平进行牙体预备
- 探诊龈沟深度决定选择的排龈线的形态和直径
- 将排龈线压入龈沟
- 在新的牙龈缘水平再次进行牙体预备
- 去除排龈线，重衬暂时修复体边缘

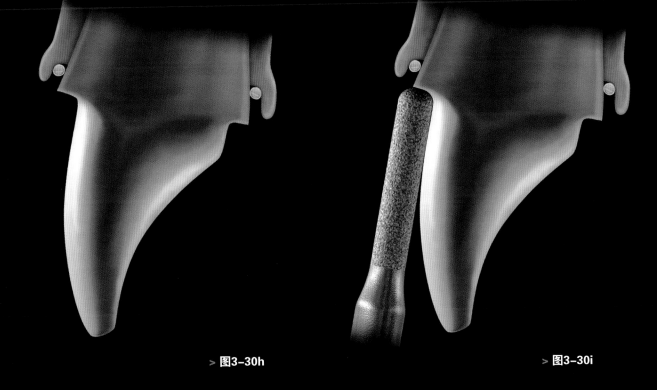

> 图3-30h

> 图3-30i

图3-30（续） （g）根据修复体的类型，医生使用形态和直径大小合适的钻针进行修复体边缘的牙体预备，牙体预备的范围控制在牙龈边缘，不要侵犯周围的软组织。（h）将排龈线压入牙龈沟，牙龈缘的位置会向根方移动，预备体的边缘相对位于龈上水平。（i）将预备体边缘向新的牙龈缘方向预备。

在前牙区，由于牙根呈圆锥状而且牙根有逐渐向舌侧倾斜的趋势，唇侧边缘牙体预备过深常发生牙龈退缩，要引起医生注意并需要进行术前估计。为了能让修复体恢复原有颈缘的厚度，可以缩小基牙牙体预备后的直径，用修复体来恢复颈缘原来的形态。

牙体预备完成

边缘部位要使用细粒度的金刚砂钻针或钨钢钻针修整完成，与牙体组织磨除（图3-30j和图3-30k）时使用的钻针属同类，或使用特殊的旋转或手动工具对边缘形态进行切削修整。

取出排龈线并重衬暂时修复体

本书作者习惯在牙体预备后等待几周再制取印模，这样既可以检查软组织对龈沟内暂时修复体边缘的反应，同时也可以排除潜在炎症的影响[8]。由于在新的牙龈边缘再次进行了牙体预备，所以需要对暂

时修复体进行重衬，重衬时机在排龈线取出前、后均可，即使没加入含化学成分的排龈液[152]，排龈线在龈沟内的时间也不能超过30分钟。排龈线保留在龈沟内可以制取边缘更准确、清晰的印模，但如果取出排龈线后再制取印模，牙龈缘就会塌陷，边缘清晰的程度就比较差。排龈线是立即取出还是延时取出，取决于再预备的基牙数目牙体预备的边缘深度以及暂时修复体重衬需要的时间。一旦取出排龈线（图3-30l），健康牙龈就会恢复到原来的位置（图3-30m），唇侧部位牙龈缘会向切端延伸0.2~0.5mm，在邻面有时会更多，这时就会完全看不到修复体的边缘（图3-30n~图3-30q）。

重衬之后，用卡尺测量暂时修复体丙烯酸树脂甲冠的厚度，并检查咬合、侧方运动以及和功能有关的各项参数，调整修复体达到美学要求后，将暂时修复体再次粘接到基牙上，这样可以避免3~4周后制取终印模时，再对暂时修复体进行大量的精细修整（见第4章第328~第335页）。

图3-30（续） （j~l）完成修复边缘的再预备后，可确认新的修复体边缘位置，取出排龈线。（m）健康的牙龈缘会恢复到原来的位置，在新预备体边缘的切端方向上有一定的软组织塌陷，牙体预备的终止线位于龈沟内，边缘不可见。（n）压入排龈线后，牙龈向根方有轻微退缩。（o）用修整钻针将预备体边缘加深到新的牙龈缘水平。（p）取出排龈线，完成对暂时修复体重衬处理，很容易看到软组织向切端恢复。（q）从验面观，很容易看到预备体边缘位于龈沟内的位置。

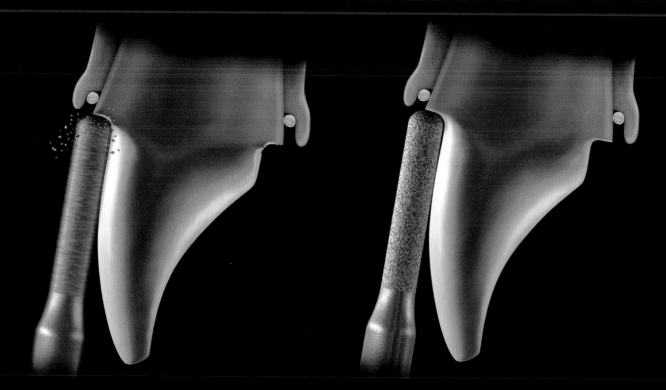

> 图3-30j

> 图3-30k

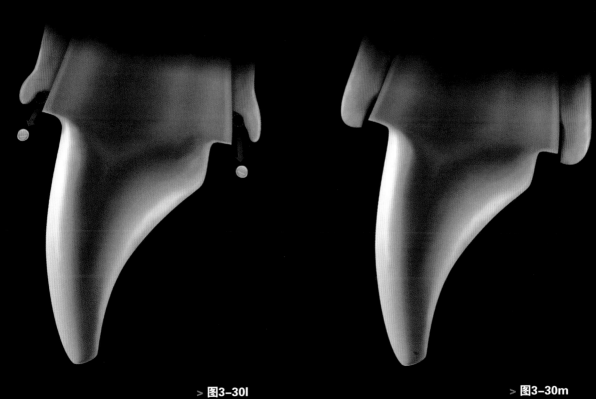

> 图3-30l

> 图3-30m

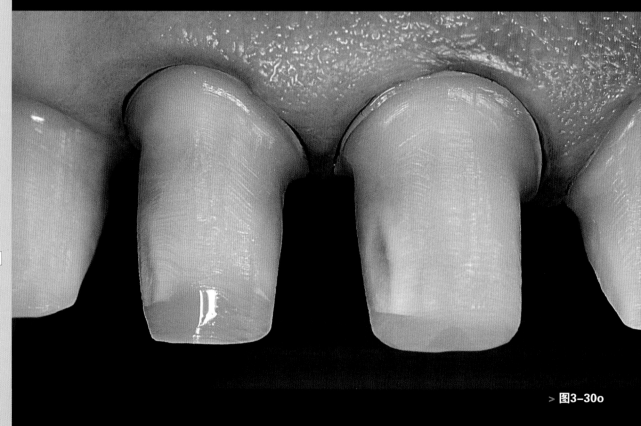

> 图3-30n

> 图3-30o

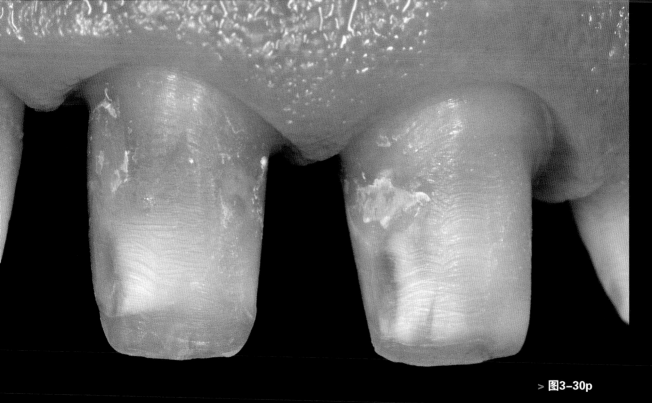

> 图3-30p

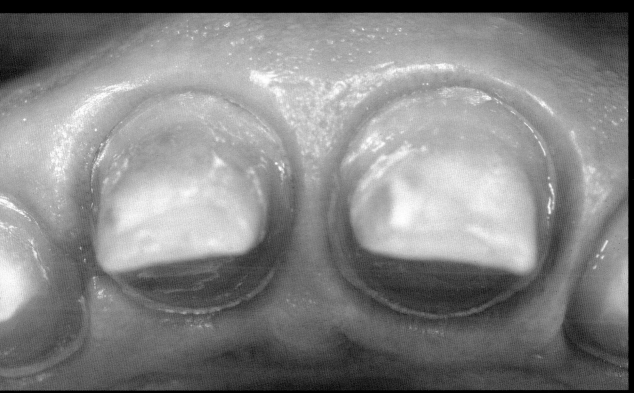

31

> 图3-30q

病例1 → 接331页

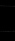

生物学完整性

种植修复治疗

种植体周围的软组织

种植体边缘的骨组织能够长期保持骨结合状态和稳定性的前提是：种植体周围软组织处于健康状态[153-154]。软组织除了扮演美学的重要角色外，还承担着保持骨-种植体界面完整性的重要屏障作用。种植体周围的黏膜和骨嵴顶上的牙龈组织有同样的作用，它们由3种不同成分[156]的结构构成，位于种植体边缘冠方3mm的生物学空间内[157-158]。这3种组织结构本质上都含有两种上皮，总体高度至少有2mm，其中结缔组织至少有1mm[157]。"种植体周围生物学宽度"的概念会在下面详细描述[155]（图3-31和图3-32）。

沟内上皮 这层上皮结构直接与种植体和修复体相接触，与它们没有任何形式的结合。

结合上皮 这层结构可以通过半桥粒结构附着在钛或铝基质的渗透瓷及氧化锆表面，但是和金合金或玻璃瓷无法形成附着界面。

骨嵴顶上结缔组织 这层结构和牙本质-牙龈复合体的结缔组织完全不同，它含有的结构如下：

- 数量较少的成纤维细胞（2%～10%）
- 大量的胶原纤维（65%～90%）
- 胶原纤维主要呈平行或环绕种植体长轴排列。最近，一些研究者认为：胶原纤维首先和种植体表面垂直生长然后逐渐进入其微孔中形成附着，但前提是钛氧化物具备粗糙的表面（TiUnite，Nobel Biocare），它可以提高黏膜的贴附能力
- 血管稀少：尤其是源于牙周韧带的血管网络缺如

从这些组织学的观察可以了解其生物学本质，同时也解释了其特定的临床表现。

图3-31 A. 沟内上皮。B. 结合上皮。C. 骨嵴顶上结缔组织，注意颈部胶原纤维的横断面 。

图3-32 临床图像显示：由适当设计的暂时修复体挤压出来并带有穿龈路径的种植体周围组织。

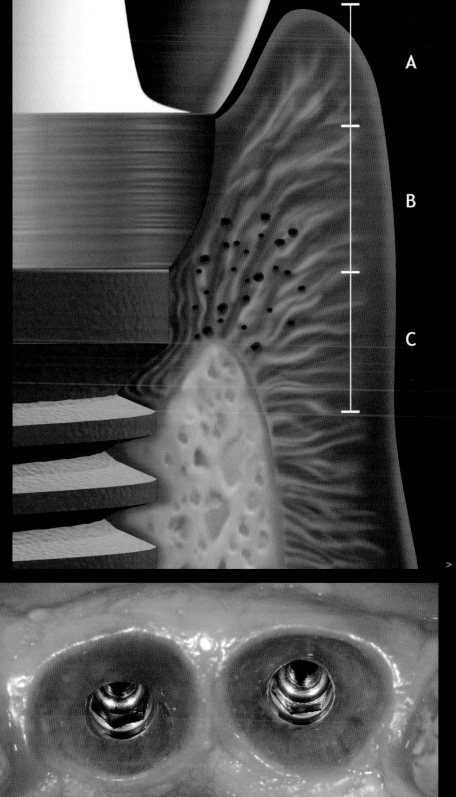

A

B

C

> 图3-31

> 图3-32

生物学本质

血管组织和细胞结构稀少使种植体周围的黏膜缺乏损伤之后的防御反应能力和修复能力[163]。种植体周围软组织对菌斑的反应与牙龈的反应类型类似[164]，反应后的微生物构成相同[165]。如果菌斑持续堆积，炎症也会向根方细胞侵袭[166]。根据实验性研究[167]，如果说种植体周围组织病变反映了菌斑堆积的情况，那么炎症则反映了种植体周围明显的组织破坏，尤其是骨组织的破坏程度。随着坏死性的病理组织被清除，种植体周围软组织常常对炎症并不都能包容，则表明限制损伤发展的能力或者修复损伤的能力低下[168]。

临床表现

种植体的三维管理 种植体的三维空间包含颊侧区域至少2.0mm厚的骨平台，骨平台的存在可以防止出现潜在的牙龈退缩[169-171]。种植体之间至少应有3.0mm的距离[172-174]，种植体和天然牙之间至少应保持1.5mm的距离[172-173,175 176]（图3-33）。这些参数可以帮助医生检查邻面的边缘骨吸收造成的牙间乳头退缩；还能简化邻面牙龈健康维护的方法，有效地控制菌斑。同样，制作修复体、暂时冠或在最后的功能阶段一定要尽可能注意到修复体的合理外形和结构对维护牙龈健康的重要性（图3-34a~图3-34d）。

图3-33 天然牙和种植体之间至少应有1.5mm间隙，种植体之间至少应有3.0mm间隙，才能维持种植体邻间骨嵴顶的高度。

图3-34 （a）上颌侧切牙拔出后的𬌗面观。拔牙后在上颌原有的中切牙种植体旁即刻种植了另一颗新种植体。（b和c）上颌中切牙上有暂时修复体，而上颌侧切牙上只是一个桥体，桥体与下方的种植体不接触。（d）约6个月后，种植体之间的牙龈乳头明显生成，两颗种植体之间有大于3.0mm的间隙，拔牙时上颌侧切牙的结缔组织也能促进种植体间牙龈乳头的形成。

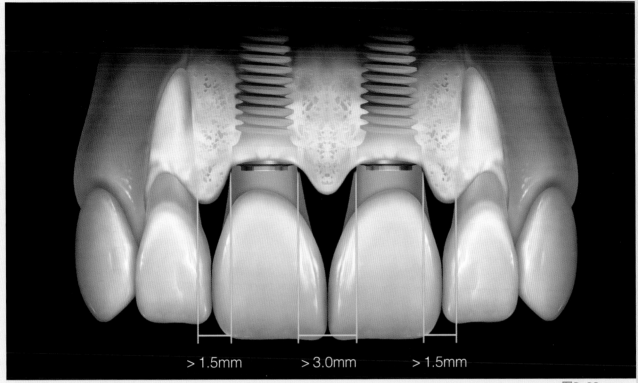

> 1.5mm   > 3.0mm   > 1.5mm

→ ... 接213页

> 图3-33

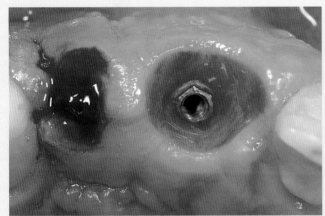

> 图3-34a

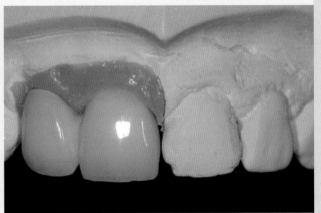

> 图3-34b

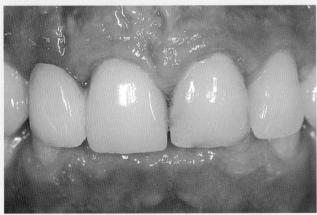

> 图3-34c

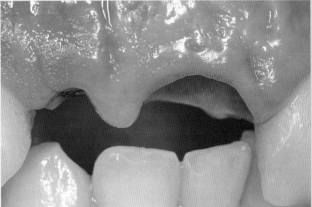

> 图3-34d

探诊不出血 在牙周病学的范畴内探诊不出血是一个非常重要的指征，但是在种植体义齿修复中，其周围组织探诊不出血并不代表就一定没有炎症。同天然牙龈相比，种植体周围的组织血管很少，探诊不出血可能会误导或掩盖临床上难以察觉的炎症感染过程。应该注意种植体周围的黏膜抵抗探诊深入的能力很低，通过移开结合上皮和结缔组织，探针几乎可以直接到达骨嵴顶水平[177]。因此，在种植体周围最好不进行探诊。

种植体部位的健康维护治疗 种植体部位的健康维护和天然牙同等重要[165]。牙周病易感患者容易出现种植体失败或出现骨嵴顶支持丧失，定期进行种植体周围的牙周健康维护治疗可以避免出现这样的风险。

螺栓固位或非螺栓固位 尽量避免多次拆除愈合基台和（或）修复体基台与种植体之间的固位螺栓，以免撕裂种植体基台表面结合上皮的半桥粒结构。需要指出[181]反复的拆除可以造成结合上皮的根向位移，并造成骨嵴顶的吸收。

穿龈路径的复制 一旦利用暂时修复体获得了理想的种植体周围组织形态，就可以使用特殊技术[182-184]制作个性化基牙。可以用第一个暂时修复体准确复制穿龈路径，从而保证生物学的完整性（图3-34e～图3-34l）。

图3-34（续） （e～g）如果我们期望复制出戴用暂时修复体后获得的穿龈路径，那就需要在技工室先将暂时修复体用硅橡胶材料包埋盖过颈部区域。（h）当硅橡胶材料完全硬固后，取出暂时修复体，用印模帽代替暂时修复体拧入硅胶材料中，周围注入流动树脂。（i～k）当流动树脂聚合后，将印模帽拧下来放入口内。在颊侧做标记以便确认正确的方向。（l）用印模帽将暂时修复体整塑出的穿龈路径复制下来。

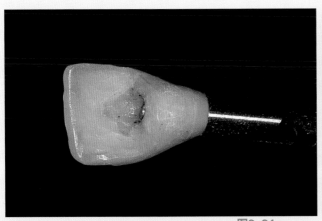

> 图3-34e

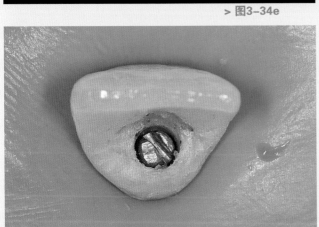

> 图3-34f

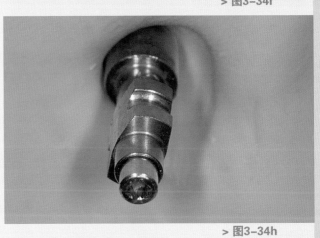

> 图3-34g

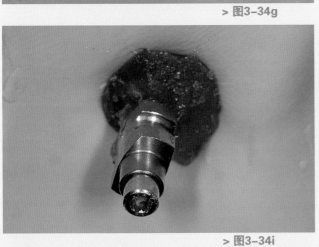

> 图3-34h

317

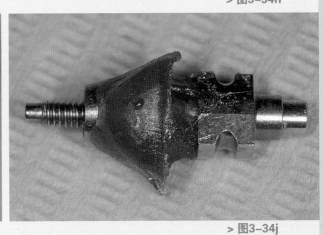

> 图3-34i

> 图3-34j

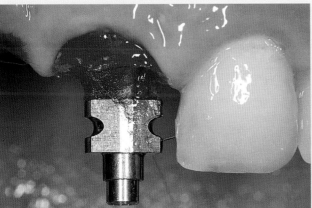

> 图3-34k

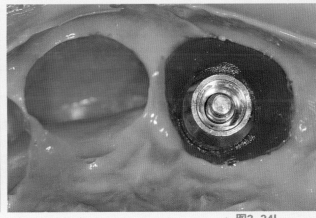

> 图3-34l

基台：材料的选择 建议使用生物相容性材料，如纯钛、铝基质的瓷[159]或氧化锆[160]，因为它们具有良好的组织相容性。在前牙区要考虑美学及瓷材料足够的抗力（图3-34m和图3-34n）。

修复体基台：选择形状 使用较窄表面呈凹形的基台可克服结缔组织纤维在种植体基台上附着缺如的问题，使穿龈宽度增加，结缔组织附着缺如造成软组织的封闭很脆弱，易导致软组织退缩。传统的基台表面存在多个散开的轴壁会对软组织施加很大的压力，易出现软组织退缩。相反，具有凹形表面的基台在穿龈时保证了结缔组织的厚度和稳定性。这种龈袖口可以在种植体黏膜周围形成有效而且具有生物学封闭效果的"O"形环，保护了其下方的骨组织，避免了由边缘骨吸收造成的软组织退缩[189]。同时基台凹形的表面也增加了种植体平台与修复体边缘的线性距离。这样骨嵴顶上方组织的表面积增加，类似于"平台转换技术"（使用小于基台直径的修复体从而使种植体周围的软组织获得更大的稳定性）[190]。与牙槽嵴相比，放置种植体的位置也可以更表浅，进而继发减少骨的成形改建[189]。然而，表面呈凹形的基台不一定能调节种植体周围的组织达到理想的状态。特别是在基台近冠方位置上明显扩大的锥形钻孔，可以造成穿龈路径颈部外形的缩小，在颊侧部位延长了临床冠的长度。相反，在种植体之间同样的锥形钻孔，可以促进邻间龈乳头垂直向的生长（图3-34o~图3-34v，图3-35）。这种基台的设计要特别注意清除多余的水门汀。

图3-34（续） （m和n）氧化锆基台和第二副暂时修复体均在技工室制作完成。（o和p）穿龈位置的基台表面呈凹形的外观保证了周围结缔组织的厚度，提高了牙龈组织的稳定性。（q~v）氧化锆基台口内观，满足了良好的生物学完整性要求，保留了种植体之间邻间龈乳头的高度。患者原来的牙齿形态（明显的方形）和牙龈的生物学形态（牙龈厚并具有一定的扇贝状外形）有助于获得良好的牙周组织稳定性；因为牙龈呈较薄的扇贝状外观不太稳定，在这些病例中，可以采用种植体周围的上皮下结缔组织移植术来增加牙周组织的厚度。

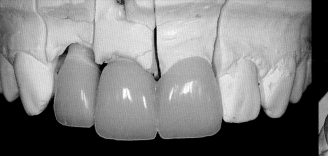

> 图3-34m

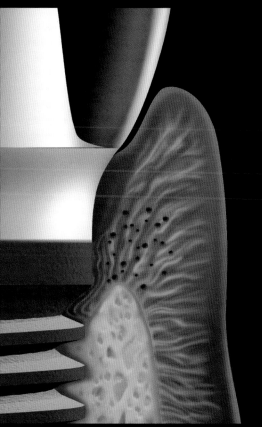

> 图3-34n

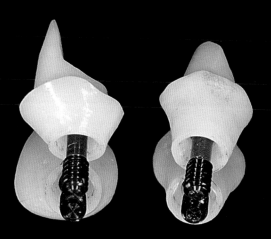

> 图3-34o

> 图3-34p

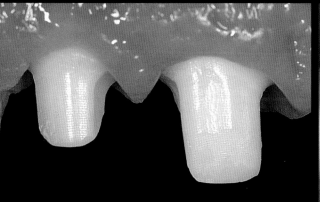

> 图3-34q

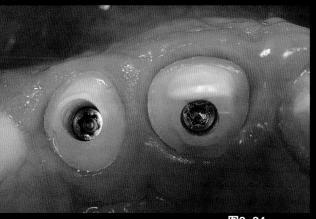

> 图3-34r

氧化锆基台

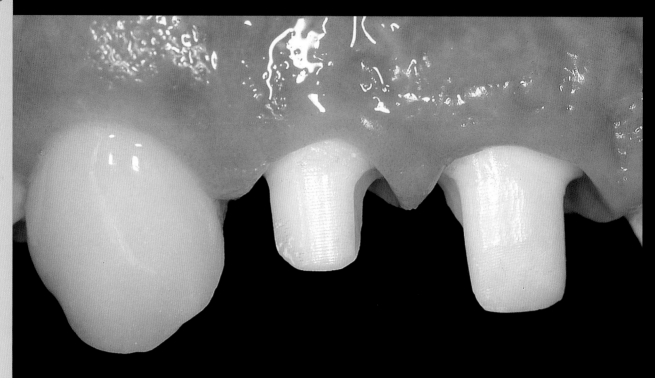

> **图3-34s**

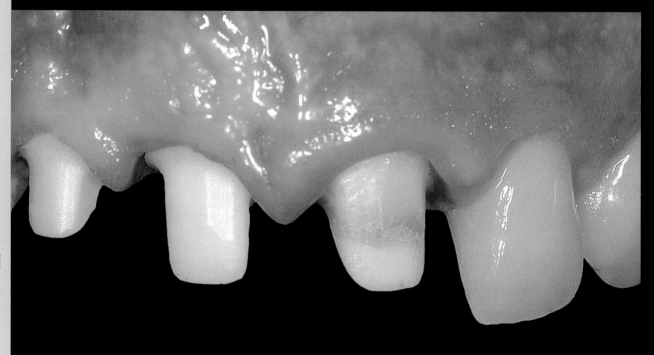

> **图3-34t**

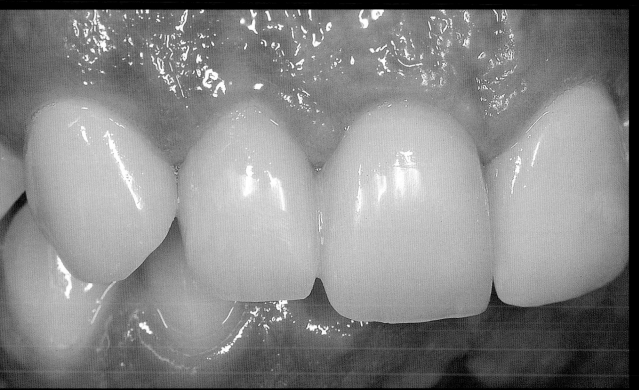

> 图3-34u

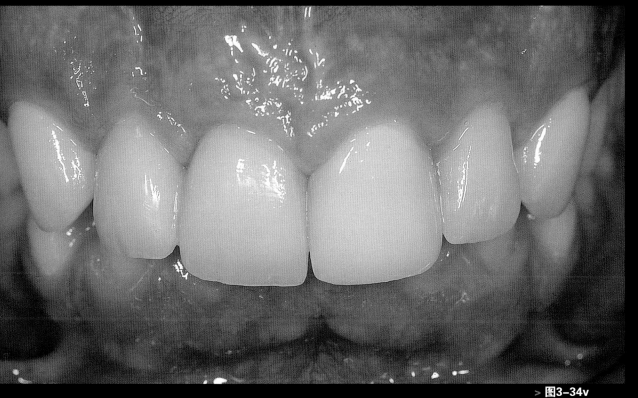

> 图3-34v

→ ... 接530页

→ ...接219页

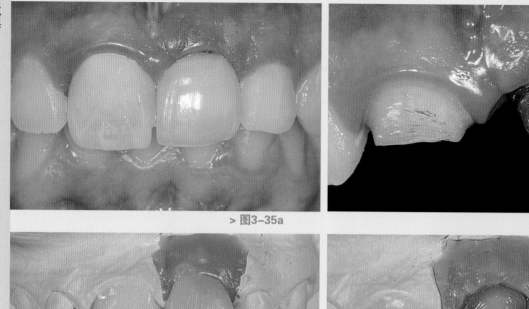

> 图3-35a　　　　　　　　　　　　　　　　　> 图3-35b

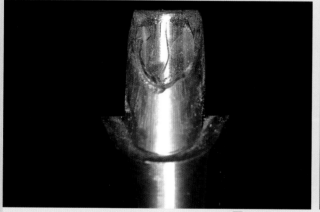

> 图3-35c

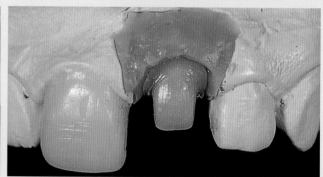

> 图3-35d

> 图3-35e　　　　　　　　　　　　　　　　　> 图3-35f

图3-35　（a和b）此患者左侧的上颌中切牙使用了钛基台烤瓷冠使牙龈缘呈现灰色。（c和d）在模型上制作完成新的暂时修复体蜡型后，在左侧上中切牙上重新设计了种植修复理想的基台。（e和f）把钛基台从模型上取下来，用螺栓固定在另一个同样的替代体上，将之前制作的蜡愈合帽放在它的顶端上。蜡愈合帽有双重边缘：第一个边缘靠近种植体头部的扇形边缘，第二个边缘定位在冠的终止线上，冠边缘的理想设计位于牙龈水平。（g）采用双重扫描技术（Procera Forte，Nobel Biocare）：一次需要对钛基台进行扫描，另一次需要对个性化基台的蜡型进行扫描。（h）将两次扫描获得的信息传到研磨中心进行氧化锆基台的加工制作。（i和j）在螺栓上制作一个入口，将原来的钛基台和个性化的氧化锆基台用树脂水门汀粘接在一起。（k和l）最初的钛基台和个性化的钛-氧化锆基台对比，可以看出修复体的边缘不同。红箭头所示冠的粘接终止线直接位于种植体头部（Perfect，Nobel Biocare），彻底清除水门汀比较困难。绿箭头所示粘接边缘位于牙龈缘水平，在种植体上方3mm，更容易清除水门汀。（m~p）个性化的氧化锆基台和近天然基牙的照片，暂时修复体戴入时的照片，显示龈缘良好的排列位置和维护良好的邻间龈乳头。

322

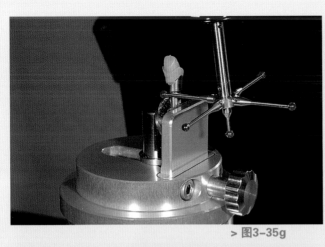

> 图3-35g

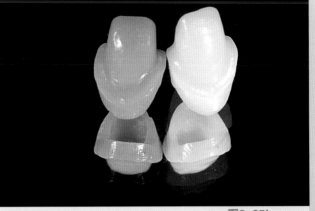

> 图3-35h

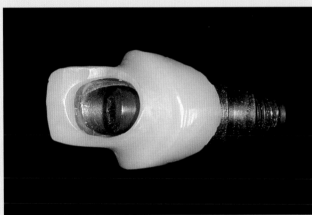

> 图3-35i

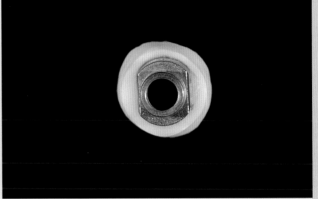

> 图3-35j

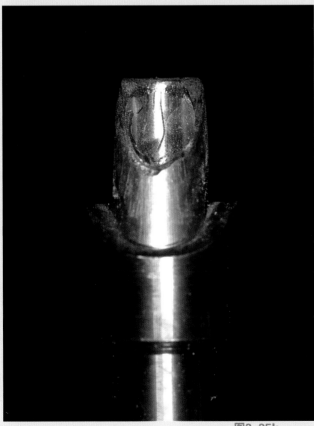

> 图3-35k

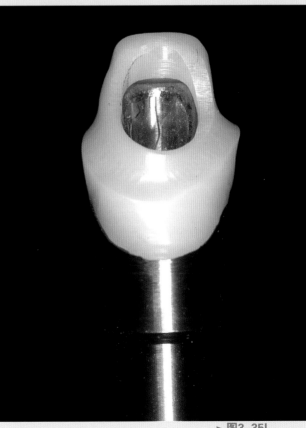

> 图3-35l

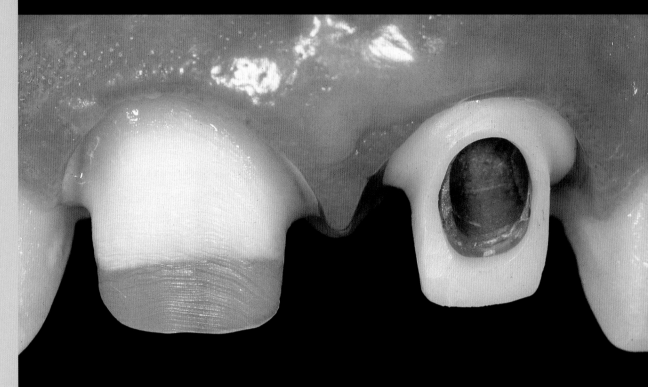

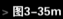

> 图3-35m

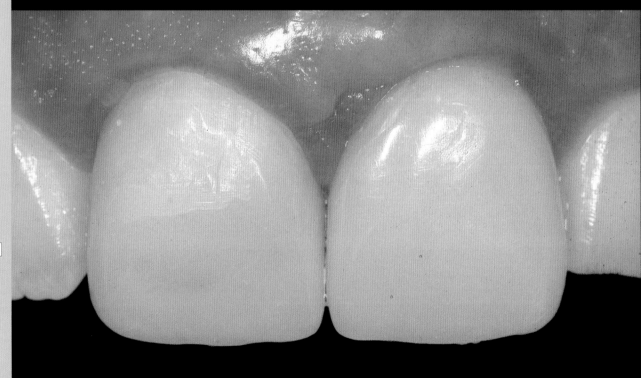

> 图3-35n

氧化锆基台

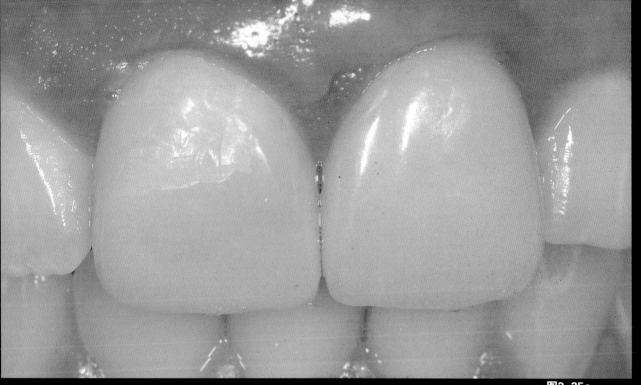

> 图3-35o

325

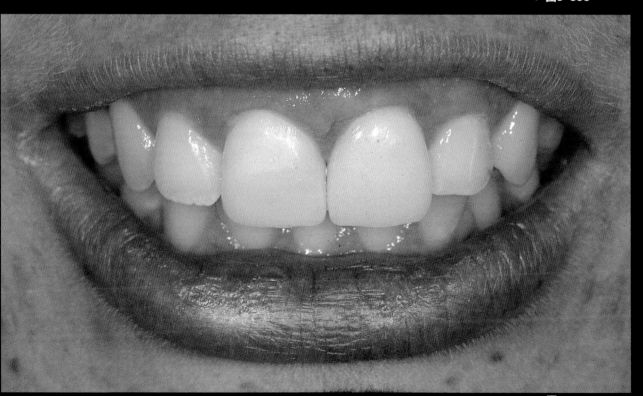

> 图3-35p

口腔固定修复中的美学重建
ESTHETIC REHABILITATION IN FIXED PROSTHODONTICS

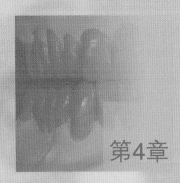

第4章

从暂时修复体到最终修复体：
印模及资料传递

经暂时修复体确定的美学与生物学性能信息需在最终修复体上得到体现。而使用面弓及进行殆记录确定颌位关系，制取组织终印模，精确填写设计加工单，能让技师成功地将暂时修复体所确定的设计方案及各种信息复制到最终修复体上。

目的：为了更好地传递全部设计理念，在制作最终修复体时需要复制暂时修复体的所有信息。

4 从暂时修复体到最终修复体：印模及资料传递

长期以来，因为暂时修复体的外观及功能不受重视，只作为次要角色，因而被视为技师制作最终修复体前维持修复空间的临时替代品。但由于暂时修复体的重要性常常被低估，即使它达到了患者期望的美学及功能效果，医生往往并不能用系统合适的方法将它的全部信息从临床精确转移到技工室。因为技师不能获得暂时修复体戴用情况的完整临床资料，制作最终修复体时就难以达到与暂时修复体相同的外形与功能。因为最终修复体与暂时修复体存在差异，患者常常对此种结果表示不满意，他们认为暂时修复体更舒适，功能更好，而最终修复体没有达到他们的期望。

一体化暂时修复

医生应当把暂时修复体作为临床上检验治疗计划的美学与功能效果的工具和指导制作诊断蜡型的工具，根据暂时修复体的修复效果，描述它们在美学-功能方面需改进的地方，并把信息传递给技师，改善最终修复体的美学及功能效果。技师将暂时修复体在模型上修改后将其作为最终修复体的原型。暂时修复体必须在口内良好就位并与它们在模型上的位置相同[1-7]。根据病例的复杂性，暂时修复体必须在口内保留足够长的时间以测试其美学-功能的改进效果，进而评估生物整体一致性（图4-1）。而只有当暂时修复体达到了医生及患者的所有期望时，才能够继续制作最终修复体。

目标

为了使最终修复体简单而有效地复制功能性暂时修复体的特征，必须采用系统的方法。只有这样才能避免在最终修复体上出现错误，否则就不可避免地使医生感到挫败，使患者认为修复治疗不成功。

暂时修复体与最终修复体的制作目标是一致的，即最终修复体必须精确复制暂时修复体的生物、美学、功能特征，只是两种修复体所用的材料不同。在这个过程中，医生的工作是通过技工加工单确保精确传递暂时修复体的信息；而技师的工作是合理利用这些信息忠实地把它们复制到最终修复体上，根据丙烯酸树脂暂时冠所能占据的修复空间及患者牙齿的个性化解剖特征制作出具有活力和自然美观的修复体。

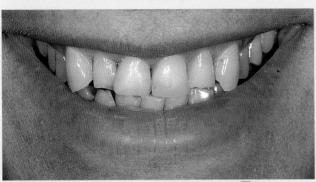

> 图4-1a

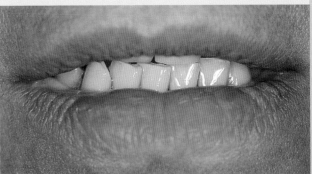

> 图4-1b

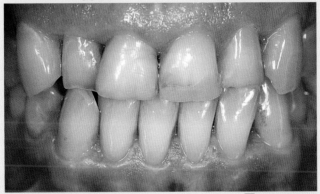

> 图4-1c

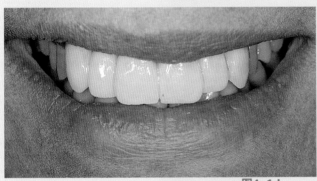

> 图4-1d

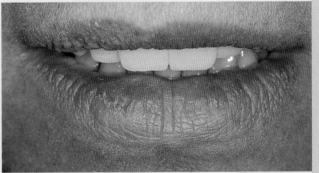

> 图4-1e

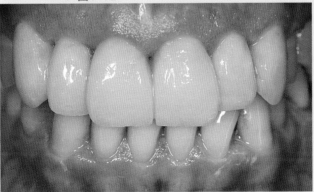

> 图4-1f

图4-1　（a～c）患者修复前的照片显示由于切端磨耗使牙齿的临床冠长度降低。注意前牙反𬌗（a），上颌牙齿微笑时暴露量较少（b），浅覆𬌗（c）。（d和e）戴用暂时修复体后的检查显示：在微笑及息止颌位嘴唇放松时达到了理想的整体美学效果。（f）增加覆𬌗有助于改善前导的作用。

暂时修复体

▨ 确认整体完美性效果 ▨
口内就位后的暂时修复体

将暂时修复体在口内就位后应检查其美学、生物学性能和口腔生理功能的整体效果。如果将来需要进行调整、修改，可以在常规临床检查时进行，尤其是可以在最终的牙体预备时进行。

完成最终的牙体预备以后，重衬处理不应改变暂时修复体的位置。即使有时发生轻微地移位，也需要对咬合接触进行调整，但此时由于调整量轻微故无须后期复查。

基牙预备3~4周以后，需预约患者前来复诊，检查暂时修复体的整体效果，主要是检查暂时修复体的美学、功能整体效果以及牙龈对修复体边缘外形及进入龈沟内深度的反应（图4-2~图4-4）。

如果检查结果令人满意，则可以制取最终印模及𬌗记录，把工作模型上𬌗架制作最终修复体。

美学指标

美学指标可以指导医生对面部和牙齿唇面进行初步分析，也可以指导技师制作蜡型和最终修复体。最后再次以美学指标评估最终修复体。这些美学指标包括：

- 息止颌位牙齿的暴露量
- 切端位置
- 笑线
- 微笑宽度
- 唇廊
- 切牙中间线
- 切缘平面与𬌗平面的关系

在此阶段常常无须改变牙冠长度、切端位置以及切缘平面的倾斜度。这些美学指标应在暂时修复体试戴及后期阶段进行细致检查与评估。

图4-2 ~ 图4-4　3个病例的图像显示出令人满意的整体完美性。健康的软组织状态是精确制取印模的必要条件。

病例1

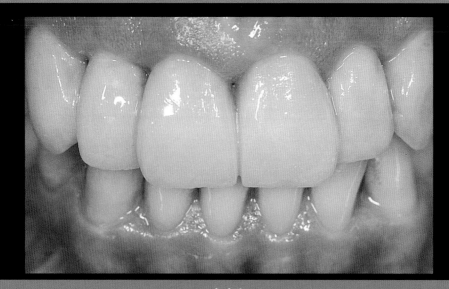

> 图4-2

病例2

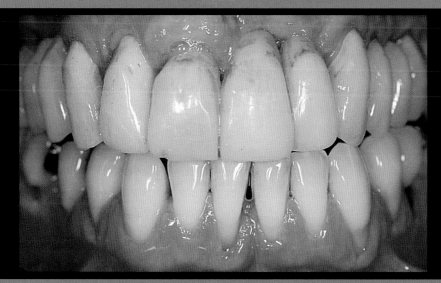

> 图4-3

病例3

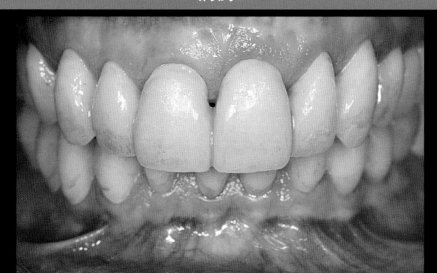

> 图4-4

语音参数

发音测试非常有助于确定暂时修复体的最适位置、暂时冠的理想长度以及合适的垂直距离[1,3,20-21]（见第1卷第4章）（图4-5，图4-6a和图4-6b）。

M音： 患者发M音时，唇部可以完全放松，在息止颌位时，可以暴露出适量的临床冠长度并体现足够的息止颌间隙[16,22-31]。

E音： 患者发E音时，应根据患者年龄、上下唇之间被上颌牙齿占据的比例量，再次评估牙齿临床冠的长度。

F音： 患者发F音时再次确定切缘侧貌的位置。要求上颌暂时修复体的切端位于下唇干湿线的内侧[8,33-35]。

S音： 患者发S音时，确定前牙唇舌向

的位置[36-38]和临床可以接受的咬合垂直距离[36-37,39-42]。特别是要检查那些上下牙弓暂时修复体的高度有明显改变的患者[38,43-44]。

功能指标

暂时修复体模型承载了所有的功能信息，它是正确转移信息的决定性因素[5,45 47]。

覆𬌗覆盖 前牙必须有合适的覆𬌗覆盖才能正确发挥前导作用，必须认真检查它们的数值[38,48-49]。

前导 必须检查下颌的随意运动（切牙导和尖牙导），暂时修复体折断或脱粘接的现象常常暗示着下颌运动的曲度过大[50-51]（图4-6c和图4-6d）。必须进行循环式的检查，辨别是否需要调整闭口路径的曲线，避免在最终修复体上发生外层瓷层崩裂等问题[38]。

图4-5 （a）此患者微笑时的照片显示修复体的切缘线与下唇很协调。（b）再次检查切端的长度和位置，必须能使患者下颌可以随意运动。

图4-6 （a和b）通过检查分析唇齿关系及语音表明修复达到了良好的整体一致性。（c和d）下颌左右侧方运动时显示出尖牙的制导作用，虽然有少量倾斜，但让此牙周病患者的后牙脱离了𬌗接触。

病例1

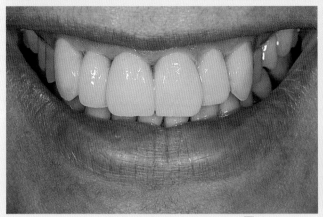

> 图4-5a

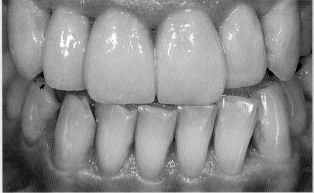

> 图4-5b

病例2

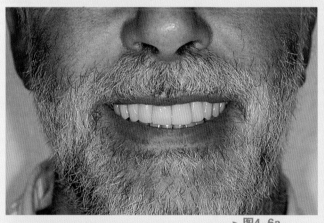

> 图4-6a

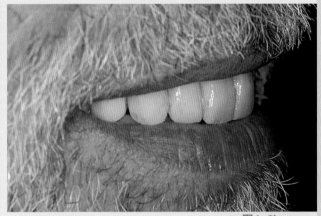

> 图4-6b

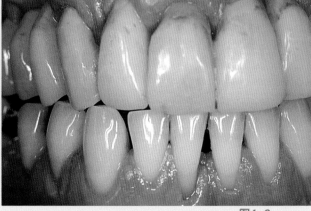

> 图4-6c

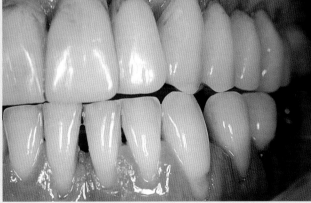

> 图4-6d

咬合垂直距离 对暂时修复体定位以及重衬时，应保持正确的咬合垂直距离的恒定位置而且要贯穿整个治疗过程。通过检查牙齿牙龈交界的两个参考点来进行确定（如右上尖牙及右下尖牙），这两个点的位置一般是恒定不变的。如果医生已经有目的地改变了患者的咬合垂直距离，医生应该检查患者对垂直距离变化的适应性。患者常需3~4周的时间以适应改变后新的咬合垂直距离。复查时必须进行分析，确保患者对新的咬合垂直距离感到舒适。若复查时患者的肌肉收缩及疲劳仍然存在，则需进行调𬌗处理，在制作最终修复体前再观察一段时间。

咬合稳定 不管最终是在MI（最大牙尖交错位）还是在CR（正中𬌗关系位）完成修复，均需周期性对患者进行咬合检查，保证牙列要有均匀的最大面积的咬合接触关系（图4-7a和图4-7b）。上下颌前牙区的轻咬合接触，是为了达到必要的稳定性，避免在后牙随意运动时产生𬌗干扰（图4-7c~图4-7f）。

正中关系、正中咬合 医生必须确保患者在闭口时，无论是自行咬合或辅助咬合时都能够自由到达CO（正中𬌗位），这一精确的最终位置是使暂时修复体的模型正确上𬌗架的关键因素，而后才能完成交互上𬌗架的过程。

生物学指标

丙烯酸树脂暂时冠的生物学完整性是准确制取最终印模的决定因素。因此必须确保修复体外形能充分支撑牙龈组织，且牙龈组织没有炎症。同时，确保患者能正确清洁修复治疗所影响的区域，特别是牙齿的邻接区。对于单冠修复推荐使用牙线清洁。对于后牙固定桥推荐使用间隙刷。为了使治疗不损害前牙区龈乳头的高度，推荐在前牙区使用三合一超级牙线（包含了引线器、海绵牙线、一般牙线3段），其效果显著，虽仍有可能导致软组织创伤，但其引起的创伤比间隙刷引起的创伤小。

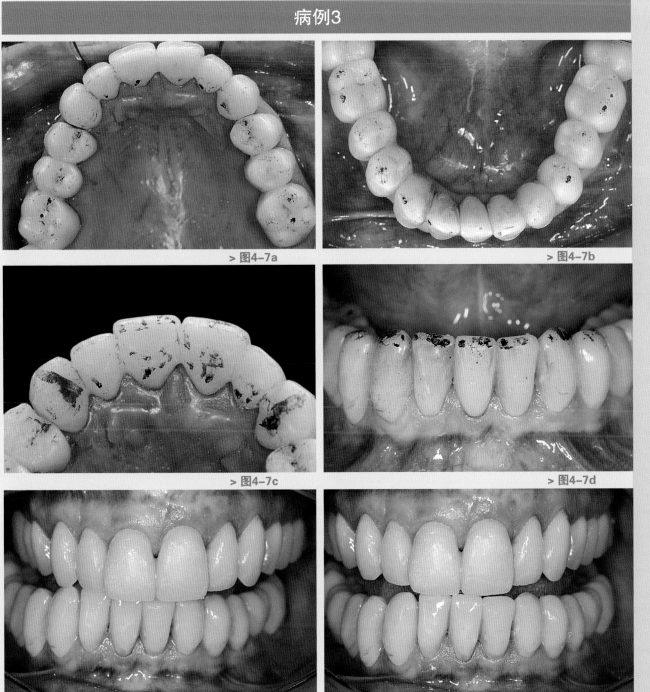

> 图4-7a

> 图4-7b

> 图4-7c

> 图4-7d

> 图4-7e

> 图4-7f

335

图4-7 （a和b）上下牙弓的重建修复，在CR位咬合接触分布均匀，在重建的所有牙弓咬合接触分布均匀。
（c~f）良好的前导表现为下颌的自由运动，后牙无干扰。

口内就位后的暂时修复体

资料信息传递

暂时修复体印模及对颌牙列印模

在认真检查并确认暂时修复体有良好的功能及美学修复效果后，医生需制取暂时修复体戴入口内后的印模和对颌牙列的印模，通常使用藻酸盐印模材料。尽管藻酸盐印模材料的精确性不及橡胶类印模材料，但是在制取印模后，立即用真空搅拌机搅拌石膏，灌注模型，仍然可以保证藻酸盐印模的准确效果。不过，并非所有的诊所均配备有真空搅拌机及硬石膏模型材料。在此情况下医生趋于使用稳定性高的橡胶材料制取印模，可以把印模送至较远的技工室灌注模型而不会发生变形。

为了把暂时修复体的功能及美学信息精确传递至技工室，所灌注的模型必须十分精确。即使印模发生微小变形，也会改变模型上牙列的咬合关系，妨碍永久修复体对暂时修复体美学及功能特征的复制。

前伸𬌗记录

上下前牙切端相对时（见第1章第42页），上下后牙列之间会出现间隙，在此间隙中注入𬌗记录材料直到其硬固或聚合完毕，记录前伸𬌗状态（图4-8）形成前伸𬌗记录。石膏模型上𬌗架时，应利用通过前伸𬌗记录获得个性化髁导斜度，而非使用20°的平均髁导斜度值（见第1章第72页）。

面弓

采用面弓记录上颌与颞下颌关节的位置关系是把上颌模型正确上𬌗架的关键步骤（见第1章第52页）。在日常门诊工作中应用普通经验型面弓（Arbitrary Facebow）的方法非常可靠。在𬌗架上复制口腔内的情况也非常简单：医生站在患者的右前方，使面弓的弓体前臂与水平面平行（图4-9）。既可以根据戴入口内的暂时修复体也可以在完成最终牙体预备以后，将面弓的𬌗架确定咬合在正中关系位获得𬌗记录，然后如后所述，通过蜡𬌗记录的系统方法把上下颌石膏模型交互上𬌗架。

图4-8 嘱患者上下颌前牙切端相对，在上下后牙列之间的间隙内注入𬌗记录材料。

图4-9 在去除暂时修复体制取终印模以前，利用面弓获得的𬌗记录把上颌模型正确上𬌗架。

前伸殆记录

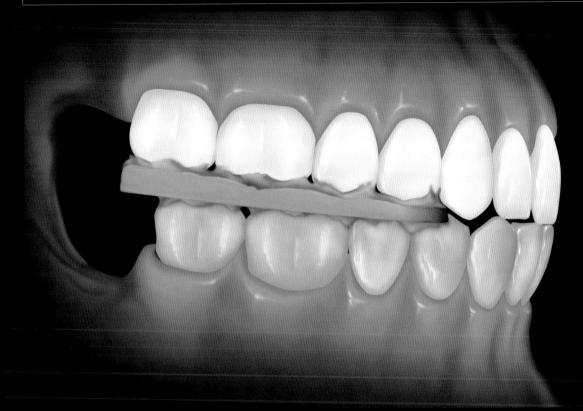

> 图4-8

337

面 弓

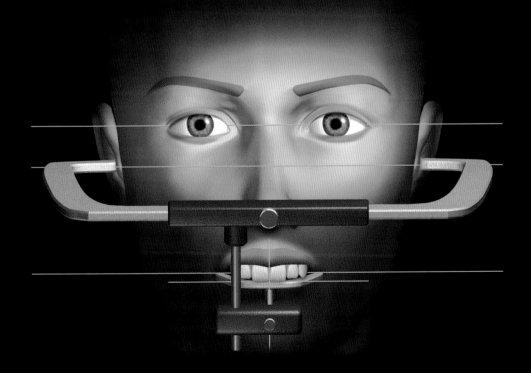

> 图4-9

终印模

去除暂时修复体

当已经利用面弓获得了殆记录、制取了暂时修复体的印模和对颌牙列的印模，并获得了前伸殆记录以后，取出暂时修复体，并检查暂时冠各个壁的厚度。

> 特别是当基牙最终预备体采取了龈下边缘设计时，应再次评估修复体边缘的位置（见第3章第284页）。如果医生决定进一步加深预备体边缘的位置，那么暂时冠的边缘与最终预备体的边缘就可能不密合，这一少量变化可以选择在暂时修复体边缘出现的间隙中进行调整与修改，用树脂对暂时修复体进行简单重衬，重新制作暂时冠的边缘，但不能改变暂时修复体的位置。

制取最终印模的先决条件是暂时修复体的边缘密合，过量的粘接水门汀已被仔细去除，牙龈确保健康。如果牙龈健康状况不佳，那么应查明原因并推迟制取最终印模的时间。

终印模

终印模是临床与技工室进行交流最重要的部分，它能在修复重建时传递龈牙结构的信息。为了获得理想的软组织稳定性，最好在最终牙体预备后3~4周制取最终印模。灌注良好的模型对于制作最终修复体也是至关重要的（图4-10和图4-11）。制取基牙印模的范围应超过预备体的边缘，使技师能够清楚辨认修复体的边缘位置。印模的精确性取决于所用印模材料的物理化学性质以及医生的临床操作技术。特别是对于咬合修复重建的病例，制取两副终印模，相互对比以确定所有基牙区的印模是否令人满意是非常有效的方法（图4-12）。

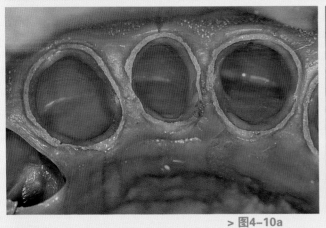 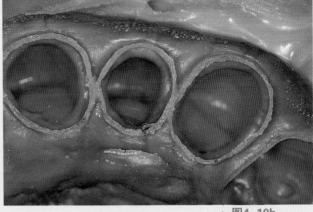

> 图4-10a > 图4-10b

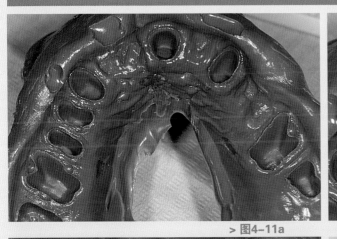 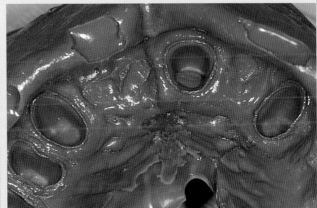

> 图4-11a > 图4-11b

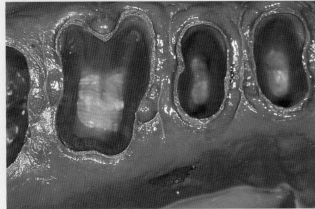 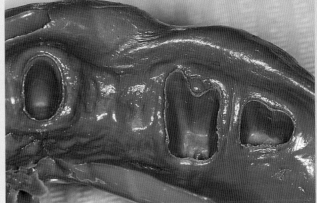

> 图4-11c > 图4-11d

339

图4-10 （a和b）终印模显示了6个预备体的边缘。

图4-11 （a）全牙弓修复重建，良好的印模对于制作最终修复体是必要条件。（b~d）近距离照片显示此印模的精确性良好，仅在右上颌第一磨牙的邻接区有两个小气泡（可以允许该情况的存在）。因为这些区域预备体的设计为刃状边缘，且气泡在龈缘下方，不会影响模型上基牙边缘的精确性。

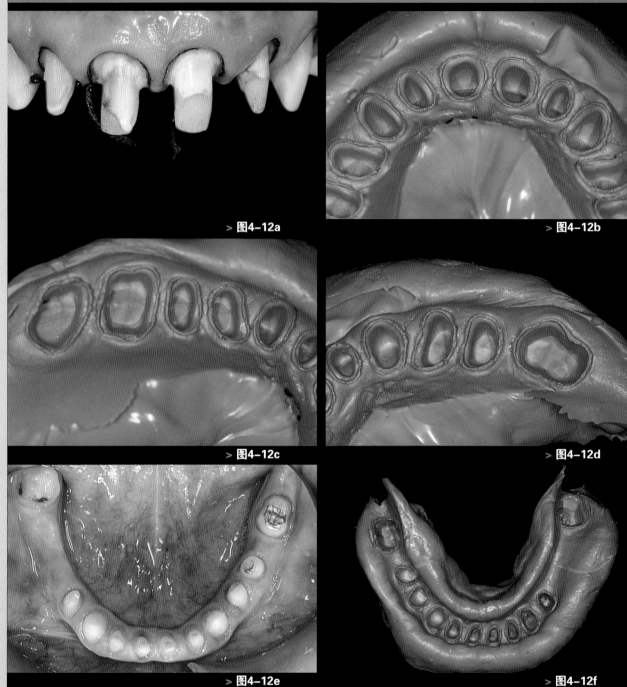

> 图4-12a

> 图4-12b

> 图4-12c

> 图4-12d

> 图4-12e

> 图4-12f

图4-12 （a~d）围绕上颌的所有基牙预备体压入排龈线，使基牙预备体边缘细微结构的印模更精确。（e和f）围绕下颌的所有基牙预备体边缘压入排龈线，获得精确印模。（g~i）治疗更复杂的病例时，至少制取两副终印模以保证印模的精确性，达到最理想的修复效果。

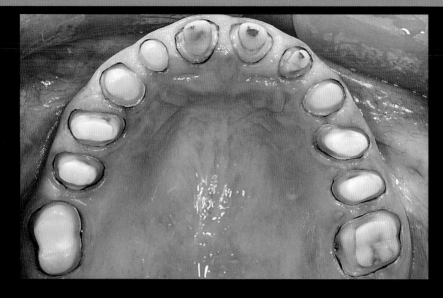

> 图4-12g

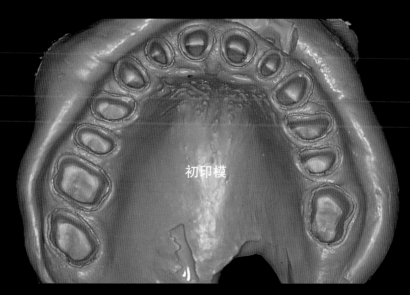

初印模

> 图4-12h

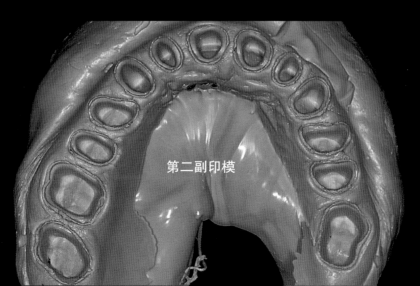

第二副印模

> 图4-12i

通常使用橡胶材料制取终印模。常用聚乙烯硅氧烷橡胶（PVS）及聚醚橡胶（PE）。因为它们具有良好的抗变形性、精确性和稳定性（图4-13a和图4-13b）。由于橡胶材料良好的稳定性，即使制取印模后推迟几天灌注石膏模型也不会发生变形。这对于需把印模送至异地技工室制作最终修复体的情况非常有利。

聚乙烯硅氧烷橡胶（PVS）及聚醚橡胶（PE）

临床 在干燥条件下，聚乙烯硅氧烷橡胶（PVS）及聚醚橡胶（PE）印模材均能取得完美的印模。它们都具有轻微亲水性，然而在潮湿条件下的聚合反应阶段，PE的性能比PVS以及所谓最新代的亲水胶体都好。此外，由于橡胶材料具有黏弹性特征，PE的可塑性可以保持较长时间，可以进入较深的牙龈沟完美记录其精细部分。由于它们的最大硬度很高（PVS的最大硬度要加倍），印模脱位时较困难。医生有时被迫从非就位方向使印模脱位，使印模产生永久变形。为了避免该类误差，在使用PE制取印模以前，建议用蜡填充所有牙龈区的倒凹。近年来，为了降低这类材料的硬度，较软的PE材料已面世。软PE材料具有更强的弹性，即使其进入倒凹区，也容易从轴向脱位，从而降低印模永久变形的风险。

> PE材料特别适用于制取全口咬合修复重建病例的印模（图4-13c和图4-13d）。牙间无倒凹以及需将牙齿连接起来修复时常要求材料具有较高的硬度。当修复单颗牙，难度不大时，特别是在修复容易隔湿的上颌牙弓时，趋于使用PVS（图4-13e和图4-13f）。

鉴于PE及PVS的性质各有优越性，选择使用何种材料常取决于医生的偏好。

技工室 亲水性的PVS中添加了表面活化剂以提高其润湿性，而PE只有轻度亲水性，应用PVS比应用PE使技师更容易灌注出清晰的石膏模型。因为橡胶材料具有较高的硬度，在石膏模型脱模时有破坏石膏基牙完整性的风险，特别是临床冠较长的孤立牙（如上切牙）。此种情况下，技师将被迫使用环氧树脂或聚亚胺酯灌注模型。

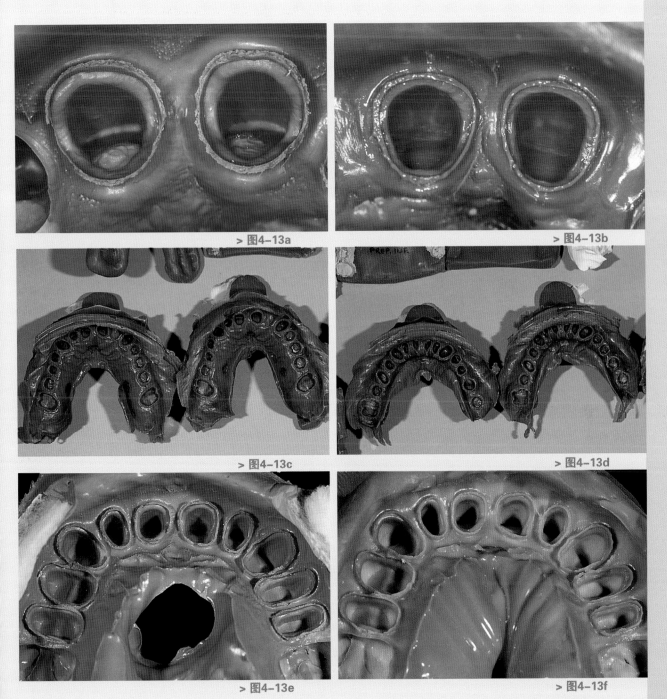

> 图4-13a

> 图4-13b

> 图4-13c

> 图4-13d

> 图4-13e

> 图4-13f

图4-13 （a和b）使用聚乙烯硅氧烷橡胶（PVS）及聚醚橡胶（PE）橡胶材料制取印模可以达到良好的精确性。（c和d）进行全口修复重建时，已消除了牙齿倒凹，即使是用PE等硬度很高的材料制取的印模也可以从口内完整取出。（e和f）制取简单病例的印模不需要高硬度的材料，可以使用PVS。对于所有病例，推荐至少制取两副终印模以保证能获得体现所有软硬组织细节的精确印模。

印模技术

一步双组分混合制取印模法

这种制取印模的技术取决于所使用材料的时期数和黏稠度。20年来该技术最可靠的是一步双组分混合应用法。该技术是把不同黏稠度的两组分材料同时聚合。首先使用一种特制的注射器将轻体（高流动性）组分的印模材料注射在基牙颈部边缘，排出空气使材料注入龈沟内，再注射添加一薄层轻体印模材料覆盖在基牙上，然后在托盘内装载另一种高黏稠度组分的重体（低流动性）印模材料在口内就位，使轻体材料受到它的压力进入龈沟。

建议

建议应用以下的方法，有利于获得良好的终印模。

印模托盘 使用个别托盘制取印模非常方便，特别是对于复杂病例，使用个别托盘可以使印模各区的材料厚度均匀，最大限度减少印模的变形。在个别托盘上制作手柄便于沿牙齿的轴向快速从口腔内取出印模，防止产生永久形变。必要时可采用特制的托盘粘接剂防止脱模（防止印模材料与托盘分离）。

混合 为了最大限度减少手工调和印模材料引起的误差和保证印模材料的基质与催化剂配比合适、调和均匀，建议使用自动调和枪（图4-14a）或自动真空搅拌机调和印模材料（图4-14b）。

手套 在制取印模的准备阶段，当使用PVS时应该戴用乙烯基手套而不能使用乳胶手套揉压重体（低流动性）印模材料。因为乳胶手套与PVS中添加的硅进行反应会产生阻聚作用。

防止感染 为了防止由印模引发的感染，近年来对印模采用了消毒处理的方法，有关研究结果的分析表明：使用合适的消毒药品对印模消毒（2%戊二醛或5%次氯酸盐处理印模10~15分钟）对于PE和PVS橡胶印模的物理化学性能无明显影响。

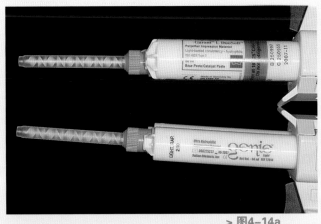

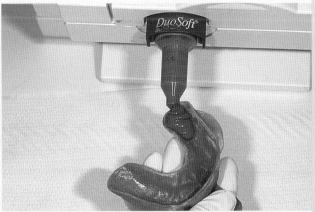

> 图4-14a

> 图4-14b

聚醚橡胶（PE）特点

优 点	缺 点
▪ 印模复制的精细度 ▪ 抗变形能力强 ▪ 尺寸稳定性良好 ▪ 抗撕裂性强 ▪ 具有一定的亲水性 ▪ 在制取印模的1周后仍可灌注模型 ▪ 容易灌注人造石模型	▪ 硬度高 ▪ 从口内取出印模比较困难 ▪ 人造石模型上的基牙易折断

聚乙烯硅氧烷橡胶（PVS）特点

优 点	缺 点
▪ 印模复制的精细度高 ▪ 抗变形能力强 ▪ 尺寸稳定性良好 ▪ 具有一定的抗撕裂性 ▪ 从口内取出印模比较容易 ▪ 在制取印模的1周后仍可灌注模型 ▪ 具有良好的湿润性（亲水性的PVS材料）	▪ 潮湿区的牙体预备边缘印迹可能不清晰 ▪ 与乳胶手套存在化学反应 ▪ 不易灌注人造石模型

图4-14 （a和b）使用自动调和枪及真空搅拌机能保证印模材料的基质与催化剂混合均匀。

预备体边缘检查

当修复体的边缘位于龈上时制取印模比较容易。而修复体采用齐龈或龈下边缘时则需应用特殊的印模技术。特别是对于龈下边缘的情况，牙龈组织健康对于获得良好的终印模是必需的。在制取终印模前1~2周应该评估患者的牙龈状况，特别是要检查口腔卫生情况。

龈沟检查

制取终印模时需沿龈沟检查牙龈组织的状况，同时，除了确保没有牙龈出血，还要评价牙龈组织的弹性以及龈沟深度，指导医生选择合适的排龈线（图4-15a~图4-15d）。

排龈线

可以选择机械法、机械化学法、使用旋转工具外科技术法或电刀龈切除法排龈。为了避免排龈引起牙龈退缩，所使用的排龈方法不能对牙周支持组织造成不可逆的损伤。其中一种行之有效的方法是

将排龈线压入龈沟内，使排龈线从水平与垂直方向推开牙龈组织（图4-15e和图4-15f）。

在水平方向推开牙龈的效果必须能够保持足够的时间，直到印模材料聚合完毕，从而使进入龈沟内的印模材达到一定厚度，防止从口腔内取出时产生印模的撕裂。由于在垂直方向推开牙龈使牙龈组织退缩，尽管没有经过预备的牙体部分比预备体的边缘更偏向根方，但仍可以反映在印模内，从而获得清晰的基牙印模记录。

置入力量

将排龈线置入龈沟内的压力大小对于牙周健康有重要影响。排龈时，医生应用轻柔的力量放置排龈线，避免损伤牙周附着。若为了使印模清晰而使用过大的力量将引起牙龈出血，而不能保持牙龈边缘的稳定性，且该龈缘水平会在一段时间后发生退缩。

346

→ ...接241页

> 图4-15a

> 图4-15b

> 图4-15c

> 图4-15d

> 图4-15e

> 图4-15f

→ 临床病例图集，488页

图4-15 （a~d）使用牙周探针检查时不能造成牙龈出血，牙龈出血症状是存在牙龈炎的标志。（e和f）沿龈沟进行检查，根据所测定的不同区域的龈沟深度选择排龈线的直径。

机械法排龈

机械法排龈是指从垂直方向推开牙龈时，把未用排龈液浸透的排龈线单纯使用机械法直接压入龈沟，这有助于在最终进行牙体预备时显著加深龈沟内的深度（图4-16a～图4-16c）。然而，单纯机械法排龈推开牙龈的空间不足，造成牙龈边缘的印模材厚度不足，从口内取出印模时，印模材料易被撕裂。未用排龈液浸透的排龈线被置于龈沟内最长时间不得超过30分钟，否则会引起牙周支持组织的不可逆性损伤。

机械化学法排龈

使用化学药物浸透排龈线使排龈效果更加显著。以下为排龈效果明显、作用持久的常用药物：

- 氯化铝
- 硫酸铝
- 硫酸钾
- 硫酸铁

如果这些化学药物使用得当，排龈效果显著而且不会引起局部组织或全身系统性损伤。过去经常使用8%肾上腺素，其排龈效果明显并具有止血作用，但是它可以引起全身系统性损伤，特别是可使血压升高及心脏病发病率升高，因而目前已经较少使用。

使用氯化铝缓冲液（Hemodent Gingival Retraction Coed, Premier dental Products）浸透的排龈线可以保留在龈沟内时间长达15分钟，并保证牙周组织反应良好，还可以延长龈沟开放的时间，保证印模质量（图4-16d和图4-16e）。为了减少对牙周组织的潜在损伤，仅在需要立即取印模时应用浸透过排龈液的排龈线（图4-16f～图4-16h）。

图4-16　（a～c）单纯使用机械法排龈，导致牙龈轻微的根向退缩。（d和e）使用氯化铝缓冲液浸透的排龈线可以提高印模精确性。制取印模前应把排龈线置于龈沟内保持一定时间。（f～h）在压入第一根排龈线后，可以再次进行修复体龈缘区的牙体预备，此后再置入第二根排龈线。排龈线存留于龈沟内不应超过15分钟。

未浸透排龈线

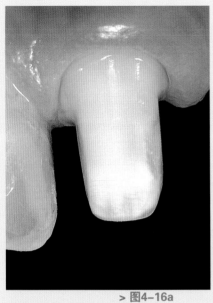

> 图4-16a

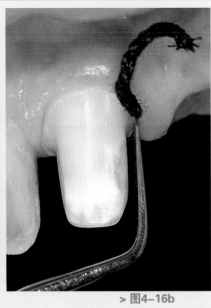

> 图4-16b

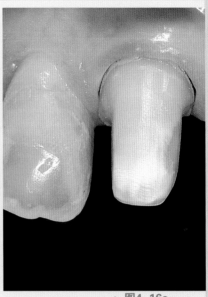

> 图4-16c

浸透排龈线

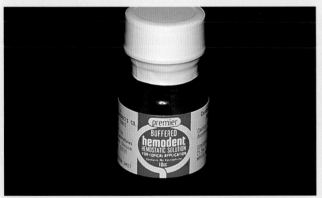

> 图4-16d

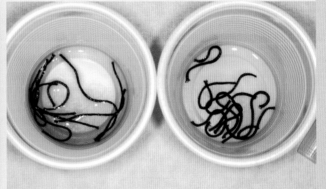

> 图4-16e

349

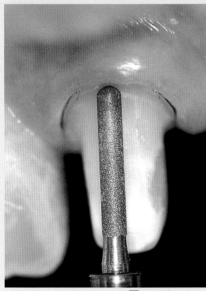

> 图4-16f

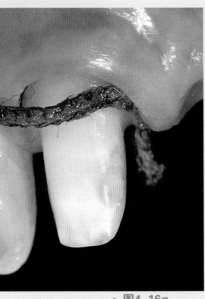

> 图4-16g

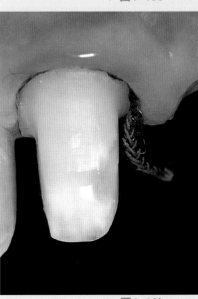

> 图4-16h

终印模

■ 平齐龈缘牙体预备 ■
单线排龈技术

为了减少对薄弱牙周组织的损伤，当龈沟比较浅时，医生通常使用单线法排龈技术。无论使用单纯机械排龈法还是机械化学联合排龈法，单线法排龈技术对于制取边缘齐龈的最终预备体印模都是有效的。该方法主要是在龈沟内置入单根排龈线，垂直向排龈，可以减少龈沟液的渗出，浸透排龈液的排龈线还有止血作用，减少对印模的不良影响。排龈效果与龈沟深度、龈组织强度及龈沟特征有关。如果龈沟比较深，排龈线的长度要比基牙的周径长，使过长部分的排龈线重叠压入邻面区。排龈一般从邻面开始，因为该区龈沟深，易于压入排龈线。再逐渐到腭侧，最后在颊侧排龈。置入排龈线的力量不应过大，特别是辅助使用排龈液时，排龈线保留在龈沟内时间不应超过15分钟，以尽可能避免引起患者的不适反应及牙周组织损伤。

保留排龈线制取印模

在龈沟内置入排龈线，除了达到一定的水平方向排龈效果外，在不同程度上也会造成垂直方向上的排龈效果（图4-17a和图4-17b）。为了不再向根方加深牙体预备的边缘，不取出排龈线制取印模可以有助于辨认预备体边缘位置。这是因为龈上边缘只是暂时存在（图4-17c和图4-17d），在去除排龈线后牙龈组织会恢复原位。

单线排龈技术

- 检查龈沟深度及牙龈软组织强度
- 选择合适直径及型号的排龈线
- 在龈沟中置入排龈线
- 检查排龈效果
- 不取出排龈线制取印模

图4-17 （a）基牙预备的边缘平齐牙龈缘，在龈沟内置入与龈沟深度及软组织强度匹配的适当排龈线。（b）排龈线使牙龈组织向牙根方向压缩，使预备体的边缘暂时位于龈上。（c和d）不取出排龈线制取印模使预备体的边缘线更清晰。

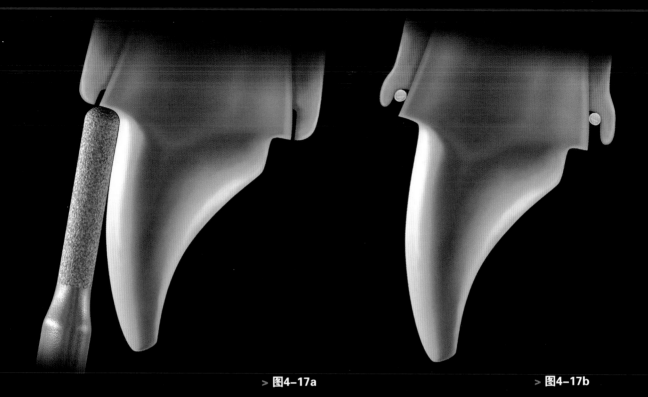

> 图4-17a

> 图4-17b

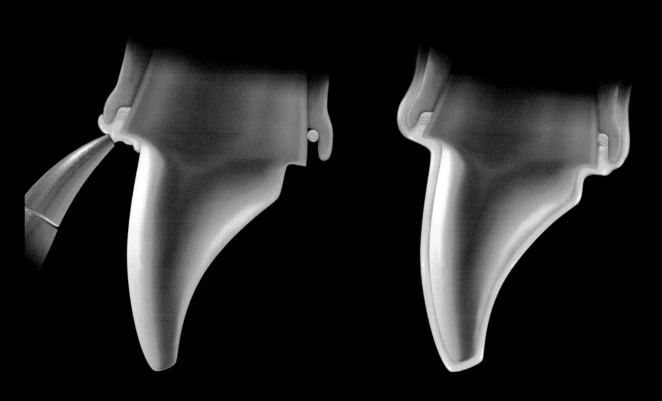

> 图4-17c

> 图4-17d

终印模

■ 龈沟内牙体预备 ■
双排龈技术

在临床制取印模时常遇到的疑惑是选择单线排龈、双线排龈还是多线排龈技术。通常双线排龈技术更适合用于龈沟较宽、较深的病例，可以向根方加深牙预备体边缘以适应修复体外形的变化。

双线排龈技术引起的牙周组织损伤比单线排龈技术大。不过，只要仔细认真地操作，就能获得较宽的水平向排龈效果，使龈沟内的印模材料获得足够厚度，防止印模从口内脱位时撕裂，且防止产生不可逆的软组织损伤。

置入第一根排龈线

在最终牙体预备阶段，去除暂时修复体以前，医生应评估几星期前确定的暂时修复体边缘在龈沟内的延伸深度能否保证最终修复体的边缘位于龈下，而不会暴露冠边缘。去除暂时修复体以后，根据龈沟情况选择第一根排龈线使其直径适合于龈沟深度及软组织强度。若压入第一根排龈线后，预备体的局部边缘位于龈上，医生可以用精修钻针适度向根方加深预备体边缘，使最终修复体的边缘位于龈下而不显露（图4-18a~图4-18d）。在最终牙体预备阶段，排龈线还可以保护软组织免受钻针的损伤，避免精修牙体预备体时受牙龈组织的干扰。

图4-18　（a~d）若置入第一根排龈线后，预备体的局部边缘位于龈上，可以用精修钻针向根方适度加深预备体边缘，使最终修复体的边缘位于龈下。

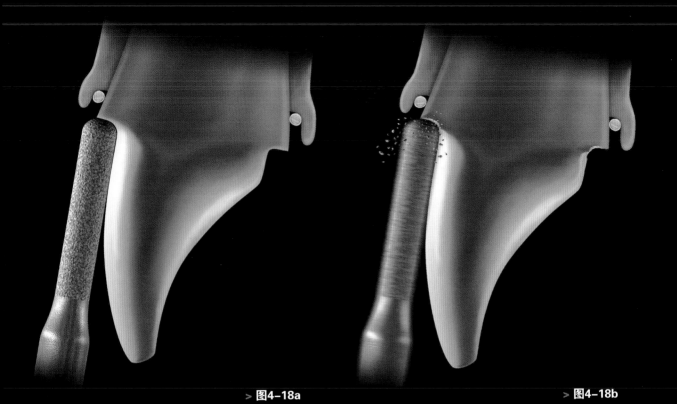

> 图4-18a   > 图4-18b

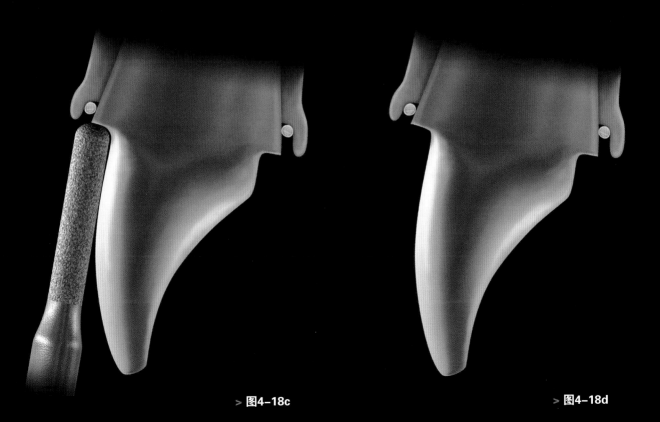

> 图4-18c   > 图4-18d

置入第二根排龈线

第一根排龈线放置完成后，选择直径更大、浸透了氯化铝缓冲液的排龈线。前牙唇侧健康龈沟的深度通常不超过1.0mm，置入第二根排龈线较困难（图4-18e）。为了避免过度压入第二根排龈线导致牙周附着的破坏，所施压力不宜过大。邻面龈沟通常比较深，常需置入双排龈线并使其反折重叠。因此，选择性排龈技术常要求在邻面置入两根或两根以上的排龈线，而在颊侧只需置入一根。

第二根排龈线放置完成后，医生至少需等待4～5分钟，让排龈液生效，使排龈线吸水膨胀后发挥排龈作用，必须注意不要使排龈线保留在龈沟内时间超过15分钟，否则会引起不可逆的牙周软组织损伤。

去除第二根排龈线制取印模

先取出第二根排龈线（图4-18f），用三用枪喷水清洗基牙。吹干印模材料将要覆盖区域的水分，使印模材易于渗入到龈沟内。用注射器将轻体（高流动性）印模材料注射在龈沟内及预备体表面上（图4-18g和图4-18h）。利用机械法排龈放置第二根排龈线时，如果第二根排龈线被排龈液浸透，特别是浸透氯化铝缓冲液时能加强排龈效果。这表示在去除第二根排龈线后，不必同时匆忙地注入印模材料。医生应花少量时间检查基牙周围的边缘，确保它们均清晰可见。同时必须检查因第一根排龈线覆盖在预备体的局部边缘上而造成预备体边缘不连续的区域。为了减少印模内产生的气泡，在把装载重体印模材料的托盘放入口内以前，先在重体印模材料表面对应于基牙的位置覆盖一层轻体印模材料，然后再使托盘在口内就位。

制取印模后，去除第一根排龈线（图4-18i）。健康的牙龈组织可以恢复到初始位置，使最终修复体的边缘位于龈下（图4-18j和图4-18k，图4-19和图4-20）。

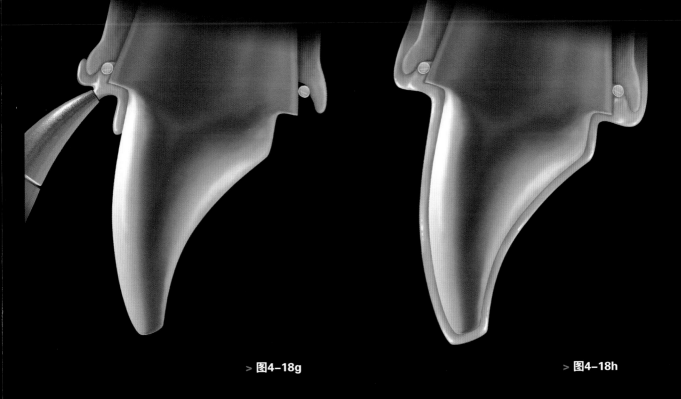

> 图4-18g

> 图4-18h

图4-18（续） （e）此图显示：前牙唇侧的牙龈健康，龈沟较浅，完全置入第二根排龈线较困难。（f~h）制取终印模时，在把低稠度的轻体材料注入基牙边缘前取出第二根排龈线，使预备体边缘的印模清晰。

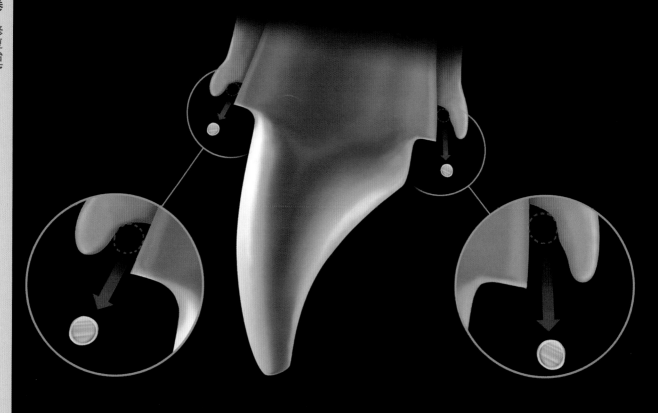

> 图4-18i

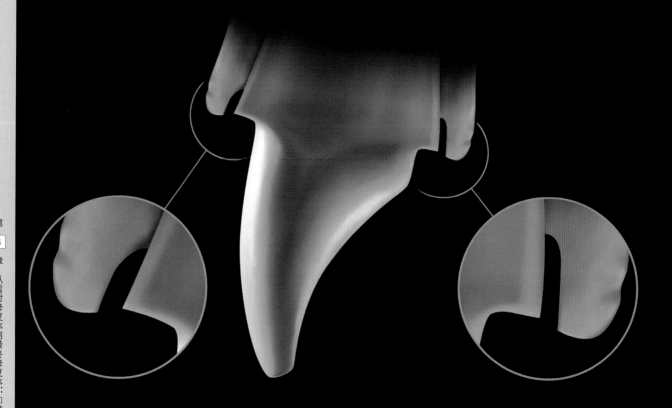

> 图4-18j

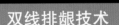

> 图4-18k

357

双线排龈技术

- 检查龈沟深度及牙周软组织强度
- 选择合适直径及型号的排龈线
- 在龈沟中置入未浸润过排龈液的第一根排龈线
- 必要时向根方加深部分区域的牙体预备边缘
- 在龈沟中置入浸透过氯化铝缓冲液的第二根排龈线
- 完成牙体预备超过一个基牙时，从远中区开始排龈，压紧排龈线
- 所有预备体的排龈完毕后等待4~5分钟再制取印模
- 浸透过排龈液的排龈线保留在龈沟内时间不能超过15分钟，取出第二根排龈线后再制取印模
- 用注射器将轻体印模材料注射在预备体的边缘区
- 减少注射时产生气泡，在所有预备体表面经注射覆盖一层轻体印模材料
- 托盘装载的重体印模材料表面覆盖一层轻体印模材料，增加材料在牙体细节区的流动性
- 制取终印模

图4-18（续） （i和j）取出第一根排龈线后，被机械及化学排龈压缩的健康龈组织会逐渐恢复到初始健康的
位置。（k）预备体的边缘自动位于龈下。

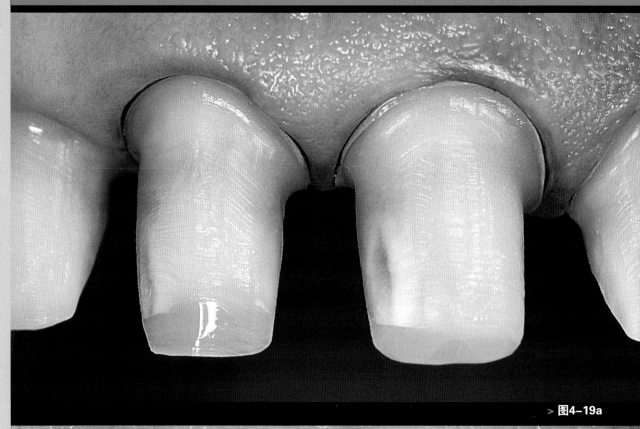

> 图4-19a

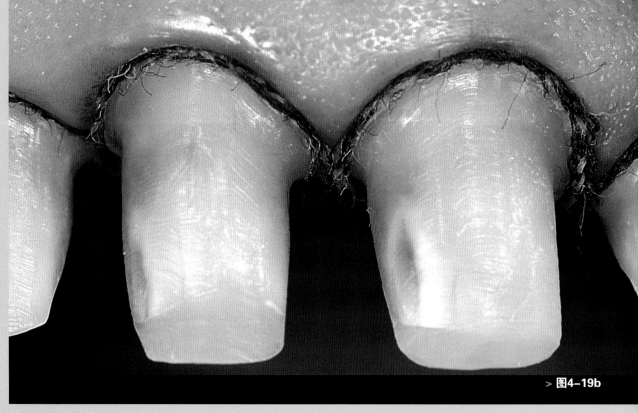

> 图4-19b

图4-19 （a和b）置入第一根排龈线后第二根排龈线前，可以再次检查牙体预备基牙的边缘，由于唇侧健康的龈沟较浅，可能无法完全置入第二根排龈线。

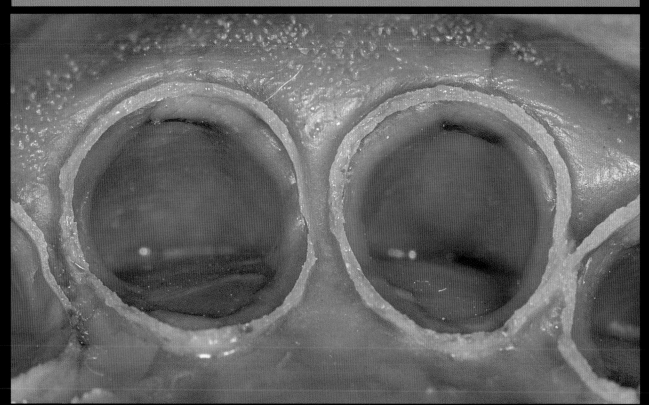

> 图4-19c

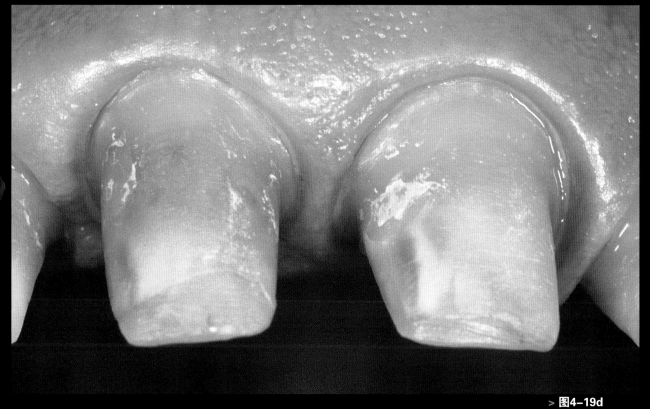

> 图4-19d

图4-19（续） （c）取出第二根排龈线，制取印模。此图显示良好的印模。（d）2个月后去除了暂时修复体，预备体边缘位于健康的龈沟内。

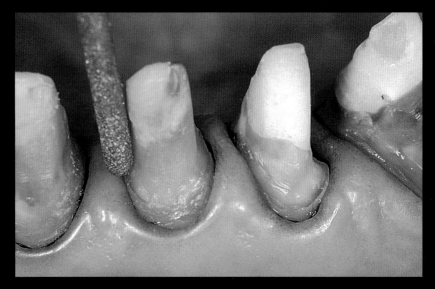

> 图4-20a

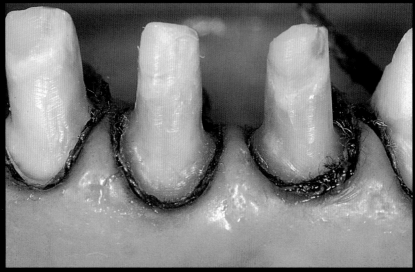

> 图4-20b

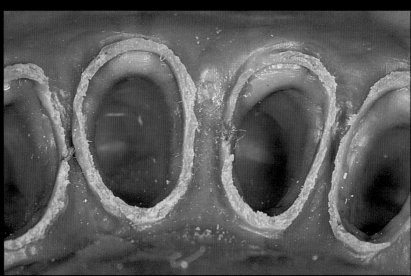

> 图4-20c

图4-20 （a）置入第一根排龈线后，预备边缘位于龈上。（b）再次进行边缘牙体预备后置入第二根排龈线。（c）去除排龈线后取印模，显示印模边缘清晰。

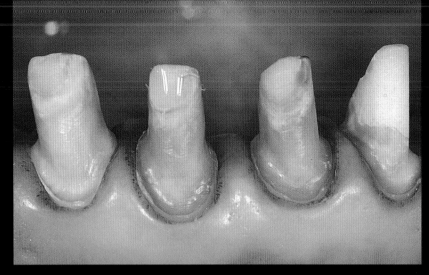

> 图4–20d

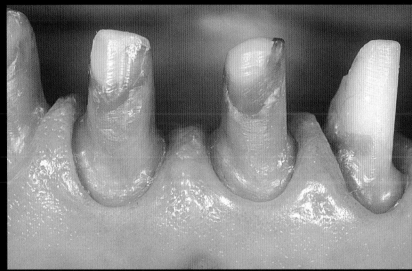

> 图4–20e

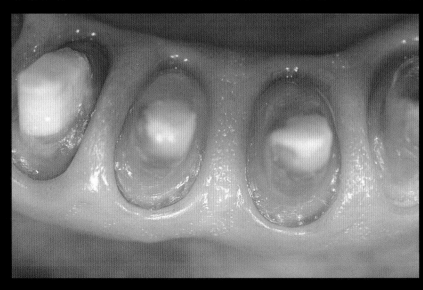

> 图4–20f

图4-20（续） （d）去除第一根排龈线后，预备体边缘稍位于龈上。（e）由于修复操作，在制取印模时软组织仍稍充血，1个月后检查，充血现象完全消失。（f）预备体边缘目前位于龈下，龈沟区健康。以上描述的排龈操作方法完美地满足了美学修复与生物学结合的要求，使牙周组织保持健康。

印模技术和材料

贴面和嵌体、高嵌体

对牙体进行部分修复时，制取部分修复体的印模比制取全冠修复体印模更容易。部分修复体对牙体预备的要求降低，最终部分修复体的边缘主要位于龈上。然而对于需要改善前牙区牙齿的外形（贴面修复）及后牙特殊的修复深边缘（嵌体或高嵌体）的病例，有时需采用双线排龈技术使修复体的边缘位于龈下。对于制取部分修复体的印模，其常用的印模材料为加入了硅的PVS，此种材料的弹性大，使印模比较容易从口内取出。印模中添加了硅成分可以防止由于天然牙存在倒凹迫使医生必须从非就位道方向使印模从口内脱位从而产生永久性形变。

问题

贴面

邻面倒凹 牙体预备时因需保持邻面接触而产生的邻间倒凹是制取贴面印模时面临的一个特殊问题（图4-21和图4-22）。对于此种情况，建议在制取印模前，从舌侧以软蜡填充倒凹，避免印模撕裂。灌注石膏模型后，使用薄切盘从舌腭侧开始切开模型制取工作代型。技师在石膏模型上分离牙齿代型时不能破坏预备体的结构。

嵌体、高嵌体

阻碍聚合 一般牙体预备以后，有大量牙本质暴露，在制取终印模前需对其进行处理。为了防止牙本质胶原纤维的塌陷影响粘接效果，某些学者推荐在制取最终印模前应用粘接剂对预备过的牙体表面进行处理。然而粘接剂的存在对印模材料具有阻聚作用，不可避免地会影响修复体的边缘适合性。为了防止出现该问题，建议使用甘油凝胶覆盖在粘接剂聚合后的表面上并保持一定时间。

图4-21 （a和b）进行瓷贴面的牙体预备，要求尽可能保留邻间接触。

图4-22 （a~d）箭头所指区域存在明显的倒凹可以导致印模材料撕裂；而这些倒凹位于影响牙体预备以外的区域。（e和f）最终修复后的照片。

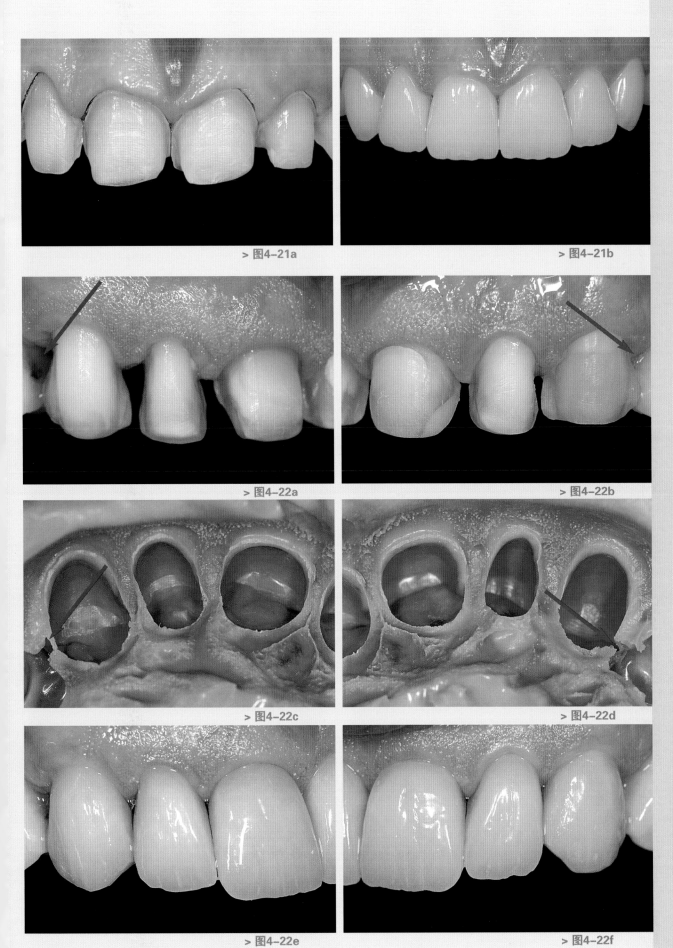

> 图4-21a

> 图4-21b

> 图4-22a

> 图4-22b

363

> 图4-22c

> 图4-22d

> 图4-22e

> 图4-22f

种植体

为种植体病例制取印模的目的是获得种植体三维空间的位置。印模可以记录种植体头部的水平，把种植体的替代体转移到工作模型上，并获得将要在种植体头部制作基台的记录。还可以把预制的基台，复制转移到工作模型上。

种植体水平的印模

再就位技术 制取印模后，从口内取出转移帽（转移体）连接在技工室的种植体替代体上，在灌注模型以前插入印模的相应部位，这样更易于种植体替代体的再就位。

PICK-UP技术 在印模取出后，转移杆仍留在口内原位。此技术要求使用个别托盘，在转移杆的相应托盘部位开窗。使印模从口内脱位时不会导致转移杆旋转脱位（图4-23a和图4-23b）。

导板PICK-UP技术 与PICK-UP技术相比，该技术通过使用个别托盘及树脂把多个转移杆连接在一起而使每个种植体的位置更精确。

本文不对此3种技术具体说明。但可以肯定的是在转移种植替代体的过程中采用这些方法可以防止印模的失真。

种植基台水平的印模

在种植体头部的水平制取印模可以在技工室制作个性化基台，一旦它们在口内定位，可以采用与在天然牙上进行牙体预备相同的方法制备这些基台（图4-24a~图4-24c）。例如，如果基台的边缘位于龈上引起美观问题时，可以用钻针在模型上或在制取种植最终修复体的印模前，直接在口内对基台进行磨改预备。另一方面，若其边缘位于龈下，在排龈时应防止力量过大而破坏种植体的周围结构（见第3章第312页）。

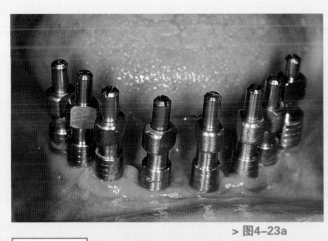

> 图4-23a

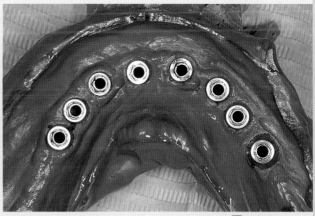

> 图4-23b

→ …接205页

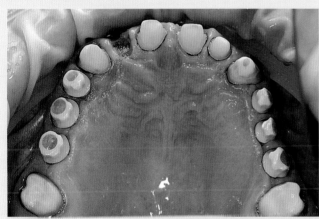

> 图4-24a

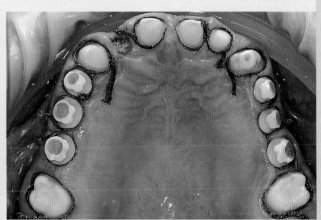

> 图4-24b

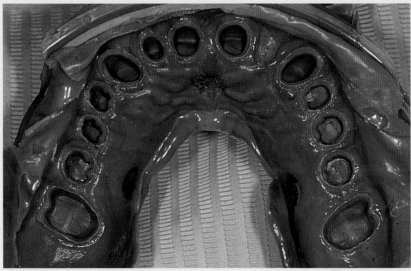

> 图4-24c

→ 临床病例集，506页

图4-23 （a）PICK-UP技术：在印模从口内取出后，转移杆仍留在原位。（b）旋出固定螺栓后，被印模材包围的转移体仍然稳定地保持在原位。由于其特殊的设计，需要存在特定的倒凹，使转移体精确定位。

图4-24 可以在口内像预备天然牙一样预备氧化锆基台。（a和b）置入第一根排龈线后等待几分钟再置入第二根排龈线。（c）取出第二根排龈线后制取印模，此图显示天然牙预备体及种植体的印模均具有清晰的边缘。

资料信息传递

■ 𬌗记录 ■
前牙𬌗记录

部分修复体病例的𬌗记录

为保证上下颌模型在𬌗架上的位置关系与口内的位置关系一致而制取𬌗记录。

修复范围局限、相对简单的病例或余留牙可以保持模型咬合接触平衡时无须制取𬌗记录。

前牙的𬌗记录

当修复范围包括前牙区所有牙齿时（例如右尖牙到左尖牙时）如果在MI位或CR-CO位具有足够的牙齿达到尖窝吻合，可以不必制取𬌗记录。若是为了获得上下颌精确的咬合位置关系，则趋于制取𬌗记录。𬌗记录的材料不应进入未牙体预备的后牙区，避免引起𬌗干扰。

基牙与对颌牙弓间的𬌗记录

为了使模型能正确上𬌗架，需要制取基牙与对颌牙弓之间的𬌗记录，在基牙与对颌牙齿或牙槽骨间放置烤软的蜡片，嘱患者咬合直到牙尖交错位（图4-25a）。某些情况下如果使用硬蜡，待蜡在口内完全硬固后，从口内取出硬蜡𬌗记录用氧化锌丁香油糊剂重衬再次咬合。得到更精确的𬌗记录，以保证𬌗记录的准确性和可靠性（图4-25b），为了不引起咬合干扰，蜡𬌗记录的区域不应覆盖未进行牙体预备的牙齿。否则，在未预备牙齿的咬合面残留𬌗记录材料会使正常咬合关系（MI）发生改变。

图4-25 （a）如果仅涉及前牙区修复重建，制取基牙与对颌牙弓之间的𬌗记录。在基牙与对颌牙之间放置烤软的蜡片（54℃），冷却后取出。（b）从口内取出硬蜡𬌗记录后，需要用氧化锌丁香油糊剂重衬再次咬合，得到更精确的𬌗记录。

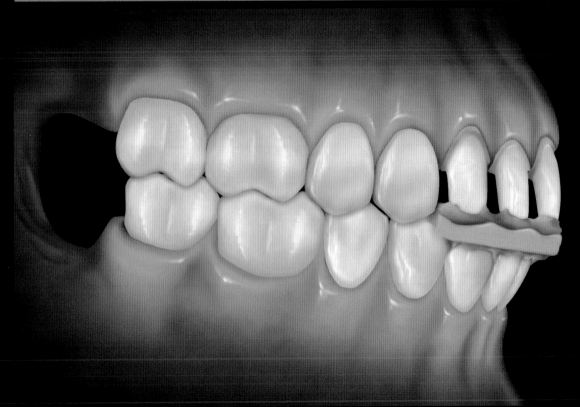

病例1

> 图4-25a

> # ▪ 𬌗记录 ▪
> ## 单颌牙列重建

单颌重建整个牙列时，𬌗记录不能根据天然牙进行确定。因此必须记录CR位时基牙与对颌天然牙之间的关系。为了精确复制CR位时暂时修复体已确定的美学与功能特征，必须在与暂时修复体相同的VDO（垂直距离）制取𬌗记录。

为此，建立龈-牙结构界线上的两个点作为参考标志点（上、下颌尖牙颈缘）（图4-26a），以这些点确定暂时修复体与对颌牙弓之间的距离是否等于最终预备体与对颌牙弓之间的距离。

基牙预备体与对颌牙弓间的𬌗记录

当暂时修复体与对颌模型在𬌗架上的多点接触足够保持它们稳定的咬合位置关系时，在CR位和正确的VDO位制取两侧单独的𬌗记录就可确立基牙与对颌牙弓之间的咬合关系。

在最终预备体与对颌牙弓间放置加热至54℃的超硬蜡片，引导患者在CR位进行咬合获得𬌗记录（见第1章第38～第41页）[176-179]。𬌗蜡片覆盖的范围包括前牙区以外的所有牙列区，以避免诱导出前伸运动。放置超硬蜡片后必须保证此时的VDO等于暂时修复体与对颌牙弓之间的VDO。为保证𬌗记录的准确性，从口内取出硬蜡𬌗记录后，需用氧化锌丁香油糊剂（图4-26b）重衬后再次咬合，得到更精确的𬌗记录。

当重建整个牙弓的基牙数量较多时，可以把暂时修复体分割成几个部分，先把一侧暂时修复体保留于原位（左右交换）记录另一侧最终预备体的位置，然后以同法两侧交换，分别记录单侧预备体的位置。但是，不推荐使用该方法。因为仅进行单侧𬌗记录会导致髁突移位而破坏咬合平衡使𬌗记录不精确。

图4-26 （a）在上下牙弓间建立了两个参考标志点，一点位于上颌牙弓的暂时修复体上（右上尖牙），另一点位于对颌的天然牙上（右下尖牙）。去除上颌暂时修复体后，测量两个参考标志点间的距离，制取与塑料甲冠在CR位和VDO位相同的两侧独立的蜡𬌗记录。充分烤软蜡片使它具有可塑性，让操作者在患者口腔内有足够的工作时间制取蜡𬌗记录，蜡𬌗记录冷却后需达到足够的硬度和稳定性。（b）从口内取出𬌗记录后需用氧化锌丁香油糊剂重衬再次咬合，以使𬌗记录更精确。

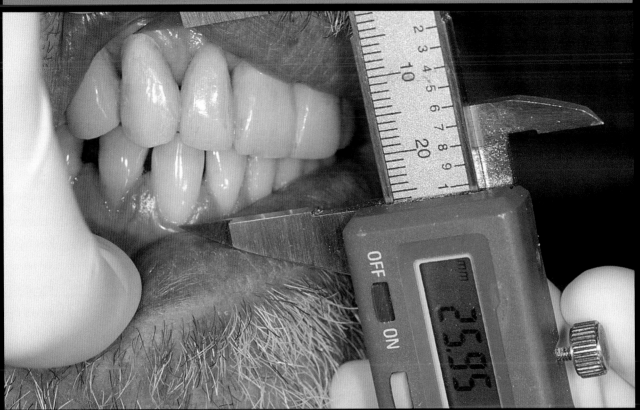

> 图4-26a

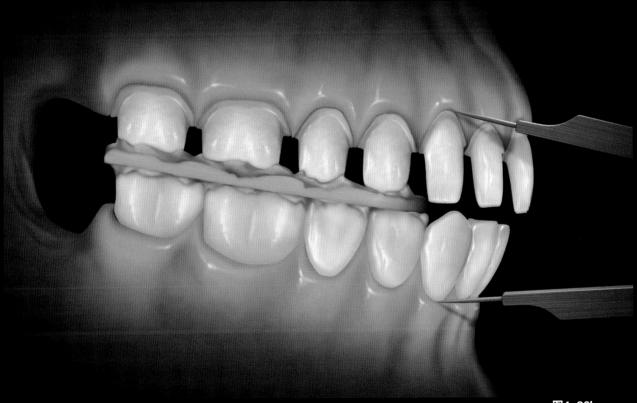

> 图4-26b

资料信息传递

■ 𬌗记录 ■
全口修复重建

当进行全口牙齿的修复重建时，制取𬌗记录前必须检查上下颌暂时修复体在 CO 位的咬合稳定性。如果在口腔内已建立的咬合稳定性令人满意，特别是对于复杂病例，当把暂时修复体的模型及其他记录信息传递至技工室以前，医生必须保证其咬合接触关系能在口外模型上正确体现。

上下颌模型交互上𬌗架

为了保证模型能正确地上𬌗架，实现上下颌模型的交互变换，必须制取两次𬌗记录：第一次是制取上颌最终预备体与下颌暂时修复体之间的𬌗记录，第二次是制取下颌最终预备体与上颌暂时修复体之间的𬌗记录。所有的𬌗记录均应在CR位和相同的咬合垂直距离位使用硬蜡材料（Beauty Pink

X-Hard）进行，且用氧化锌丁香油糊剂对硬蜡𬌗记录重衬后再次咬合，得到更精确的𬌗记录。如前所述，还应仔细检查测量上下颌龈–牙标志点间的距离，确定牙弓间高度（图4-27）。

上颌及下颌基牙间的𬌗记录

为了进一步确定模型位置，必须使用前述方法制取上颌及下颌基牙之间的𬌗记录。

可使用交互咬合方法，所有的𬌗记录都必须在相同的CR位以及相同的垂直距离位置获得，否则最终修复体不能完美体现暂时修复体已修复重建的美学及功能特征，导致不能获得满意效果。

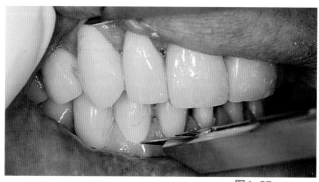

> 图4-27a

图4-27 （a）把上下颌暂时修复体保持在原位记录垂直距离。而后需要制取3个𬌗记录：（b）第一个为下颌暂时修复体与上颌基牙预备体之间的𬌗记录；（c）第二个为上颌暂时修复体与下颌基牙预备体之间的𬌗记录；（d）第三个为上下颌基牙预备体之间的𬌗记录。使用交互咬合系统，所有的𬌗记录都必须在相同的正中关系位（CR）及相同的垂直距离（VDO）位置获得。

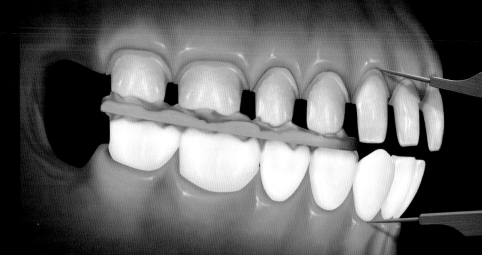

> 图4-27b

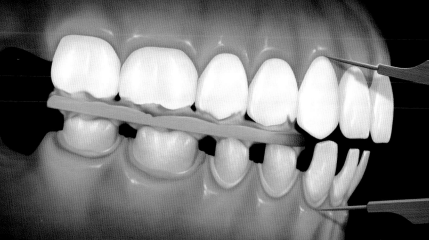

> 图4-27c

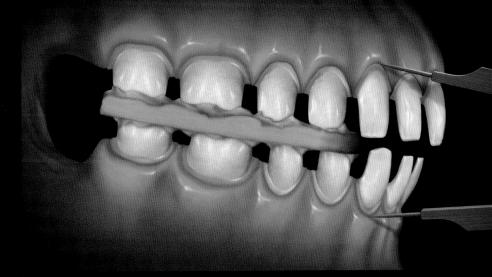

> 图4-27d

暂时修复体

比色及色彩信息传递

本文将对临床与技工室对颜色的记录和传递进行初步探讨，关于色彩学的进一步阐述将在其他文章内进行。

比色

根据个人的知识、经验与敏感性，色彩可以被感知和记录，并在人们之间传递。即使在不同光源下记录了颜色，但了解该患者接触最频繁的是何种光源非常重要。因为患者经常在日光以及人造光源的条件下接受检查（图4-28a），所以，医生与技师也最好使用特制的灯具，在相同的光源（5500K）下工作（图4-28b）。

记录颜色时，正确选择比色板非常重要。市面上可以提供非常多种类的比色板（图4-28c和图4-28d），根据本书作者25年医技交流的经验，偏好使用VITA Lumin Vacuum比色板（Vita Zahnfabrik）。其颜色配比与瓷粉一致（图4-28e和图4-28f），方便有效。近年来随着电子测色仪器的发展（分光光谱测色仪和色度计），电子比色对于医生正确记录颜色具有很大的帮助。

比　色
▪ 使用浮石抛光膏清洁牙面
▪ 用水润湿牙面及比色板上所选色片
▪ 在不同光源（日光及人造光源）下对患者进行检查
▪ 重点区分不同的色相、色度、明度、透明度及特征性着色
▪ 选择与牙齿色相最接近的比色片
▪ 若不能确定则选择具有较高明度相似色相的比色片
▪ 将比色片贴近天然牙，先与同牙弓的对侧同名牙齿对比，再与对𬌗牙齿进行对比
▪ 如果可能，使用定制比色板
▪ 在灯光照明条件下，以45°角对相应牙齿拍照
▪ 不要在高强度颜色背景下比色
▪ 半闭眼睛选择明度更好
▪ 观察唇部放松及微笑时的整体效果
▪ 注视牙面的时间不应超过8秒
▪ 为了避免视觉疲劳，每隔5~10秒注视淡蓝色卡
▪ 必要时选择牙龈色板
▪ 有条件时使用电子设备比色

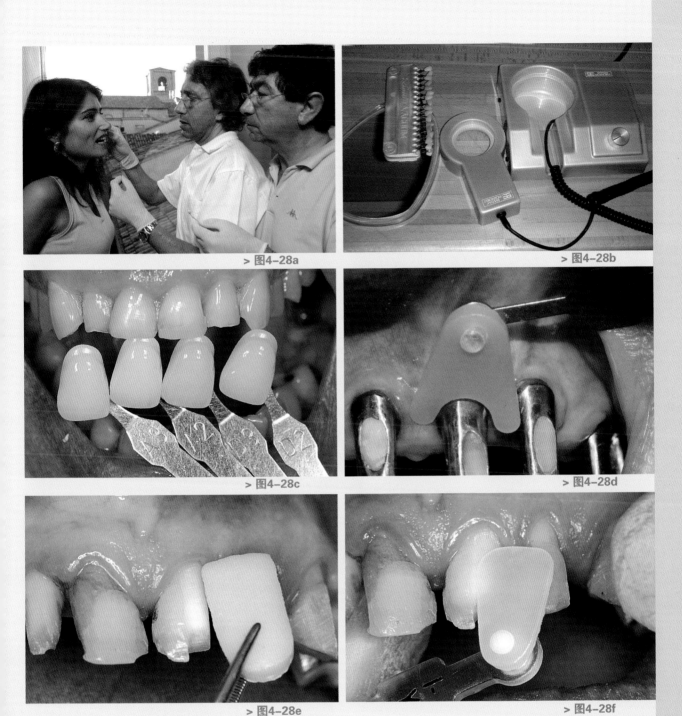

> 图4-28a

> 图4-28b

> 图4-28c

> 图4-28d

> 图4-28e

> 图4-28f

图4-28 一般由医生记录颜色信息，并使用检查表上所设计的颜色区段把颜色信息传递给技工室。只有少数病例需要技师到门诊进行现场比色以达到理想的美观效果。（a和b）临床比色与技工室制作需在相同的日光或人造光源下进行。（c和d）市面上提供多种比色板，包括牙龈色比色板。当龈缘退缩，特别是对于种植修复病例，可以使用特殊的比色板模拟牙龈外形。（e和f）此外使用传统的比色板可以很方便地选择牙本质及牙釉质颜色。

色彩信息的传递

医生精确记录颜色后，可以通过多种方法将色彩信息传递至技工室。其中数码照片可通过电子邮件便捷快速地传递。为了进行综合评价，把具有相似彩度特性的比色片与口内的牙颈部彩度进行对比（图4-28g和图4-28h）并选色，翻转后与天然牙切端对比半透明度。此外，应使比色片贴近天然牙从不同角度拍摄照片作为参考（图4-28i和图4-28j）。如果使用全瓷修复，可以使用厂商专为全瓷配备的瓷块比色板（Ivoclar Vivadent, Schaan, Liechtenstein）并可以为每个病例进行特殊选择（图4-28k）。比色板对于使用树脂修复（Ivoclar Vivadent）治疗的基牙也很有用，有助于选择与天然牙相同颜色的树脂在技工室制作修复体（图4-28l）。医生所画的色图必须包括牙齿的色相、彩度、明度和特征性的着色及其部位（图4-29~

图4-31）。特别是在牙齿切端及邻接区，色图能强化标记特殊透明性部位。

如前所述，电子比色仪可以将牙齿的色相、彩度、明度准确传递至技工室。作者使用的分光光谱测色仪（SpectroShade, MHT Optic Research）经过特殊软件读取及处理数据，可以形成基牙所用比色板的不同区域的色彩分布图（图4-32）。技师根据所获得的精确数据给修复体上色。烧结第一层瓷层后可以应用染色剂模拟口内颜色。

特别是当技工室距离口腔诊所较远时，这些电子测色仪可以忠实可靠地记录三维色彩信息，对于医生及技师的帮助无可置疑。然而，它们包含的色彩信息与人类眼睛所能感知的色彩有一定差异，因而目前只能作为一种辅助手段。

图4-28（续） （g和h）为了更准确地评估牙颈部及牙体部的色相与彩度，最好把比色片与天然牙放在同一位置对比。（i和j）在切端相对的位置选择透明度同样重要。把从不同角度拍摄的照片传递至技工室以便更好地复制天然牙齿的修复体。（k）如果选用全瓷修复，可以基底冠（基底支架）制作时选用专为全瓷配备的瓷块比色板。（l）而对于需要使用树脂修复的基牙，可以使用比色板选择与天然牙相同颜色的树脂在技工室制作修复体。

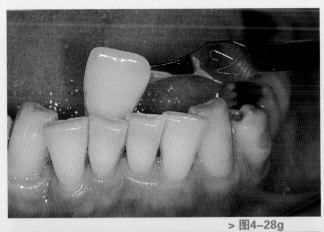

> 图4-28g

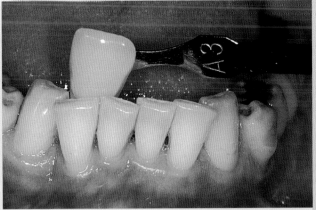

> 图4-28h

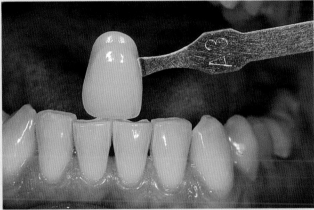

> 图4-28i

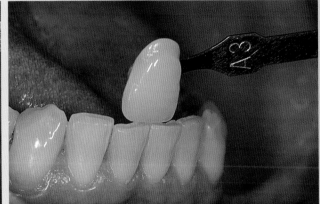

> 图4-28j

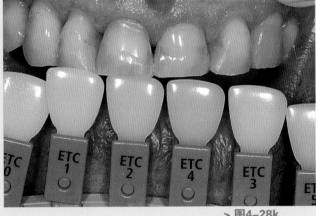

> 图4-28k

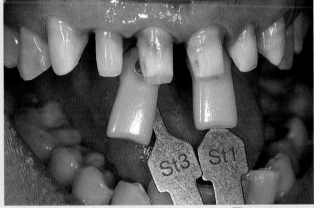

> 图4-28l

颜色信息传递

- 向技工室提供所选比色片在不同排列及不同角度拍摄的数码相片
- 在远距离比较相片效果
- 如果选择全瓷修复，提供基牙和相应比色板的照片
- 绘制并转达包括色相、彩度、明度及特征性着色信息的色图
- 如果可能，传递从电子测色仪获得的图片

病例1

Indicate modifications: Mark with + to lengthen and – to shorten

(mm) 16	15	14	13	12	11	21	22	23	24	25	26	(mm)
(mm) 46	45	44	43	42	41	31	32	33	34	35	36	(mm)

Notes Copy tooth length and proportions from the provisional restoration

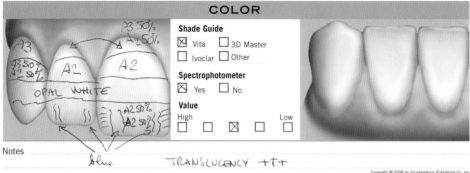

Notes

> 图4-29

病例2

Indicate modifications: Mark with + to lengthen and – to shorten

(mm) 16	15	14	13	12	11	21	22	23	24	25	26	(mm)
(mm) 46	45	44	43	42	41	31	32	33	34	35	36	(mm)

Notes Copy the occlusal plane orientation and tooth length from the provisional restoration !!!

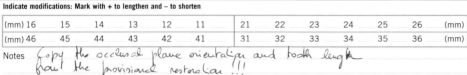

> 图4-30

病例3

(mm) 16	15	14	13	12	11	21	22	23	24	25	26	(mm)
(mm) 46	45	44	43	42	41	31	32	33	34	35	36	(mm)

Notes Replicate the occlusal plane and incisal edge position of the provisional restoration. Tooth length and arrangement: OK!

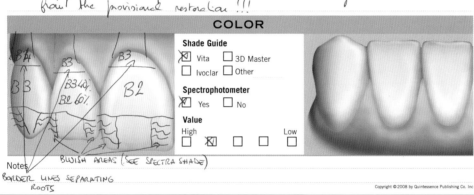

Notes - Idealize color according to the patient's requests. The patient would like particularly translucent teeth.
- See the pictures with VITA SHADE GUIDE.

> 图4-31

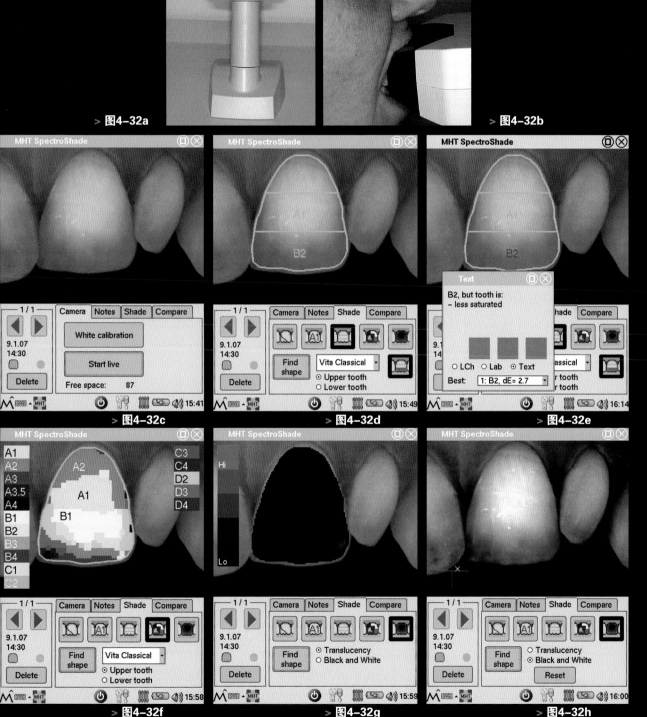

图4-29 ~ 图4-31 填写比色图表。

图4-32 （a和b）使用分光光谱测色仪记录颜色。（c）极化处理光学图片。（d）读取唇面色彩信息，将牙齿唇面分为颈部、中部及切端3个区域。（e）检查修正切端区域信息。（f）颜色细节化分布。（g）检查半透明度。（h）根据白、黑背景检查牙明度。

资料信息传递

■ **最终修复体** ■
技工室检查表

如前面制作诊断蜡型一章时所述，向技师转达的新的技工室检查表内关于最终修复体的信息应当包括暂时修复体在口内时患者的面型、微笑以及牙齿保持在原位的照片。特别是患者的牙列原有严重美学缺陷而戴入暂时修复体后得到重大改善后，笑线、牙齿及牙龈暴露量有时会与第一次填写美学检查表时有所不同，这与患者戴入暂时修复体后的自信增加有关。

对于暂时修复体的美学、生物学及功能方面进行微量调整，并检测所有的改善效果以后复制最终修复体被认为是行之有效的方法。除了对于牙体外形做必要的轻微调整外，应不再进一步改变其他方面，且调整应在对暂时修复体检查的基础上进行。根据暂时修复的结果，技工室检查表内关于最终修复体的项目少于制作诊断蜡型时的项目。与制作暂时修复体相比，检查应关注使用特殊器具及技术检查验记录及确定工作方向，更关注印模、面弓转移、验记录及比色细节，比制作暂时修复体更精细（图4-33~图4-35）。

传统的间接法制作暂时修复体	
信息转移 第4章	**最终重建** 第5章
临　床	技工室
▪ 取暂时修复体印模 ▪ 取对颌牙弓印模 ▪ 前伸验记录 ▪ 面弓转移 ▪ 终印模 ▪ 验记录 ▪ 颜色传递 ▪ 技工检查加工表	▪ 将面弓安装在验架上 ▪ 面弓转移 ▪ 模型上验架 ▪ 个性化制作前导 ▪ 硅橡胶指示剂 ▪ 制作基底结构 ▪ 预防性模拟 ▪ 完成

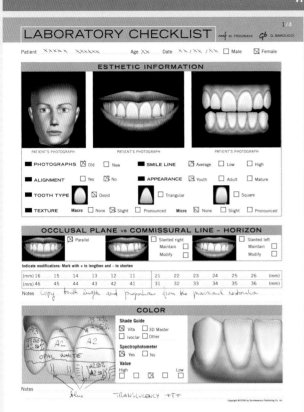

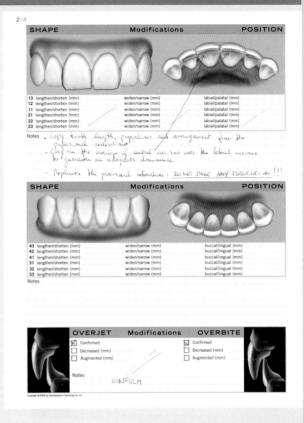

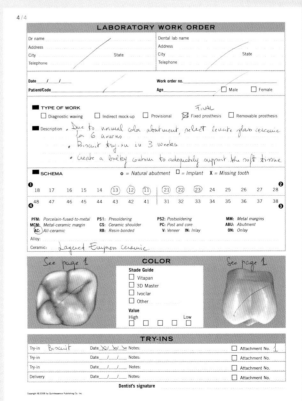

> 图4-33

病例1 → 接385页

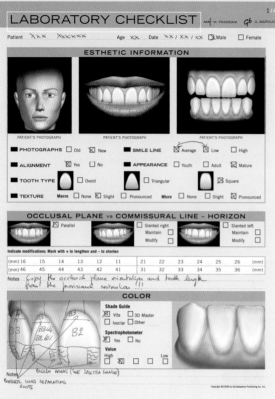

> 图4-34

病例2 → 接385页

第 4 章 从暂时修复体到最终修复体：印模及资料传递

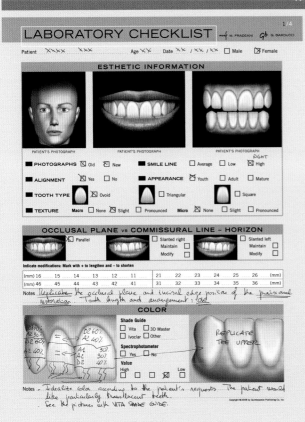

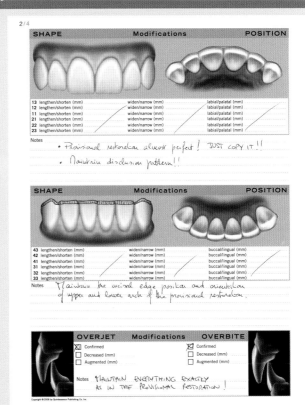

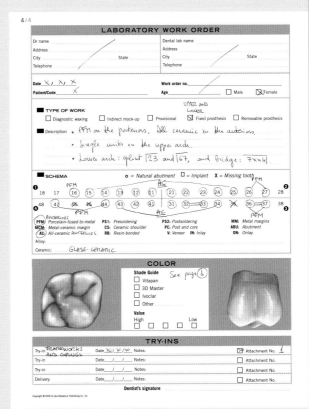

> 图4-35

有关本书各章节参考文献，请扫描二维码，关注后输入gd2浏览

病例3 → 接385页

口腔固定修复中的美学重建
ESTHETIC REHABILITATION IN FIXED PROSTHODONTICS

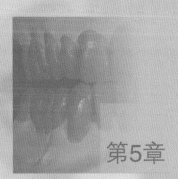

Mauro Fradeani; Giancarlo Barducci

第5章

修复重建的制作和修整完成

通过交互上𬌗架的方法在𬌗架上安装固定模型是把经过临床检验的暂时修复体的全部美观和功能特征复制到最终修复体上的一个基本步骤。根据硅橡胶指导模板制作最终修复体的基底支架结构，保证瓷层能获得均一的厚度，不仅使重建后的修复体达到足够的抗力，同时还能达到完美的美学效果。

目的：应用系统性的方法使修复重建达到理想的整体一致性。

修复重建的制作和修整完成

制作最终修复体

临床

临床修复工作开始的目标是制取殆记录和忠实复制暂时修复体的美学及功能特点，同样重要的是观察所有治疗阶段的生物学性能[1-14]。为了在理想的情况下粘接最终的修复体，牙龈必须非常健康。考虑到这点，要求临床步骤非常精细，多余的水门汀必须被彻底去除。一种操作方式是在制取终印模的阶段重新戴入暂时修复体但不用进行粘接。这一操作方式的基本要求是在去除暂时修复体以后，所有粘接区的组织面完好无损，没有变色，并且在制取终印模之前没有牙齿需要牙体预备。完整的粘接面证明修复体达到了合适的固位力和抵抗咀嚼殆力的抗力，同时还可以保证没有边缘微渗漏，预防牙髓受损害和牙龈出现炎症。在这种情况下预约试戴修复体支架必须安排在2~3周以内。

技工室

技师在收到有关最终修复重建信息的技工单的同时，也会收到制作暂时修复体的印模，基牙牙体预备后的终印模以及对颌牙列的印模，还包括利用面弓转移制取的用于在殆架上校正模型咬合关系的殆记录（图5-1~图5-3）。利用对暂时修复体制取的硅橡胶指导印模，可以在制作最终修复体时复制暂时修复体的所有特征[15]。暂时修复体和最终修复体唯一的不同是所用的材料不同，医生一般在进行最终的牙体预备时确定将要采用的修复材料（见第3章第284页）。最终的牙体预备要参照暂时修复体的体积来确定最终修复体的厚度。技师则负责改进最终修复体的解剖形态和均衡个别牙齿的位置、排列及殆平面的倾斜度。根据殆记录复制暂时修复体的所有功能特点，从而保证咬合的稳定性和实现个性化前导，达到理想的咀嚼运动路径。

图5-1 ~ 图5-3 开始进行最终修复，把终印模、殆记录和制作设计的加工单都转达给技师。

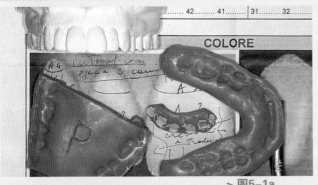

> 图5-1a

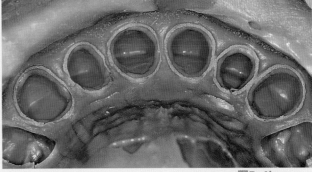

> 图5-1b

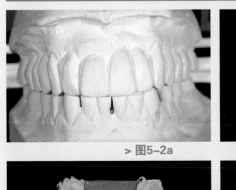

> 图5-2a

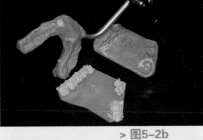

> 图5-2b

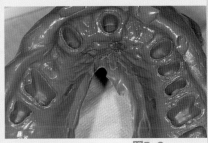

> 图5-2c

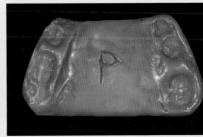

> 图5-2d

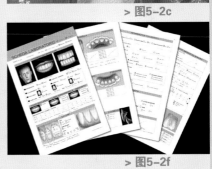

> 图5-2e

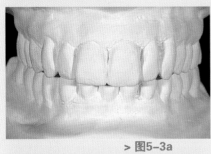

> 图5-2f

> 图5-3a

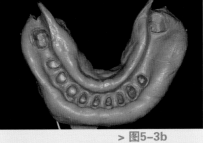

> 图5-3b

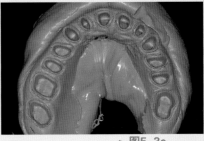

> 图5-3c

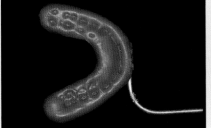

> 图5-3d

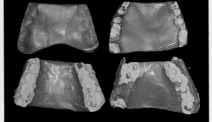

> 图5-3e

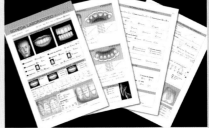

> 图5-3f

主工作模型（MC）

基牙代型

医生制取的终印模最好不止一个，可以让技师进行选择。用立体显微镜观察，选择哪个终印模最适合制成插双钉可摘代型的主工作模型（MC）。常用超硬人造石膏材料（第Ⅳ类）[16]灌注主工作模型，如果遇到非常薄的基牙时（下颌切牙或牙齿半切术后的预备体），推荐应用环氧树脂或聚氨酯材料制作代型。模型上基牙的表面不应有明显的条纹或者不规则的凹凸，牙体预备体的所有边缘都应清晰可见，这非常重要。灌制出主工作模型后（图5-4a），磨除属于牙龈部分的石膏（图5-4b ~图5-4e），注意不要碰到预备体边缘。为了形成设计好的理想边缘轮廓，用铅笔越过终止线外缘标记出完整的牙齿范围[17]。

代型间隙剂

技师先用铅笔标记预备体边缘，明确显示出预备的终止线（图5-4f和图5-4g），在基牙的边缘区表面涂布羟基丙烯酸酯固定液，覆盖并固定标志线，使石膏表面更加耐磨损，在最终修复体制作的各个阶段，保护代型上易损伤的区域（图5-4h~图5-4m）[18]。为了补偿因使用多种材料（印模、石膏或树脂、蜡、各种制作工具，合金）[19-26]而导致最终修复体边缘密合性不精确的问题，在石膏基牙表面涂一层代型间隙剂（图5-4n）。间隙剂厚20~25μm，为最终修复体的粘接剂层创造空间，从而达到更好的密合性和更精确的边缘封闭效果。为了不干扰放置蜡𬌗记录的正确位置，在主工作模型上𬌗架以后再涂布间隙剂。第一层间隙剂只覆盖后牙𬌗面、切牙和前牙舌隆突的表面（图5-4o~图5-4q）。为了达到最后所需要时间隙剂厚度，再连续加涂1 ~ 2层，并且覆盖距离颈部边缘线1mm或1.5mm的所有轴壁（图5-4r和图5-4s）。这一厚度范围仅能允许临床医生对基底冠有非常少量的修改，尤其是在轴面与𬌗面／切端的交界处。

图5-4 （a）在终印模内灌注主工作模型，切割制作成可摘代型。（b和c）每个代型都用放大镜检查。（d）用球钻去除代表牙龈部分的石膏。注意不能破坏预备体的边缘。（e）未进行牙体预备的部分通过这一加工过程明确显示出来，更易于辨别牙体预备的边界，有利于形成正确的牙齿轴面的生理性凸度轮廓。（f和g）用蓝色铅笔标出牙体预备区的边界，用红线标示出未进行牙体预备的部分。

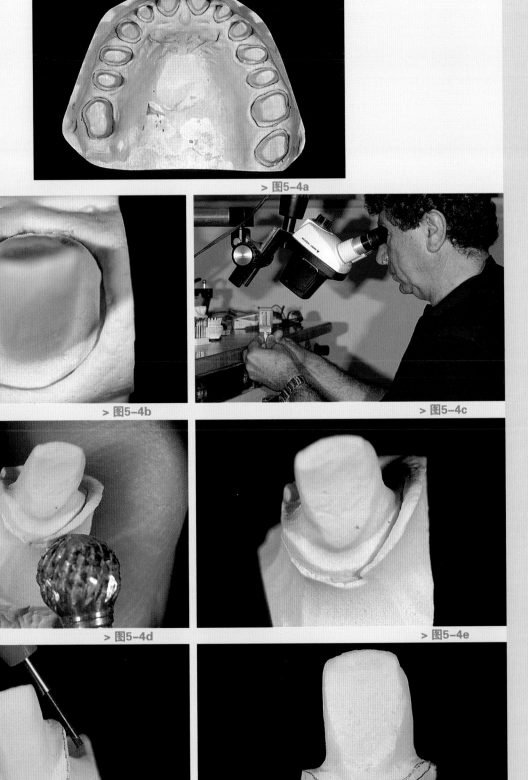

> 图5-4a

> 图5-4b

> 图5-4c

> 图5-4d

> 图5-4e

> 图5-4f

> 图5-4g

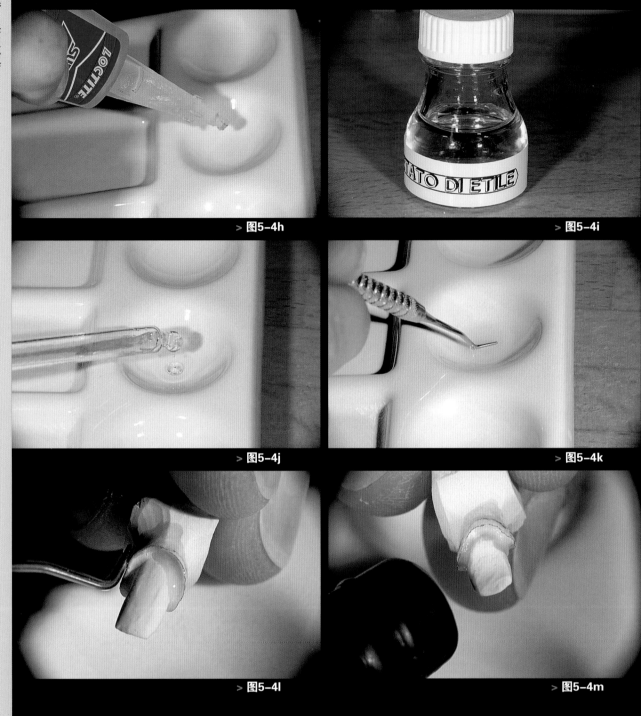

> 图5-4h

> 图5-4i

> 图5-4j

> 图5-4k

> 图5-4l

> 图5-4m

图5-4（续） （h~j）在一个瓷盘上用乙酸乙酯稀释氰基丙烯酸酯隔离剂（3：1比例），使它液化，防止涂用时使涂层太厚。（k~m）用金属工具的尖端把这种复合物涂到预备体代型的颈部边缘上，立即用气枪吹除多余复合物。涂布隔离剂除了能预防代型的边缘损坏以外，还能将铅笔标志线固定在石膏代型上直到修复体制作完成。

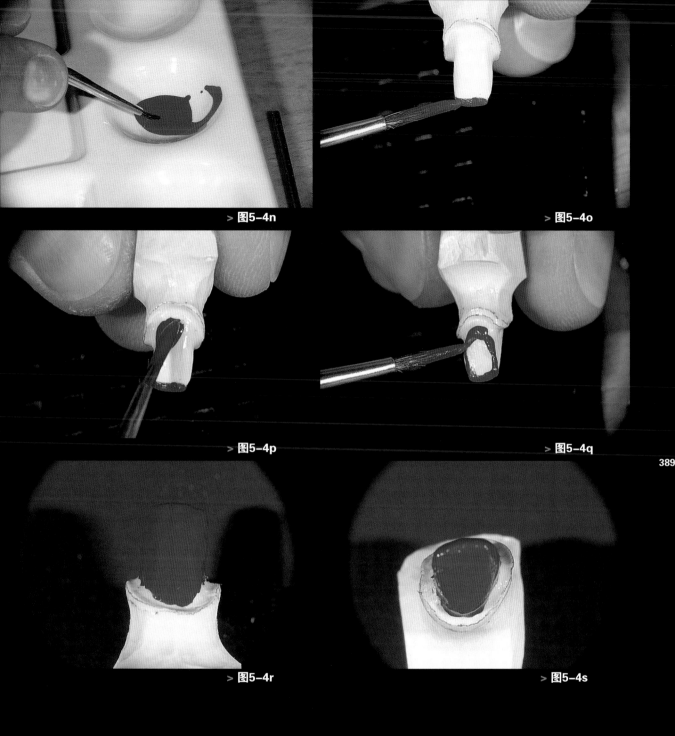

> 图5-4n

> 图5-4o

> 图5-4p

> 图5-4q

> 图5-4r

> 图5-4s

图5-4（续） （n~q）用刷子仅在切角至舌隆突区域涂刷第一层间隙剂。然后重复涂刷增加涂层，并扩展到整个基牙表面，直到间隙剂涂层的厚度达到20~25μm。（r和s）为了不干扰修复体的边缘封闭，间隙剂的涂层要离开牙体预备的颈部边缘约1.5mm。

第二个模型（SC）

复制牙龈组织外形

对灌注过主工作模型的印模进行第二次灌注得到第二个模型（SC，副工作模型），它保留了牙龈外形的完整细节，可以在制作最终修复体颈部区域时达到最优效果。在灌注主工作模型时，一部分印模材料常常残留在石膏模型的龈沟里，导致有些细节无法复制。然而，通过向已修整过牙龈区的主工作模型与硅橡胶印模之间的间隙里注入牙龈色的弹性印模材料（图5-5~图5-7），可以把第二副模型的软组织形态复制转移到主工作模型上。所制作的这个模型既能体现预备体颈部边缘的形态，又能体现软组织的解剖形态，并把它们结合在一起。

优化修复体外形

外形过大 由于制取终印模时使用了排龈线，修复后的外形并不能代表与暂时修复时匹配的临床软组织状态。由于排龈线使牙龈退缩，根据此时制取的印模来制作修复体，会使最终修复体的外形体积过大。

外形过小 相反，如果在试戴基底冠的时候制取软组织形态的终印模（暂时修复体已摘除），可以看到软组织凹陷，由于此时暂时修复体或树脂冠不再支撑软组织，会使最终修复体的外形体积过小。

既然上述两种方法都不可能获得牙龈组织外形的准确印模，根据经验推荐采用第一种方法。与上述介绍的以MIT法制作暂时修复体的方法一样（见第2章第120页），调改减小修复体的外形比加大修复体的外形更容易。

设计连接体

制作固定局部义齿（固定桥）时，主工作模型和副工作模型的软组织形态信息对正确设计连接体非常重要。连接体的高度是修复体能否达到良好抗力的决定性因素[29-33]。如果连接体向根方延伸，龈外展隙的区域会减少，不利于这些区域的清洁。

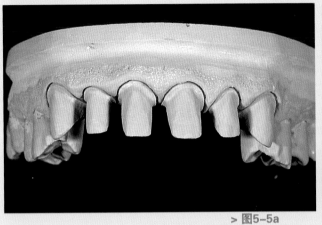

> 图5-5a

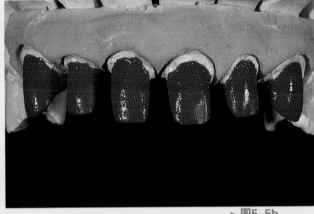

> 图5-5b

病例2

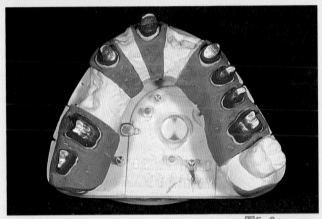

> 图5-6a

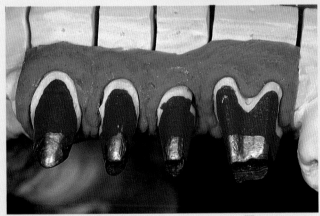

> 图5-6b

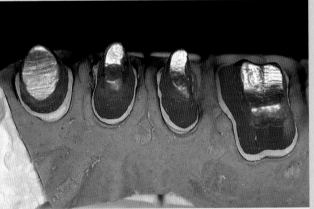

> 图5-6c

图5-5 （a和b）在完整的副工作模型上，可以观察到牙龈软组织的形态，用弹性印模材料可以将牙龈的形态复制到主工作模型上。

图5-6 （a~c）用印模材料把牙龈的形态复制到主工作模型上，可以正确设计连接体的形态位置，获得理想的牙颈部邻间隙。

病例3

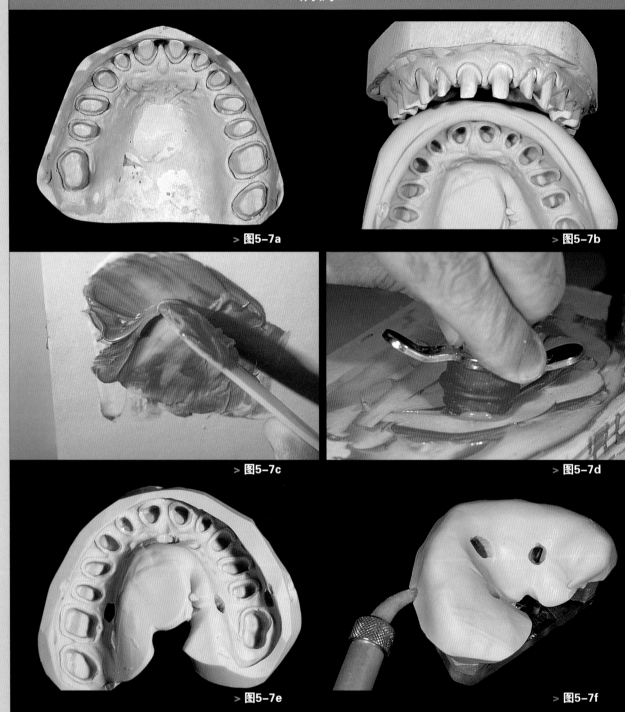

> 图5-7a

> 图5-7b

> 图5-7c

> 图5-7d

> 图5-7e

> 图5-7f

图5-7　（a和b）在副工作模型上，制取一个能忠实复制软组织形态的硅橡胶指导印模（模板）。（c~e）调和 PE（Permadyne Garant，3M ESPE）聚醚橡胶材料的同时，把硅橡胶指导印模复位在修整过牙龈区的主工作模型上。（f）将PE弹性印模材料用注射器注入预先制备好穿孔的硅橡胶指导印模内，充满硅橡胶模板与主工作模型之间的空隙，从而复制出牙龈的形态。

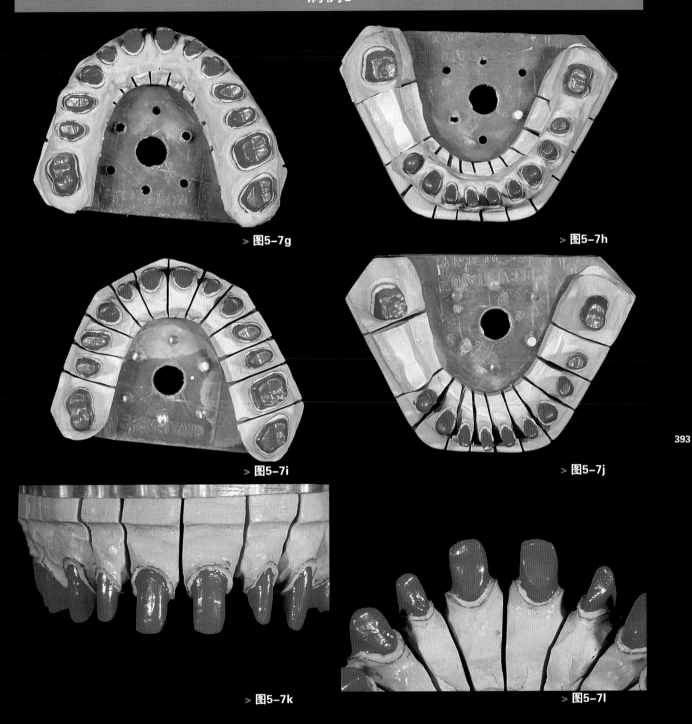

> 图5-7g

> 图5-7h

> 图5-7i

> 图5-7j

> 图5-7k

> 图5-7l

图5-7（续） （g和h）图示为根据副工作模型制作的橡胶人工牙龈，分别就位于上下颌弓的主工作模型上。
（i~l）去除模型上的人工牙龈以后，技师可以更明确地区分每个修复体基牙的边界线。

技工室

■ 交互上殆架技术 ■
前牙修复

半可调殆架可以用于调节髁导、下颌迅即侧方移动数值和渐进侧方移动数值，无论对于简单病例或复杂病例的修复，它都是一种可靠的工具（见第1章第70页）。以下列举的方法，能真实复制暂时修复体的美学和功能整体特点，它需要在殆架上交换各种模型（暂时修复体模型，主工作模型，对颌模型），即所谓的交互上殆架技术。为了通过正确的殆记录确定上下模型的殆关系，所有的模型都必须根据殆架所处的同一位置（同一CR位和VDO位）交互定位在殆架上。

前牙修复

暂时修复体模型与对颌模型上殆架

可以在牙体预备体上或在暂时修复体的咬合面上获得面弓转移的殆记录。在暂时修复体的咬合面上获得面弓转移的殆记录能保证上颌模型位于殆架上更稳定，上殆架的准确性更高（图5-8a）。下颌模型依照患者的殆记录上殆架（图5-8b）。技师必须进一步验证上下两个石膏模型间咬合非常稳定，而且模型内无气泡，周围有充分的伸展，细节清晰。

主工作模型与对颌牙弓模型上殆架

一旦取下上颌暂时修复体的模型，先把以大范围制取的专用殆记录放在上颌基牙预备体与对颌牙弓之间，再把带有基牙预备体的主工作模型放置在下颌的对颌模型上咬合好，然后固定在殆架上（图5-8c）。

在局部牙列修复重建的病例中，理论上不必达到最终修复体完美的咬合状态，有时在殆架上模型的咬合关系与患者口内的情况会有微小的差异。这些差异，可能由于印模材料的不精确、殆记录不准确，或石膏模型材料的特性造成，从而迫使临床医生对咬合面进行调改。

图5-8 （a）技师用面弓转移殆记录先把上颌牙弓的石膏模型上殆架。（b）利用上下颌牙尖交错的位置关系，把下颌石膏模型上殆架。（c）依照在口内制取的上颌基牙预备体与下颌牙弓之间的殆记录把上颌主工作模型上殆架。

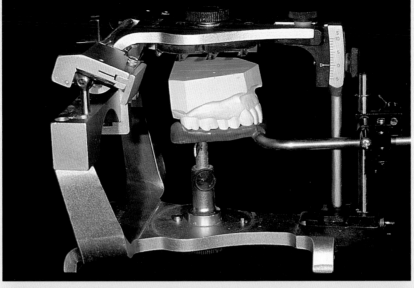

> 图5-8a

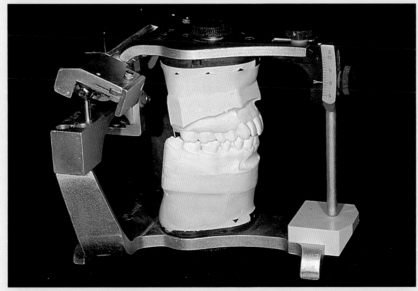

> 图5-8b

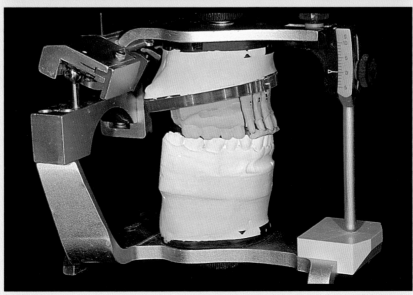

> 图5-8c

技工室

■ 交互上殆架技术 ■
单颌牙列的修复重建

暂时修复体模型与对颌牙弓模型上殆架

暂时修复体模型与对颌牙弓模型的咬合区及颊侧区域必须非常准确清晰，尤其是牙体和牙龈的交界线，因为该处是检查VDO的关键参考点。和上前牙修复重建中的阐述一样，对临床医生的基本要求是必须确定上下两个模型咬合的稳定性。

修复重建整个牙列时，更为重要的是暂时修复体模型的后牙区要具有适当良好的解剖形态，避免咬合时出现多个不确定的咬合位置。如果上下两个模型的咬合位置不能完全确定，医生必须给技师提供暂时修复体模型与对颌模型之间在正中关系位（OR）的殆记录，此殆记录不能被上下牙齿的咬合接触点咬穿。

在上述上下两个模型之间放置蜡殆记录往往不可避免地会少量增加VDO值，需要进行补偿调整，在铸件制作阶段，使切导针升高到与蜡殆记录的厚度同样的高度。这一补偿调整会使殆架上的咬合曲线和患者口腔内真实情况产生差异，不管差异有多小，也需要在最终修复体上进行调殆处理。

为使此差异降至最小，尽管殆记录不能被咬合穿透，但必须尽量薄。

主工作模型与对颌牙弓模型上殆架

在正中关系位（OR）和同样的咬合垂直距离位（VDO），把带有基牙预备体形态的主工作模型（MC）上殆架。在临床上要制取一个能覆盖整个牙弓，包括所有预备体在内和对颌牙弓之间的整体殆记录。

正中关系 在正中关系位，下颌的实际位置必须与暂时修复模型和对颌模型咬合时的下颌位置完全重合，也必须与主工作模型和对颌牙弓模型咬合时的下颌位置完全重合。这是保证模型在交互上殆架时固定保持在同一位置的唯一方法，只有这样，它才能使技师准确复制功能性良好的暂时修复体。

垂直距离 依据所选择的龈-牙参考点，技师可以准确验证主工作模型和暂时修复体模型咬合时的垂直距离（VDO）（图5-9）。

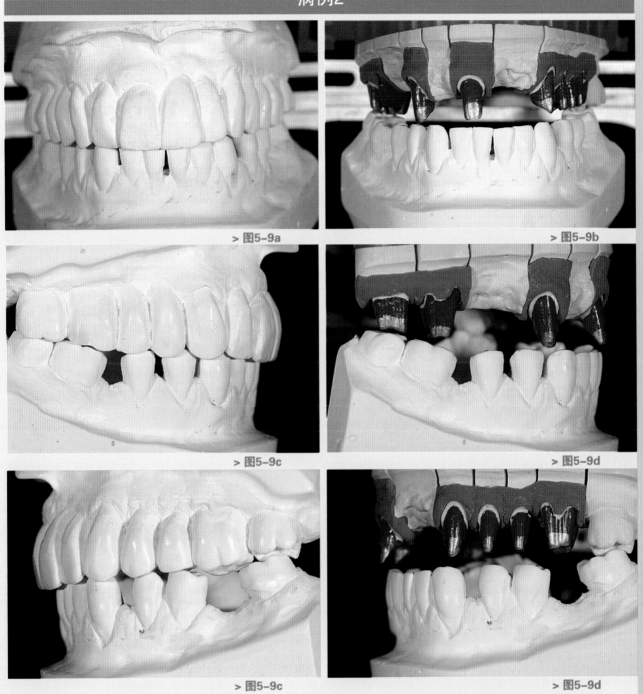

> 图5-9a

> 图5-9b

> 图5-9c

> 图5-9d

> 图5-9c

> 图5-9d

397

图5-9 （a~f）为了对模型进行准确的交互上𬌗架，在正中关系位（CR）和同样的咬合垂直距离位（VDO）时，主工作模型和暂时修复体模型咬合后的下颌位置必须与口内下颌的实际位置相同。

技工室

■ 模型交互上殆架技术 ■
双颌牙列的修复重建

上颌和下颌暂时修复体模型上殆架

先用面弓转移技术把上颌的暂时修复体模型上殆架以后（图5-10a），技师必须已获得了用于模型交互上殆架的所有殆记录（图5-10b）。在第一阶段，把上颌的暂时修复体模型和下颌的暂时修复体模型咬合在一起，确保达到了正中颌位（CO）（图5-10c~图5-10e）。

上下颌模型交互上殆架

在正中关系位（CR）和同样的咬合垂直距离位（VDO），分别制取上颌最终预备体模型和下颌暂时修复体模型之间、下颌最终预备体模型和上颌暂时修复体模型之间的两个殆记录，用于以后正确地交换工作模型上殆架。临床医生必须在患者口内严格检查上下颌暂时修复体龈-牙交界线处标志点之间的高度（图5-10f）是否与上下颌基牙和暂时修复体龈-牙交界线处标志点之间的高度相同（图5-10g和图5-10h）。利用Dawson Maneuver[41-43]法实现正确咬合位置的可重复性是获得正确的殆记录和完成准确可靠的模型交互上殆架的基础。

检查上下颌主工作模型交互上殆架的准确性

根据医生在口内制取的上下颌最终预备体之间的殆记录，技师可以验证此前利用上下主工作模型和上下颌暂时修复体之间的两个殆记录进行交互上殆架（图5-10i~图5-10k）的准确性。

当技师验证模型交互上殆架时的咬合状态时，如果发现在VDO位的某一个殆记录出现差异，必须通过在上殆架前调整切导针的高度来纠正这种差异。如果根据上下主工作模型间的殆记录咬合形成的VDO值高于暂时修复体模型咬合形成的VDO值，在上下主工作模型上殆架以前，应该使切导针上的刻度升高到相同的值。如果根据上下主工作模型的殆记录咬合形成的VDO值低于暂时修复体模型的VDO值，则对切导针进行相反的调节。一旦上下主工作模型在殆架上以石膏灌注固定，把切导针回调至0位。如果不进行切导针的调整，尤其是在前牙区，第一种情况制作的修复体会变短，第二种情况制作的修复体会变长。在技工室制作修复体的过程中，切导针刻度的这些变化可以导致轻微的咬合不准确的问题，虽然这种问题很容易在口内试戴时进行调殆改正，但仍要求切导针刻度所调整的范围在1~2mm以内变化。为了避免出现这类问题，重要的是应在正确的VDO位置制取所有的殆记录。

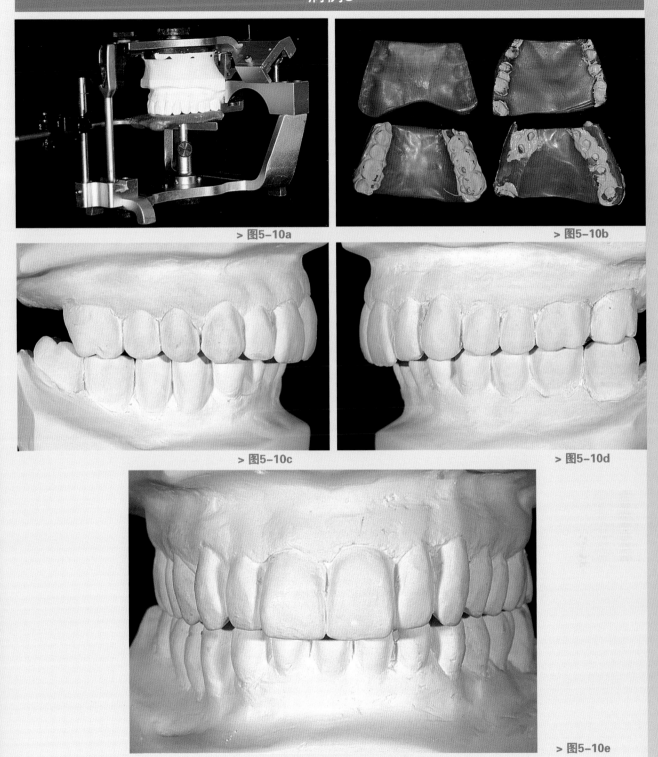

> 图5-10a

> 图5-10b

> 图5-10c

> 图5-10d

399

> 图5-10e

图5-10 （a和b）先用面弓转移技术将上颌暂时修复体模型上𬌗架，技师必须已获得了完成模型交互上𬌗架的所有𬌗记录。（c~i）技师首先检查确定暂时修复体模型之间的稳定性，并记录测量值。然后，根据𬌗记录，技师检查所有需要交互上𬌗架的模型（包括暂时修复体模型和主工作模型）在互换交叉咬合时的VDO值是否相同，是否与暂时修复体模型咬合时的VDO值相同，这些检查必须在上𬌗架前进行。（j和k）确认主工作模型在VDO位置上𬌗架无误后，去除上下模型间的𬌗记录，在代型上涂布间隙剂，保证间隙剂的厚度不干扰蜡𬌗记录的放置。

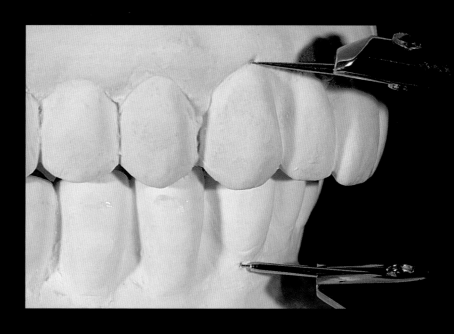

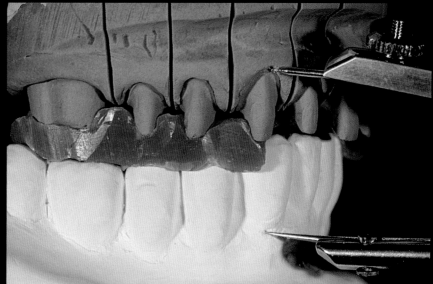

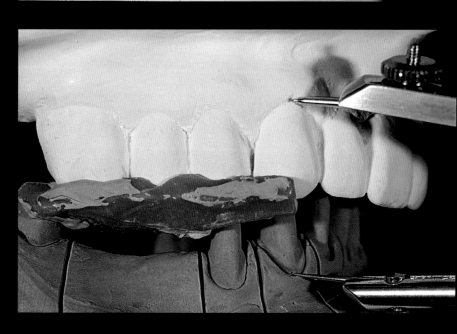

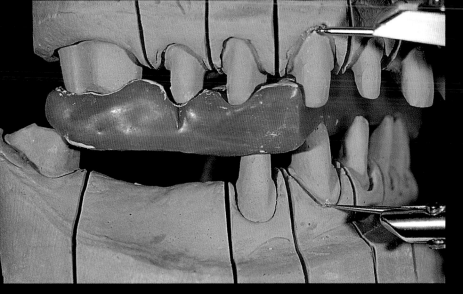

> 图5-10i

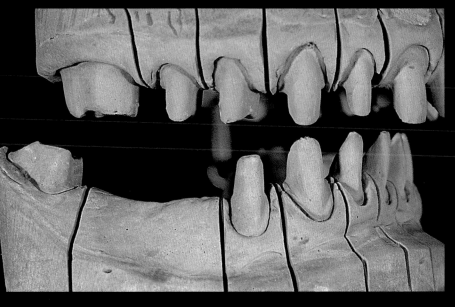

> 图5-10j

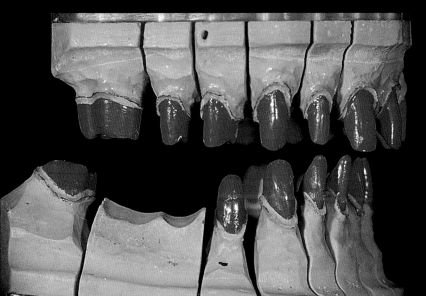

> 图5-10k

个性化前导

前伸殆记录

前伸殆记录 对部分牙弓或全部牙弓进行修复时，不管对颌是否为天然牙（比如前牙和单颌修复重建的病例）或是功能性良好的暂时修复体（比如双牙弓的修复重建），必须在暂时修复体模型与对颌模型之间制取前伸殆记录。在暂时修复体模型与对颌模型上殆架以后，技师要在上下颌模型之间放置前伸殆记录，使上下颌模型处于前牙对刃咬合状态，而后牙区分开无咬合接触（图5-11a和图5-11b）。这种无接触状态还发生在髁突与关节窝之间。技师须松开殆架上的螺钉，调节殆架上关节窝的角度，使关节窝和髁突接触（图5-11c和图5-11d）。通过这种方法，把患者的髁导斜度复制到殆架上。如果没有制取前伸殆记录，技师必须预先设置经验性髁导斜度值，通常选择20°~25°，比天然牙列的髁道斜度值更高，足以保证所有患者在相应的功能运动中，后牙区都可脱离咬合接触。这种调整可以使技师根据咀嚼效率少量加深修复体殆面的解剖形态。

制作个性化切导 依据前伸殆记录调节髁导斜度（后牙排列），技师会把未固化的光固化树脂放置在切导盘上（图5-11e）。把上下颌模型处于前牙对刃的咬合状态（图5-11f和图5-11g），使下颌模型沿着上颌切牙的舌面窝滑行到达正中咬合位（图5-11h），注意髁突要和关节窝紧密接触。首先在前伸位置做此运动，然后以同样的方法沿侧移轨迹重复进行侧方运动（图5-11i和图5-11j），使树脂被切导针的运动"塑形"（图5-11k~图5-11q）。先进行初步光照聚合，然后移除切导盘（图5-11r），把塑形好的树脂放到特殊的光固化炉内完成最终固化。

通过制作个性化的前导记录，复制了暂时修复体的上前牙舌窝形态，从而重现了患者口内特定时期的后牙咬合分离。

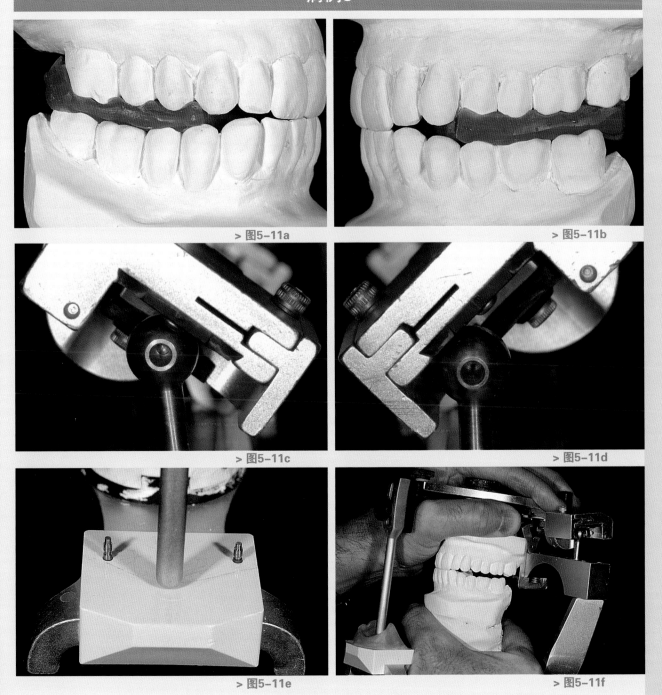

> 图5-11a

> 图5-11b

> 图5-11c

> 图5-11d

> 图5-11e

> 图5-11f

图5-11 （a和b）依据前伸𬌗记录将暂时修复体模型上𬌗架的侧面观。（c和d）上下颌模型处于前牙对刃的咬合状态，髁突在𬌗架上向下向前运动；此时，关节窝与髁突的末端紧密接触，可以调节髁导斜度。（e和f）使切导针与切导盘密合，在切导盘上放置未聚合的光固化树脂，树脂将通过暂时修复体的功能运动而得到塑形。（g和h）先在切导针上涂分离剂，一定不能让树脂黏附在上面，从对刃位置开始，让上下模型滑行至正中颌位。在模型滑行的过程中注意保持髁突和关节窝的紧密接触。（i和j）因为产生切导的来源是根据前牙的解剖形态（前牙决定因素）和髁突倾斜度的调整（后牙决定因素），所以让模型向各个方向运动，可以把个性化的前导"塑形"到在切导盘上放置的树脂上。（k~p）确定前牙切导以后，最终修复时就可以忠实地复制暂时修复体的咬合路径。（q）在以上过程中，切导针必须贯穿树脂，间接接触到切导盘。（r）在切导盘内先插入两个针固定树脂，在必要时可以把个性化的前导取下并调改。

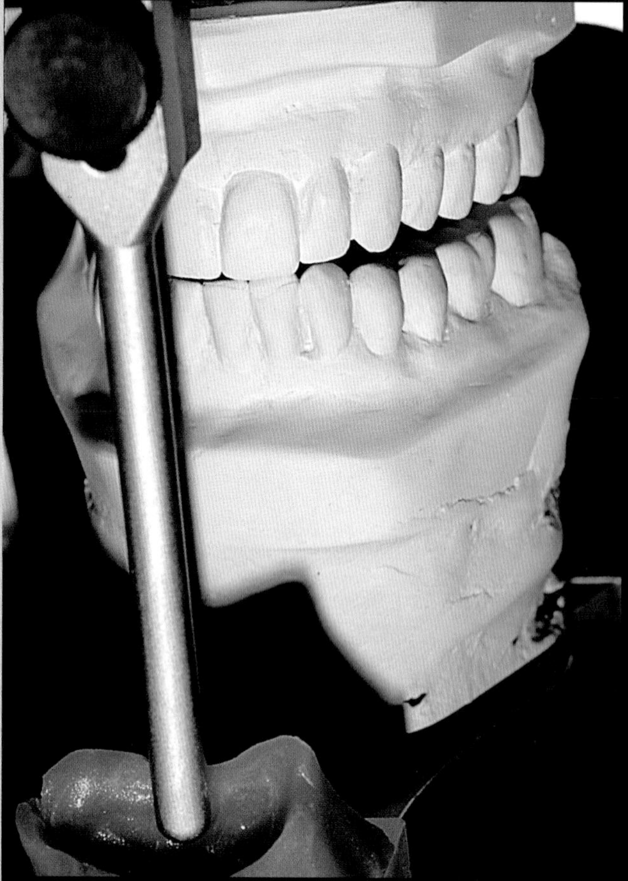

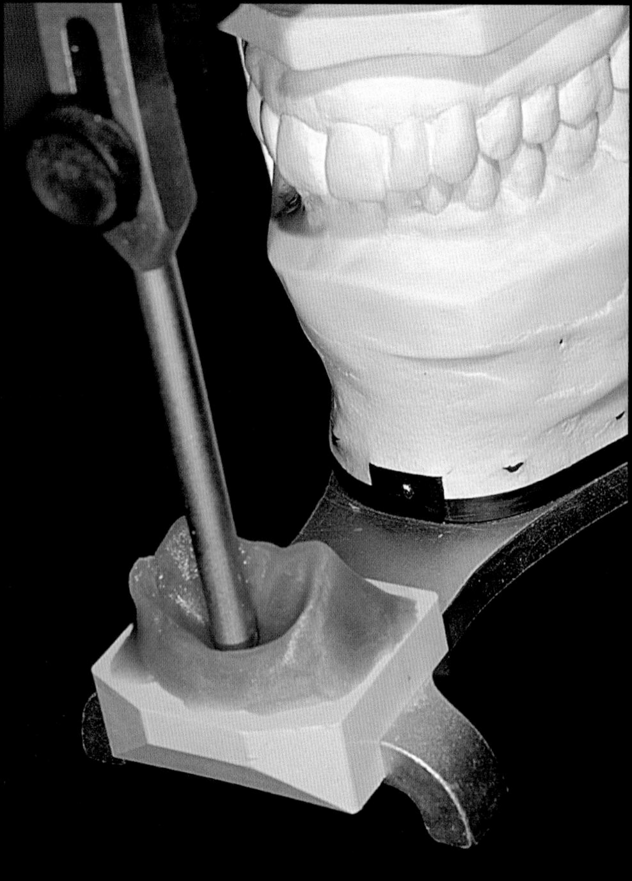

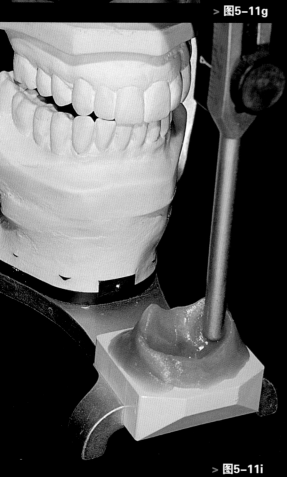

> 图5-11g

> 图5-11h

> 图5-11i

> 图5-11j

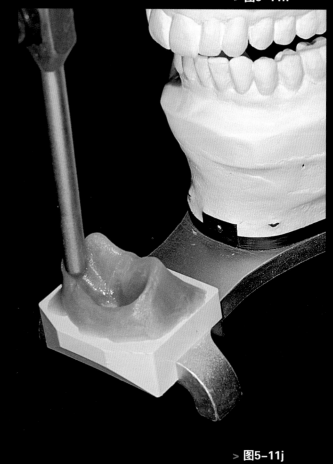

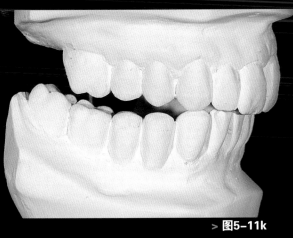

> 图5-11k

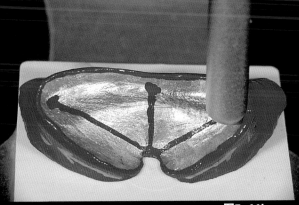

> 图5-11l

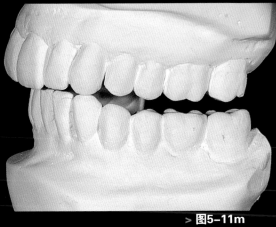

> 图5-11m

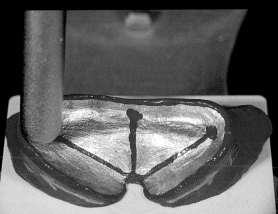

> 图5-11n

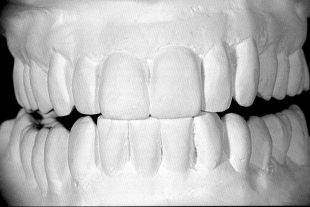

> 图5-11o

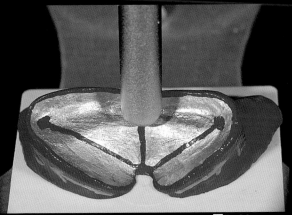

> 图5-11p

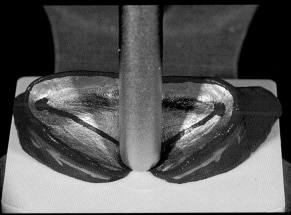

> 图5-11q

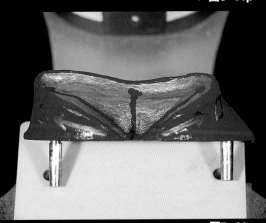

> 图5-11r

最终修复体的制作

硅橡胶指导印模
（硅橡胶模板）

以暂时修复体模型制取硅橡胶指导印模（也可称为硅橡胶模板），复制暂时修复体的外形，更重要的是复制牙齿的排列位置。技师参照此指导印模制作最终修复体，忠实地复制已经过功能性检验的暂时修复体的美学和功能特点[47]。

𬌗舌面指导印模

舌面的硅橡胶指导印模主要用于复制经过临床检验的暂时修复体的切端位置、牙冠的大小和长度（图5-12a）。

部分牙弓的修复重建　对于部分牙弓需要修复重建的病例，预备体两侧完整的邻牙可以让医生利用不进行牙体预备的桥体来支持从暂时修复体模型上制取的指导印模，并把指导印模转移到主工作模型上（图5-12b）。

全牙弓的修复重建　对于全牙弓修复重建的病例，无法找到使指导印模复位的参考点。先把𬌗架上的切导针升高两个刻度，制作好硅橡胶人工牙龈，这需要在暂时修复体模型被主工作模型替换以前完成。在技工制作的所有阶段，硅橡胶指导印模都必须固定在对颌模型上（图5-13）。这一过程的基本要求是所制作的指导印模必须达到一定的厚度，又没有被牙尖交错咬合时穿透。把未凝固的硅橡胶材料放置在上下模型的牙弓之间，然后使𬌗架上的上下模型咬合直到切导针与切导盘接触，保持在该位置等待硅橡胶材料完全硬固，使后牙𬌗面及前牙切端和舌侧窝的阴模成形（图5-14a～f）。去除多余的硅橡胶印模材料，要显露出制作最终修复体的外围参考边缘。还要用铅笔标记出牙体边界使之更容易被确认。

舌面指导印模（单颌或双颌）

步　骤

- 把暂时修复体模型上𬌗架
- 升高切导针两个刻度值
- 在上下牙弓之间放置硅橡胶印模材料（软）
- 上下模型在𬌗架上咬合，直至切导针与切导盘接触
- 去除多余的硅橡胶材料，并用铅笔标出牙体预备终止线

病例1

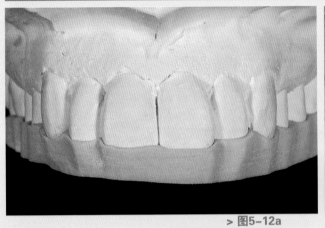

> 图5-12a

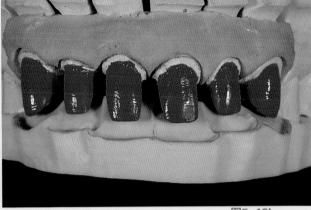

> 图5-12b

病例2

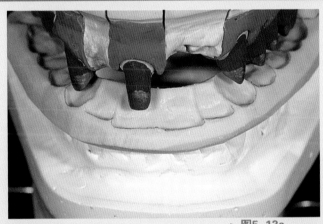

> 图5-13a

407

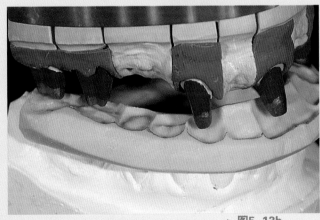

> 图5-13b

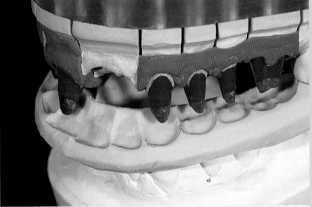

> 图5-13c

图5-12　（a和b）以暂时修复体的模型制取𬌗舌面的硅橡胶指导印模。对于部分牙弓需要修复重建的病例，可以把不需治疗的完整后牙作为参考点，在主工作模型上放置硅橡胶指导印模，达到与暂时修复体模型相同的位置。

图5-13　（a~c）对整个上颌弓修复重建的各个阶段，从暂时修复体模型复制的舌侧硅橡胶指导印模必须固定在对颌模型上。为了防止在牙尖交错咬合时使印模穿孔，需先把𬌗架上的切导针升高两个刻度。为了准确制作最终修复体，把主工作模型上𬌗架时也需要将切导针升高到同样的刻度。

病例3

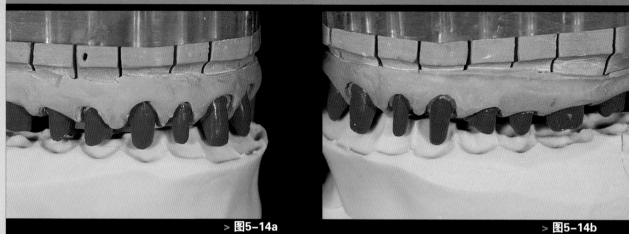

> 图5-14a　　　　　　　　　　　　　　　　　　> 图5-14b

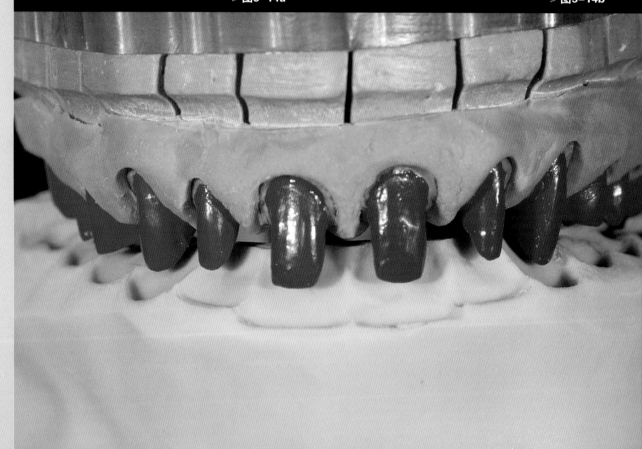

> 图5-14c

图5-14　对于上下颌都需要修复重建的病例，和单颌修复治疗中列举的方法相同，上下牙弓都需要制取暂时修复体殆舌面的硅橡胶指导印模。（a~c）把硅橡胶指导印模固定在下颌暂时修复体模型上以后，图示表明具备了足够而且一致的上颌牙体预备空间提供给技师，用于制作最终修复体。

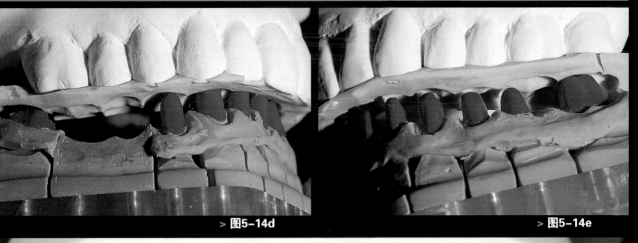

> 图5-14d

> 图5-14e

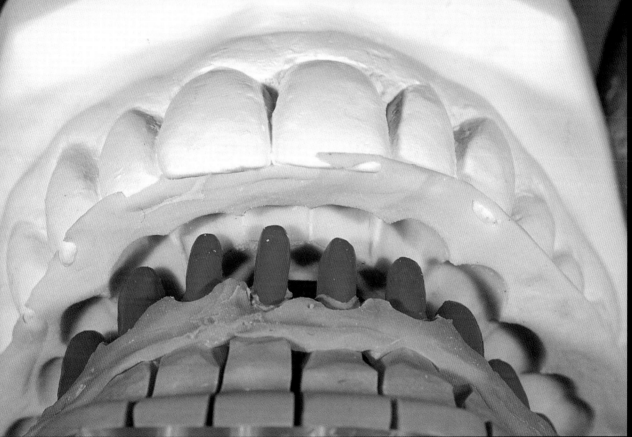

> 图5-14f

图5-14（续） （d~f）把下颌弓殆舌面的指导印模固定在上颌暂时修复体模型上，分析最终修复体的体积大小以及由硅橡胶指导印模显示下颌主工作模型上的牙体预备量。

颊侧硅橡胶指导印模

颊侧硅橡胶指导印模用于检查制作修复体基底支架时的颊侧厚度。为了制取颊侧的指导印模，必须先制取𬌗舌面的指导印模，然后使硅橡胶材料扩展到对颌牙弓的穹隆内（图5-14g）。这种扩展对于用球钻在硅橡胶最厚的区域制作出垂直沟和凹陷形成定位标志点很有必要（图5-14h）。在制作颊侧硅橡胶指导印模以前，要在𬌗舌面的指导印模表面涂油脂或润滑分离剂，以后需将两个指导印模隔离（图5-14i）。硅橡胶材料聚合以后，把两部分的指导印模分开。取出暂时修复体模型，再依照以

前确定的参考点使指导印模复位，检查它们的稳定性（图5-14j和图5-14k）。在硅橡胶指导印模上做垂直切口，把它们分成不同的几部分（图5-14l和图5-14m）。再把这些颊侧印模转移到主工作模型上，技师可以从侧面观察制作修复体基底支架和瓷层的修复空间是否足够（图5-14n和图5-14o）。如果临床医生要求准确复制暂时修复体，可以用颊侧指导印模在烤瓷阶段复制暂时修复体的解剖形态。关于颊侧印模显示的修复空间：如果不需要改变经过临床检验的暂时修复体的切端位置和牙齿长度，可给技师更大的自由空间优化牙齿的外形和比例，使最终修复体更美观。

颊侧指导印模（单颌或双颌牙弓）
步　骤
▪把𬌗架上切导针的刻度升高两格
▪在上下牙弓之间放入未硬固的硅橡胶材料，制取𬌗面指导印模，需要扩展进入对颌牙弓的穹隆内为颊侧指导印模以后的复位在其表面雕刻定位标记点
▪把暂时修复体模型保持在原位，制取暂时修复体和参考点的硅橡胶印模
▪硅橡胶硬固后分离颊侧的指导印模
▪取出暂时修复体模型，检查两个指导印模复位的稳定性
▪垂直切开指导印模，观察颊侧的修复空间是否足够
▪切开指导印模，检查颊侧预备体的修复空间

图5-14（续）　制作颊侧指导印模包括将𬌗舌面指导印模延伸至对颌牙弓的穹隆内。（g~i）在颊侧指导印模的外表面上雕刻定位标志点（垂直沟和圆孔）。这些定位标志点是检查颊侧指导印模稳定性不可缺少的因素。𬌗舌指导印模表面涂油性分离剂后用硅橡胶制取颊侧指导印模。（j~o）把硅橡胶指导印模切开，分成不同的几部分，观察牙齿预备体与暂时修复体颊侧轮廓间的修复空间是否足够，以便准确制作修复体的基底结构和所覆盖的瓷层。

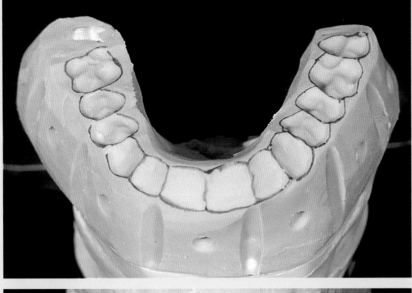

> 图5-14g

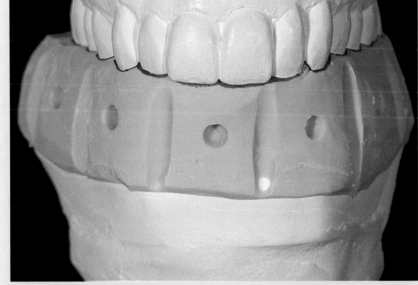

> 图5-14h

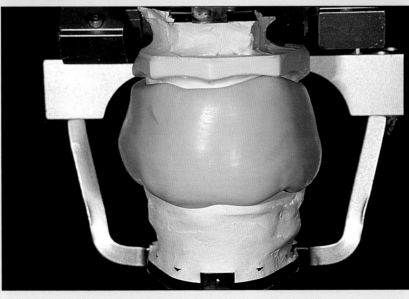

> 图5-14i

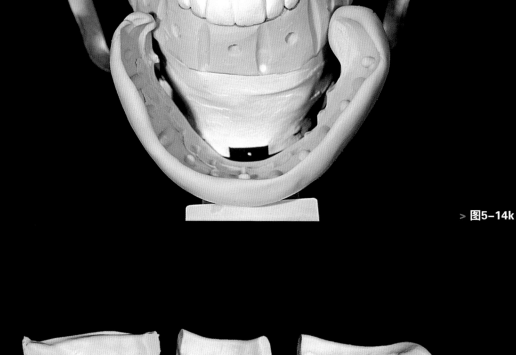

> 图5-14j

> 图5-14k

> 图5-14l

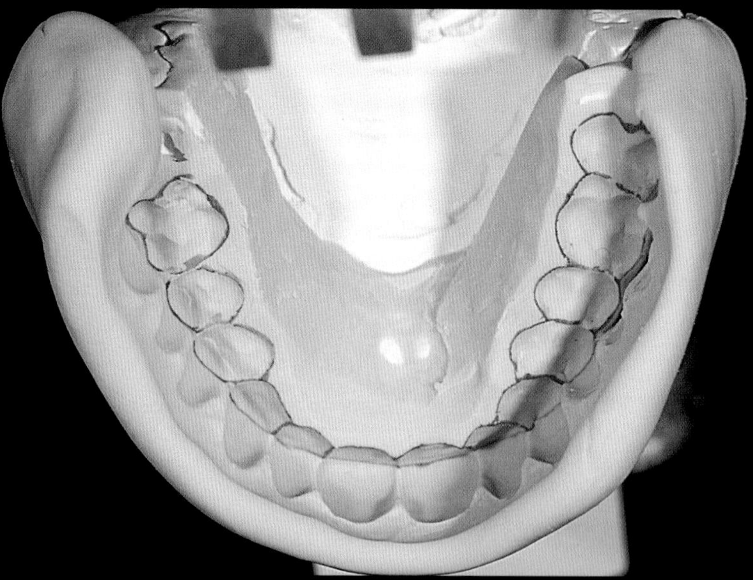

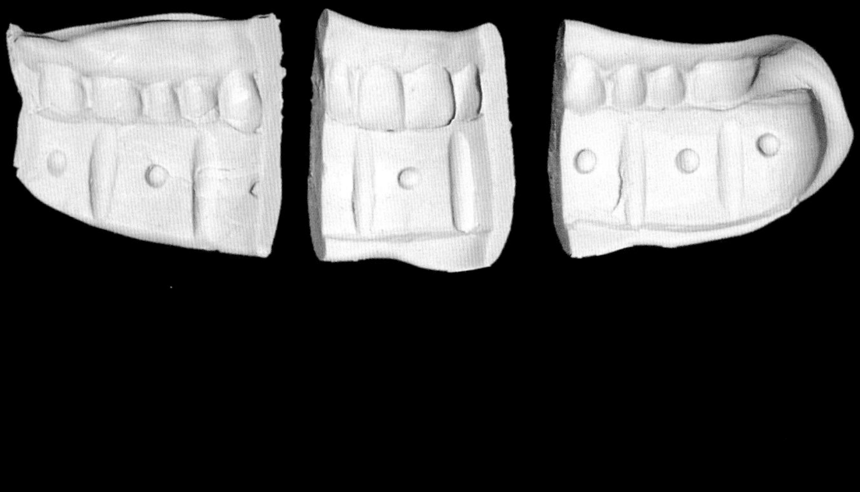

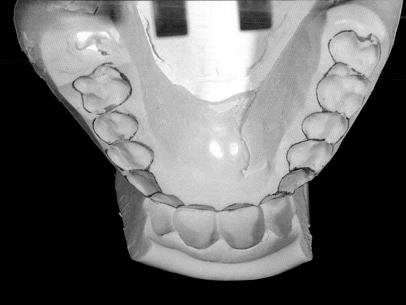

> 图5-14m

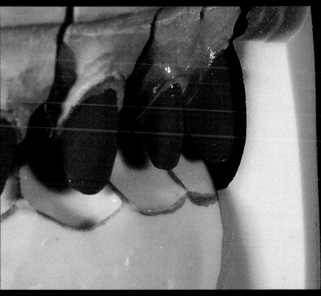

> 图5-14n

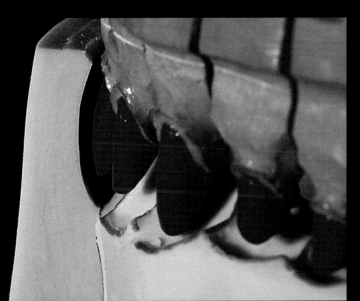

> 图5-14o

修复体的基底结构

设计

利用硅橡胶指导印模制作蜡型

修复体基底结构（支架）的基本作用是支持覆盖在其表面的瓷层，使修复体具备足够的抗力，并且通过适当的瓷层厚度满足患者的美观需求。硅橡胶指导印模和基底结构之间至少要达到1mm的瓷层修复空间（图5-15a和图5-15b）。

让切导针仍保持放置在制取殆舌面指导印模时的位置（升高两格刻度值），技师用带有基牙预备体的主工作模型替换暂时修复体模型。依据暂时修复体殆舌面和颊面指导印模，在预备体模型上制作基底结构的蜡型。在必要的区域调整蜡型的厚度，为瓷层留下均匀厚度的空间。技师在忠实参照暂时修复体体积的同时，对修复体的外形和凸度效果加以修饰改善，从而完成最终修复体的制作。

选择修复材料

修复体的基底结构可以用多种方法和材料制作。

金属烤瓷

金属烤瓷修复体依然是最常用的修复类型。金属基底支架能保证修复体有足够的抗力，毫无疑问可以延长使用寿命[48-51]，但是金属影响透光性，很难达到理想的美观效果。

失蜡铸造法 金属烤瓷修复的基底支架通常用失蜡铸造法制作。首先，把基牙代型浸入热蜡中制作基底层并确保达到所要求的厚度（图5-15c~图5-15e）。修整基底冠或基底支架的外形后，在立体显微镜的观察下完成边缘区蜡型的制作（图5-15f~图5-15h），并铸造形成金属基底冠或基底支架。尽管修复体的边缘有瓷层覆盖[53-54]，但其下方金属明显不透光，透出金属颜色而使牙颈部周围的牙龈呈灰黑色（图5-16a）。在制作单冠或范围较小的金属烤瓷固定局部义齿时，必须达到足够的牙体预备（圆钝内角或直角肩台），把金属基底冠的边缘适当磨短制作成全瓷边缘（图5-16b），从而产生很好的透光效果。

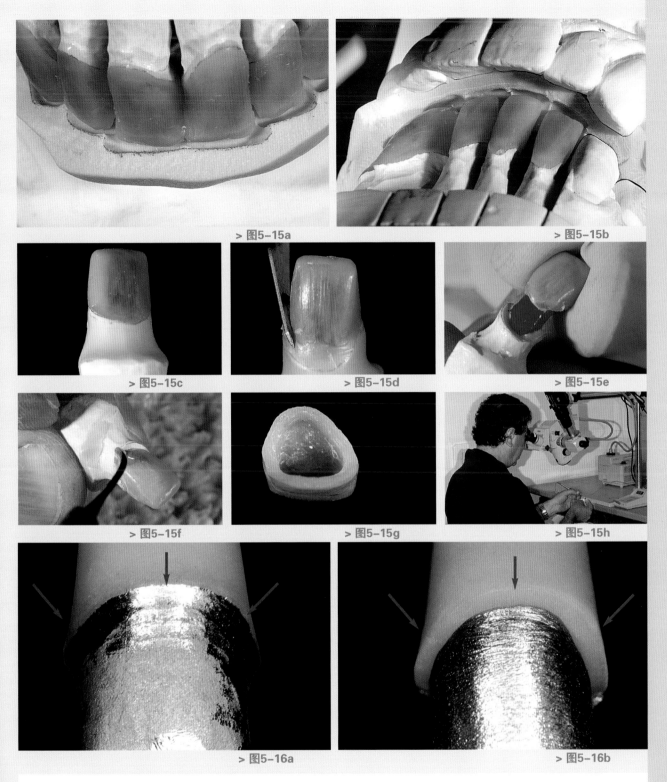

> 图5-15a

> 图5-15b

> 图5-15c

> 图5-15d

> 图5-15e

> 图5-15f

> 图5-15g

> 图5-15h

> 图5-16a

> 图5-16b

图5-15 （a和b）对能行使良好功能的暂时修复体制取硅橡胶印模，指导技师制作基底支架。先在石膏模型的基牙上涂布分离剂，待分离剂干燥后，把基牙代型浸泡到熔化的热蜡里，浸泡区要越过牙体预备的终止线以预防蜡的收缩。（c和d）蜡基底结构初步制作完成后，用刀片向基牙方向倾斜切掉边缘线以内的1mm蜡。（e）取下蜡基底冠或基底支架，去除在基牙上越过边缘线的蜡。（f）将蜡基底冠放回代型上，用电热蜡刀重新将蜡添加到蜡基底冠的边缘上。（g）待蜡硬固以后，用特殊的工具去除多余的蜡直到蜡基底冠的边缘到达牙体预备终止线的蓝色铅笔标记线处。（h）在以上的操作中都需要在立体显微镜的观察下完成。

图5-16 （a）金属基底延伸到终止线处会在龈上区域产生暗影，使牙龈看上去发灰黑色。（b）金属边缘向内减少1mm可以很好改善牙颈部区域的透光性，看上去比较明亮，没有暗影。

修复体的基底结构

全瓷

全瓷冠或全瓷桥没有金属基底结构，使全瓷修复体具有非常好的透明性，因此更自然美观。然而不同的全瓷基底支架材料有不同的光学和机械性能。全瓷修复体和金属烤瓷修复体一样，都需要以基底冠支持饰瓷层以保证最终修复体达到最大的抗力。

二氧化硅全瓷

二氧化硅全瓷材料最大的优势在于它能实现非常逼真自然的外观，这归功于该材料良好的透光性[55-56]。但它的抗力较差，抵消了它的优点[57-59]。

长石质全瓷材料

长石质瓷材料传统地用于金属烤瓷修复的瓷层，它非常适合制作铂金烤瓷的饰瓷。由于该材料可以很好地黏附于牙釉质，可以不用制作基底冠而把它直接粘接到酸蚀过的基牙上，因此虽然长石质瓷的体外挠曲强度很低（约100MPa），但它在临床应用的可靠性却很高[60-64]。

玻璃陶瓷

由于在玻璃基质内加入了特殊晶体以后使玻璃陶瓷的强度增加，例如加入白榴石（IPS Empress，Ivoclar Vivadent）或者加入二硅酸锂盐（IPS Empress 2和E-Max，Ivoclar Vivadent），增强型玻璃陶瓷材料不仅可以用于制作整体厚度的铸造修复体，也可以铸造或压铸成基底冠或基底支架。这种材料制成的基底结构有很好的抗力（Empress：120MPa[57-59]，Empress 2和E-Max：350~400MPa[65]）保证了单颗牙齿修复尤其是前牙区修复的可靠性。

热压铸造 失蜡铸造法是铸造基底冠或基底支架的典型方法（图5-17a~图5-17d）。在特殊温度下，瓷基底冠或基底支架在真空中受到热压成形以保证边缘的适合性（图5-17e和图5-17f），一般先制作好最终修复体的蜡型或制作出基底冠的蜡型（图5-17g和图5-17h），再进行热压铸造。现在这些修复体可以用计算机辅助设计和计算机辅助制造（CAD/CAM）。与最终修复体有关的信息被传输到牙科专用的CAD/CAM机器里，再用特殊的瓷块自动研磨成基底冠或基底支架，把瓷层熔附于其上形成最终的修复体（E-Max CAD，Ivoclar Vivadent）。

> 图5-17a

> 图5-17b

> 图5-17c

> 图5-17d

> 图5-17e

> 图5-17f

> 图5-17g

> 图5-17h

图5-17 （a和b）对可行使良好功能的暂时修复体制取硅橡胶指导印模，在其指导下制作蜡基底冠。（c~f）以失蜡铸造技术制作完成瓷基底冠。（g和h）把瓷基底冠从热压铸道上切割下来，在进一步堆塑瓷层以前，要把它们复位在主工作模型上，检查密合度。

修复体的基底结构

高强度瓷

高强度瓷包括氧化铝瓷和氧化锆瓷，它们被广泛用于铸造修复体基底冠或基底支架的制作，尽管这种材料不太透明，但它们的硬度足够承受较大的咬合力，特别是在后牙区。

氧化铝

体外测试的结果表明，氧化铝基底冠的挠曲强度比较高[72,73]（500~600MPa），高纯度烧结的致密氧化铝（Procera, Nobel Biocare）既可以制作前牙修复体也可以制作后牙修复体[74-76]。氧化铝其他材料体系的（VITA In-Ceram Alumina, VITA Zahnfabrik）光阻射量和透射量能达到固有平衡，因而改善了修复体的美观效果。由于在很多情况下该种材料不用增加光阻射层即可掩盖牙齿的变色，它常被建议用在变色牙的修复中。

CAD/CAM 近年来，利用CAD/CAM技术制作修复体支架的方法得到了越来越广泛的应用。先用以计算机控制的扫描仪扫描石膏模型，并转换成数字信息再创建与修复体有关的三维数字化虚拟模型[77-78]。在设计阶段，技师用数字化蜡型技术在计算机的屏幕上确定预备体终止线的位置（图5-18a），接着形成虚拟的基底冠（图5-18b）。依据硅橡胶指导印模的体积大小，设计基底冠的外形以便能支持均匀厚度的瓷层，尤其是要使以后切端和咬合面区的瓷层达到适当厚度。如果设计全瓷修复的肩台，基底冠的边缘线必须在牙体预备终止线以内1~2mm（图5-18c和图5-18d）。包含了制作基底冠所有数据的文件以电子信号形式传送至加工中心，在那里基牙的图像被按比例放大，以抵消最后瓷烧结时的收缩。采用与烧结温度近似的热铸压温度把氧化铝压铸到基牙上成形（绿色阶段）。压铸以后，研磨氧化铝冠的外表面，达到不同类型和位置的修复体所要求的厚度（0.2mm，0.4mm，0.6mm）。把基底冠从加大了的基牙上取下，置于炉内烧结成最终所需要的体积大小（图5-19）。

图5-18 （a）在通过扫描基牙而获得的计算机图像上确定牙体预备的边缘位置。（b）必须用这种方式设计基底冠或基底支架，使所承托的瓷层达到均匀厚度。（c）如果需要全瓷肩台实现牙颈部的美观，必须把基底冠的终止线设计在轴壁和肩台交界处，位于牙体预备终止线以内。（d）让基底冠的边缘明显变短，肩台可容纳全瓷冠的边缘。

418

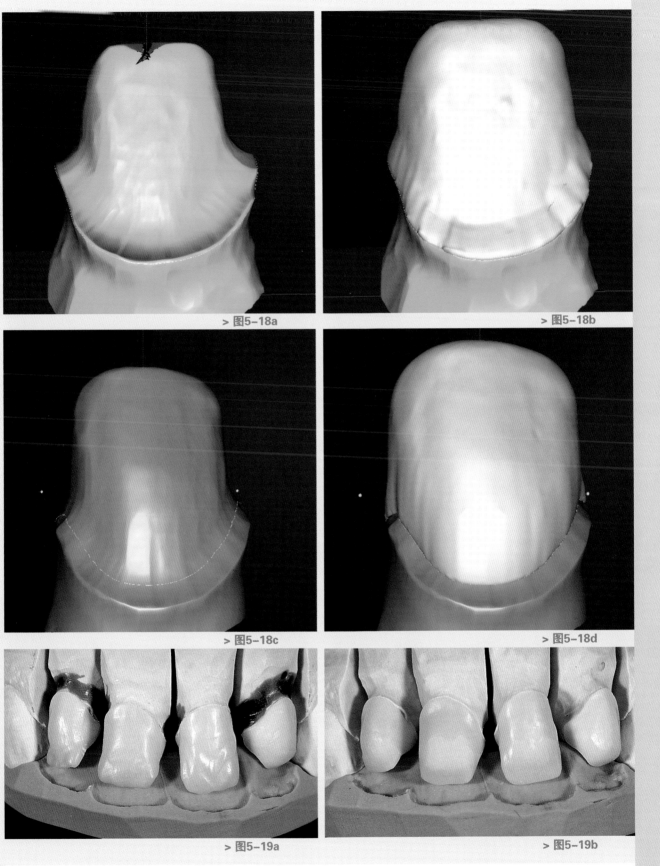

> 图5-18a

> 图5-18b

> 图5-18c

> 图5-18d

> 图5-19a

> 图5-19b

图5-19 采用双重扫描技术将基底冠放置在主工作模型上；记录边缘的密合性及在硅橡胶印模指导下完成的最终基底冠的体积。（a）为了去除模型基牙上的倒凹和便于扫描，把绿蜡放置于牙体预备边缘之外。（b）瓷层堆建以前，基底冠要经过烧结。

修复体的基底结构

氧化锆

由于氧化锆非常坚固，在体外测试的挠曲强度非常高（1100MPa），非常适合于制作后牙单冠、固定桥[79]乃至跨越整个牙弓的长桥。

CAD/CAM 和前面介绍的以CAD/CAM技术制作氧化铝基底冠或基底支架的方法一样，加工氧化锆的基底冠的软件包括基牙形态扫描输入和用计算机设计软件设计基底支架的体积形态（图5-20）。一旦氧化锆的基底支架制作完成，它们就被送到制作瓷层的技师那里堆建瓷层（图5-21）。

氧化锆基底冠或基底支架可以用两种方法制作 第一种方法是切削致密烧结后的氧化锆瓷块（DSC Precident，DC Zirkon，Dentsply Austenal；Smartfit 3D，Kotem Technologies）。这种基底结构在烧结处理时不会收缩，但有其他缺点，比如需要更长的切削时间，切削时在基底冠或基底支架上可能形成微裂痕[79]。第二种方法是切削未完全烧结（绿色阶段）的软质氧化锆瓷块，为了能在主工作模型上获得合适的修复体外形体积，正好抵消氧化锆基底冠烧结时收缩的量，基底结构被设计切削成的体积大于实际基底冠或实际基底支架的体积，根据不同的氧化锆材料系统，增大的比例 > 25% ~ 30%。以下品牌的瓷材料系统适合采用这种技术：Procera（Noble Biocare），Lava（3M ESPE），Everest（KaVo Dental），Cercon（Dentsply Ceramco）和Cerec InLab（Sirona）。与第一种方法比较，软质氧化锆瓷块的切削时间明显缩短。

热铸压基底结构 该技术把二氧化硅全瓷材料压铸至氧化铝或氧化锆的基底冠上，应用非常普遍，采用热铸压技术也可以热铸压成整个修复体，再用表面上色技术完成最终修复体的制作，也可以只热铸压出牙本质层（在牙本质层上堆塑牙釉质），使修复体获得自然外观（瓷层堆建技术）（图5-22）。为了得到理想的美观效果，可以磨短前牙基底冠的颈部边缘，为压铸饰瓷留出空间。二氧化硅饰瓷被热铸压到基底冠上以后，可以把一层结构进行酸蚀粘接。由于二氧化硅材料的透光性好，这种技术可在牙颈1/3的区域创造理想的美观效果。

图5-20 （a~f）当修复体的边缘被确定后，用数字化设计软件对基底冠或基底支架的形态体积进行必要的修改，使它们所承托的瓷层达到均匀厚度。

图5-21 （a和b）制作氧化锆基底冠。

图5-22 （a和b）饰瓷层和表面染色材料。饰瓷层的蜡型制作完成后，再利用失蜡铸造技术把二氧化硅饰瓷热铸压在氧化锆或氧化铝基底冠上。

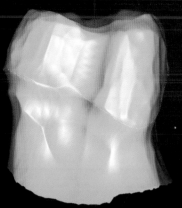

> 图5-20a

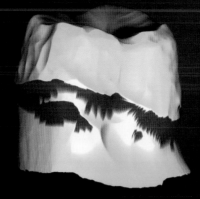

> 图5-20b

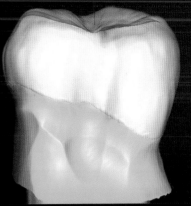

> 图5-20c

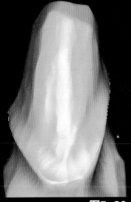

> 图5-20d

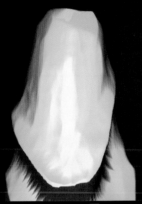

> 图5-20e

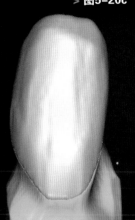

> 图5-20f

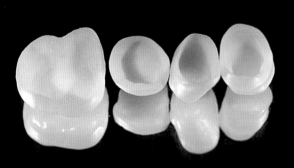

> 图5-21a

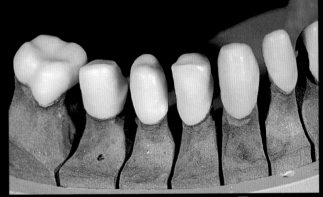

> 图5-21b

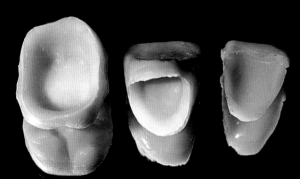

> 图5-22a

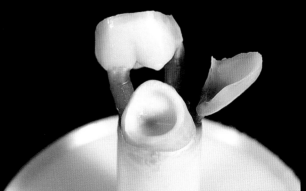

> 图5-22b

修复体的基底结构
——固定局部义齿

设计连接体是制作固定桥支架最精细的部分之一。这些区域必须有足够的体积抵抗支架的折断，但其设计又必须做到能使缺牙间隙区的桥体颈部得到适当的清洁。

金属烤瓷修复体

金属烤瓷桥是各种固定局部义齿中最坚固的类型，制作技术非常可靠，很少出现意外问题[31,81-82]。为保证金属烤瓷桥的基底支架有足够的抗力，桥体与固位体连接区的截面积需要达到6~9mm²（图5-23）。要注意的是，如果邻接区域不能得到有效清洁，可能会把连接体设计得更靠近冠方，但是，容易暴露咬合面上的金属。和全瓷材料不同，如果出现修复体的松动，可以把完整的旧金属桥体切割下来与新的桥基底支架焊接在一起，不一定需要制取新的金属桥体印模。

全瓷修复体

随着全瓷材料强度的增加，意味着可以用它们来制作固定义齿修复的支架。根据所选择的全瓷体系。不特指某种所用的全瓷材料，需要注意以下的普遍原则：

- 在基底冠或支架的研磨修整阶段，必须适当喷水进行冷却
- 避免在基底冠或支架上形成锐尖、棱角及倒凹

玻璃陶瓷　二硅酸锂增强型的玻璃陶瓷（E. max，Ivoclar Vivadent），可以用来制作三单位前牙固定桥，但不能跨越过第一前磨牙（图5-24）。尽管这类材料能保证非常自然逼真的外观，但需要小心选择病例的适应证以避免因过大的咬合力导致修复体折断[71]。连接体的截面积要保证达到足够的抗力（最好达到12~16mm²），但如果面积过大，不能把固定桥的各个部分合理分开，会影响邻接区和美学区域的清洁。

图5-23　（a~d）确保基底支架蜡型的连接体有合适的高度，但仍需保证瓷层有足够厚度的空间，技师根据选择好的合金完成种植体和天然牙修复体基底冠或支架的铸造过程。

图5-24　（a~d）参照硅橡胶指导印模（模板）制作好蜡型，再有二硅酸锂增强型的玻璃陶瓷制作固定局部义齿的支架，为表面釉质层留下适当的修复空间。

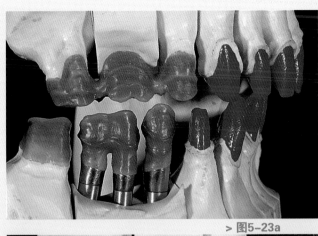

> 图5-23a

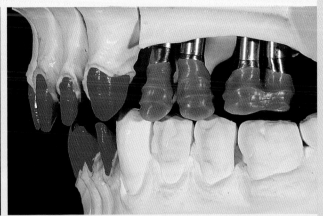

> 图5-23b

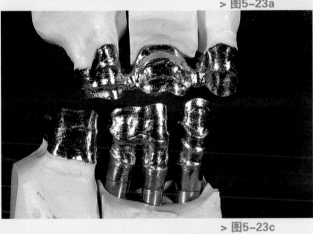

> 图5-23c

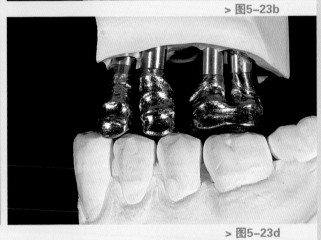

> 图5-23d

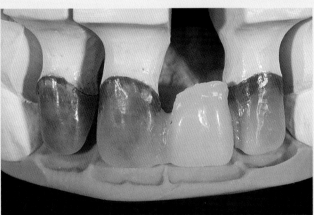

> 图5-24a

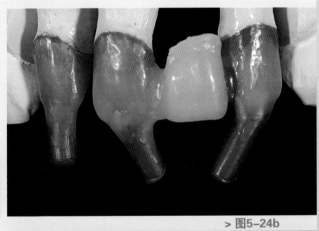

> 图5-24b

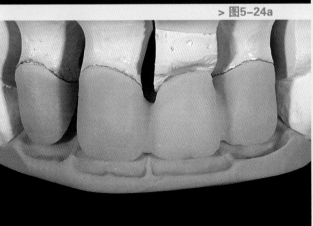

> 图5-24c

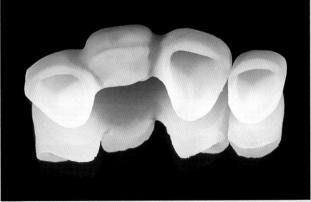

> 图5-24d

修复体的基底结构
——固定局部义齿

氧化铝基底瓷 致密烧结的氧化铝瓷材料（Procera AllCeram，Nobel Biocare）只适用于前牙三单位或四单位修复单颗牙齿缺失的固定局部义齿。由于氧化铝的强度较高，即使连接体的截面积受到限制（6~9mm^2），仍可以达到很好的邻间隙形态，有利于清洁，以及在两牙之间有理想的分割区形态（图5-25）。氧化铝全瓷修复体逼真自然的外观与材料的高强度相结合，表明这种全瓷材料是修复前牙的理想材料。关于氧化铝全瓷修复寿命的临床应用调查数据已经促进了玻璃渗透氧化铝陶瓷的应用（VITA In-Ceram Alumina，VITA Zahnfabrik）[83]，也预示虽然没有经过长期临床随访观察的Procera固定局部义齿也能达到非常好的修复效果。

氧化锆基底瓷 在过去的几年里，这种氧化锆基底瓷很受欢迎，因它具有较高的抗力适合口内所有区域的修复，赢得了能对整个牙弓进行固定修复的美誉，因而氧化锆材料在口腔修复中的应用是对以往用金属烤瓷材料修复前牙和后牙的有效革新（图5-26）。据报道，即使在连接体的截面积（6~9mm^2）有限的情况下，仍能使固定桥修复体的各个单位呈现良好分开的自然外观。然而把氧化锆、氧化铝或玻璃陶瓷材料相比，氧化锆基底冠存在一定的光阻射性，尤其在前牙区降低了它的美观性能。实际上，目前氧化锆基底结构的透光性明显低于氧化铝基底结构[77,84]，常有限制地应用在前牙的变色区或存在有金属桩或银汞充填体的基牙上。

图5-25 （a~e）对两颗基牙扫描以后，设计三单位全瓷固定桥以及连接体，即使此病例连接体的截面积（9mm^2）有限，采用氧化铝全瓷修复仍可以在前牙区达到美观效果。

图5-26 （a~c）用氧化锆全瓷材料制作后牙固定局部义齿，其修复过程包括扫描基牙、设计连接体、制作修复体基底支架和饰瓷层。

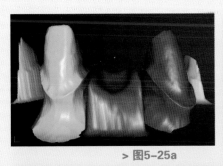
> 图5-25a

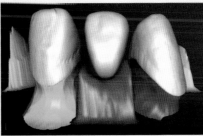
> 图5-25b

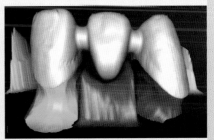
> 图5-25c

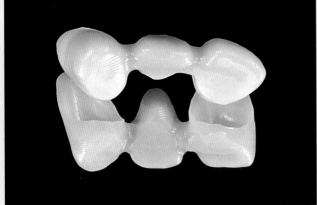
> 图5-25d

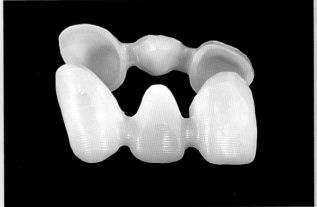
> 图5-25e

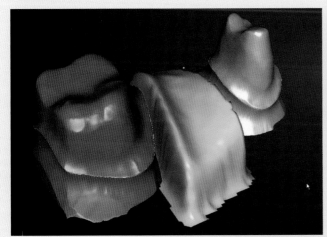
> 图5-26a

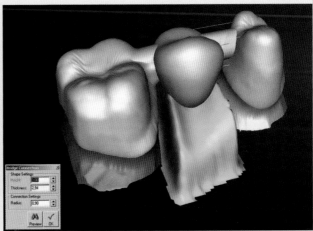
> 图5-26b

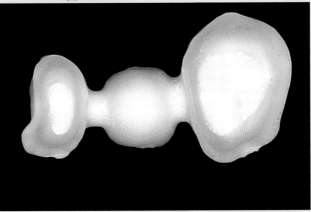
> 图5-26c

■ 修复体的基底结构 ■
金属烤瓷、全瓷

临床修复的考虑与应用

牙体预备　由于金属烤瓷修复体的多用途性和可靠性，使牙体预备的方法不同，即使在同一颗牙上，牙体预备的方法也不同，金属边缘位于垂直向牙体预备区，全瓷边缘位于水平向牙体预备区（肩台或浅凹斜面肩台），与全瓷修复时需磨出环状肩台和浅凹斜面肩台相比，金属烤瓷修复时在不同位置牙体预备的类型不同，磨除基牙牙体组织的量较少，可以最大限度地保存剩余牙体组织。尽管尚无足够的研究证据，氧化锆材料应该是个例外。由于它的强度很高，可以制作无明显肩台的修复体全冠边缘（图5-27）。

松动处理　评价修复材料优点和缺点另的一个因素是如果固定局部义齿出现松动，是否有可能用切盘分开各部分再重新焊接。这种解决方法只适用于金属烤瓷桥修复；不能用于全瓷桥修复。全瓷修复基底支架出现任何松动迹象都需要拆除，制取新的印模及重新完成后续制作工作。

折裂方式　全瓷的裂纹经常贯穿整个瓷层，不像金属烤瓷修复体的裂纹一般局限于瓷层，从而有可能保留金属基底支架，全瓷修复体出现折裂后一般都需要重新制作（图5-28a和图5-28b）。

　　然而需要注意：氧化铝以及氧化锆全瓷修复体的裂纹与金属烤瓷修复体瓷层裂纹的形式相似：通常不到达基底层，仅局限于上方瓷层内（图5-28c和图5-28d）[65]。

图5-27　（a）为了最大限度地保存牙体组织，有些病例只能进行最少量的牙体边缘预备（刃状，浅凹斜面肩台）。（b~d）对于这样的病例，可设计采用单纯氧化锆的边缘，并且延伸到牙体预备的厚度足够包括基底冠及饰瓷的区域，防止进行过度的牙体预备。

图5-28　（a和b）氧化硅玻璃陶瓷的裂纹通常会影响饰瓷和基底结构。（c和d）而抗力值更高的全瓷修复体（氧化铝和氧化锆全瓷材料）的裂纹通常局限在饰瓷层内。

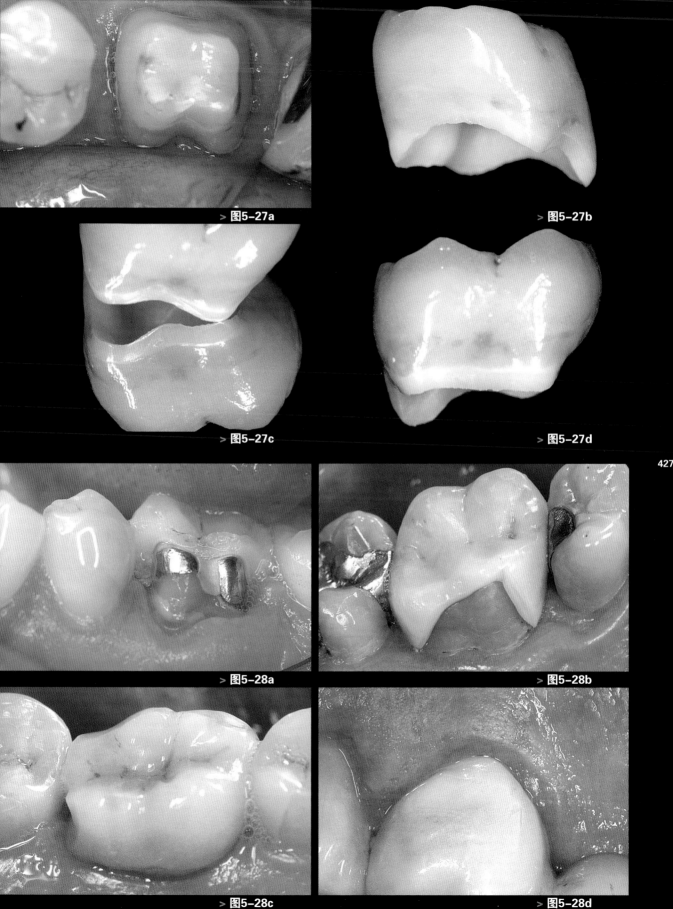

> 图5-27a

> 图5-27b

> 图5-27c

> 图5-27d

> 图5-28a

> 图5-28b

> 图5-28c

> 图5-28d

基底结构的制作

病例1 ～ 病例3

　　列举3个临床实例逐步说明如何通过诊断性评估选择修复材料和制作合适的基底冠或基底支架。技工室在登记技工检查设计单时，临床医生必须与技师良好沟通，明确所选定的材料及品牌系统。这几个病例和以前作者进行修复治疗的类似病例一样，依据从暂时修复体制取的硅橡胶指导印模（模板）设计最终修复体的基底冠或基底支架，因为模板反映了已经在口内戴用了足够时间并经过了功能检验的暂时修复体的大小。

病例1

　　上颌6颗前牙选用了全瓷修复体（图5-29）。基牙颜色正常，因而作者选择玻璃陶瓷材料进行修复（Empress, Ivoclar Vivadent）。尽管玻璃陶瓷体在体外测试的抗力值不太高，但它们非常美观自然。修复治疗前，对患者进行少量的初步咬合调整，以保证在正中关系位有稳定适当的咬合关系，降低前牙承受过度殆力的风险。

病例2

　　对此牙周病患者进行了整个上颌牙弓的修复重建，用金属烤瓷联冠兼牙周夹板的作用固定修复余留牙齿（图5-30）。采用金属烤瓷修复系统进行联冠的设计修复时，在同一个预备体的不同区域可以选择不同类型的牙体边缘预备方式，允许存在适当的变化。通过水平向牙体预备可以支持金瓷结合边缘，满足唇面的美观需求，且垂直牙体预备可以支持金属边缘保存更多的舌侧牙体组织。金属烤瓷修复的另一个优点是当基牙松动尤其是患有牙周病时，可以把修复体支架的桥体部分用切盘切割下来再重新焊接应用。

病例3

　　前牙单冠修复的病例推荐选用全瓷冠达到理想的美观效果（图5-31）。考虑到在此病例的下颌后牙区不仅需要制作全冠，还要制作固定局部义齿，因此选择了金属烤瓷的修复系统。在此病例开始修复治疗时，目前已广泛应用的高强度全瓷材料还尚未在临床上得到应用。

病例1

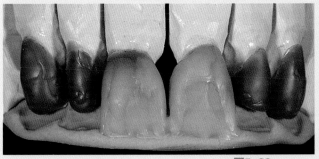

> 图5-29a

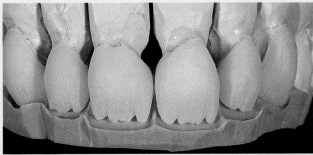

> 图5-29b

病例2

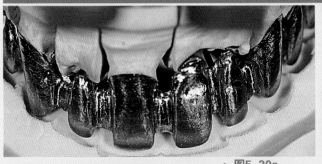

> 图5-30a

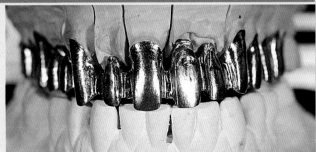

> 图5-30b

病例3

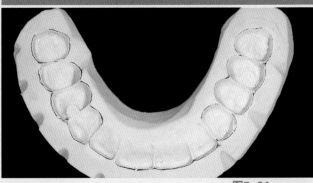

> 图5-31a

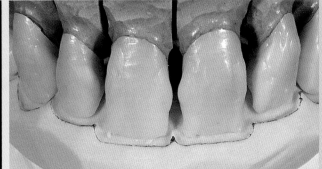

> 图5-31b

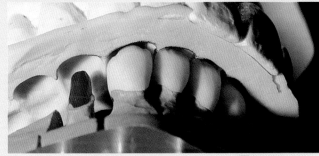

> 图5-31c

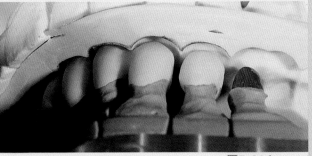

> 图5-31d

图5-29　（a和b）先制作金属基底支架的蜡型，对功能性暂时修复体制取硅橡胶指导印模，在其指导下制成玻璃陶瓷修复体。

图5-30　（a和b）完成金属支架的制作以后，为瓷层留下较大的修复空间。

图5-31　（a和b）技师先参照上颌牙弓舌腭侧的指导印模完成上颌金属基底冠的制作。（c和d）再把硅橡胶指导印模复位至对颌的上颌模型上，制作完成下颌的金属基底支架。

临床

试戴修复体的基底结构

边缘适合性：固定局部义齿

除了要在主工作模型上检查支架有无翘动及边缘密合性外，临床医生还要在口内进行同样的检查。

金属烤瓷 如果在放大镜的辅助下观察到金属基底冠或支架有轻微翘动，必须利用高流动性的硅橡胶印模膏涂布在金属基底结构的组织面上，并在预备体上就位，显示影响就位的摩擦障碍干扰区（图5-32a和图5-32b）。这些干扰区多存在于预备体轴壁和𬌗面的交界处。在这种情况下，为了防止过多磨除金属基底冠的组织面，甚至穿孔，主要是用球钻微量磨除基牙预备体上存在干扰的区域。如果仍不能消除基底冠或基底支架的翘动，要用切盘分割开固定桥的各个部分，并使它们分别就位，利用高流动性的硅橡胶材料检查每一个基底冠或支架组织面上的干扰点以及边缘密合性（图5-32c和图5-32d）。在临床上完成上述过程比较困难，尤其在邻接区域[86]。此时最好利用密合检查指示剂（Fit Checker，GC Dental），经检查磨除影响就位的干扰点后，会明显改善基底冠的就位情况[87-89]。此后，固定桥被切开

的各个部分用最少量的丙烯酸树脂重新连接，制取𬌗记录，在焊接基底支架前把𬌗记录一同转达给技师。基底支架完成焊接后需要转回临床进行再次试戴，而后，技师开始烤瓷。

全瓷 全瓷修复体与金属烤瓷修复体不同，为了防止瓷层的微小裂纹不断加深，不论在模型上还是在口内，都不能存在与基牙之间影响就位的干扰点（图5-33）。辨别确定咬合接触过紧的区域，可使用深色的硅橡胶印模材料检查咬合。如果全瓷基底支架存在任何的翘动，都不可能像金属基底支架那样切开固定局部义齿的各个部分重新进行焊接。

边缘适合性：单冠修复

单冠的印模应清晰准确，使技师能制作出非常精确的基底冠。单冠修复时一般不需要单独在口内试戴检查基底冠边缘的适合性。工作模型和临床实际情况之间的差异可能会影响单冠修复体最终的适合性，试戴制作完成的最终修复体时直接进行口内检查。目前，由于材料和技术的可靠性已极大降低了这种差异。

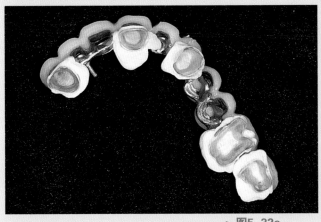

> 图5-32a

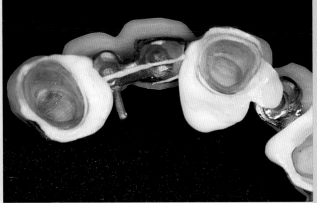

> 图5-32b

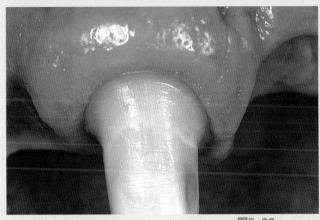

> 图5-32c

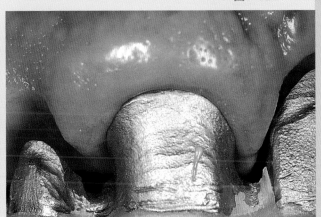

> 图5-32d

431

病例3

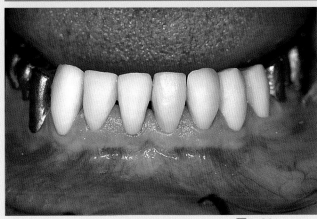

> 图5-33a

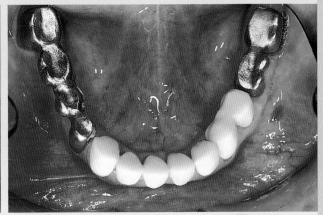

> 图5-33b

图5-32　（a和b）硅橡胶印模材料可以指示出影响基底冠就位的阻力区域。（c和d）口内照片显示此最终修复体的边缘适合性良好。

图5-33　（a和b）检查下牙弓的基底冠和基底支架，前牙区用全瓷冠修复，后牙区用金属烤瓷冠桥修复。

临床试戴检查

■ 修复体的基底结构 ■
预防性瓷层模拟体（PS）

先在硅橡胶指导印模的指导下制作完成修复体基底支架，在开始烤瓷以前，技师可以为临床医生制作一个模拟最终修复体牙冠中部、切缘与殆面区瓷层的暂时树脂材料的模拟体（PS），检查模型上殆架的精确性。把自凝树脂灌注到新的硅橡胶模板中（图5-34a），然后覆盖在基底冠及基底支架的切端和殆方1/3，完成瓷层暂时模拟体的制作，注意不要把自凝树脂覆盖到牙颈部的基底结构上（图5-34b）。彻底去除基底结构牙颈部区的所有自凝树脂，使临床医生能在口内更好地检查基底结构上牙颈部区的边缘封闭性，尤其在邻间隙区，以及检查殆关系。

预防性瓷层模拟体既可以用于金属烤瓷修复也可以用于全瓷修复过程。它的基本功能是帮助医生和技师确认模型在殆架上的准确性（交互咬合）。也可以检查上下牙弓之间的咬合关系、前牙切端的位置和前牙的长度。应用预防性瓷层模拟体可以提前发现因为模型的位置不够精确造成的暂时修复模型定位与口腔实际情况的差别。提前纠正交互咬合位置的错误，防止最终修复体制作过程的问题一直延续到

临床试戴时才发现，避免大量调磨已经烤瓷的修复体。可以说制作及试戴修复支架上的预防性瓷层模拟体在节省修复工作时间和保证工作质量方面具有不可估量的作用。

有时在试戴预防性瓷层模拟体（PS）的过程中，发现它与临床实际咬合关系有微小差异，可能是因为PS制作中自凝树脂的聚合收缩以及修复制作步骤产生的不可避免的微小变化造成。临床上必须对修复体基底支架进行调整，使之与暂时修复体达到同一位置（图5-34c~图5-34j）。把基底支架送回技工室，去除瓷层模拟体的树脂，技师开始堆建瓷层，并保证医生在试戴最终修复体时，只需稍做调改就可达到美观和功能的完美整合性。

有时，模型上殆架的位置不正确，检查咬合接触时发现了这一较大的差异，临床医生需要在正中关系位制取新的殆记录，把模型重新上殆架。在制作最终修复体之前，最好重复进行预防性瓷层模拟体的制作和临床检查。

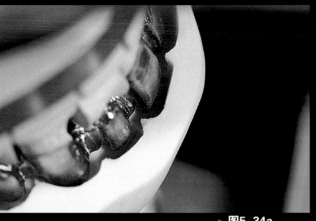

> 图5-34a

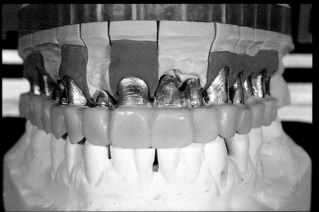

> 图5-34b

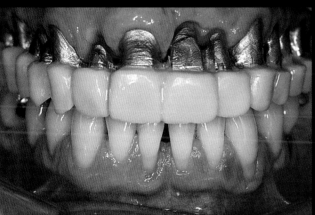

> 图5-34c

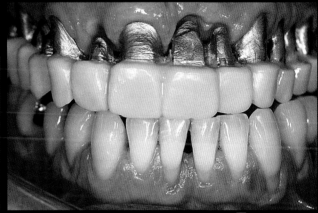

> 图5-34d

433

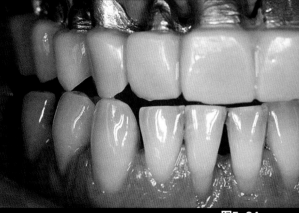

> 图5-34e

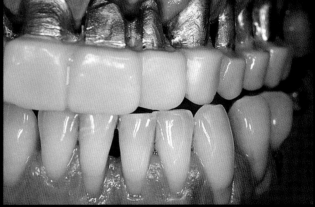

> 图5-34f

图5-34 （a和b）为了检查把石膏模型上𬌗架的精确性，技师把自凝树脂灌注到修复体基底结构与新硅橡胶模板之间的间隙里，为临床制作瓷层的暂时树脂模拟体（PS）。（c~f）用这种方法，医生可观察静止状态（正中关系位）和功能运动中（随意运动）的咬合关系，如果瓷层模拟体与暂时修复体的位置相同，说明模型上𬌗架的位置正确。（g~j）通过记录对比暂时修复体与预防性瓷层模拟体在VDO位时的垂直距离数值、牙冠长度值，可以进一步证实模型上𬌗架的位置是否正确。

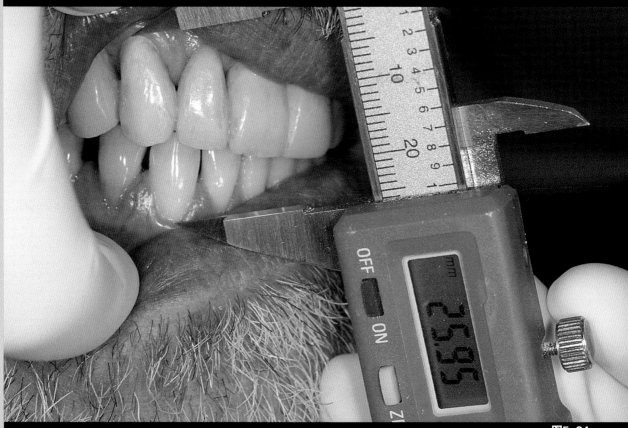

> 图5-34g

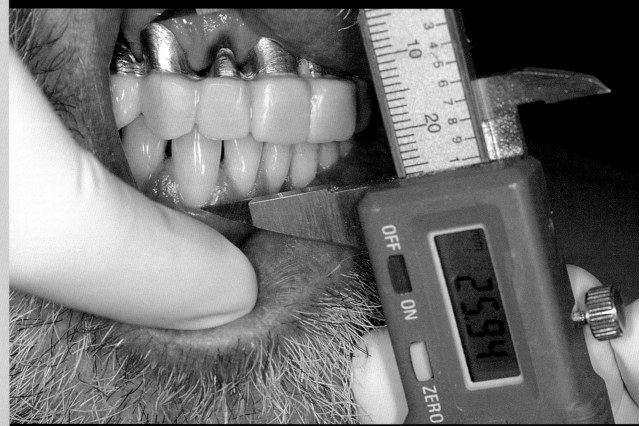

> 图5-34h

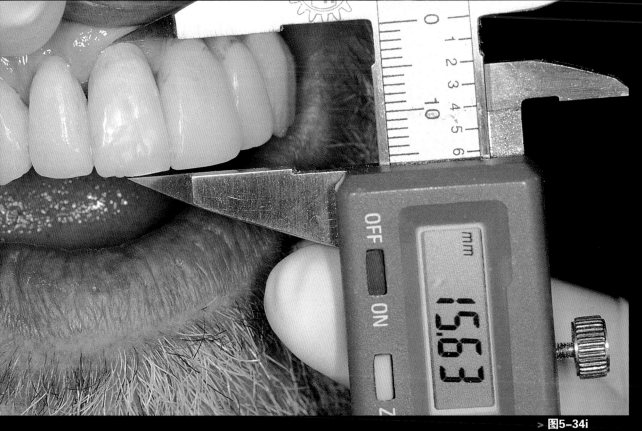

> 图5-34i

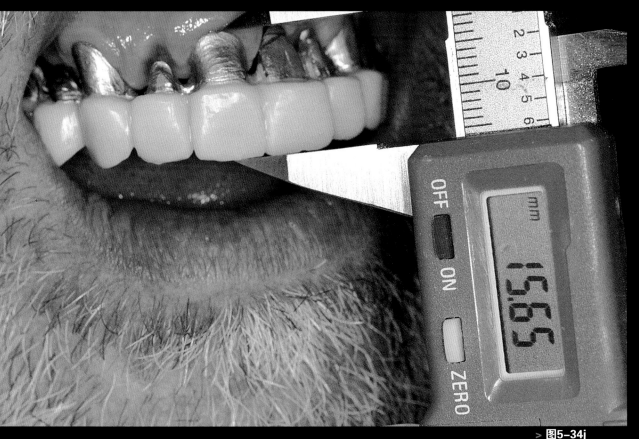

> 图5-34j

最终修复体的制作

加工修复体基底结构

金属烤瓷

金属基底冠或基底支架的表面必须经过处理以保证和瓷层紧密结合，这就要求必须彻底去除失蜡铸造过程中在基底结构表面产生的杂质（打磨器械的微小颗粒，孔隙，不规则的氧化物和其他不完全的氧化物）。因此，选择打磨金属表面的旋转器械很重要。如果研磨钻上黏附了粘接剂的颗粒（比如水门汀、胶）或因沟的制作以及在加工的过程中过度粗糙都可以使合金表面存在很多杂质。在瓷层烧结的过程中这些杂质会气化挥发，在界面上产生气泡，明显影响金属与烤瓷结合的强度[90]。因此推荐使用碳化钨钻针，它可以使金属表面高度光洁无污染（图5-35a～图5-35c）。采用这种研磨工具，金属表面不需要喷砂处理。而应用表面粘有硬质颗粒的钻针后（比如碳化硅、刚玉粉、瓷钻），都要再进行喷砂处理。在对基底冠或基底支架预氧化之前，需要用溶剂清洁表面或使用特殊高压设备产生的饱和蒸汽冲洗表面，彻底清除因研磨金属支架产生的杂质及残留油脂（图5-35d）。

金属基底结构的预氧化 预氧化的加热过程包括下列步骤：在烤瓷炉内预热金属基底冠或支架，逐渐升高温度直至烧结遮色瓷层的温度，保持10分钟[91]。加热的温度和时间取决于合金的不同类型，要达到理想的预氧化层必须依照铸造烤瓷说明书并经过实际验证。这一过程使金属表面产生了一个均匀的氧化层，有特定厚度和颜色，从而保证金属基底结构和瓷层之间较强的化学结合。有时，为增加氧化层的厚度、数量和改善质量，需在覆盖遮色瓷层前重复加热。

全瓷

为了使全瓷饰瓷层内产生微裂纹的可能性降到最小，全瓷基底冠或支架上任何可触及的尖锐凸起都要用钻磨光滑，同时喷水降温（图5-36）。不管全瓷基底冠或支架是否平滑，都需要用饱和蒸汽冲洗表面，彻底去除残余污物。堆建瓷层以前，有些学者推荐并采用50μm氧化铝颗粒对全瓷基底冠或支架喷砂处理，但现在对这种做法仍有争议。

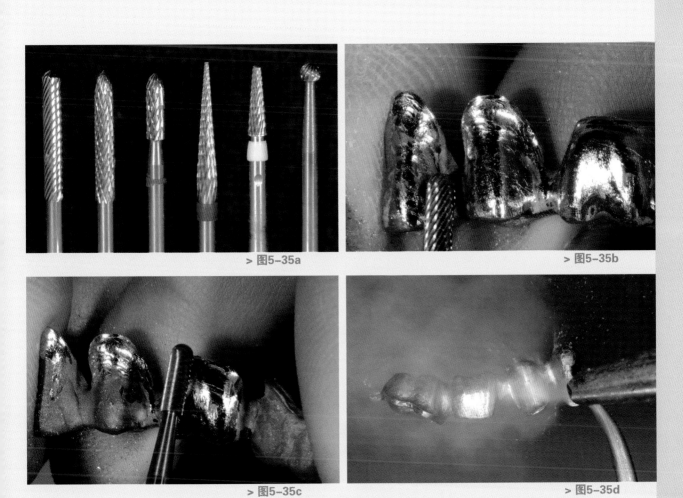

> 图5-35a

> 图5-35b

> 图5-35c

> 图5-35d

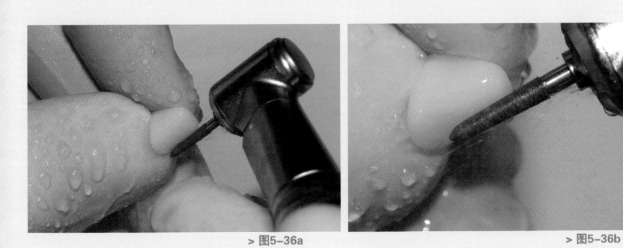

> 图5-36a

> 图5-36b

图5-35 （a和b）图示不同形状大小的碳化钨钻，用于研磨抛光金属基底冠或支架。（c和d）用饱和蒸汽冲洗可彻底去除支架表面的杂质。

图5-36 （a和b）需要调改瓷基底冠或支架时，要用涡轮钻进行磨改，同时必须有足够的喷水降温，预防可能产生的微裂纹。

最终修复体的制作

瓷层制作

咬合指导印模 技师根据从暂时修复体制取的硅橡胶指导印模，可以把暂时树脂冠的美观和功能特征转移到最终修复体上（图5-37a），堆建瓷层的技师运用良好的技术和创造力。参照模板的咬合位置，专门负责完成塑形瓷层的工作（图5-37b）[31,81-82,95]。技师要复制与暂时修复体相同的切缘和牙齿的轴向排列，技师还要确定切缘结节的正确位置、牙齿的半透明性、釉质的颜色和透明度（图5-37c ~ 图5-37e，图5-38a ~ 图5-38e和图5-39a ~ 图5-39h）。而后，去除指导印模，进行少量调整使牙齿的外形轮廓更自然、更理想。硅橡胶的指导印模非常有用，在功能方面，它可以指示𬌗平面，更重要的是它复制了上前牙舌侧窝的形态。在随后的病例里，由于上前牙舌侧窝的形态不影响外观，初次烧结时可以用单层体瓷成形，依据指导印模复制出已经过临床功能检验的暂时修复体的前导。第一次烧结瓷层时会产生不可避免地收缩，这很容易通过增加釉质瓷层进行补偿，直到可以精确复制咬合运动路径的形态与厚度。最后一层薄瓷的塑形不再需要指导印模的帮助，只要把𬌗架切导针放置到"0"位即可。此时检查调改舌侧窝的形态与厚度，依照之前制作的个性化前导，在𬌗架上复制前伸𬌗运动的路径。

颊侧指导印模 颊侧的指导印模仅用在牙本质体瓷塑形的最初阶段。不推荐在制作内插色效果瓷层（釉质和发育突）时应用，因为与颊侧指导印模接触会使瓷层移动，造成牙本质体瓷、釉质瓷和半透明瓷材料的混合，降低美观效果。最后堆建釉质瓷层，确定牙齿的最终外形，上述过程由技师完成。指导印模只是用来最后检查牙体位置。

图5-37 （a）把𬌗舌面指导印模放置在主工作模型上，作为瓷层堆建的参照。（b）把瓷粉在有液体的专用调和盘内润湿。（c和d）牙本质体瓷堆建完成后，加入并塑形各种效果瓷的区域。（e）增加釉质瓷和乳光瓷。模板的支持有助于把材料稳定定位到理想的位置。

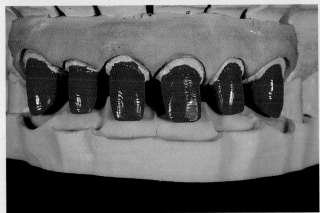

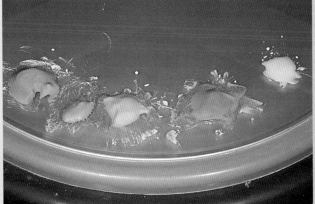

> 图5-37a

> 图5-37b

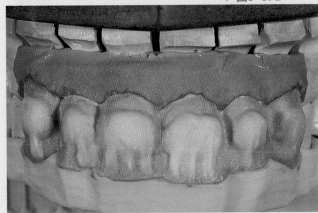

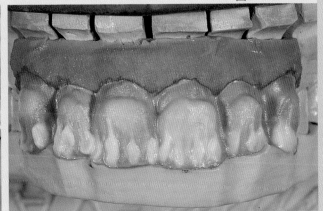

> 图5-37c

> 图5-37d

439

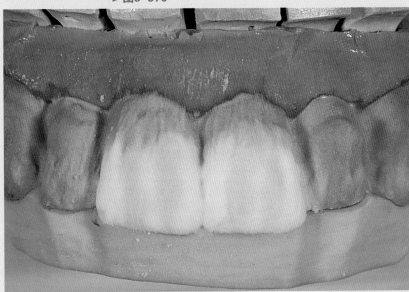

> 图5-37e

病例2

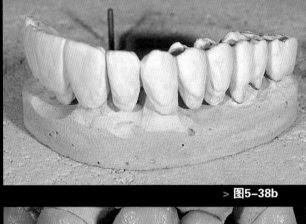

> 图5-38a

> 图5-38b

> 图5-38c

> 图5-38d

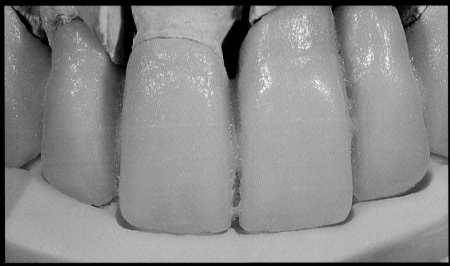

> 图5-38e

图5-38　（a）整个牙弓的瓷层堆建完成以后，把切缘／粭面的硅橡胶指导印模复位支撑在对颌模型上。
（b）夹住桥体上延伸出来的金属柄，根据在主工作模型上的位置，把未烧结的修复体转移放在用耐火材料制成的个性化底座上，避免金属支架在瓷层的烧结过程出现变形。（c~e）第一次烧结瓷层以后，瓷层出现烧结收缩，修复体和硅橡胶印模之间的空隙用增加的釉质瓷和效果瓷填充。

图5-39　（a和b）如果采用全瓷修复，最先烧结切端区的效果瓷。（c和d）技师参照硅橡胶指导印模制作釉质瓷层。（e）完成下前牙区整个瓷层的烧结，插入切端的效果瓷已预先烧结。（f）再次增加釉质瓷层，置于烤瓷炉内烧结。（g和h）由于修复体的位置已经被确定，最后的烧结不再需要参照模板。在粭架上制作的咬合印记以及指导印模只用于烧结前的检查。

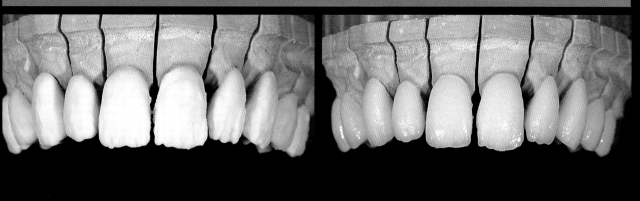

> 图5-39a
> 图5-39b

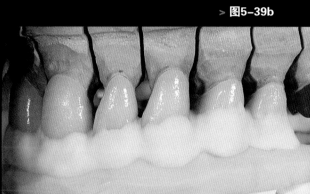
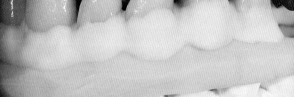

> 图5-39c
> 图5-39d

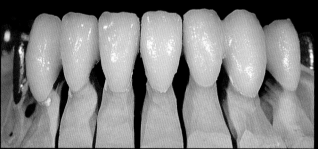
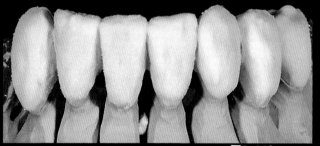

> 图5-39e
> 图5-39f

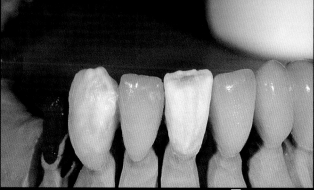
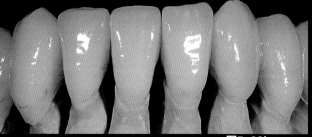

> 图5-39g
> 图5-39h

最终修复体的制作

试戴最终修复体

美学参数

本章节已经讲解了技师参照硅橡胶指导印模，制作基底冠和支架、烤瓷的过程。

> 试戴最终修复体的结果应该能达到与暂时修复体相同的功能、相同的牙冠大小和位置，在各方面都表现出了最终修复效果的原型。

临床医生的任务是在患者嘴唇放松、说话、微笑时仔细检查最终修复体切端位置和牙冠的长度（见第1卷第3章），注意是否仅通过临床上的少量调整就能纠正微小的差异。和在技工室一样，以转线角在修复体的唇面上分区，在口内评估牙冠的外形（见第1卷第5章）和大小比例（图5-40a~图50-40d）。检查邻间接触区的适合性以后，用硅橡胶材料放在最终修复体的内面，在基牙预备体上就位暂时固定，以利于医生检查面部和牙冠唇面的美学参数（图5-40e）。试戴阶段的最终修复体表面缺乏光泽，为了更好地评价它们的外形和透明性，确定技工室在最后上釉烧结前还需要哪些修整，可以在最终修复体的表面暂时涂布上釉剂（图5-40f）或更简单地直接用水涂布（图5-40g）。

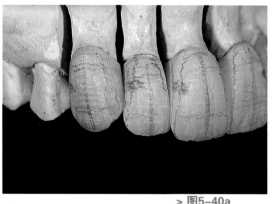

> 图5-40a

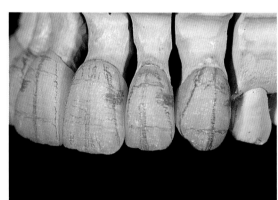

> 图5-40b

图5-40 （a~d）在瓷层表面细微修整的阶段，用转线角把牙体的唇颊表面分成几个区域，仔细观察修改，获得修复体最佳的美观效果。（e~g）利用高流动性的硅橡胶印模膏在口内检查修复体的边缘适合性、美观、咬合关系、颜色等各个方面（上釉和没上釉时）。

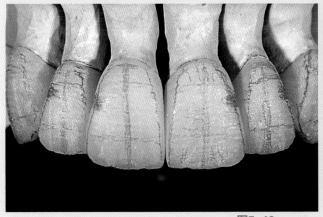

> 图5-40c

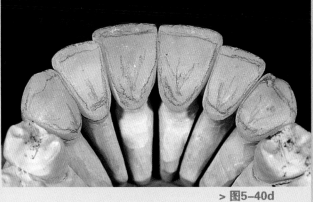

> 图5-40d

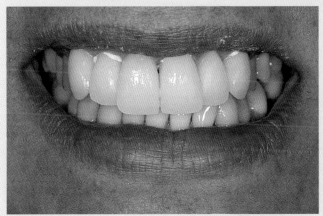

> 图5-40e

443

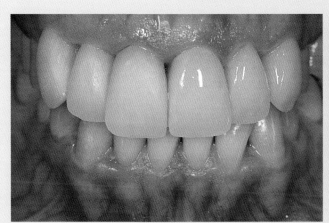

> 图5-40f

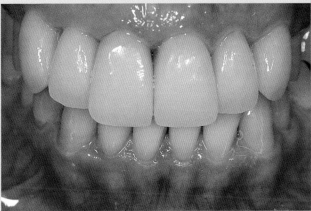

> 图5-40g

试戴最终修复体

功能参数

在最终修复体的试戴阶段进行殆面的调磨非常普遍，但仅仅限于为了达到舒适、稳定的咬合关系而进行必要的少量调磨（图5-41a）。在CR位和MI位，牙尖与对应的窝或边缘嵴的接触必须呈现均匀分布、点状、同步[96-99]的状态，并且达到与暂时修复时同样的咬合垂直距离。用合适的咬合纸（AccuFilm II，Parkell）及只有几个微米厚的金属条（Hanel Shimstock Foil，Coltèe / Whaledent）检查咬合接触点的数量是否足够。为防止在瓷层内形成微小的裂纹，要用喷水的涡轮机细钻针进行调殆。

最大牙尖交错咬合 如果在MI位制作最终修复体，临床医生应该让患者咬合到习惯的位置检查咬合接触点。一旦进行了调殆，要引导患者处于正中关系位，检查在修复体上是否出现了殆干扰。嘱患者进行功能运动，使患者的下颌运动到正中关系位，达到MI位时可以检查到修复体上的殆干扰。在修复体上出现殆干扰时，不会像邻牙出现殆干扰时那样快速地反应，邻牙的本体感受器会立即通知中枢系统出现了何种干扰，而基牙的本体感受刚刚恢复，还不能立即向中枢系统传递信息，因此在修复体行使功能的最初阶段，需要通过对患者的复查调殆，立即终止早接触带来的伤害。

正中关系 对在正中关系位修复重建的患者，医生必须检查修复体长正中（CO-CR）的咬合稳定性。用Dawson Maneuver方法引导患者达到的正中咬合接触，必须和患者自然闭口的咬合位置重合[100]（图5-41b）。对后牙进行修复的病例，医生必须确定在磨牙区能达到稳定和确定的殆接触，以减轻颞下颌关节的负担，尤其是对于诉有颞下颌关节不适或有颞下颌关节紊乱病的患者更重要。

前导 在MI位和CR位进行修复重建的患者，也要检查非正中的咬合运动，保证存在前导，前伸时仅前牙接触，后牙脱离咬合接触[102-106]。下颌向各个方向的运动都要和暂时修复体的运动状态类似，不应存在任何障碍。

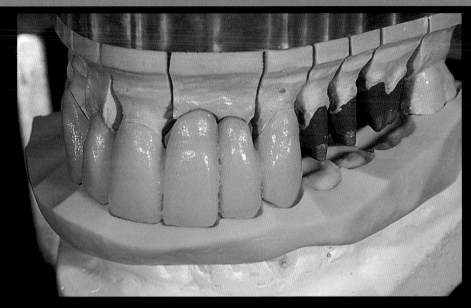

> 图5-41a

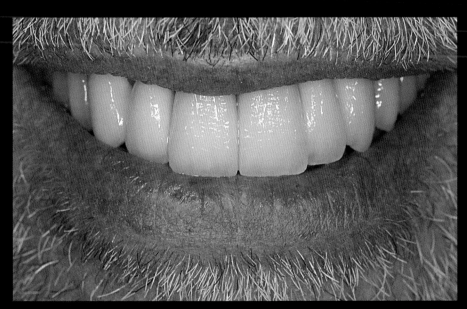

> 图5-41b

图5-41　瓷层第一次烧结后的修复重建照片显示修复体与硅橡胶指导印模之间存在间隙，需要进一步加瓷烧结，增加修复体的体积。（a）在没有戴入固定桥的左侧后牙区，通过观察指导印模，可以看出暂时修复体验面的理想设计形态。（b）在正中关系位进行咬合修复重建的患者，用Dawson Maneuver方法引导患者达到的咬合位置和患者自然闭口时达到的咬合位置必须一致 。

试戴最终修复体

生物学参数

外形　试戴最终修复体首要的目的是使最终修复体达到与暂时修复体相同的生物学完美性。为此，必须认真地复制丙烯酸树脂牙冠颈部的外形（见第390页），然而，把牙冠颈部的外形准确复制到最终修复体上是极端困难的。在去除暂时修复体以后，相应位置的牙龈凹陷，制取的基底冠印模不能获得龈下位置的正确形态，技师所制作的最终修复体不可避免地出现外形体积过小。如果为了使龈沟内牙体边缘清晰，使用排龈线，导致牙龈出现退缩，此终印模获得的信息也不能忠实复制暂时修复体牙颈部1/3区的设计，技师会制作出过大的修复体（图5-42a~图5-42c），推荐采用后一种方法，因为在口内把修复体磨小更容易，遵循和以前操作者用树脂模板达到理想的生物学效果同样的原则，医生在试戴最终修复体时，在口内直接调改减小修复体的外形体积，达到同样的效果（图5-42d~图5-42f）。如果修复体外形过大，可以直接在口内用钻针研磨改变每一侧轴面的凸度，尤其在邻间隙区，改善生物学性能和达到最佳的美观效果。

边缘封闭　验证边缘封闭性以前，必须保证最终修复体已完全就位，与邻牙接触时没有多余的阻力。可以用高流动性的硅橡胶印模膏（FitChecker）检查修复体冠内和边缘的适合性。与试戴基底支架时相比，完成了瓷层的制作以后，往往需要经过调磨修整才能达到修复体的密合性，尤其是金属烤瓷修复体[107-111]。Richter和Ueno[112]的研究已经证明从维护牙周健康方面考虑，边缘的适合性比边缘位置（龈上/齐龈/龈下）更重要。即使在最终修复体与预备体间达到了临床可以接受的边缘间隙宽度，仍需要进一步的牙周维护[13-14]。必须指出即使存在 200~300μm 的边缘间隙，也不一定与新发龋坏及牙周病相关[113-114]，因为微生物的毒力与个体抵抗力起着更为重要的作用[13]。

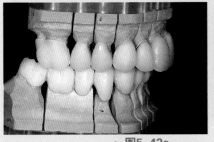

> 图5-42a

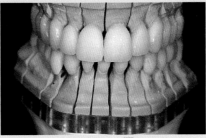

> 图5-42b

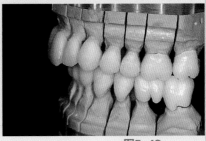

> 图5-42c

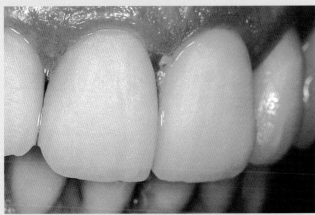

> 图5-42d

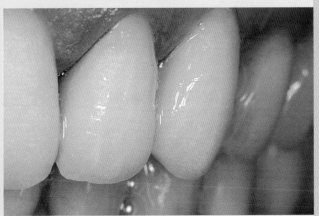

> 图5-42e

447

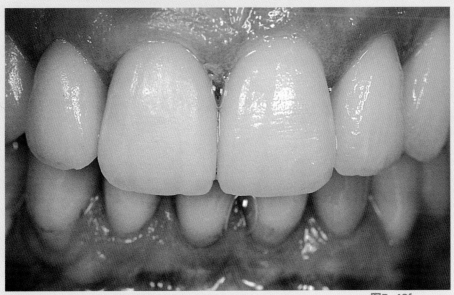

> 图5-42f

图5-42　（a~c）完成瓷层堆建和烧结以后，处于试戴阶段的最终修复体被转给临床医生。（d~f）为了评价上下颌修复重建的美观和功能效果，医生需要认真检查修复体的边缘适合性和修复体的外形，尤其要检查邻间隙区。

缺牙区牙槽嵴 去除暂时修复体以后，围绕缺牙区的牙龈组织出现一定的凹陷，它们可能会阻碍最终修复体的就位（图5-43a和图5-43b）。如果技师为了制作出最终修复体理想的牙齿外形，在牙颈部进行了边缘伸展，就位不良的问题会更突出。在做任何调改之前，如果试戴固定局部义齿出现翘动，可以将它初步就位在基牙上，让患者在原位紧紧咬住棉卷。几分钟后，如果压迫较轻，证明固定局部义齿能良好就位。如果压迫过度，医生只需调改减少修复体向根方的延伸部分，让牙龈适应修复体的新形态，不需要转达给技师做修改。最后，需要确认牙线可以在桥体下方自由通过，使患者能清洁到这些区域。

上釉

修复体试戴合适后转给技工室，技师用高压气枪彻底清洁最终修复体的表面，在超声机内用蒸馏水浸泡并进行超声清洗。技师对照临床试戴时的照片，按医生的要求进行牙体外形的微量修改和颜色的调整，必要时对某些位点加瓷处理。上釉以前，用合适的抛光钻针和橡皮杯，在瓷层表面制作必要的横竖纹理。上釉以后，对金属暴露的部分充分抛光，在瓷层的唇颊面主要用细刷和金刚砂研磨膏上光处理，使修复体的外观尽可能自然逼真（图5-43c和图5-43d）。

后焊接

对于金属烤瓷修复，尤其是复杂病例的修复重建时，最终修复体经常被分切成几个小片段的固定局部义齿，而后再焊接在一起（图5-43e和图5-43f）。为了降低瓷层烧结时金属支架变形的风险，后焊接方法简化了技师的工作。否则，如果对全牙弓的固定局部义齿进行整体制作，每个单位的修复体都需要同时进行瓷层堆建，先堆建的瓷层会逐步变干燥。每区段的修复体上釉以后，把它们转给临床医生制取全牙列的殆记录。技师把每个区段的金瓷修复体焊接在一起时，需要每区段修复体在口内位置的精确殆记录。

448

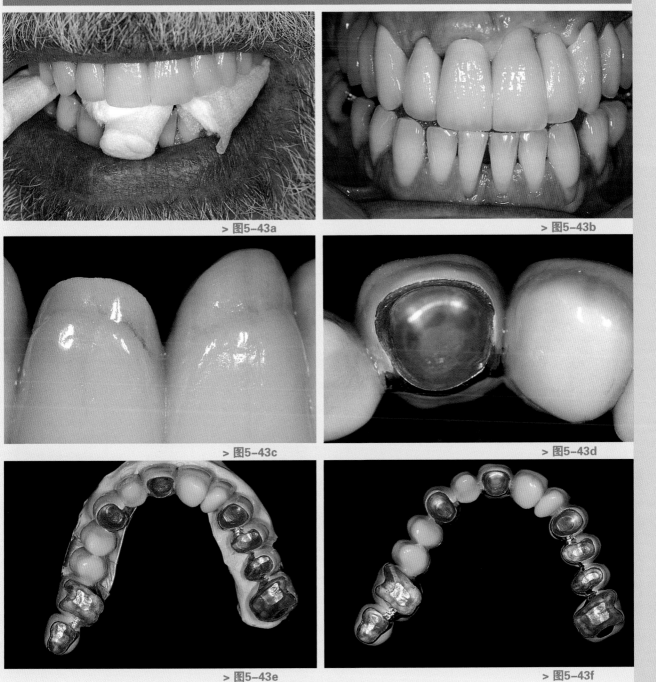

> 图5-43a

> 图5-43b

> 图5-43c

> 图5-43d

> 图5-43e

> 图5-43f

图5-43 医生必须保证所有进行重建修复的每一个最终修复体在口内都非常密合，但允许它们最初对软组织尤其在缺隙区有压迫。（a）如果发生这种情况，让最终修复体在口内初步就位，嘱患者在原位咬棉卷并保持几分钟。（b）照片显示由于修复体的压迫，牙龈区域缺血变白。（c和d）修复体口内试戴步骤完成后，对修复体上釉处理。尽管颊侧的牙体预备量有限，用遮色瓷、体瓷和釉质瓷可以把右上中切牙边缘的金属基底结构完全遮盖，避免出现悬突。（e和f）只有瓷层上釉以后，才能用丁香油氧化锌糊剂制取𬌗记录，再转给技工室将上颌重建的两部分修复体焊接在一起（箭头示）。

戴入最终修复体

在最终修复体上成功复制了功能性良好的暂时修复体的所有特征后，医生才可以不冒任何风险地粘接最终修复体。最终修复体与暂时修复体之间的所有差异应该在试戴时记录下来，并采取补救措施。如果进行了每段修复体的后焊接处理。医生需再次检查边缘封闭情况和有无翘动。

即使经过试戴过程。在修复体上釉处理以后，戴入口内前仍需再次检查修复体在主工作模型上的适合性（图5-44~图5-46）。

选择永久粘接剂之前，医生必须确保修复体在口内邻间接触区的状态与在主工作模型上的接触状态基本一致，尤其是进行单冠修复时。如果修复体的邻间接触过紧，有时在粘接时会妨碍修复体的完全就位。

尤其对于固定局部义齿，应再次评估邻间隙的大小是否能保证有效清洁，检查患者是否已学会使用医生所推荐的家用清洁修复体的工具。最后，认真检查确保瓷层表面尤其金属暴露的区域光滑无划痕，以避免菌斑附着导致牙龈炎症。

让技师为患者制作夜用咬合保护器，尤其是对于复杂病例，这是一条重要的原则。必须让患者常规使用，以控制神经肌肉的活动和预防夜间发生修复体的折裂。

450

图5-44 （a和b）人工牙龈可帮助技师优化6个前牙修复体的美观性。

图5-45 （a和b）去除人工牙龈后，技师可以更好地检查最终修复体在主工作模型上的边缘合适性。

图5-46 （a和b）把最终修复体戴入口内检查以前，技师在主工作模型上验证它们的咬合关系。

病例1

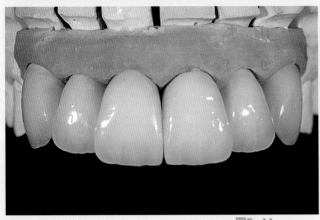

> 图5-44a

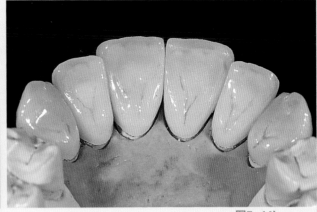

> 图5-44b

病例2

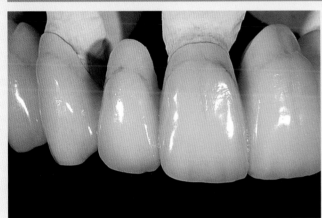

> 图5-45a

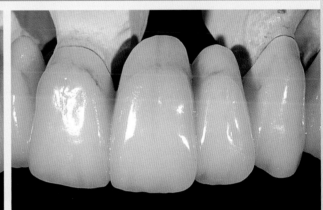

> 图5-45b

病例3

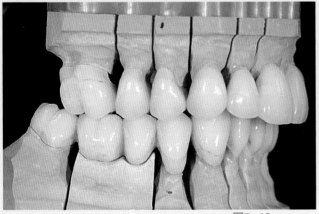

> 图5-46a

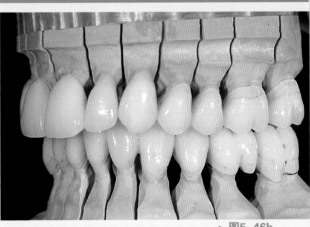

> 图5-46b

粘　接

暂时粘接

单冠　无论是对于金属烤瓷修复体还是对于全瓷修复体，单冠的修复都不推荐进行暂时粘接。因为在边缘适合性良好的情况下，取下修复体不仅非常困难，而且容易造成破坏。

固定局部义齿　如果决定暂时粘接最终修复的固定桥，取下修复体时会存在一定问题（但这是最终粘接前必须进行的操作步骤）。遇到基牙上有充填体和（或）桩核时，与牙周支持力减弱的病例一样，取下修复体的操作需要非常小心，防止出现可能的破坏。在上述情况下，医生需要非常谨慎、完整地取下固定桥，在修复体固位好时取下修复体尤其困难。

最终粘接

大部分的最终修复体能忠实复制功能性良好的暂时修复体的所有特征，出现意外的情况较少，因此常规对最终修复体直接进行永久性粘接。与粘接有关的因素包括充填材料、重塑基牙外形的材料和修复材料的性质。金属烤瓷修复体，可采用传统的技术和水门汀（磷酸盐，玻璃离子，复合水门汀）粘接（图5-47a~图5-47d），全瓷修复体通常对粘接技术有更高的要求。树脂水门汀不能用于粘接硅酸盐陶瓷（长石质陶瓷和玻璃陶瓷）修复体，因为它们会被腐蚀，但却可以粘接氧化铝和氧化锆全瓷修复体（图5-47e）。它们也可以用除了磷酸锌水门汀以外的传统水门汀粘接，因磷酸锌水门汀具有光阻射性影响全瓷修复的美观效果[76,78,92]。粘接后多余的水门汀必须仔细去除。即使龈沟内余留极少的水门汀也可以导致牙龈炎症[115]，当然牙龈炎症也可由其他原因引发，例如修复体的表面不平滑或基牙预备体与修复体的界面粗糙[116-117]。

对修复治疗区域拍摄X线片以后，预约患者进行戴用最终修复体后的首次复查，除了检查有无残余水门汀外，还应检查患者维护口腔卫生的情况（图5-48~图5-50）。

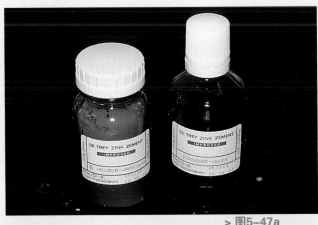

> 图5-47a

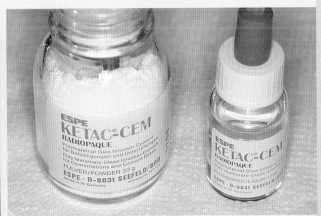

> 图5-47b

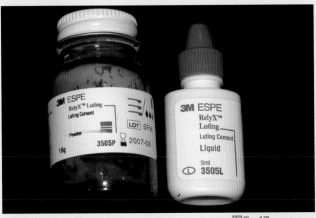

> 图5-47c

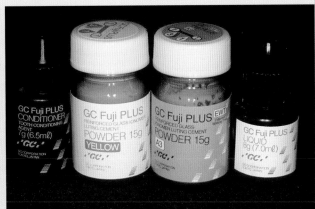

> 图5-47d

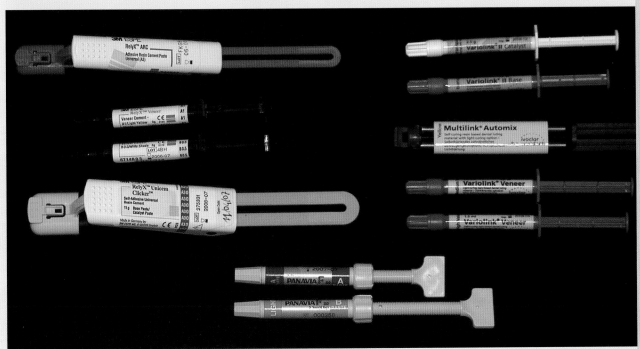

> 图5-47e

图5-47 （a）氧化磷酸盐水门汀仍用来粘接金合金或金属烤瓷修复体。（b）在20世纪80年代玻璃离子水门汀开始流行。（c和d）近年来混合树脂基质的粘接剂产生，可应用于粘接金属烤瓷、全瓷尤其是氧化铝和氧化锆基底的修复体，因而玻璃离子应用开始减少。（e）现在有多种类型的树脂粘接剂供我们选择：光固化、自固化及双重固化树脂粘接剂。

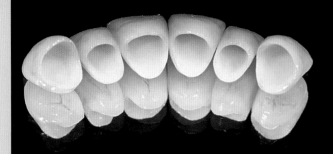

> 图5-48a

> 图5-48b

2003年

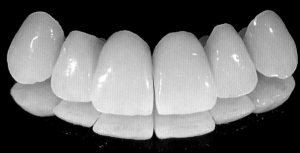

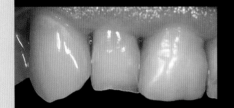

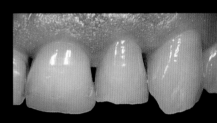

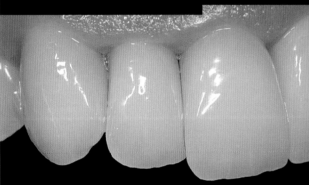

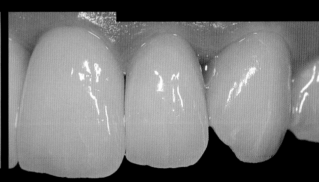

> 图5-48c

> 图5-48d

图5-48　（a和b）示例：比较保守的牙体预备，放在镜子上的修复体边缘瓷非常薄。（c~g）治疗前后对比，美观效果改进明显。（h~k）6颗前牙修复，口内及微笑时的正侧面观都达到了美观和生物学性能的理想整合。

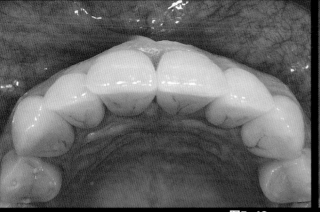

> 图5-48e

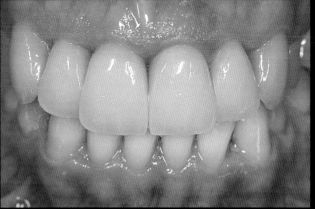

> 图5-48f

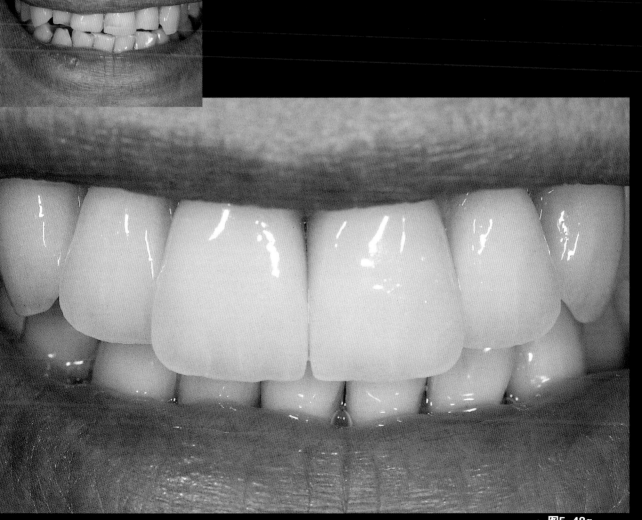

> 图5-48g

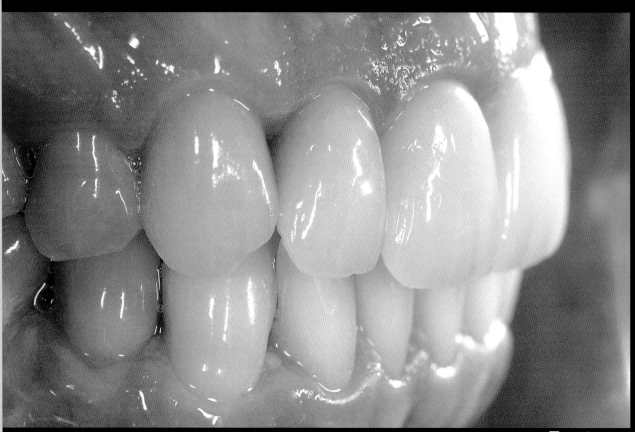

> 图5-48h

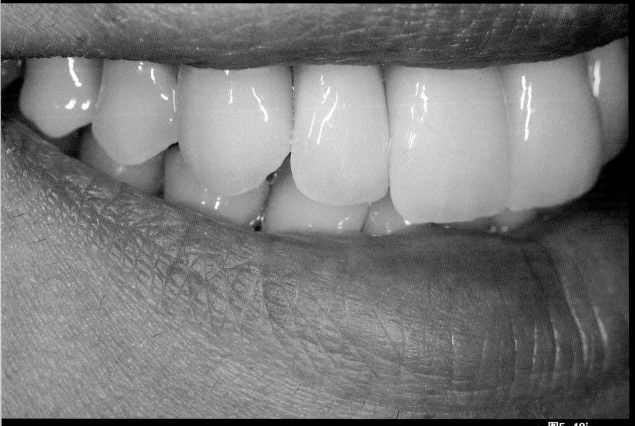

> 图5-48i

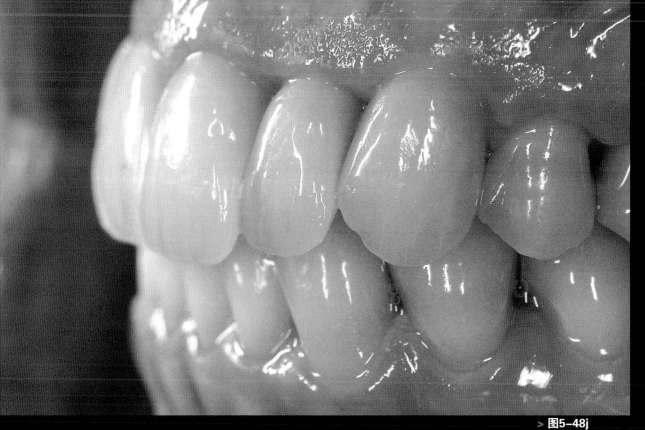

> 图5-48j

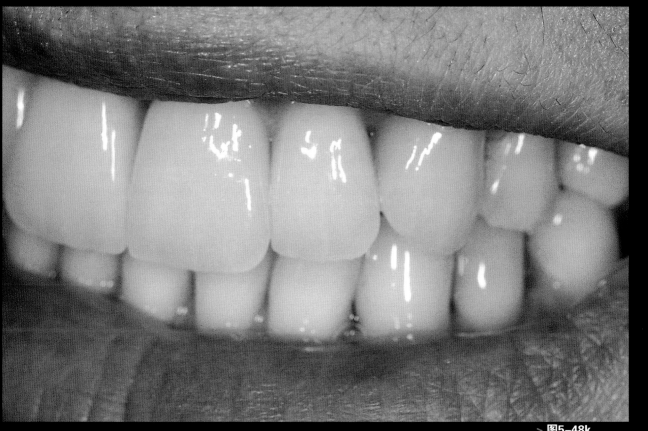

> 图5-48k

病例2

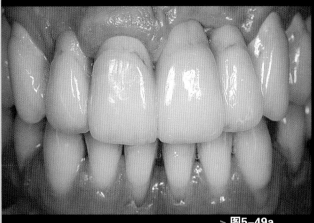

> **图5-49a**

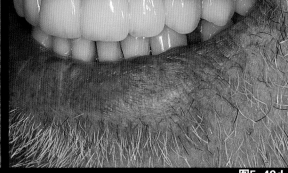

> **图5-49b**

2000年

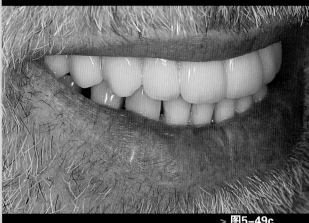

> **图5-49c**

> **图5-49d**

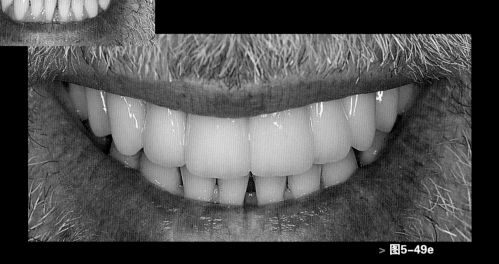

> **图5-49e**

图5-49　（a~d）完成上颌的牙周治疗修复以后，生物学和美观的整体效果令人满意。（e）修复前后对比的变化效果明显。（f~h）从功能角度考虑，依照本书中的系统步骤制作暂时修复体、预防性瓷层模拟修复体及最终修复体，使它们的VDO值相同。

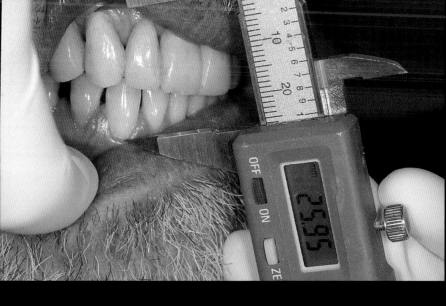

> 图5-49f

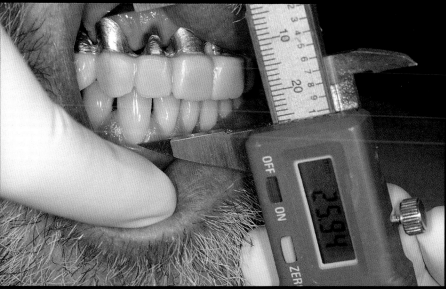

> 图5-49g

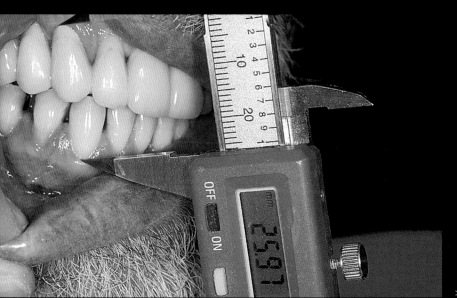

> 图5-49h

病例3

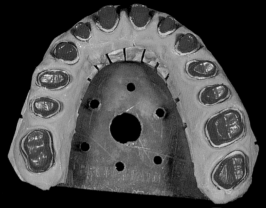

> 图5-50a

1999年

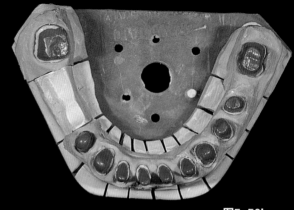

> 图5-50b

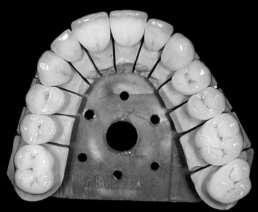

> 图5-50c

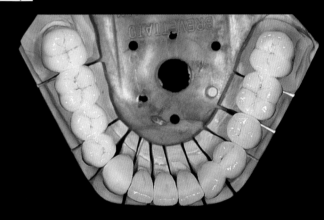

> 图5-50d

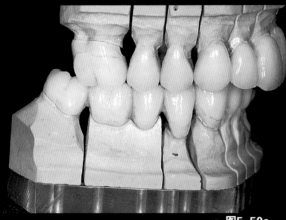

> 图5-50e

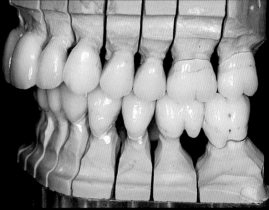

> 图5-50f

图5-50 （a和b）在主工作模型上放置人工牙龈，辅助技师设计修复体的外形。（c～f）去除人工牙龈以后，医生检查边缘适合性和咬合关系。制取主工作模型与对颌牙弓的验记录以及暂时修复体与对颌牙弓的验记录，把模型交互上验架。（g～i）因此，可以将暂时修复体模型和主工作模型上的最终修复体联系起来。

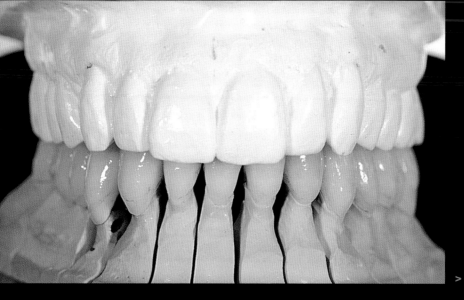

> 图5-50g

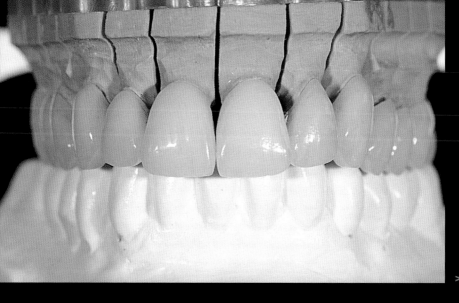

> 图5-50h

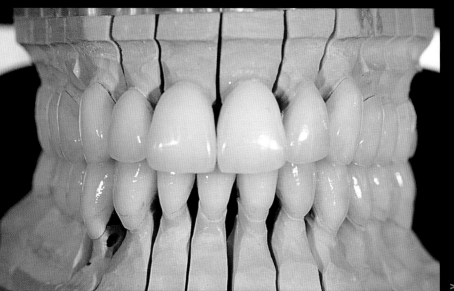

> 图5-50i

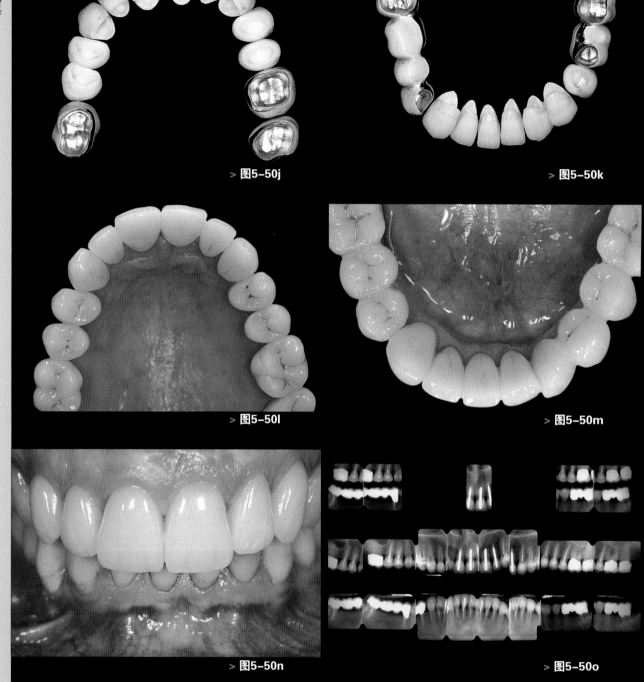

> 图5-50j

> 图5-50k

> 图5-50l

> 图5-50m

> 图5-50n

> 图5-50o

图5-50（续） （j~t）此图显示两个修复体采用了不同材料（前牙区选用全瓷材料，后牙区选用金属烤瓷材料），修复后达到生物学、美观和功能效果的统一。

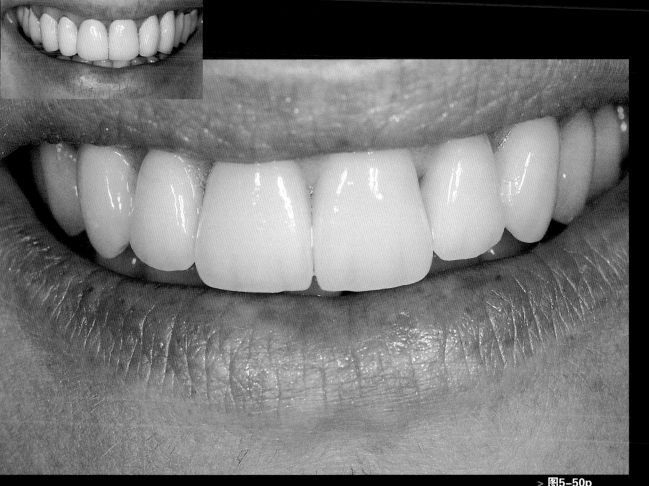

> 图5-50p

从暂时修复到最终修复

信息转移 第4章	制作完成 第5章
临　床	**技工室**
▪ 制取暂时修复体印模	▪ 面弓转移上殆架
▪ 制取对颌牙弓印模	▪ 设定殆架
▪ 制取前伸殆记录	▪ 制作个性化前导
▪ 面弓转移	▪ 制作硅橡胶指导印模
▪ 制取终印模	▪ 制作修复体基底冠或支架
▪ 殆记录	▪ 预防性瓷层模拟修复体
▪ 比色	▪ 制作完成
▪ 给技工检查设计加工单	

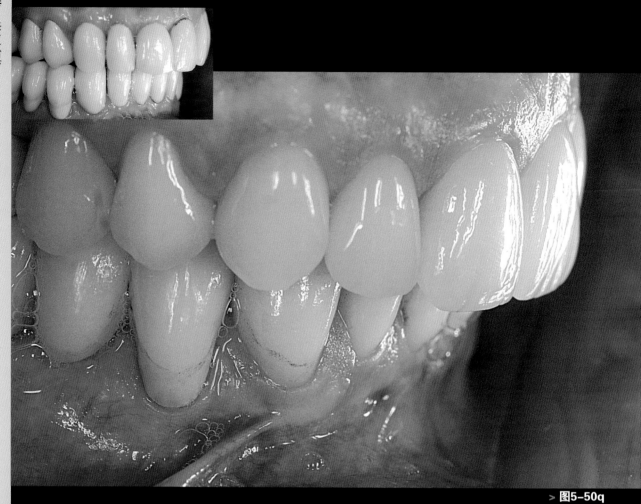

> 图5-50q

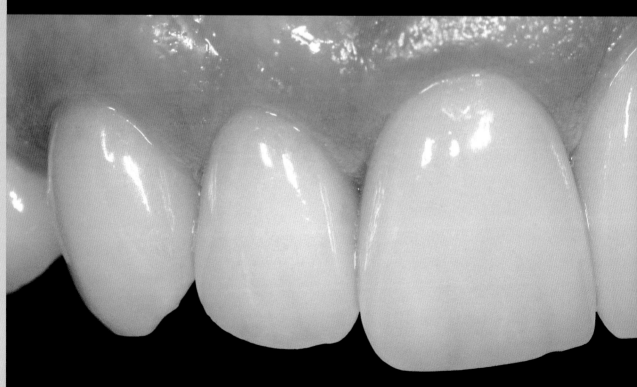

> 图5-50r

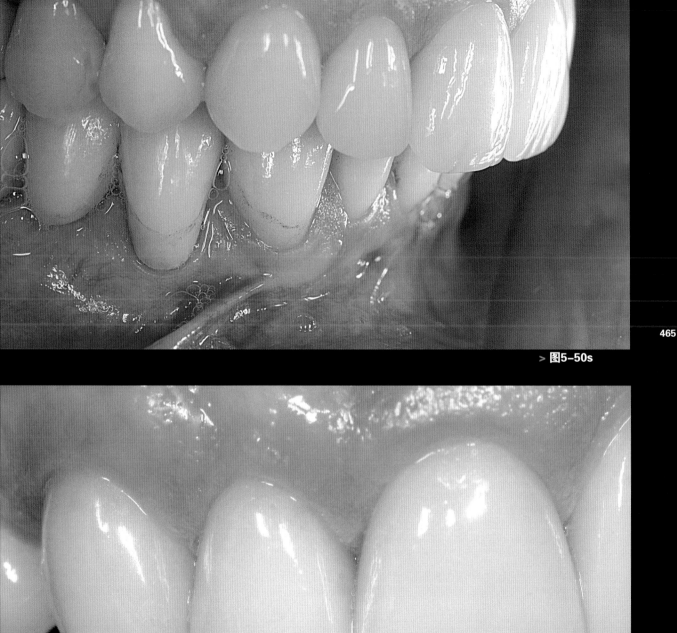

> 图5-50s

维　护

最终修复制作完成后定期复查可以监测患者的咬合关系、神经肌肉及关节的状态。复查过程中可能会对𬌗面进行少量调整，调𬌗之后必须将瓷层抛光保证光滑性。

医生同时要检查牙龈的状况。大部分病例，良好的边缘适合性和修复体合适的牙冠外形可以有效控制菌斑的聚集，部分避免[111,118-119]甚至完全[120-121]避免牙龈炎症。口内任何区段的单冠都可以用牙线清洁保持良好的口腔卫生。后牙固定桥修复后需要使用牙间隙刷，从生物学角度检查修复体的整体效果以及远期效果。对前牙固定桥推荐用牙线清洁。如果用邻间隙刷会造成牙间乳头的创伤，使它们变平，形成前牙区非常明显的"黑三角"。修复体永久粘接以后。必须定期预约患者进行口腔专业卫生维护的回访，尤其是对有牙周炎的患者[122-131]。在任何的修复区域内都应避免使用超声洁牙器械或喷砂洁牙器械。即使是手工洁治和刮治都要特别小心防止在修复体的金属表面产生划痕，防止瓷层产生微小的裂纹。

每两年要做一次全口X线检查，评估牙周和基牙牙体的情况，检查有无咬合创伤[114]（图5-51～图5-53）。

只有规范地定期复查，才可能早期诊断，阻止发生严重问题，避免修复失败。

图5-51～图5-53　最终修复体戴用多年以后，在生物学、美观和功能方面仍保持了良好的效果。

病例1

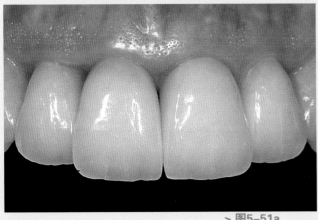

> 图5-51a

2007年

> 图5-51b

病例2

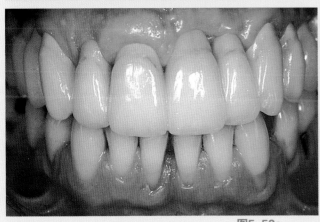

> 图5-52a

2007年

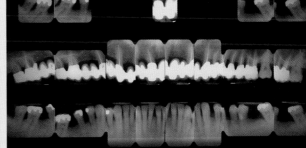

> 图5-52b

病例3

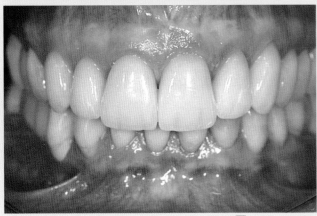

> 图5-53a

2007年

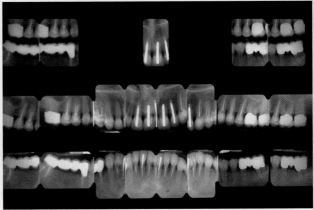

> 图5-53b

有关本书各章节参考文献，请扫描二维码，关注后输入gd2浏览

我们认为按照操作步骤展示最典型临床病例，是极具实际意义的。在本章节中，我们将全颌修复重建、前牙区天然牙和种植体单冠修复等病例，依照治疗时间排序展示。图片均来自前面章节，通过一

临床病例图集
CLINICAL CASE GALLERY

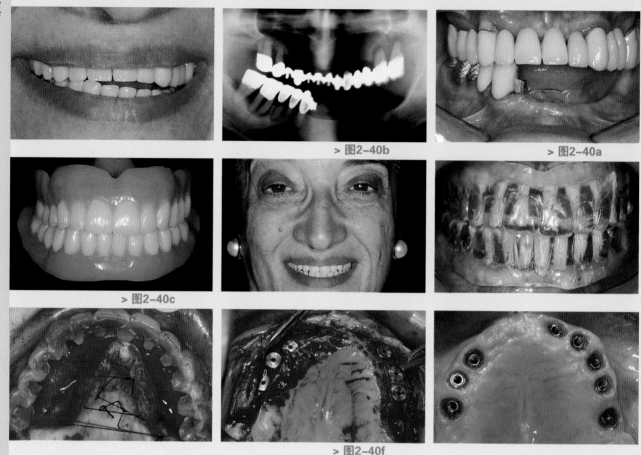

> 图2-40b

> 图2-40a

> 图2-40c

> 图2-40f

470~471页　拔除所有牙后，在双颌植入骨整合种植体，初步制作一副全口总义齿。

472~473页　制取暂时修复体的硅橡胶印模，在硅橡胶导板引导下制作金属支架。预防性瓷层模拟体（PS）可以初步了解修复体的最终美学效果，并且能在瓷修复前检查铸件是否合适。

474~475页　模型的交互上殆架技术，使修复体能获得理想的最终功能，这一点在正中咬合时点状接触的协调和良好分布中也得以体现。

476~477页　修复完成后12年，将最初和最终临床表现相比较，体现了种植体上的修复重建达到了美学–功能的良好整合。

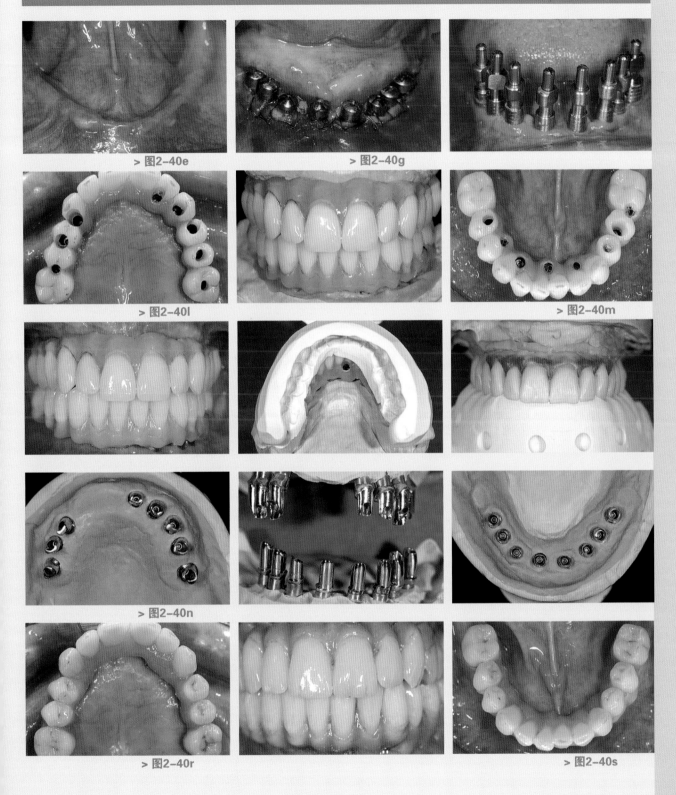

> 图2-40e

> 图2-40g

> 图2-40l

> 图2-40m

> 图2-40n

> 图2-40r

> 图2-40s

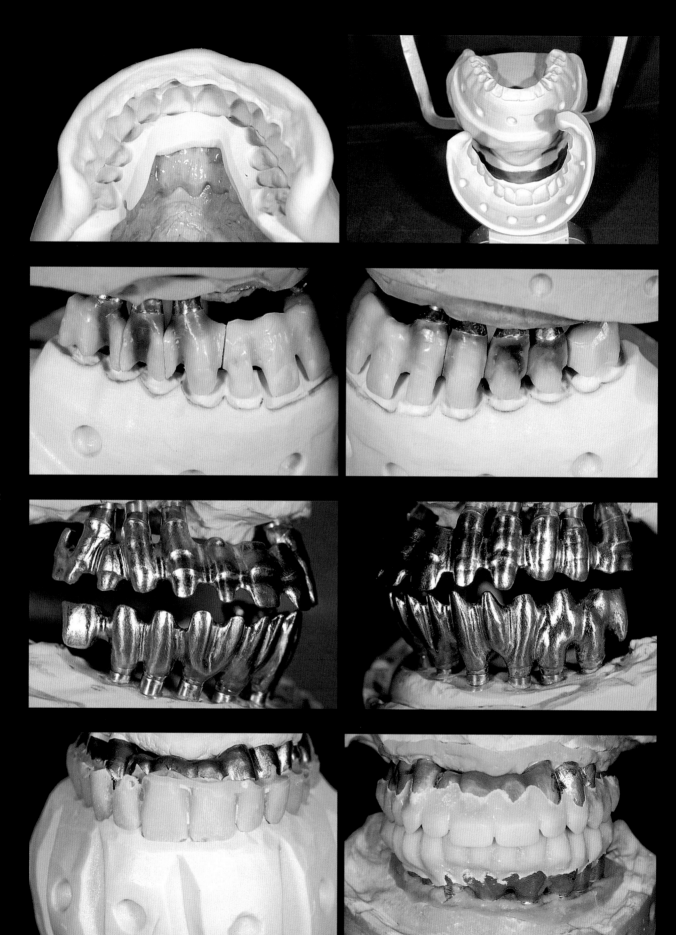

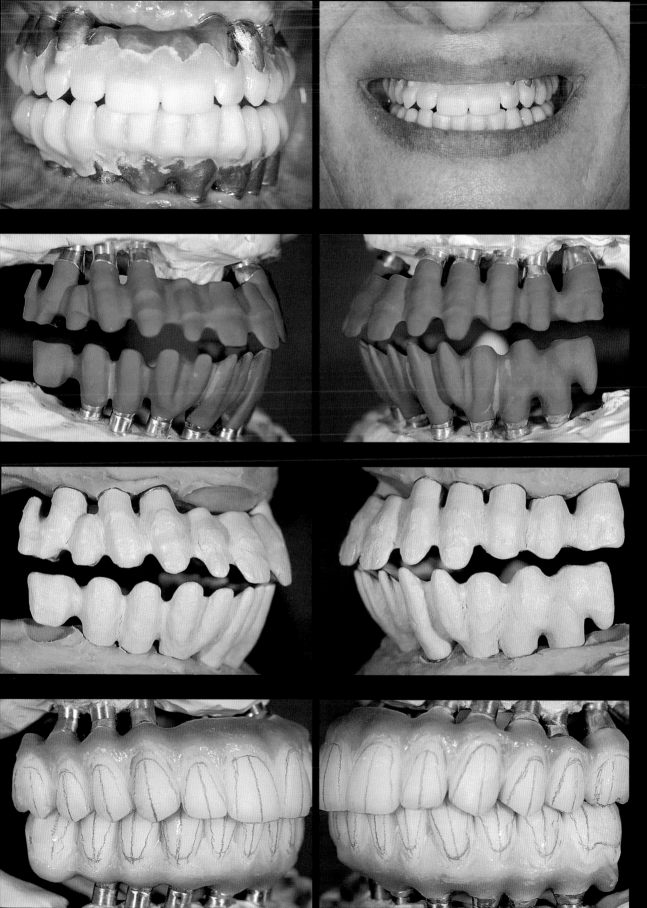

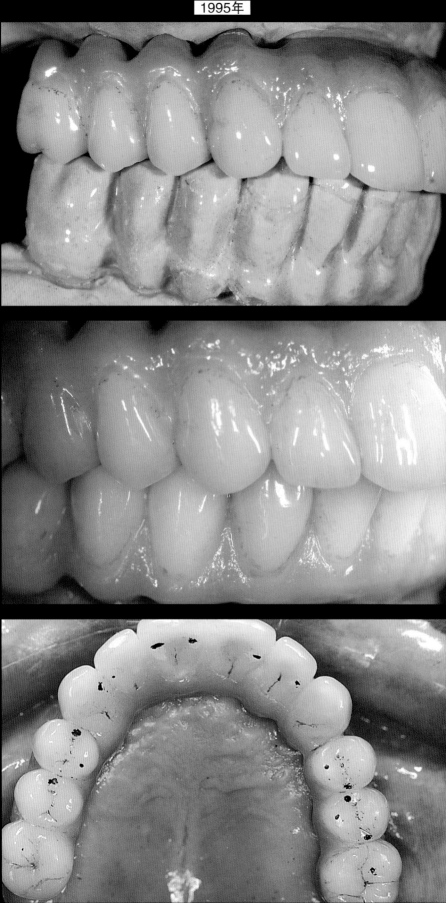

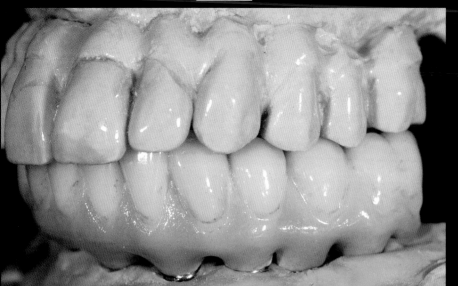

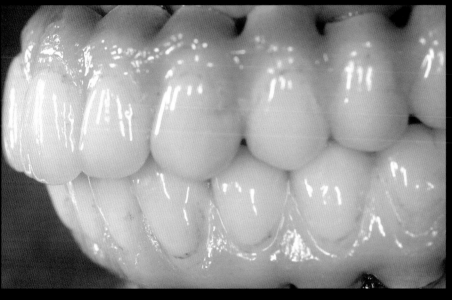

475

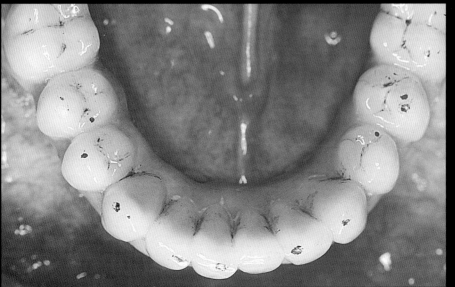

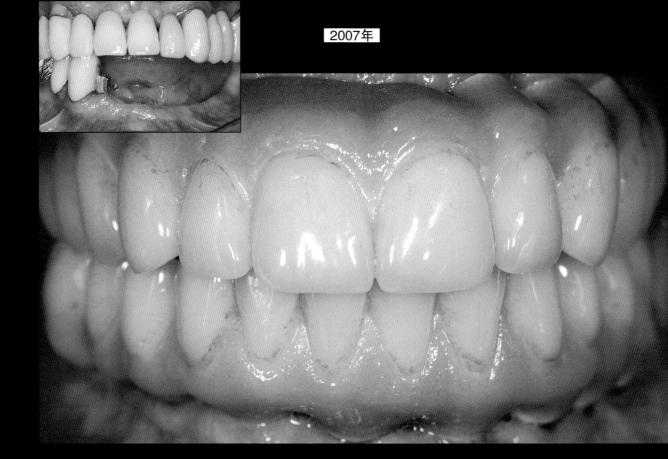

2007年

476

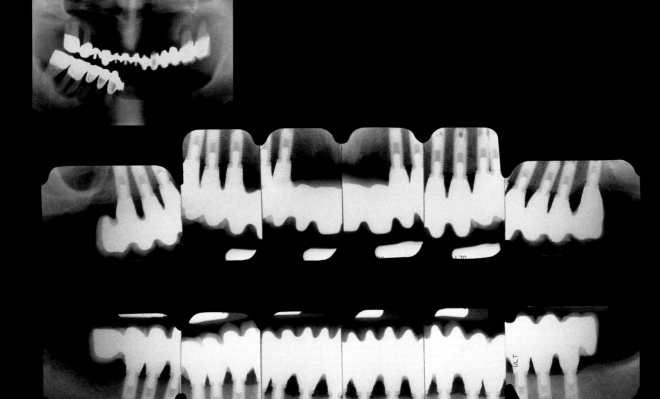

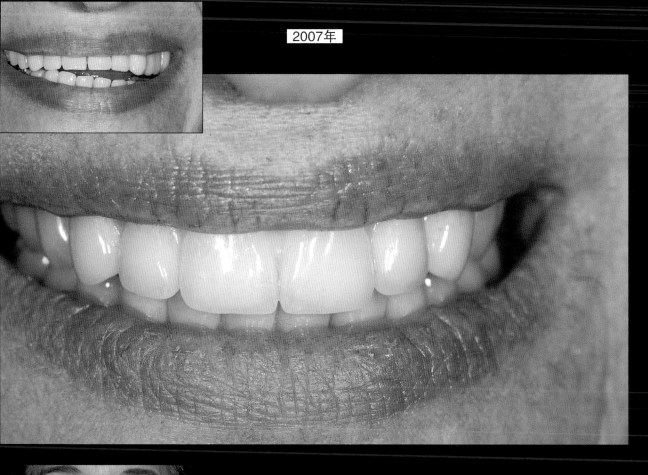

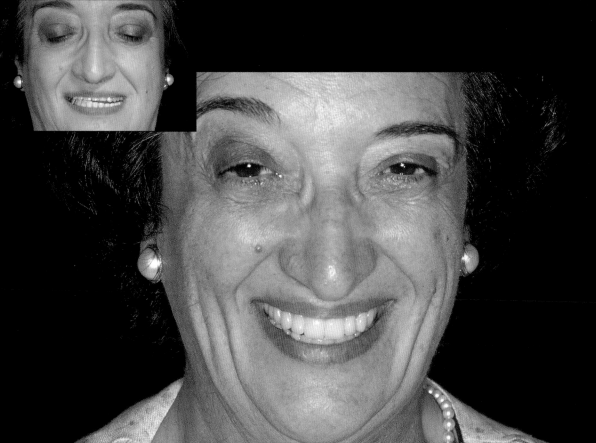

患者：T. P.　　　　性别：女　　　　年龄：44岁

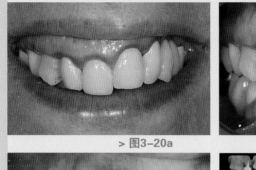
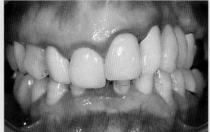
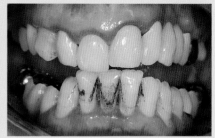

> 图3-20a　　　　> 图3-20b　　　　> 图3-20c

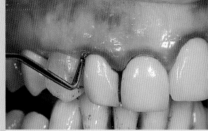
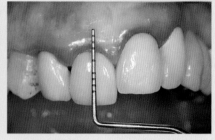

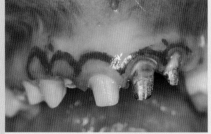
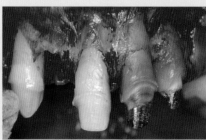
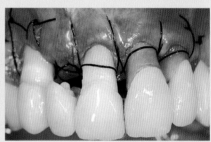

> 图3-20g　　　　> 图3-20h　　　　> 图3-20i

478~479页　通过修复-牙周治疗进行一系列初步的美学-功能调整，不仅消除缺损，而且调整上颌牙龈水平和重建切牙外形。当稳定牙龈组织完全长入后，制作第二副暂时修复体，以达到生物学的良好整合。

480~481页　在借助硅橡胶导板完成最终预备后，将暂时修复体和最终预备体印模、模型交叉上𬌗架的记录，以及预防性瓷层模拟体（PS）形成的修复体送至技工室。

482~485页　最终修复体获得了良好的生物整合，最终效果也有赖于邻面有理想的自洁区域。

486~487页　修复完成十几年后的照片，提示修复体获得了长期稳定的美学-功能整合。

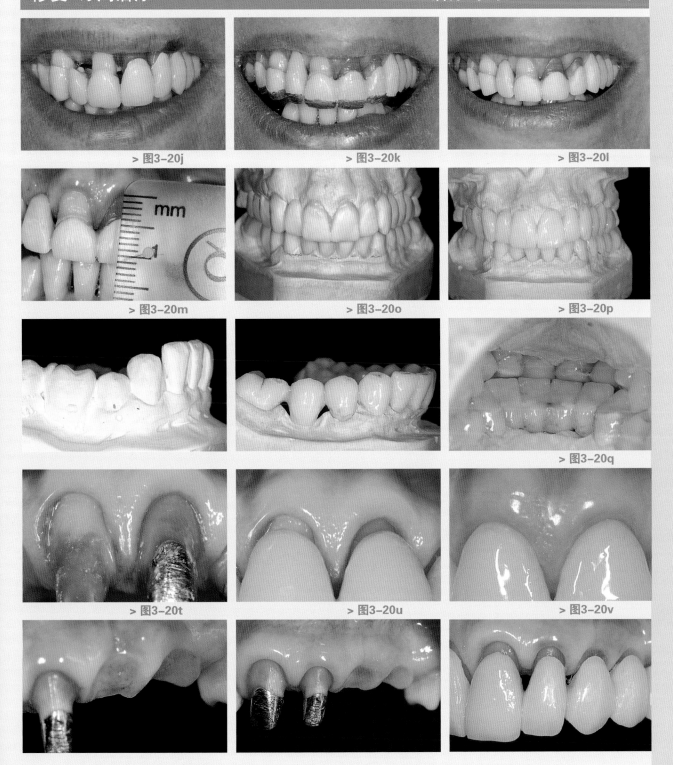

> 图3-20j

> 图3-20k

> 图3-20l

> 图3-20m

> 图3-20o

> 图3-20p

> 图3-20q

> 图3-20t

> 图3-20u

> 图3-20v

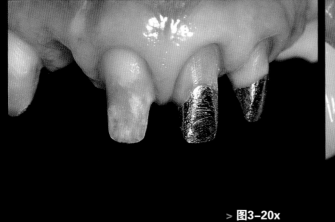

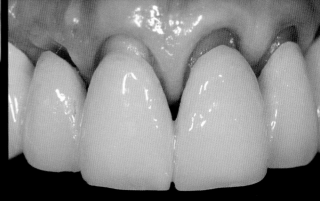

> 图3-20x > 图3-20s

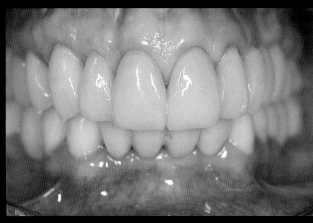

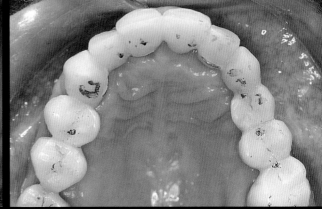

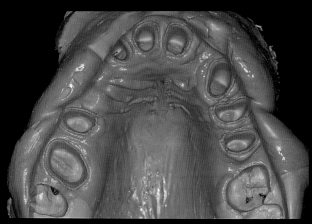

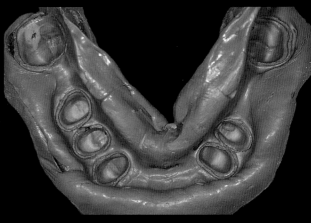

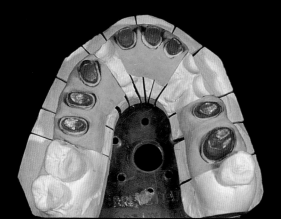

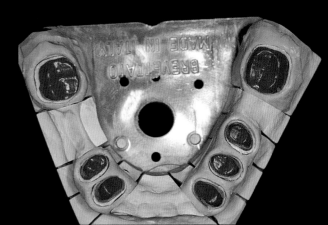

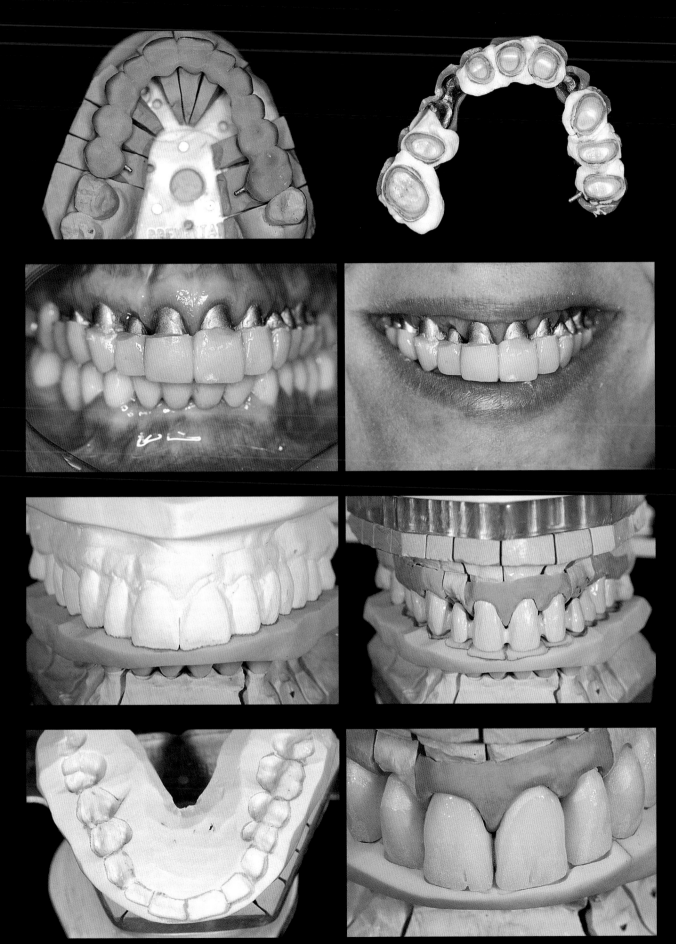

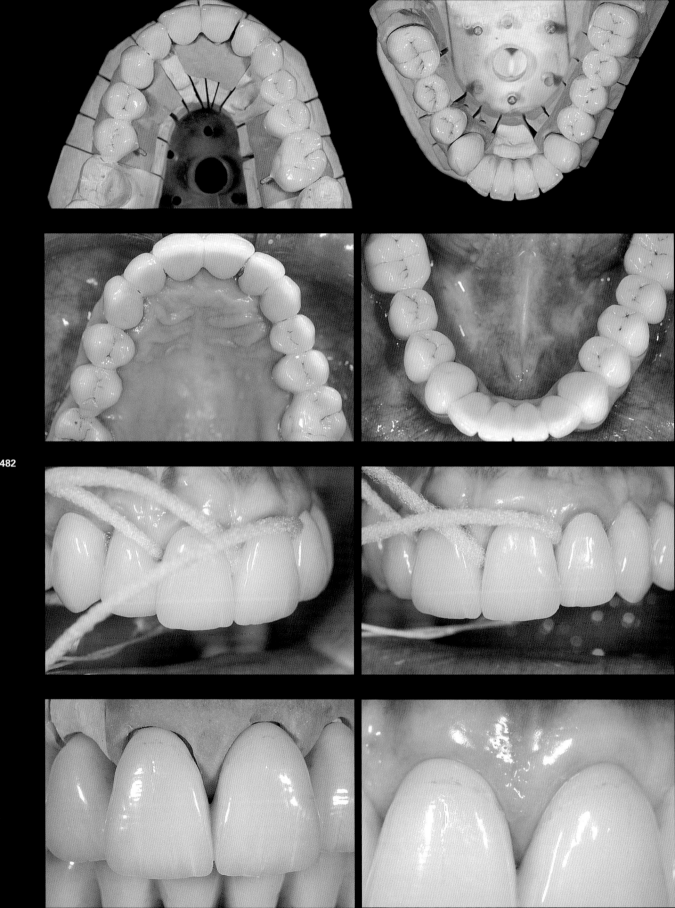

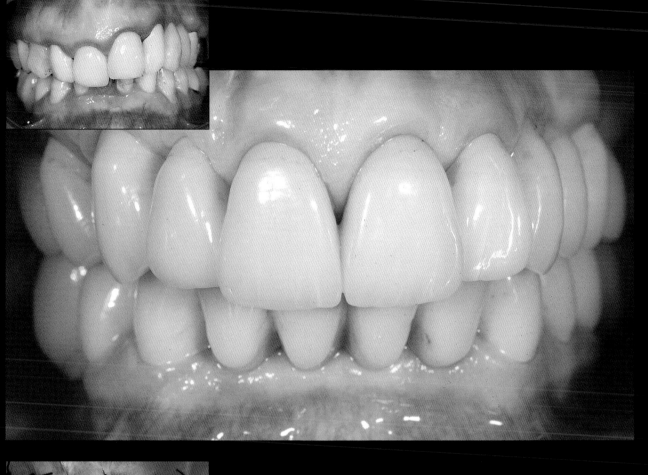

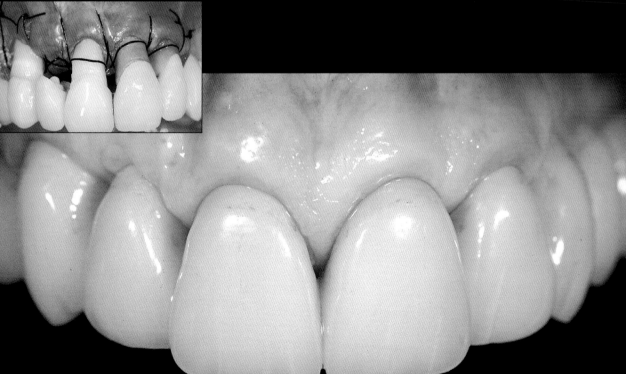

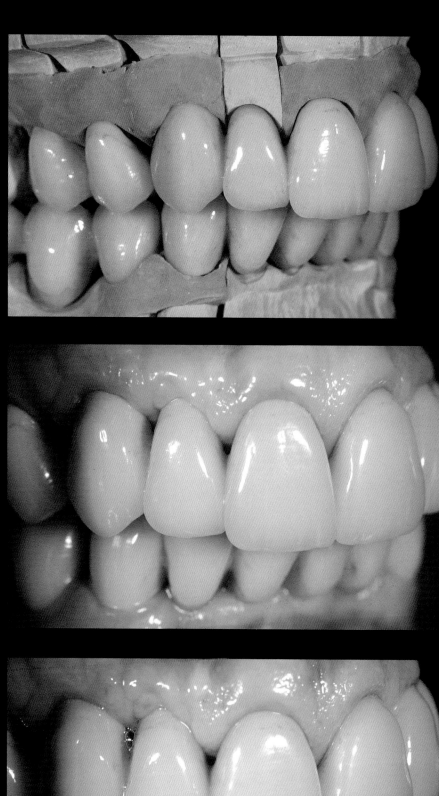

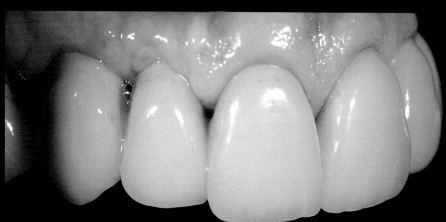

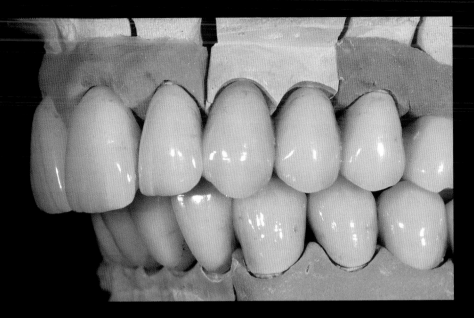

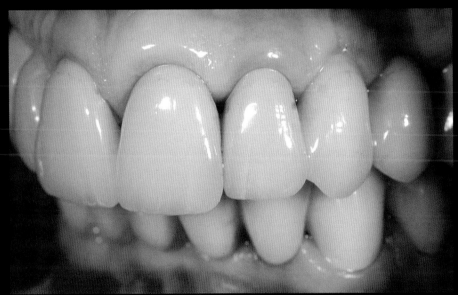

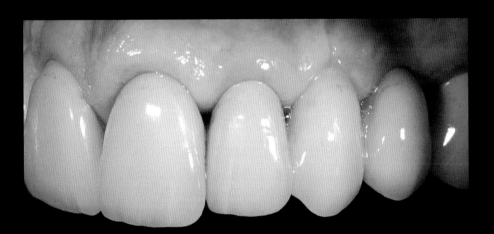

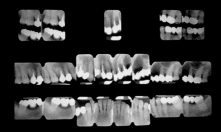

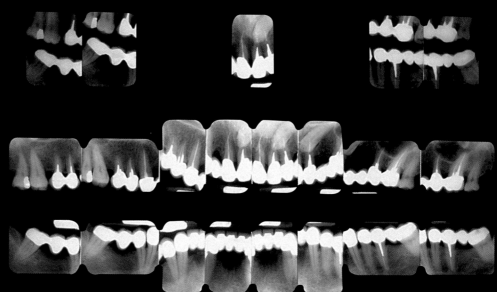

486

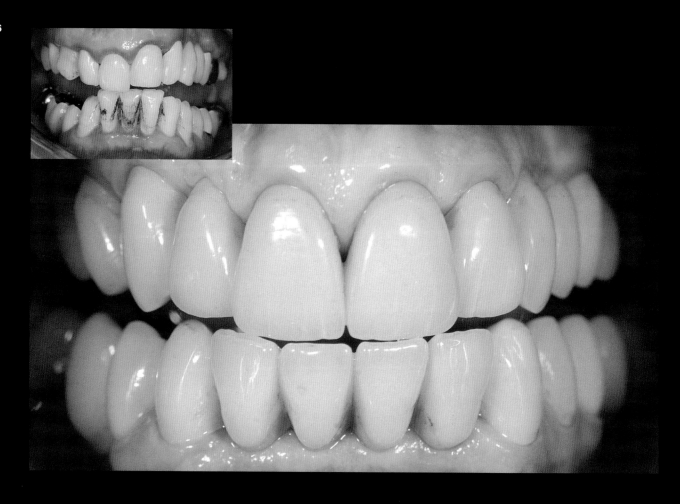

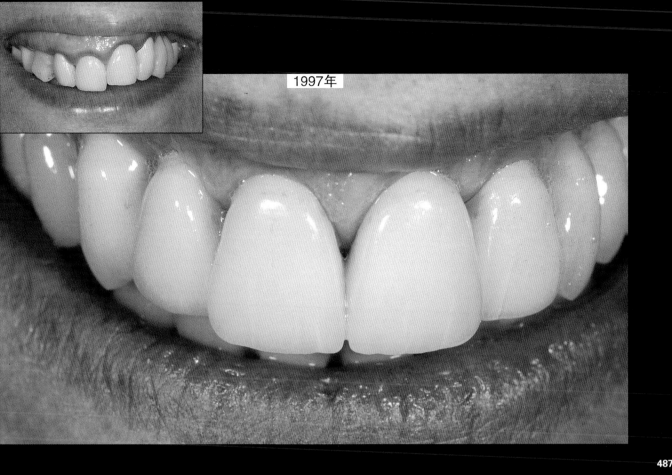

1997年

487

2007年

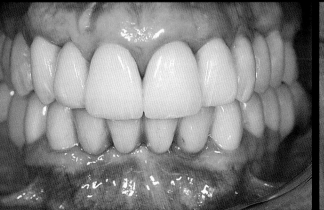

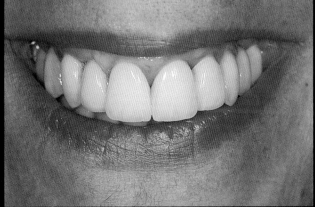

患者：M. S.　　　　　　性别：男　　　　　　年龄：55岁

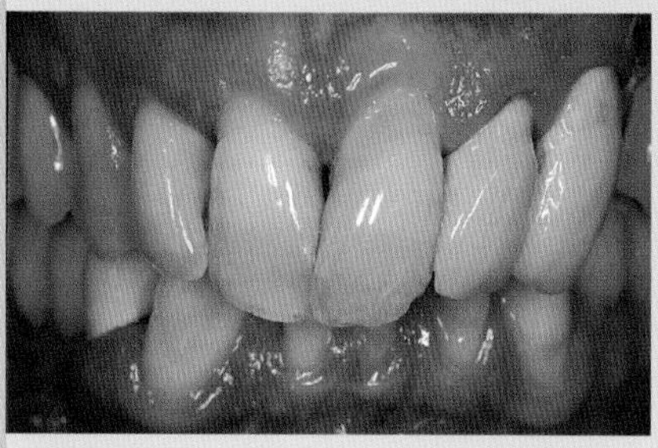

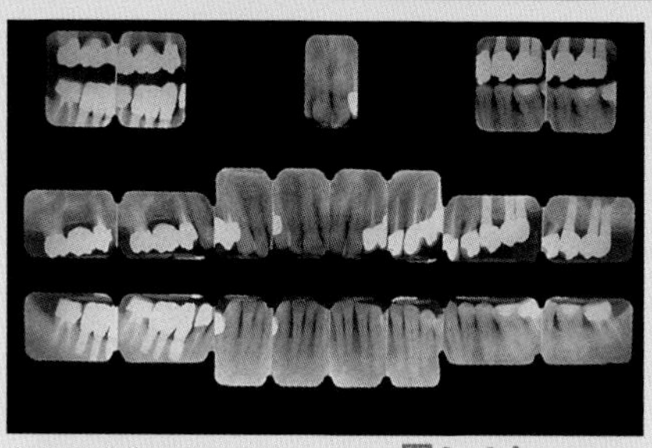

> 图1-4d

> 图1-4g

> 图1-22a

> 图1-6a

> 图1-24b

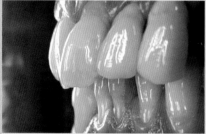

> 图2-9a

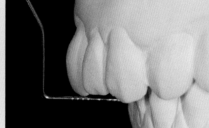

> 图2-9b

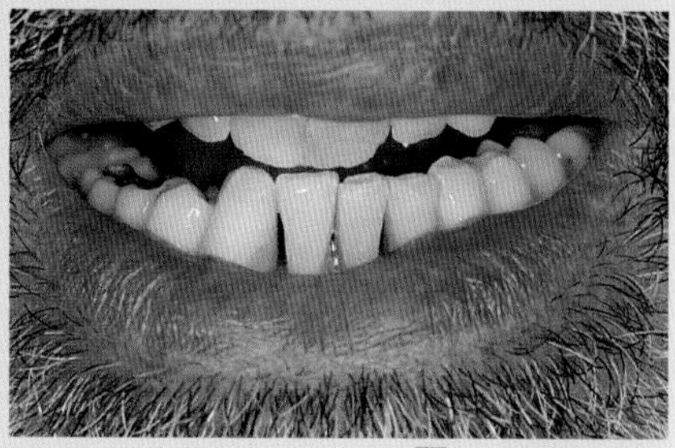

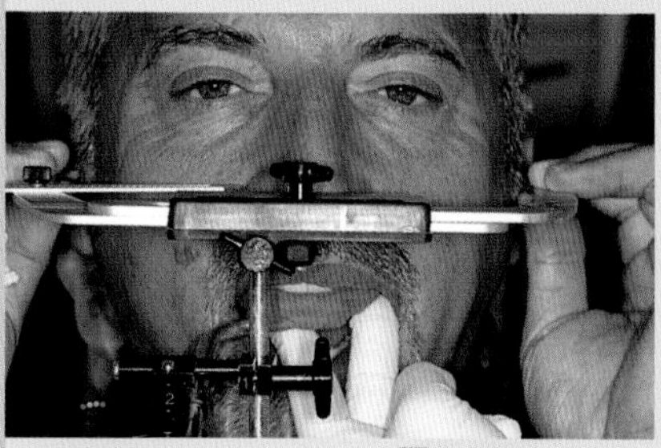

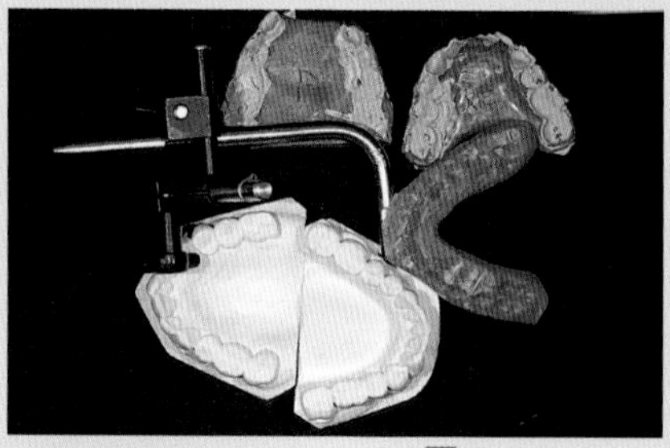

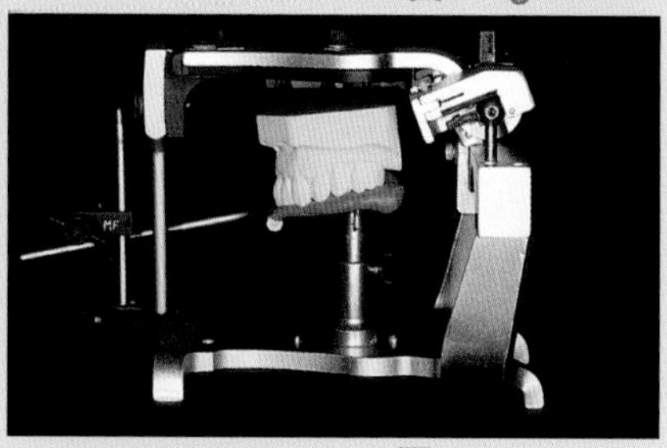

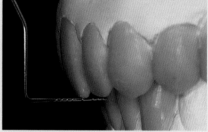

488~489页　制作石膏模型，取得面弓记录和𬌗记录等诊断蜡型所需的相关信息。基牙初步预备后，将暂时修复体在口内就位重衬，以达到良好的美学和功能整合。

490~491页　由功能性暂时修复体制取硅橡胶导板，用其指导修复体金属支架的铸造。硅橡胶导板也可应用于堆瓷过程中。

492~495页　在后牙区和前牙区分别应用金属烤瓷和玻璃陶瓷（Empress，Ivoclar Vivadent），完成天然牙和种植体上的修复重建。

496~497页　治疗结束后，将修复前后照片对比，可见新形成的𬌗平面使患者获得了美丽的笑容。

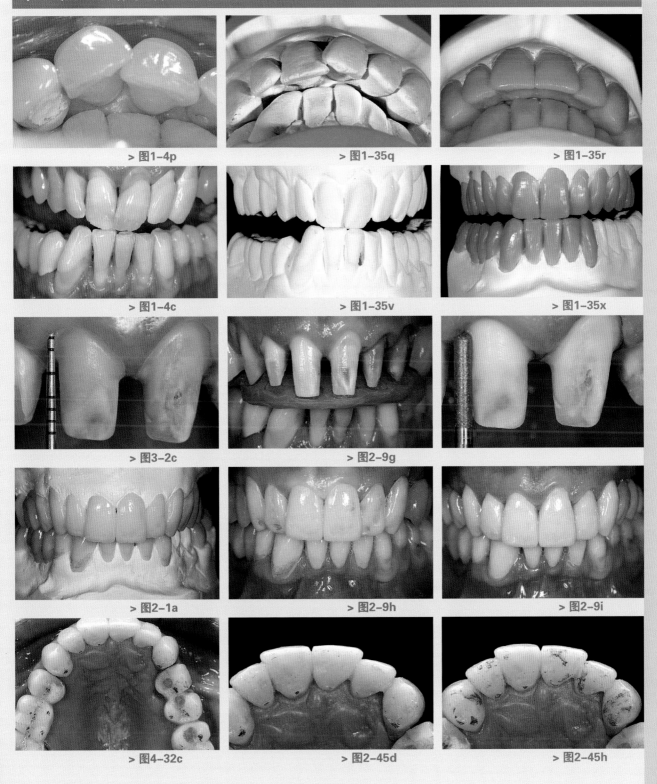

> 图1-4p

> 图1-35q

> 图1-35r

> 图1-4c

> 图1-35v

> 图1-35x

> 图3-2c

> 图2-9g

> 图2-1a

> 图2-9h

> 图2-9i

> 图4-32c

> 图2-45d

> 图2-45h

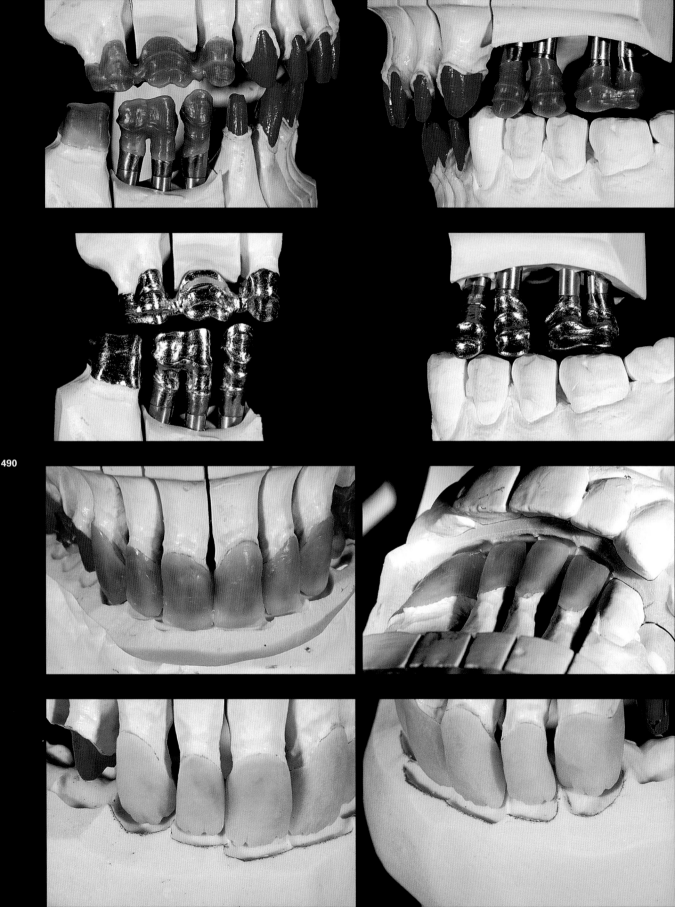

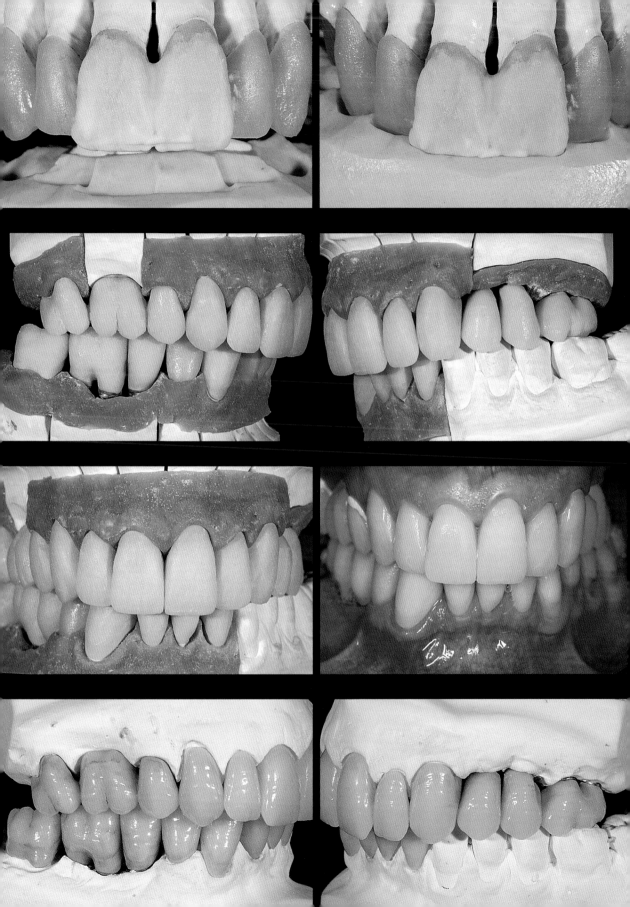

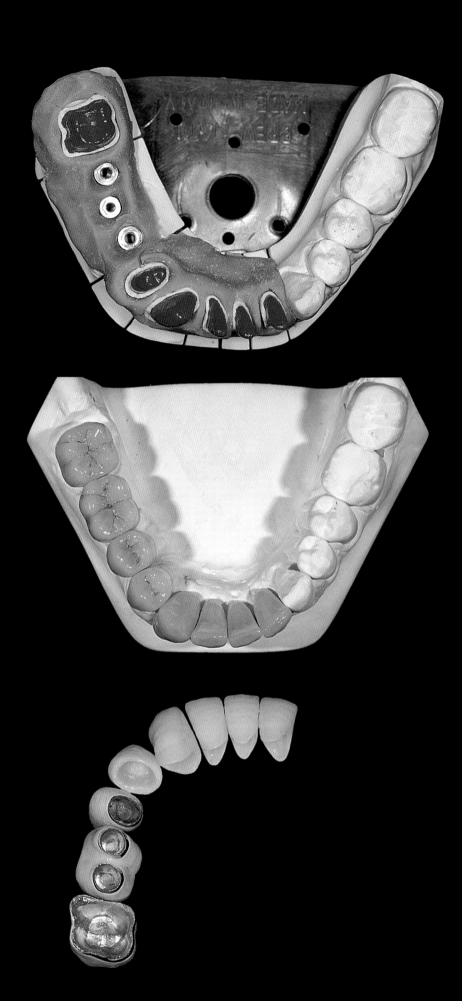

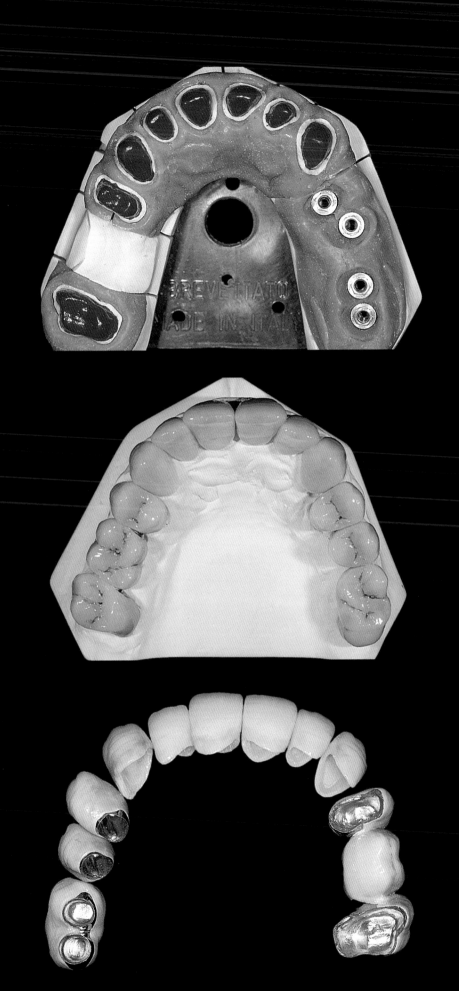

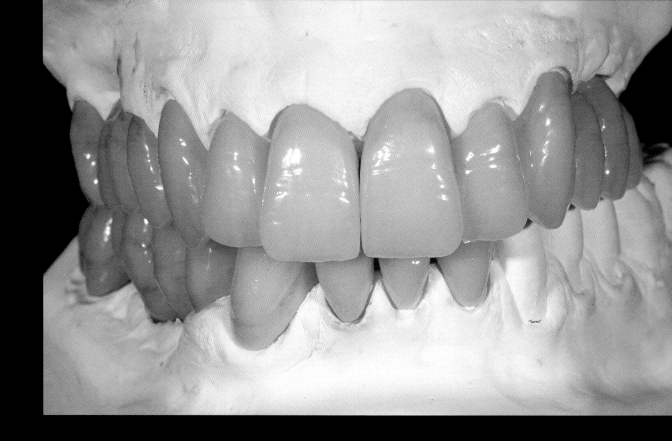

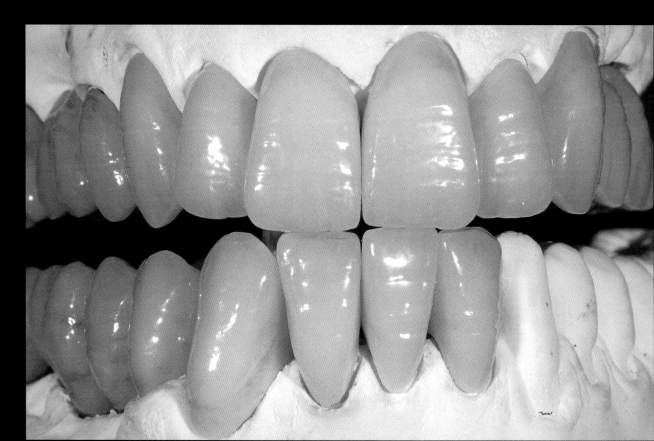

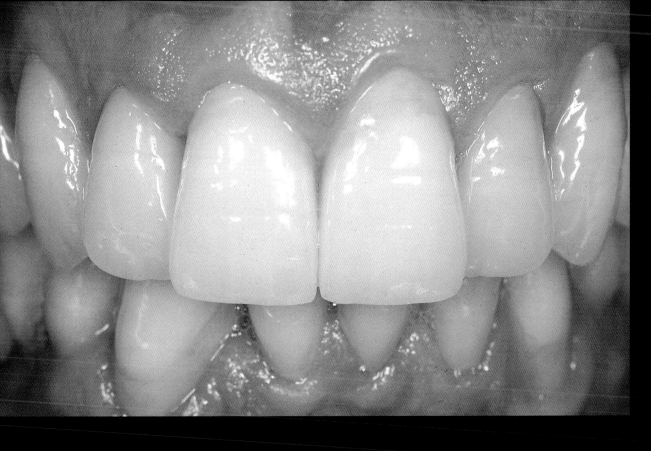

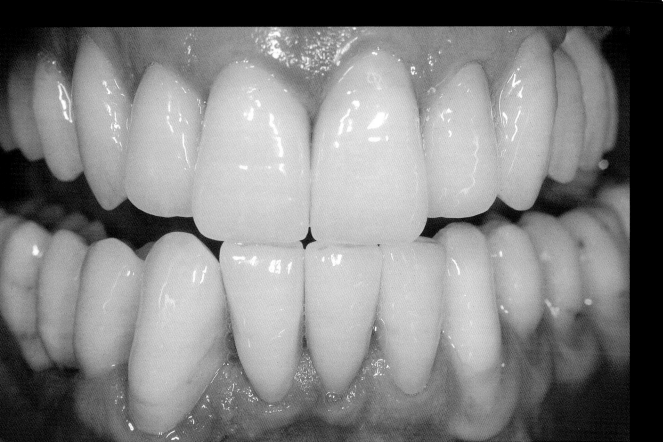

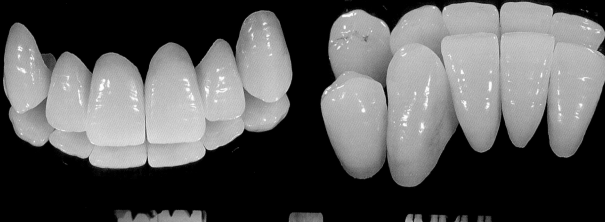

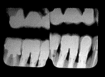 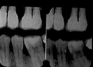

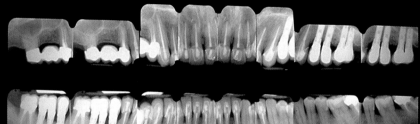

496

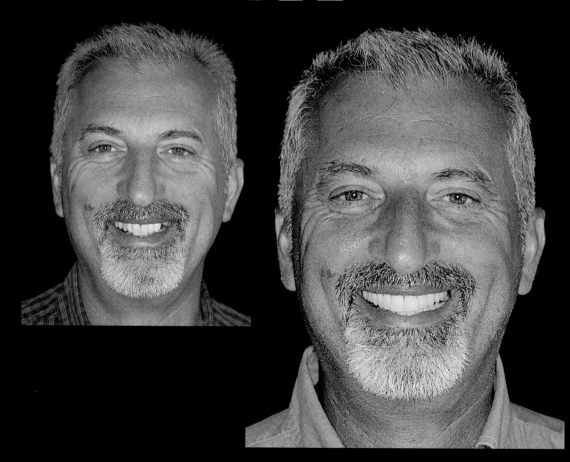

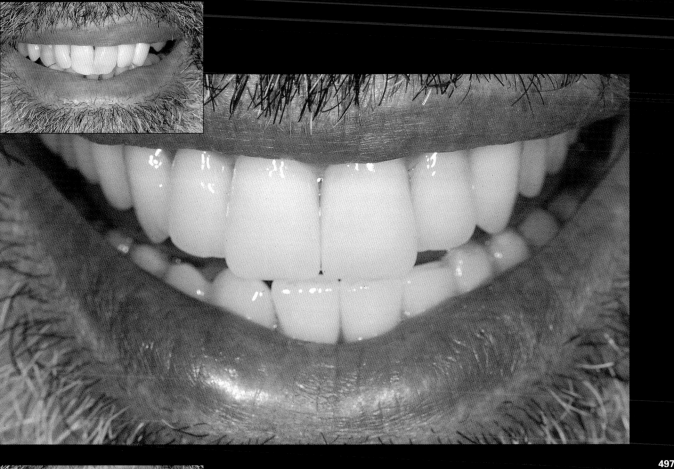

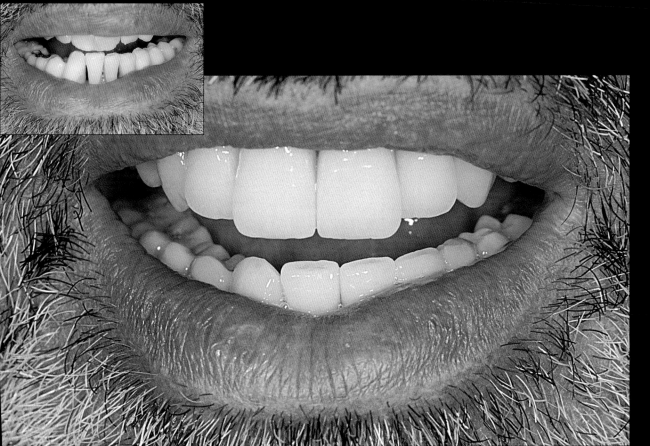

患者：T. W.　　　　　　　性别：男　　　　　　　年龄：55岁

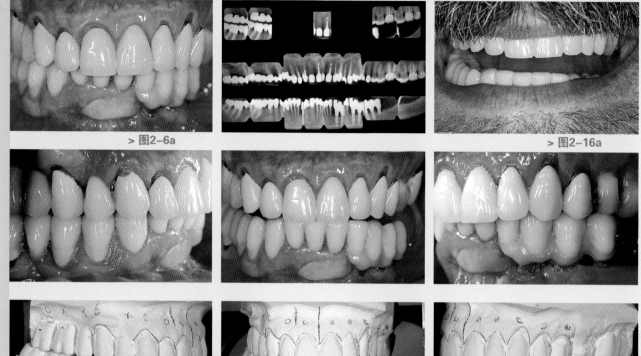

> 图2-6a

> 图2-16a

> 图2-16b

498~499页 旧修复体去除后，制作诊断蜡型和暂时修复体，试戴和重衬后可见下颌𬌗平面得到较大改观。

500~503页 调整暂时修复体，将美观–功能的相关信息传递给技师。制作金属支架，在后牙区和前牙区分别使用金属烤瓷和全瓷修复（Procera Alumina，Nobel Biocare）。在修复完成前，预防性瓷层模拟体（PS）可以检验模型交叉上𬌗架的协调性。

504~505页 由于患者为低笑线，因此虽后牙区有金属暴露，仍能取得满意的美学效果。应注意术前确定的下颌𬌗平面是否得以恢复。

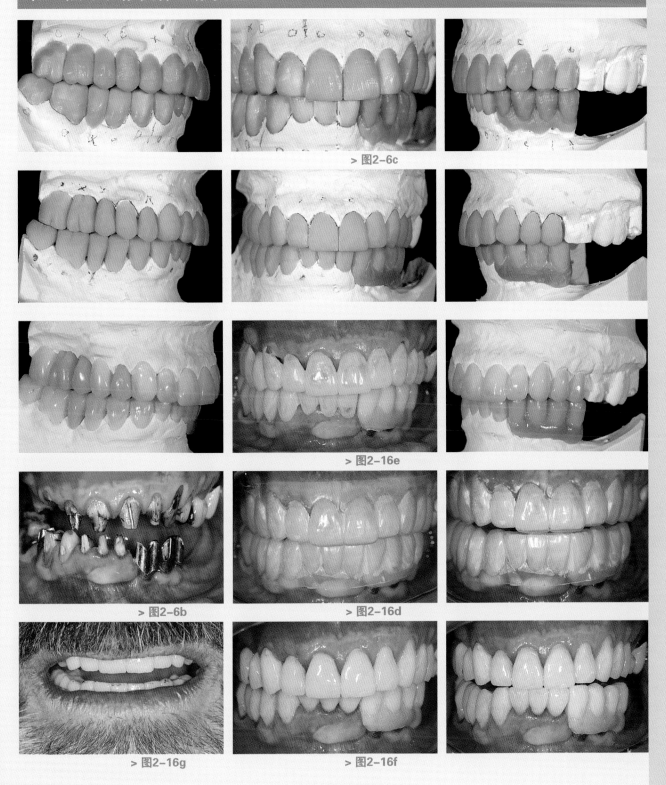

> 图2-6c

> 图2-16e

> 图2-6b

> 图2-16d

> 图2-16g

> 图2-16f

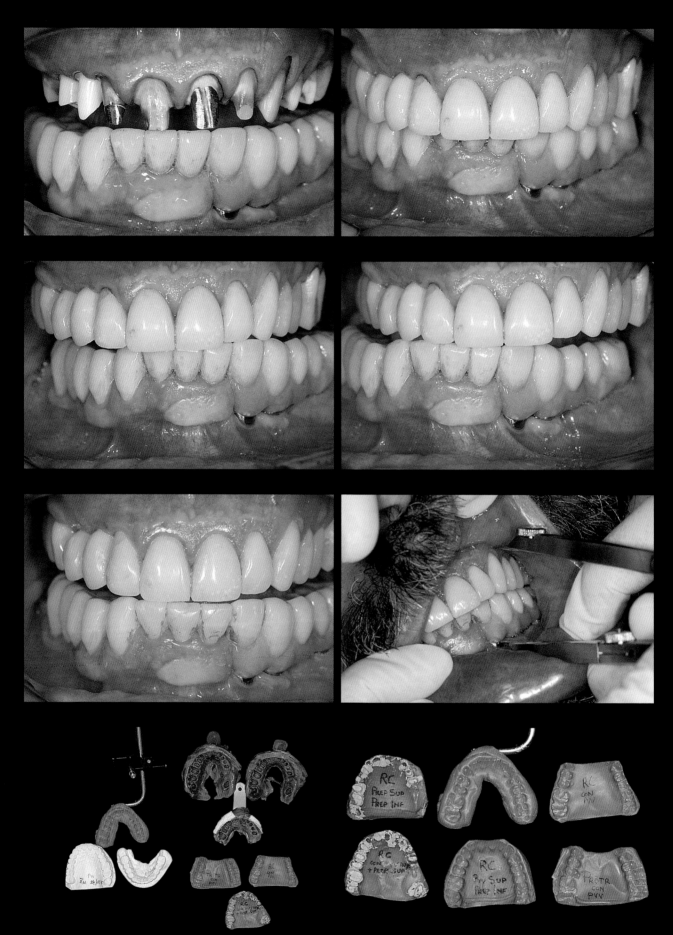

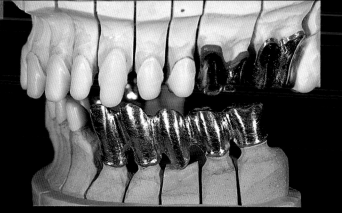

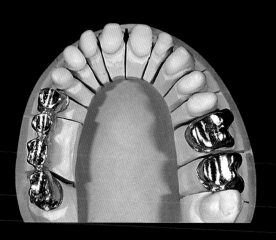

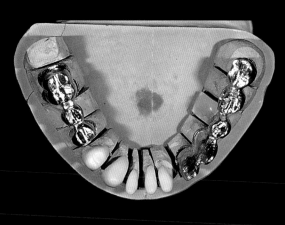

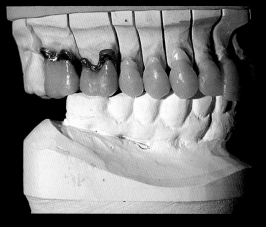

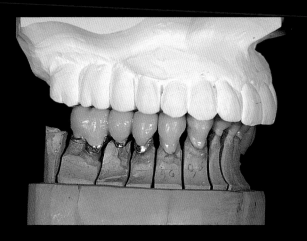

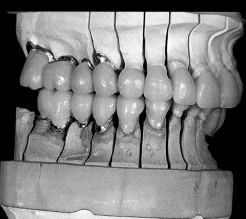

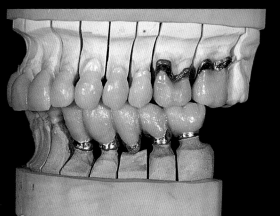

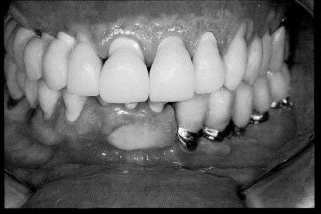
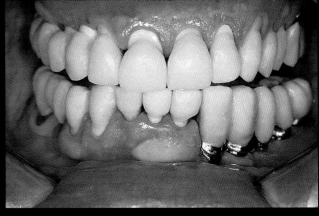

502

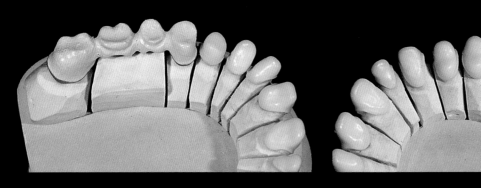

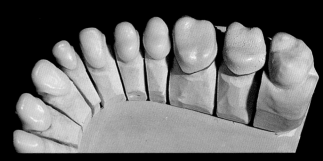

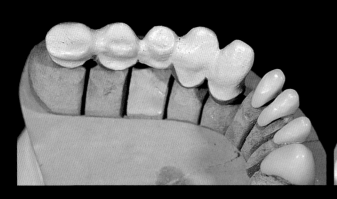

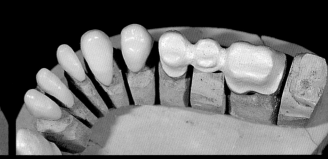

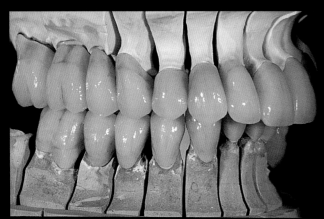

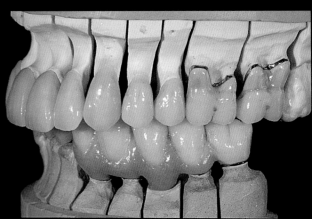

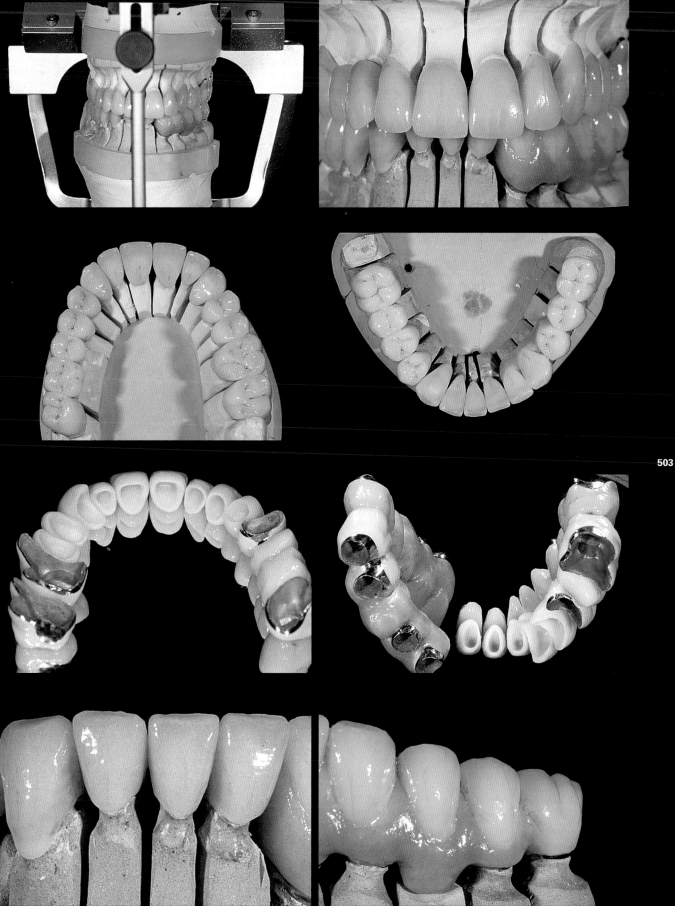

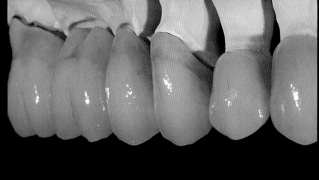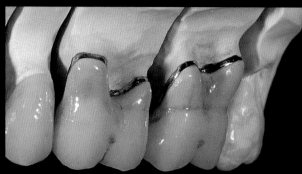

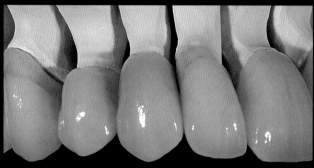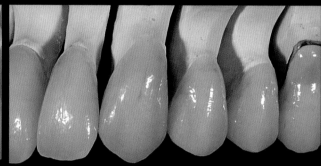

504

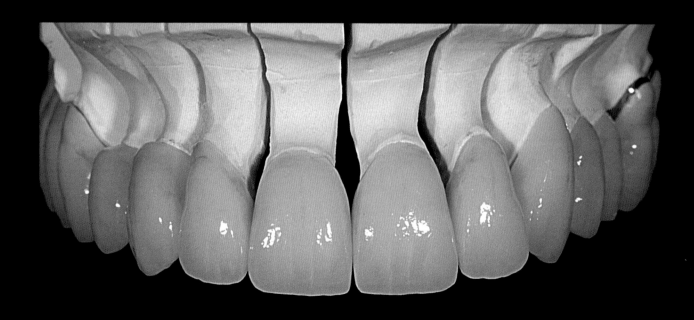

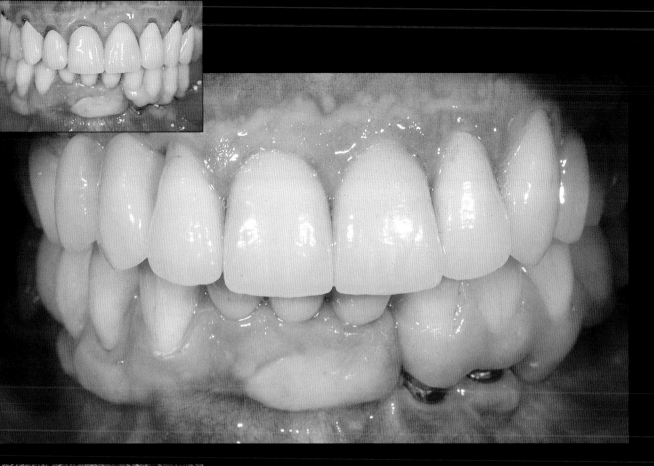

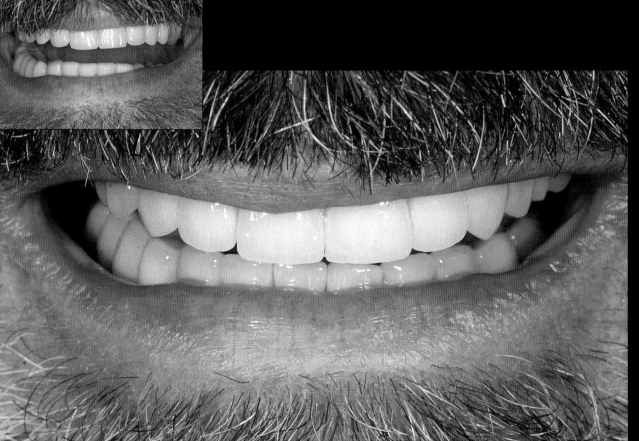

患者：R. A.　　　　　性别：男　　　　　年龄：53岁

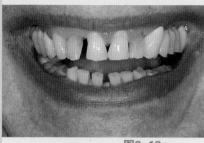

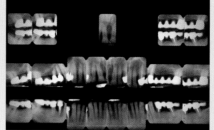
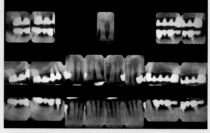
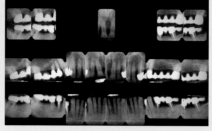

> 图2-18a

> 图2-18b

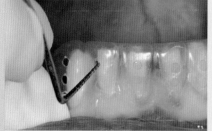

> 图2-3i

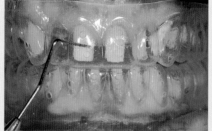

> 图2-3h

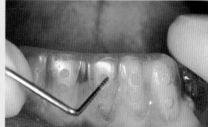

> 图2-3j

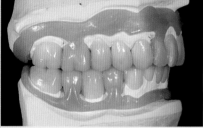

> 图2-18o

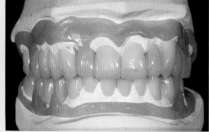

> 图2-18p

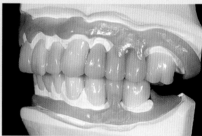

> 图2-18q

506~507页 收到需进行修改的标记后，技师制作诊断蜡型和暂时修复体，随后医生借助定位装置在口内试戴。达到满意的总体效果后，在天然牙或种植体上制取上下颌终印模。

508~511页 将模型交互上𬌗架的完整信息传递给技工室。采用预防性瓷层模拟体（PS）在堆瓷前对修复体进行检验。

512~515页 如应用全瓷修复重建（前牙区：Procera Alumina；后牙区：Procera Zirconium, Nobel Biocare），特别是采用树脂粘接剂时，牙龈组织理想的健康状态是其必要条件。

516~521页 最终修复效果展现了美学、生物和功能的理想整合，特别是与患者原有状况比较，改善尤为显著。

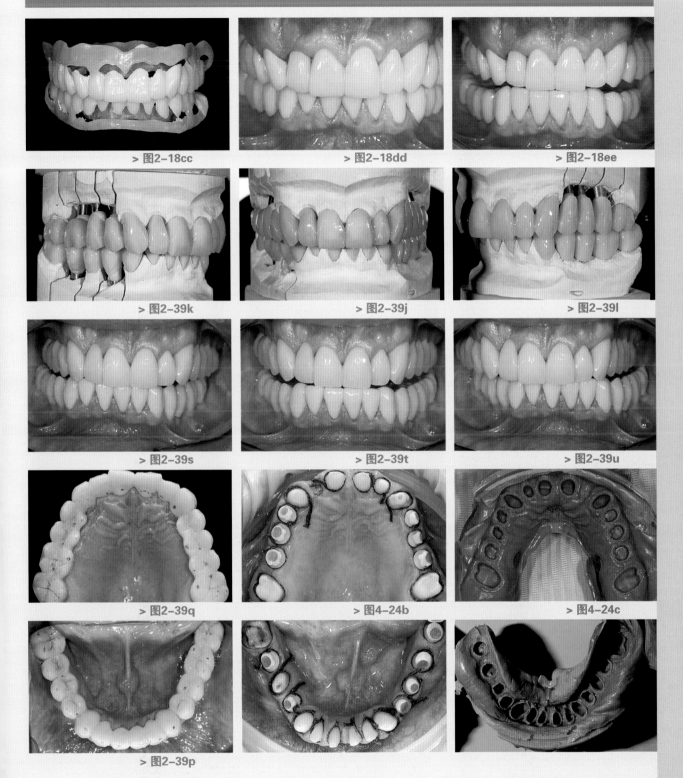

> 图2-18cc

> 图2-18dd

> 图2-18ee

> 图2-39k

> 图2-39j

> 图2-39l

> 图2-39s

> 图2-39t

> 图2-39u

> 图2-39q

> 图4-24b

> 图4-24c

> 图2-39p

507

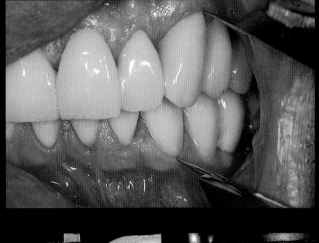
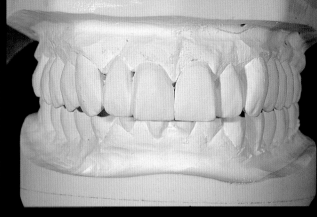

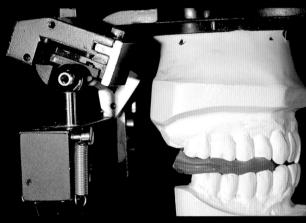
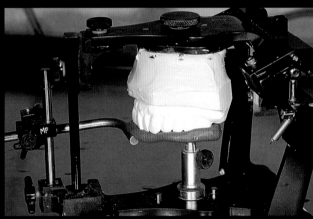

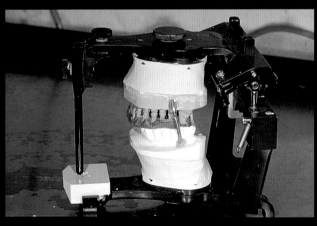
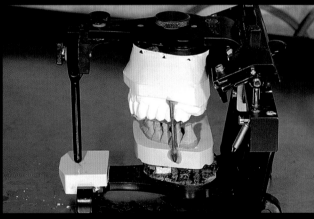

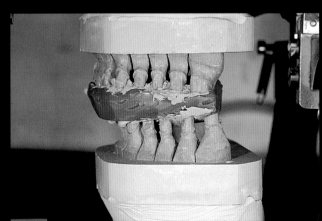
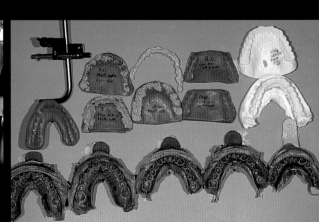

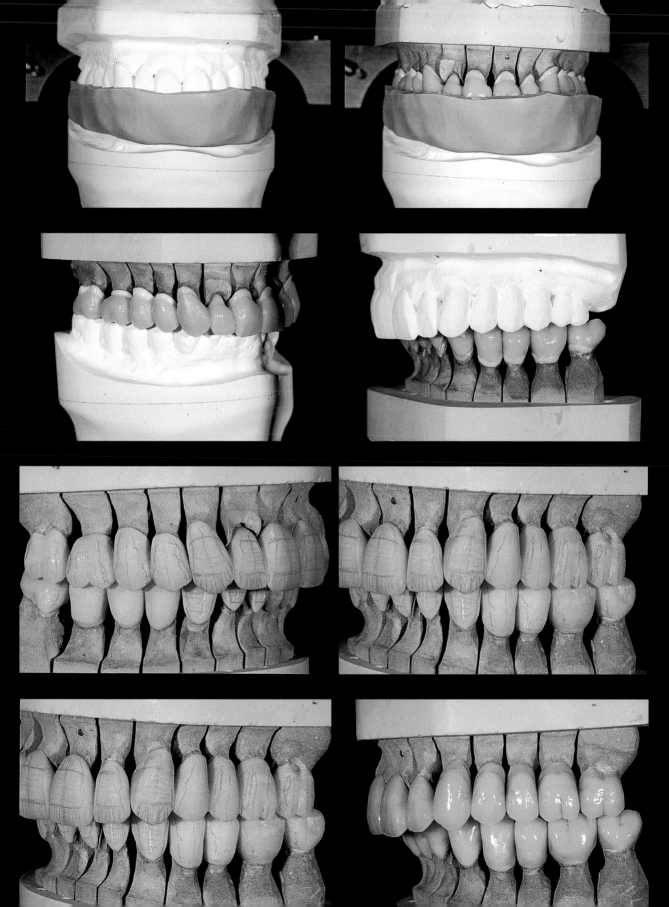

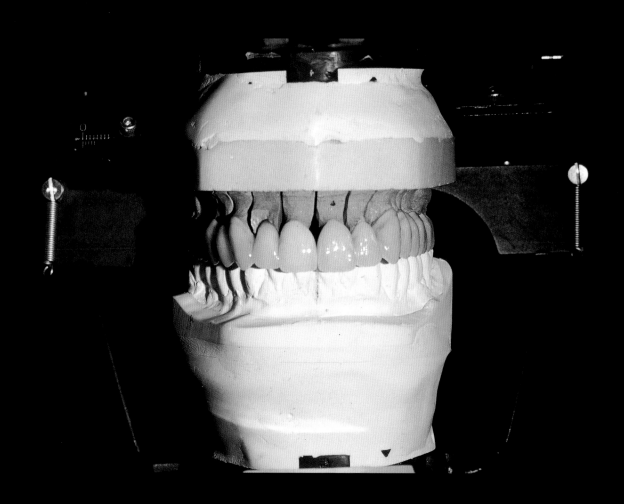

510

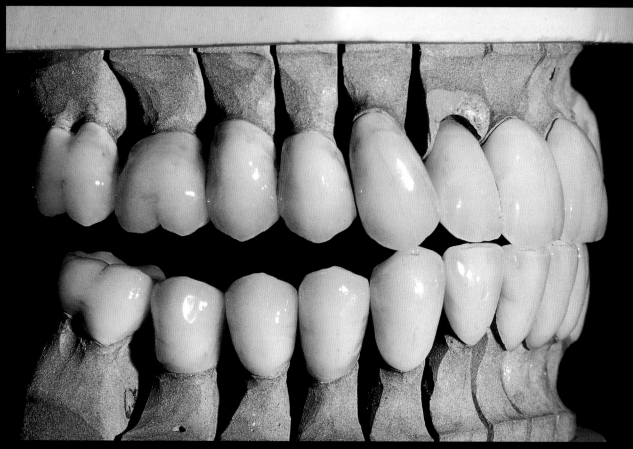

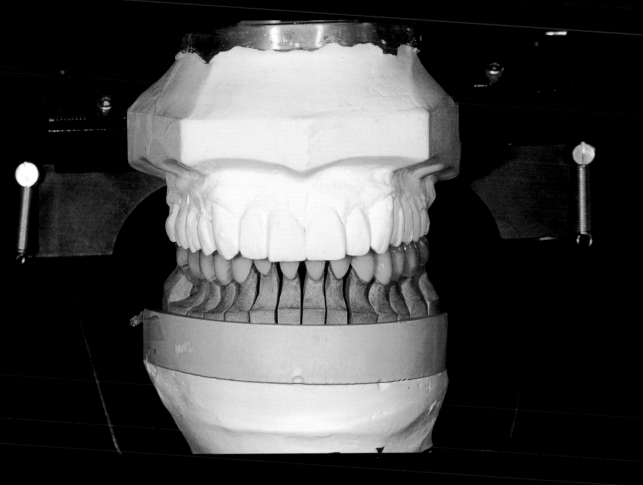

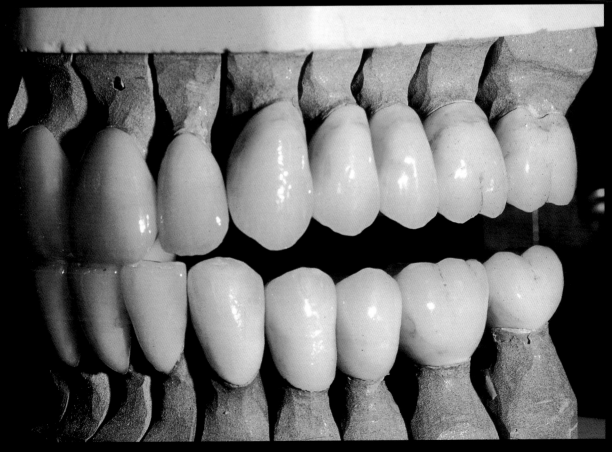
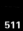

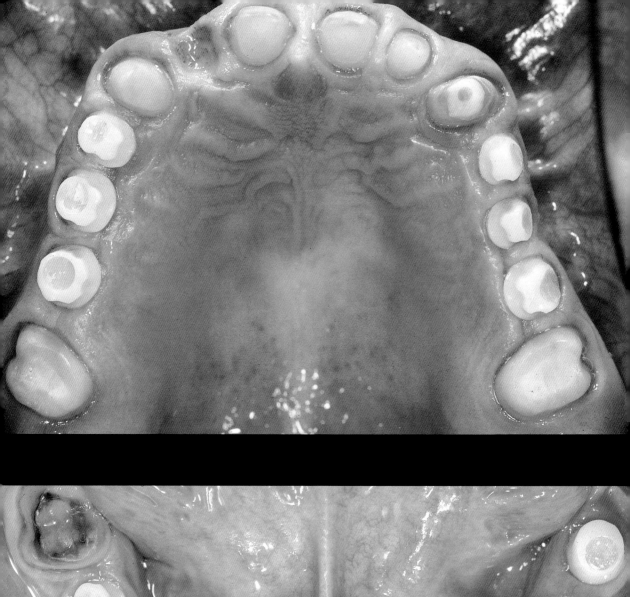
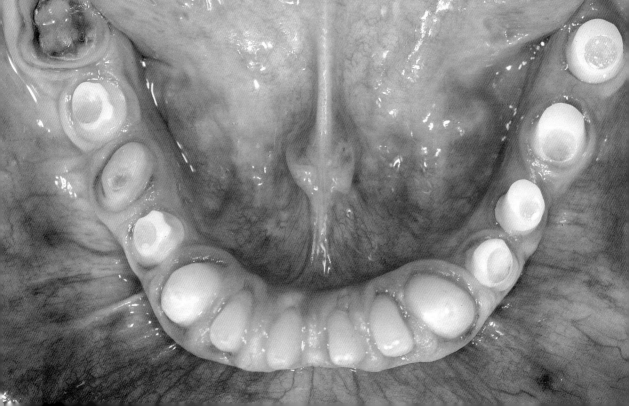

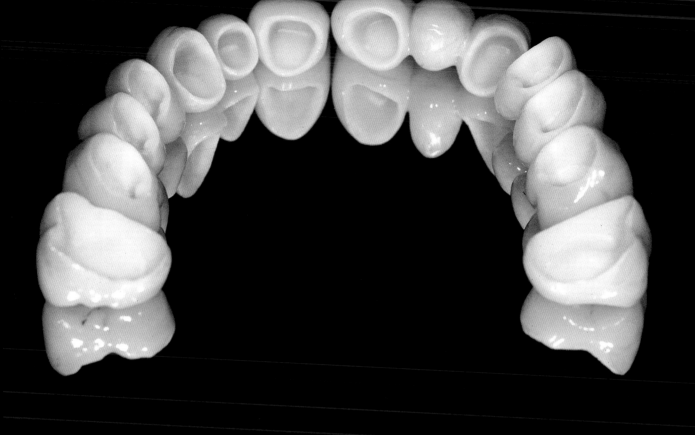

513

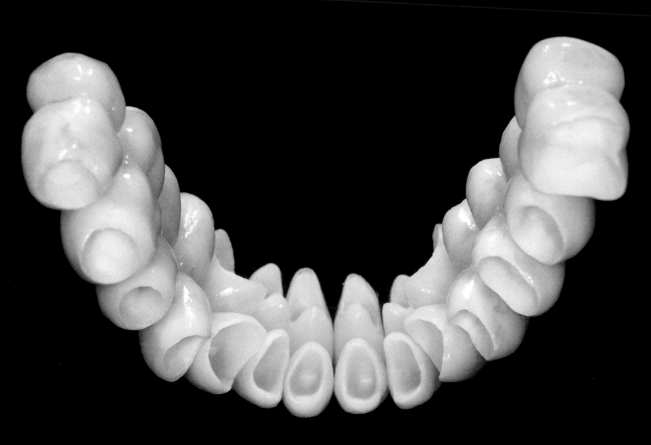

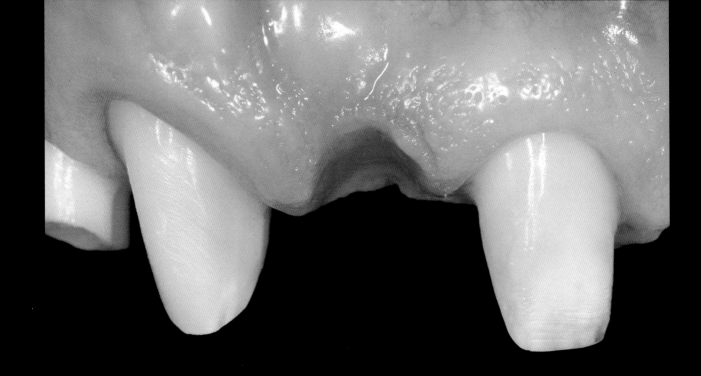

514

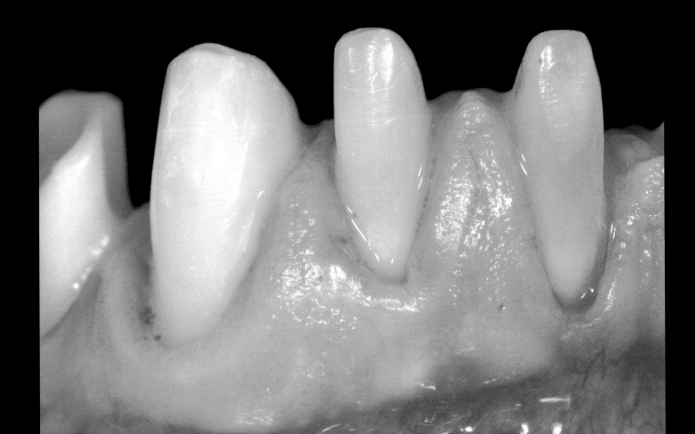

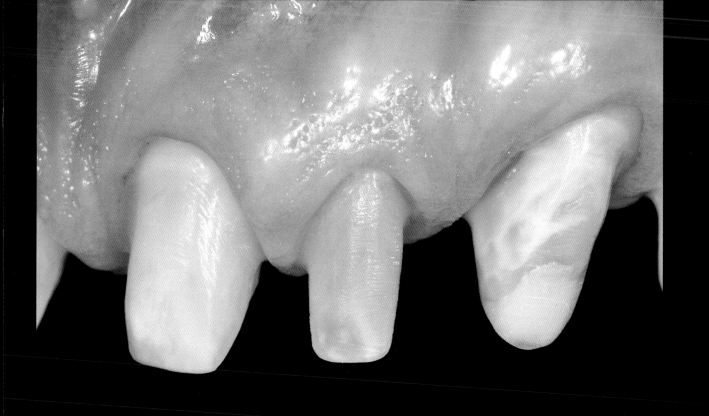

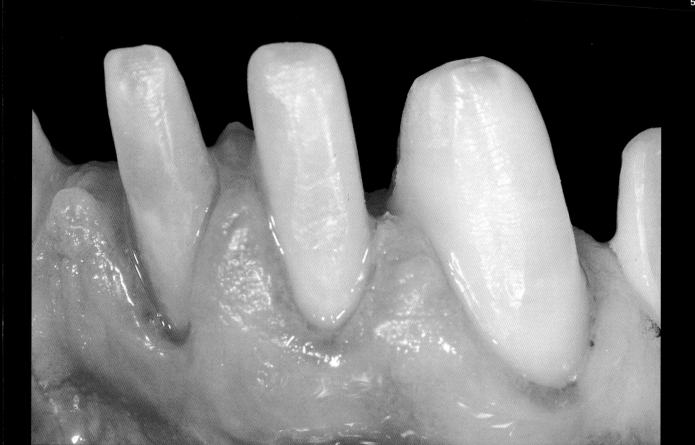

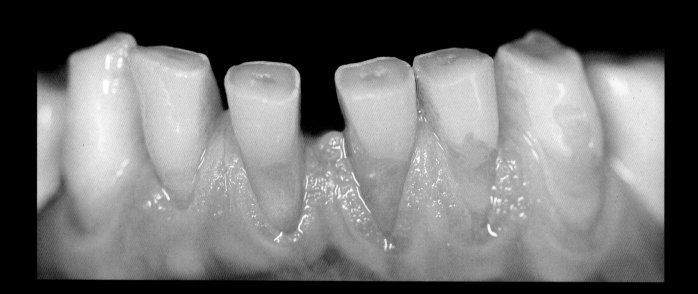

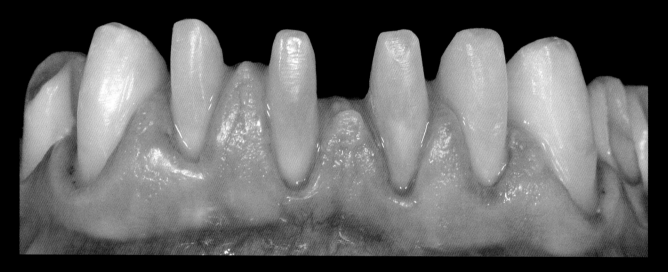

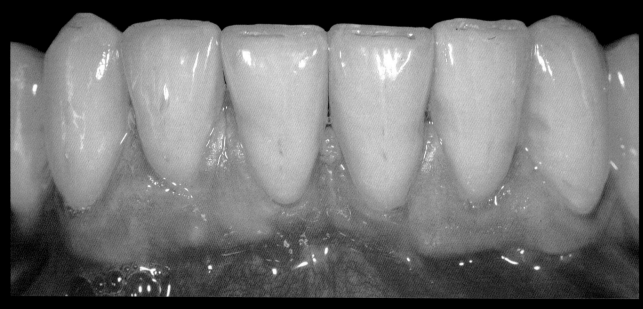

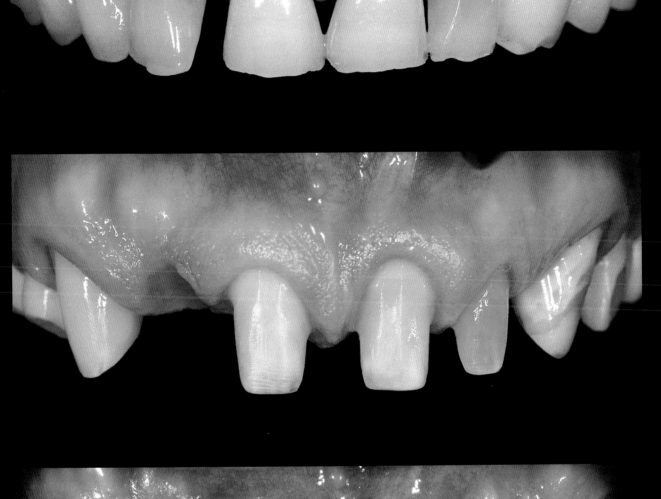

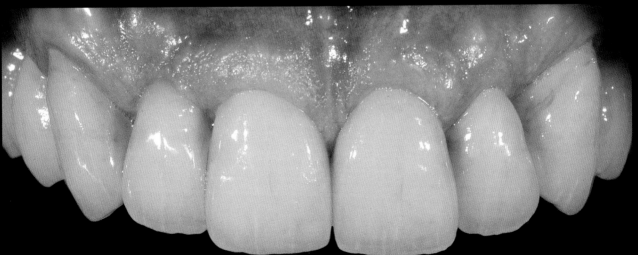

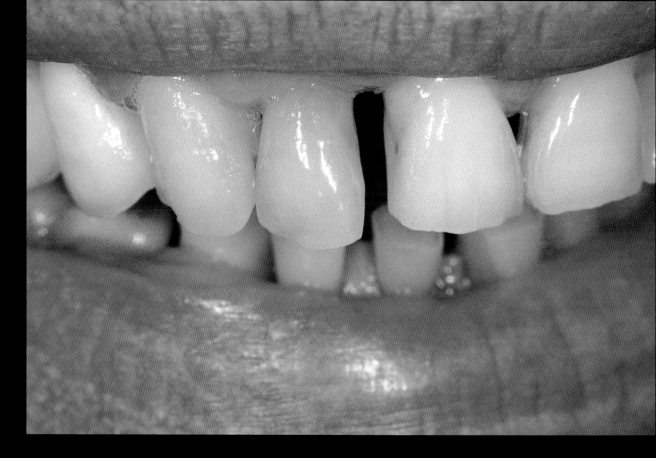

518

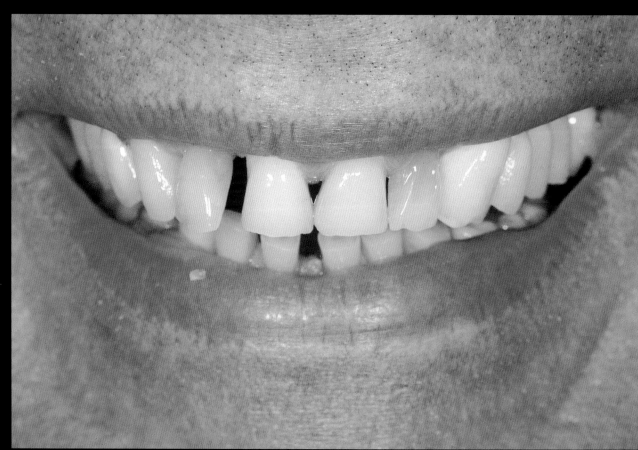

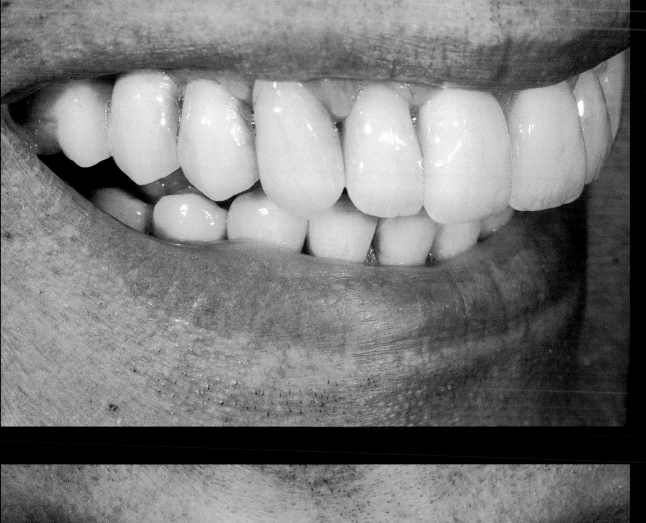

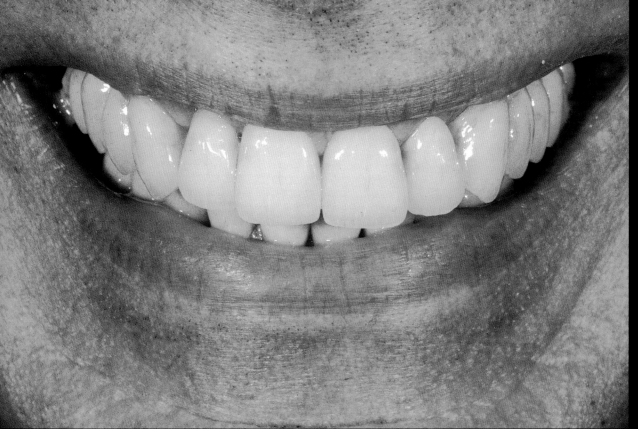

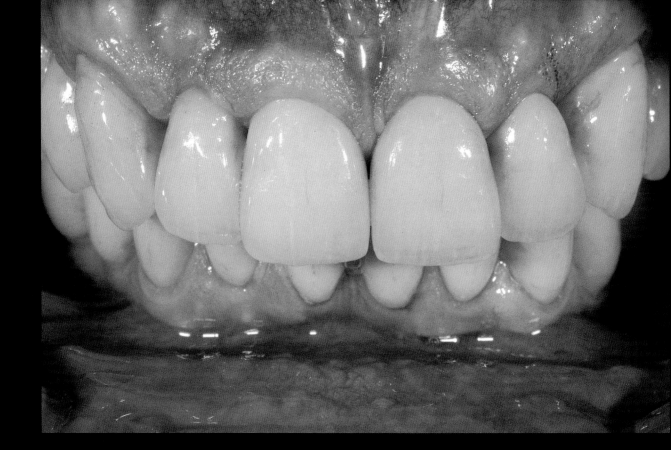

520

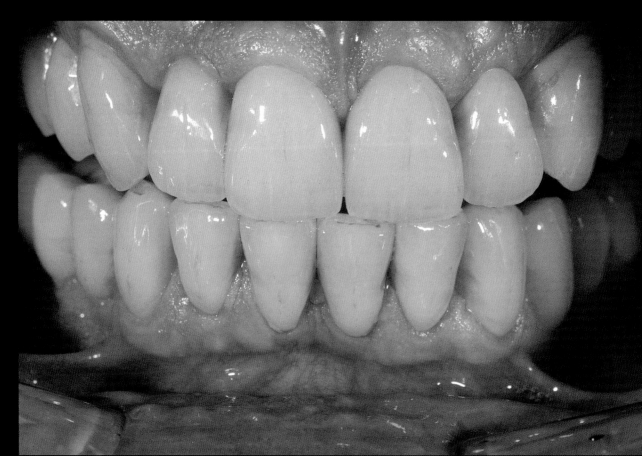

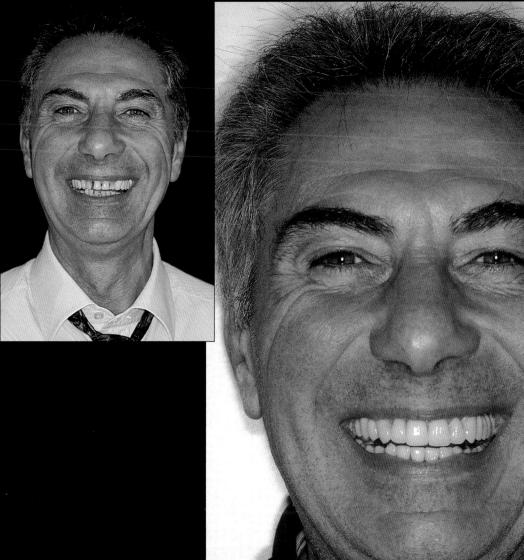
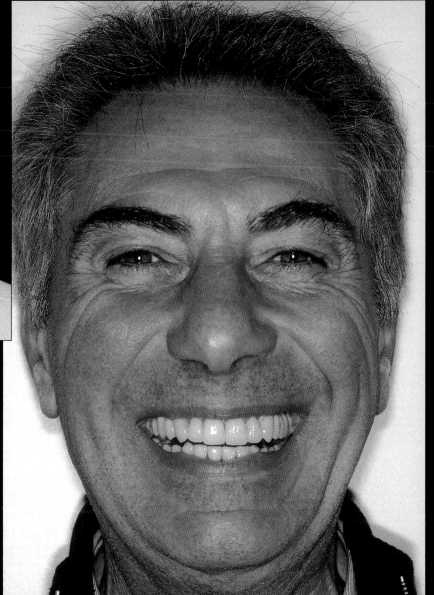

患者：N. S.　　　　　　　性别：女　　　　　　　年龄：22岁

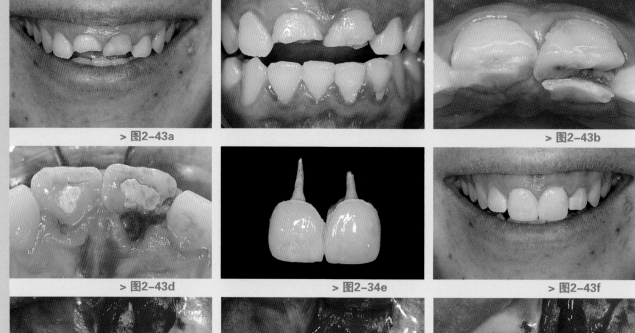

> 图2-43a

> 图2-43b

> 图2-43d

> 图2-34e

> 图2-43f

> 图2-43g

> 图2-43h

> 图2-43i

522

522~523页　由于交通事故，年轻患者造成了两颗上颌中切牙的缺损。第一副暂时修复体完成后，拔除左侧上颌中切牙，即刻植入种植体，采用再生方法修复颊侧开窗术造成的缺损。随后制作个性化的氧化锆基台。

524~525页　制取两颗上颌中切牙的终印模（右侧中切牙：天然牙；左侧中切牙：种植体）。在硅橡胶导板的引导下，制作复制了功能性暂时修复体形态和位置的全瓷冠（Procera Alumina）。

526~529页　两个最终修复体在生物和美学上达到了理想的整合，龈乳头的存在也使修复体更加自然。

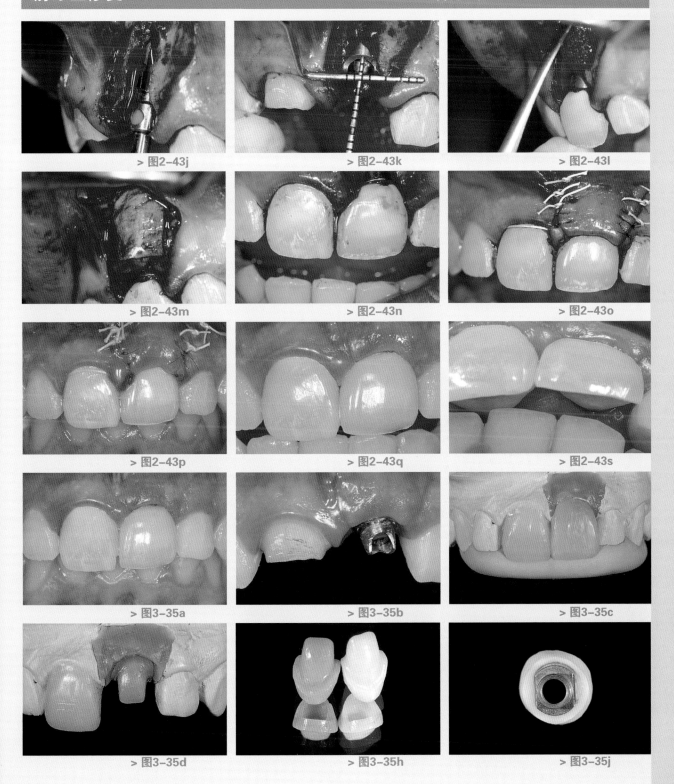

> 图2-43j

> 图2-43k

> 图2-43l

> 图2-43m

> 图2-43n

> 图2-43o

> 图2-43p

> 图2-43q

> 图2-43s

> 图3-35a

> 图3-35b

> 图3-35c

> 图3-35d

> 图3-35h

> 图3-35j

523

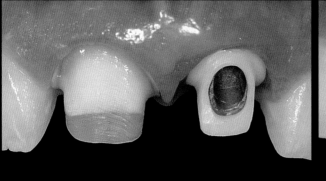
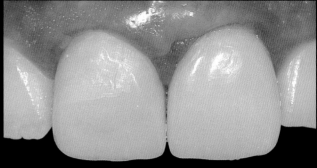
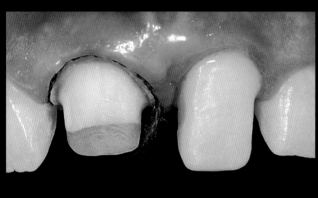
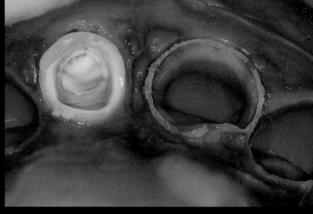

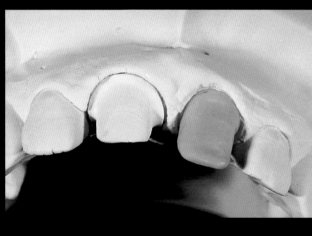
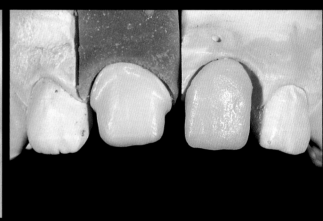
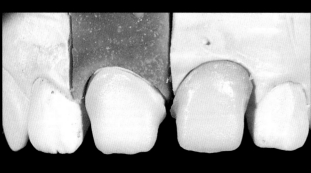
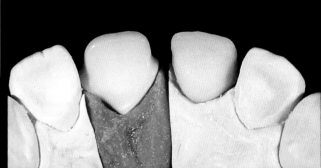

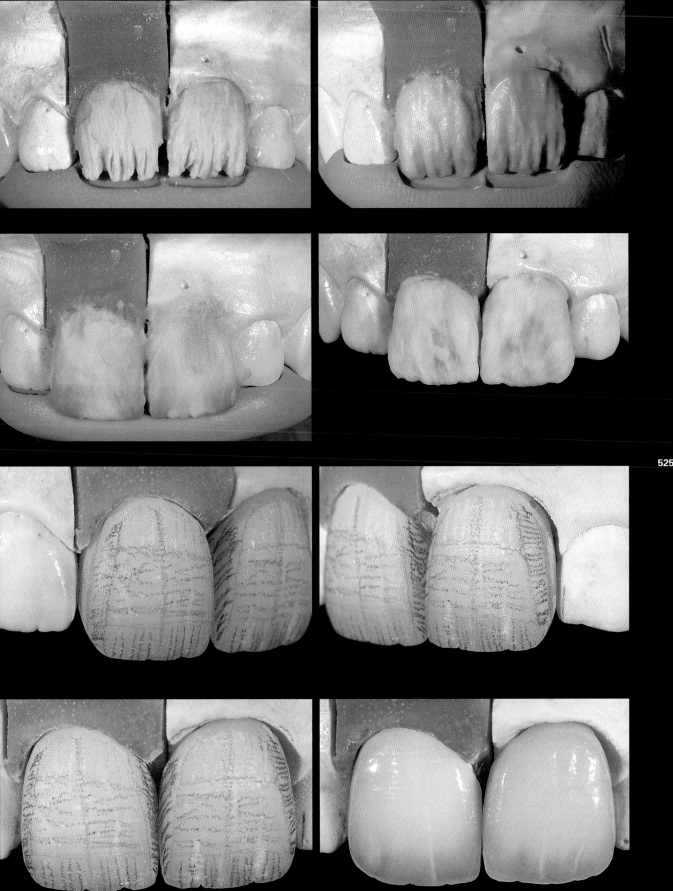

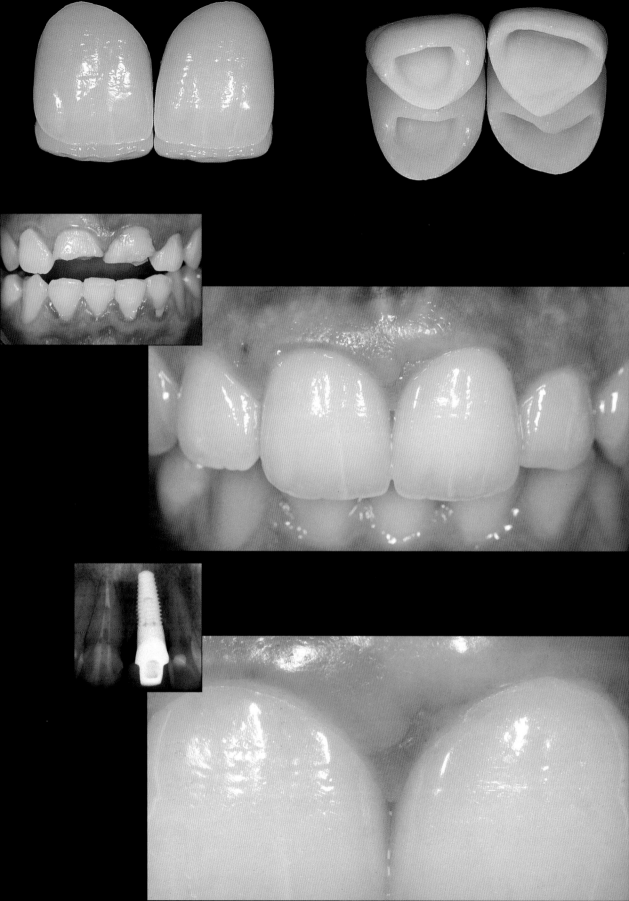

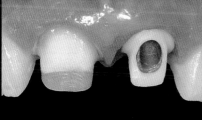

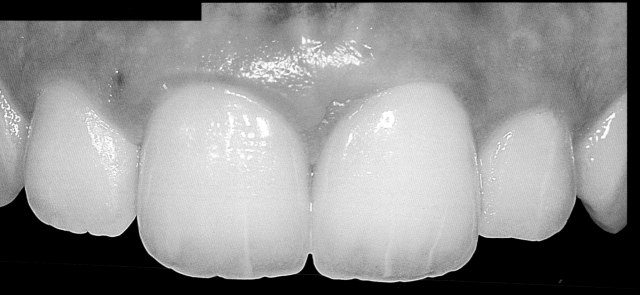

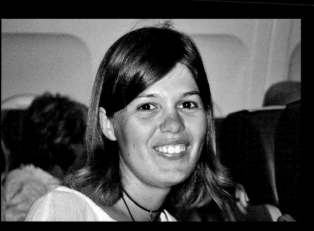

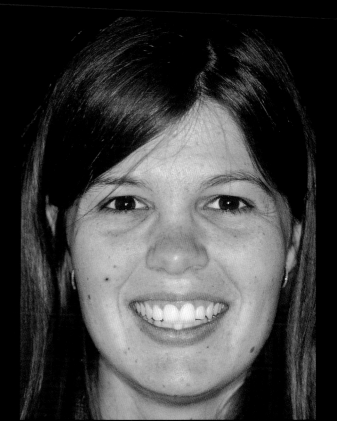

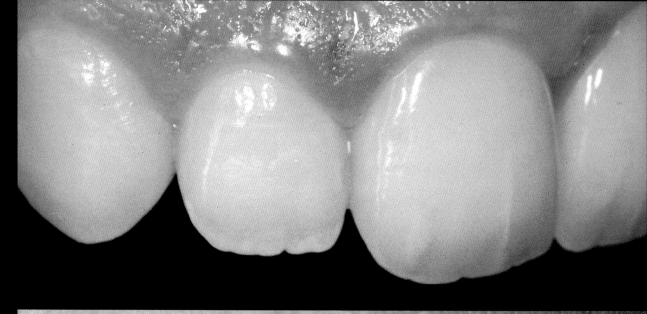

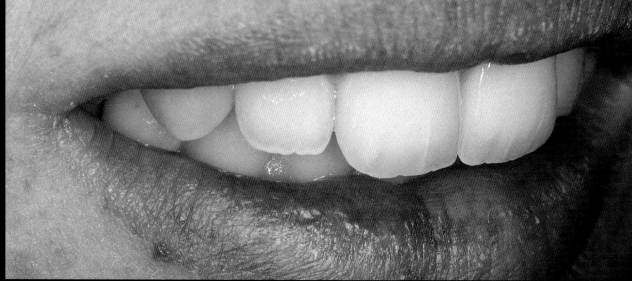

528

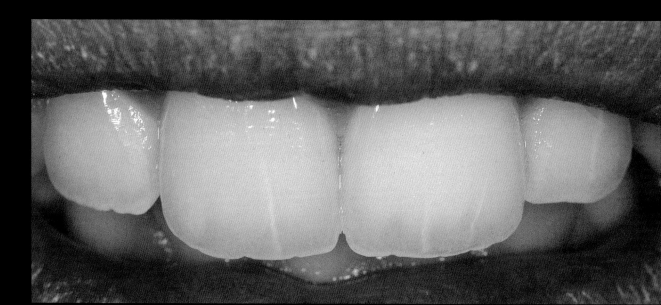

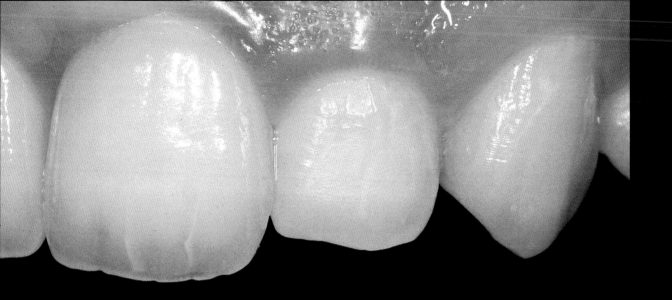

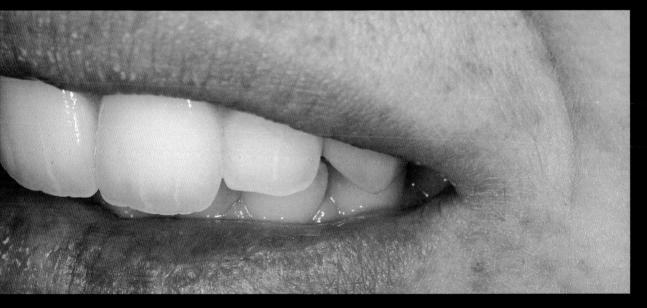

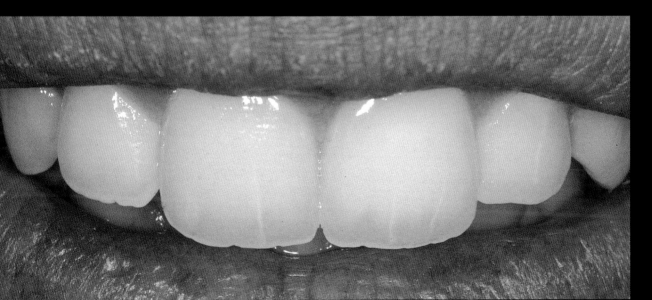

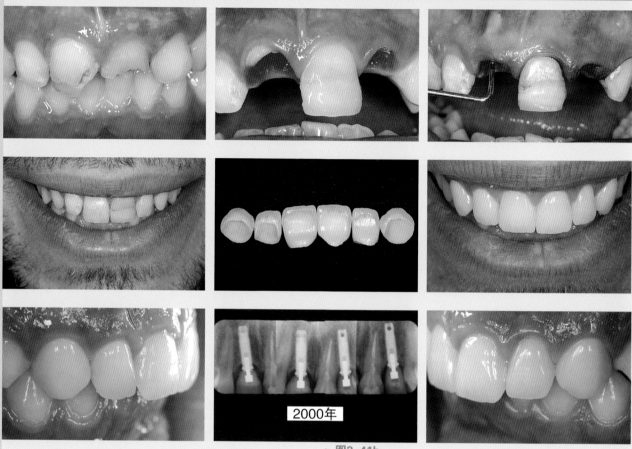

患者：T.T.　　　　　性别：男　　　　　年龄：23岁

2000年

> 图2-41b

530~531页　由于在2000年一次摩托车事故中受伤，患者分别在种植体和天然牙上戴入了2个和4个冠修复体（Procera Alumina）。2004年患者遭遇又一次事故，拔除右侧上颌侧切牙后植入种植体，同时修复了折断的两颗上颌中切牙。

532~533页　将两个氧化锆基台在种植体上就位后，制作3个全瓷冠修复体（Procera Alumina）。

534~537页　虽然将3个新修复体置于旧修复体间增加了修复难度，但最终修复照片显示达到了满意的美观效果。并且，在修复几年后仍获得了稳定的美学效果。尽管在两个种植体之间，也维持了稳定的牙龈水平和切牙龈乳头。

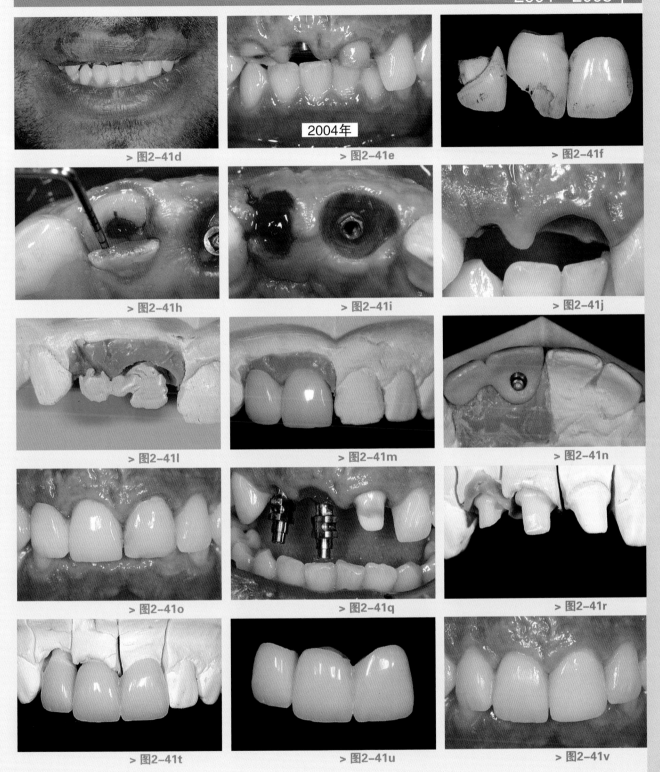

> 图2-41d

2004年

> 图2-41e

> 图2-41f

> 图2-41h

> 图2-41i

> 图2-41j

> 图2-41l

> 图2-41m

> 图2-41n

> 图2-41o

> 图2-41q

> 图2-41r

> 图2-41t

> 图2-41u

> 图2-41v

531

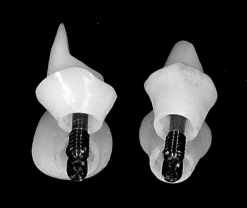

> 图2-2/34p

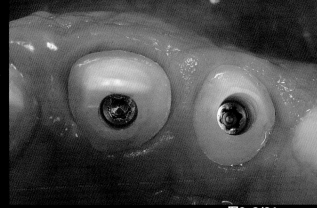

> 图2-2/34r

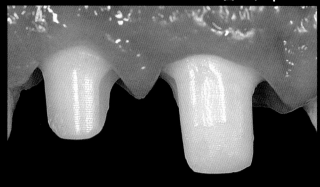

> 图2-2/34q

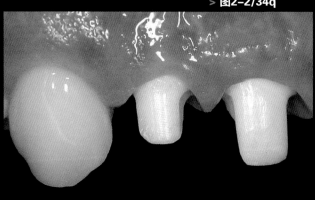

> 图2-2/34s

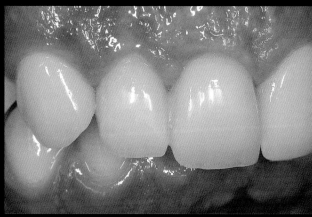

> 图2-2/34u

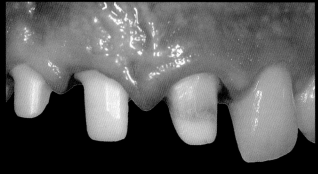

> 图2-2/34t

> 图2-2/34v

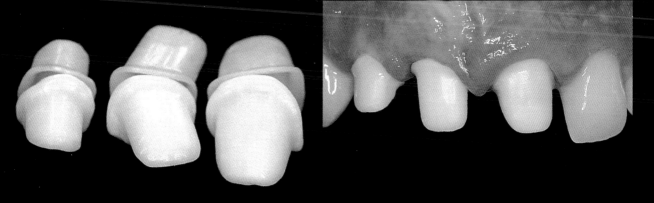

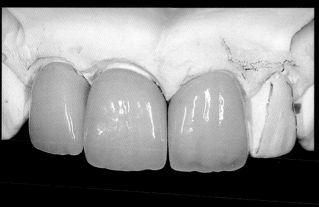

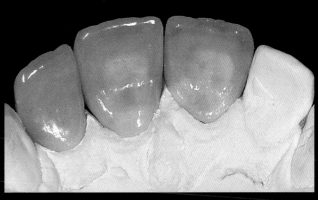

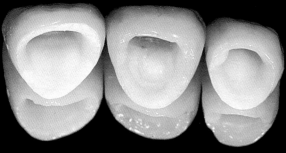

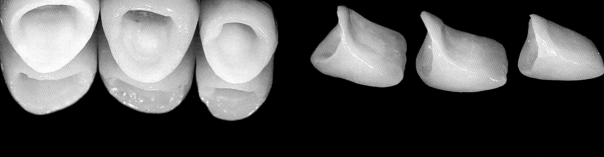

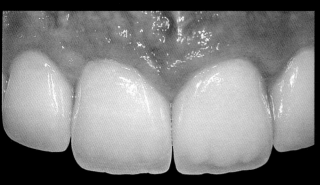

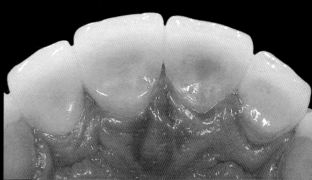

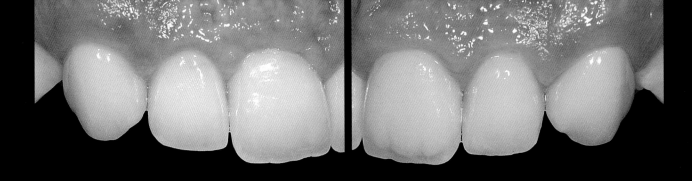

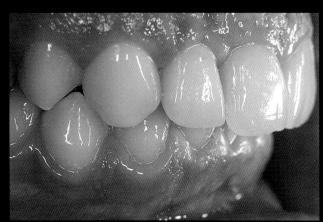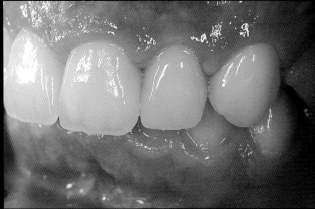

534

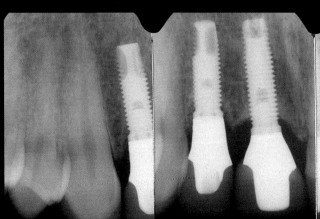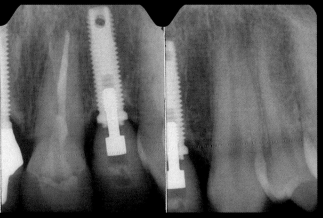

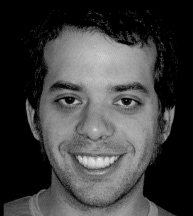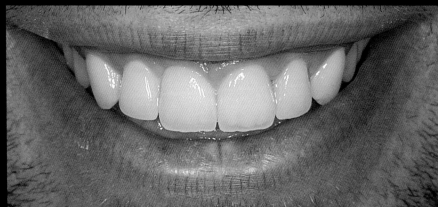

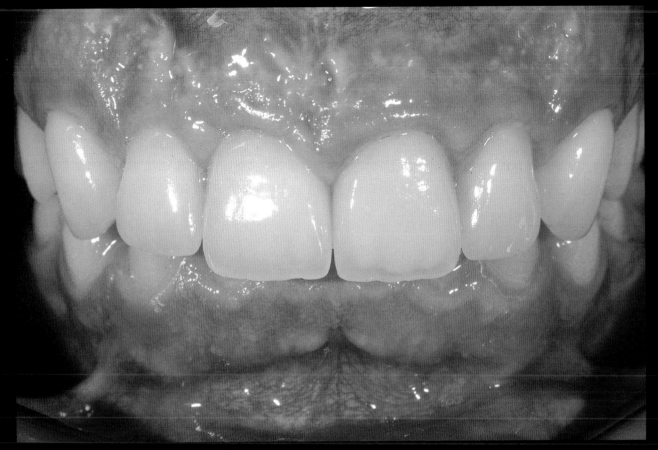

2005年

535

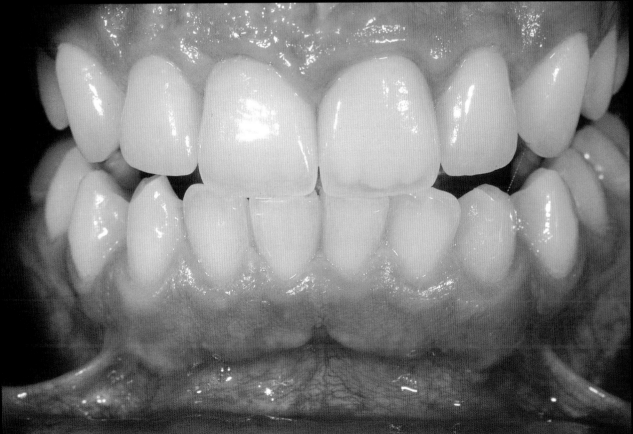

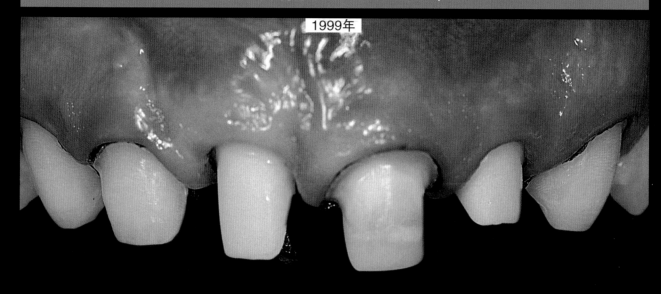

1999年

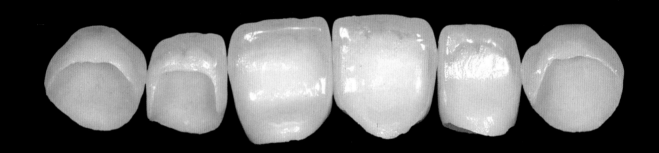

536

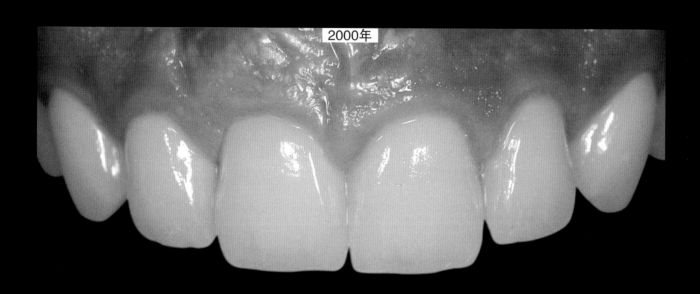

2000年

第一次治疗：2004—2007年

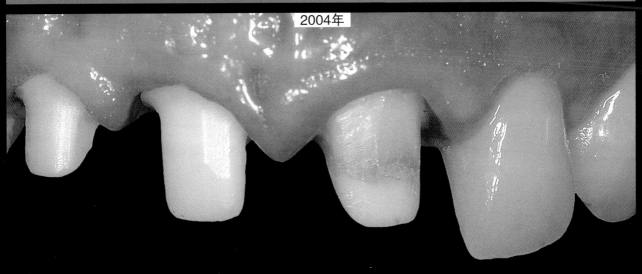

2004年

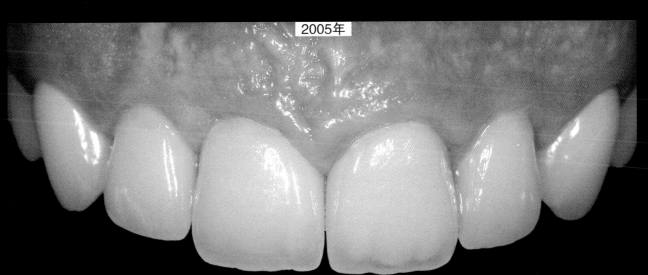

2005年

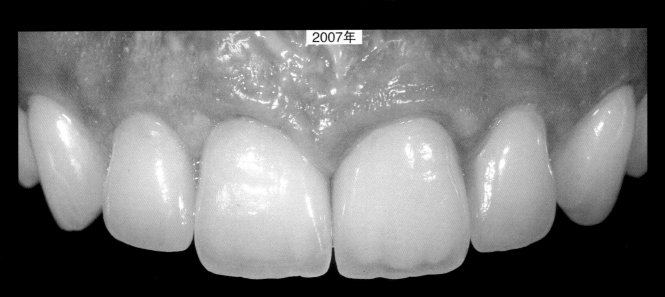

2007年